보건커뮤니케이션

박경옥

계축문화사

PREFACE

머 리 말

우리나라에 건강증진사업이 활성화되면서 그 활용과 연구에서 두드러진 발전을 보인 학문영역으로 '보건커뮤니케이션'이 있습니다. 국가적으로 건강증진기금의 지원이 시작되던 당시 보건학 분야에서도 보건커뮤니케이션은 다소 생소하고 새로운 영역이었지만 이제는 대부분의 보건사업 수행에 있어서 실제적이고 필수적인 전략이 되었습니다. 이에 따라 보건학 전반에 걸쳐 그 중요성 인식이 강화되었고 보다 다양한 방면으로의 적용과 관련 연구가 기대되고 있습니다.

이 책은 보건학 분야의 학술서로서 집필되었는데, 기본적으로 보건관련 전공수업의 이론 교재로 활용할 목적으로 쓰여졌습니다. 보건관련 전공의 학부수업에서 다루어지는 내용을 포괄적으로 포함하였으며 대학원 수업을 염두에 두고 일부 이론적 해석과 연구동향을 추가하려고 노력하였습니다. 주제 구성과 단원별 내용은 기본적으로 학문적 체계와 균형을 기초로 하여 보건교육사 자격시험 범위를 고려하여 보완되었습니다. 또한 커뮤니케이션이라는 용어가 근래까지 보건학 분야에서는 주로 '의사소통'으로 표기되어져 왔으나 최근 외래어를 발음대로 쓰는 언어의 사용이 학문영역에도 확대되고 있는 것을 고려하여 이 책에서는 문장의 전후 맥락상 어색한 경우나 의미의 혼란이 우려되는 경우를 제외하고는 대부분 '커뮤니케이션'으로 표기하였습니다.

이 책은 총 12장으로 구성되어 있습니다. 처음 여섯 개 장은 어떤 유형의 보건커뮤니케이션에도 공통적으로 적용되는 기본 주제들로 구성되어 있고 뒤 이은 여섯 개 장은 커뮤니케이션 범위에 따라서 보건커뮤니케이션의 주요 유형들을 다루고 있는데 특히 마지막 두 장은 사실상 관계관리의 수단으로서 보건커뮤니케이션을 종합적으로 다루고 있습니다. 다른 보건커뮤니케이션 전공서들에서는 마지막 단원으로 편성하는 경우도 많은 보건커뮤니케이션 개발을 이 책에서는 중간 부분인 6장에 편성한 것은 개발 단원에서 모든 유형의 보건커뮤니케이션에 보편적으로 적용되는 개발의 내용을 다루기 때문에 커뮤니케이션에서 고유하게 배우는 핵심 용어와 개념들을 두루 포함하고 있어서입니다. 여기에서 개발 과정을 따라 주요 용어와 개념을 종합적으로 배우면 뒤이어 유형별로 나오는 커뮤니케이션 용어나 개념을 맥락에 맞게 이해하는데 용이할 것입니다.

저자의 얕은 이해로는 보건커뮤니케이션은 전형적인 복합학문으로서 언론, 심리, 인류, 경영, 의료, 보건학 등에서 각 영역의 특성과 요구에 따라 발전해 와서 그 범위가 상당히 포괄적이며 관점과 내용에 있어서도 차이가 있는 편입니다. 이러한 배경을 기초로 이 책을 집필하면서 제가 주안점을 둔 점은 관련 학문영역에서 다루어온 보건커뮤니케이션 내용들을 가능한 포괄적으로 포함하면서 보건학적 관점에서 이해하고 해석하므로써 보건관련 이론과 실무에 접목하는데 도움이 되도록 하는데 있었습니다. 따라서 다른 관련 학문영역의 관점이나 보건학자 중에서도 입장을 달리하는 경우에 이 책의 내용에 대해 일부 이견이나 의문이 생길 수 있다고 봅니다. 그뿐 아니라 나름대로 고심하며 애를 썼지만 아직 이해가 충분치 못하여 미흡한 점이 많습니다. 이쯤해서 일단 책을 엮고 차차 보완하려하니 수정사항들을 보내주시면 기회 닿는대로 성실히 보완하도록 하겠습니다.

7장의 의료상담 부분과 8장의 보건조직 커뮤니케이션의 자료수집 및 정리를 보강해주어 내용을 다듬고 균형을 잡는데 도움을 준 강진아 박사님에게 감사의 인사를 전합니다. 여러 가지 여건이 여의치 않고 시간적 제약이 있음에도 이 책을 낼 수 있도록 최선을 다해주신 계축문화사 주영일대표님과 직원분들께도 감사합니다. 그리고 늘 저의 부족한 점을 마음에 품고 기도해주시는 어머니와 겉으로는 별 관심 없으신 듯 하지만 속으로는 더 간절한 마음으로 저를 지켜봐주시는 아버지께 아무것도 해드린 것이 없어서 늘 죄송했던 딸의 간절한 감사의 마음을 올립니다.

이 머리말 마지막에 있는 성경구절은 제 박사학위 논문 주제의 실마리가 되어준 말씀입니다. 저는 이 말씀을 기초로 학위논문의 주제와 틀을 정하여 논문을 쓸 수 있었습니다. 그 이후 15년이 넘는 세월이 지나는 동안 크리스챤으로서 저는, 예수님께서 이 말씀을 단지 저의 학위논문을 위해서 뿐만 아니라 제 삶 속에 지켜 실천하라고 주셨다는 것을 점점 또렷이 깨닫게 되었지만 정작 이 말씀을 지키는 데는 상당히 부족하고 미흡했습니다. 이 책은 부족하지만 주님의 도우심과 지혜를 의지하며 이 말씀을 제 전공분야에 실천하려고 애쓴 산물입니다. 필요한 분들의 보건커뮤니케이션 공부에 조금이나마 도움이 되어 학생들을 가르치고 대하면서 미숙했던 저의 부족한 점들을 보충하는 길이 되면 좋겠습니다.

"새 계명을 너희에게 주노니 서로 사랑하라 내가 너희를 사랑한 것같이 너희도 서로 사랑하라 너희가 서로 사랑하면 이로써 모든 사람이 너희가 내 제자인 줄 알리라"

(요한복음 13장 34-35절)

2020. 2

연구실에서

저자 **박 경 옥**

CONTENTS

차 례

제1장
보건커뮤니케이션 개요

1. 개념과 목적
2. 구성요소
3. 유형
4. 역사
5. 특성과 환경관계

보 건 커 뮤 니 케 이 션

제1장 보건커뮤니케이션 개요

학습목표

- 보건커뮤니케이션의 개념을 기초로 주요 구성요소의 기능과 특성을 이해한다.
- 규모별 보건커뮤니케이션의 유형 분류와 주요 특성을 구별할 수 있다.
- 보건커뮤니케이션의 역사적 흐름과 발전과정을 설명할 수 있다.
- 보건커뮤니케이션 활동의 주요 특성을 설명하고 환경요소들과의 관계를 이해한다.

지난 세기 동안 보건커뮤니케이션은 사회적, 학문적 모두에서 그 중요성이 큰 폭으로 부각되었다. 보건학 분야에서는 전세계적으로 건강증진이 활성화되면서 다수의 공중을 대상으로 한 보건교육과 홍보의 필요성이 높아졌고 통신기술의 발전이 이를 효과적으로 지원하면서 보건커뮤니케이션의 유형과 방법에 큰 변화와 발전이 유도되었다. 더욱이 사회적 불확실성이 높아지고 빠르게 변화하는 보건의료 환경에 대해 매체 기반의 공중 커뮤니케이션이 신속하고 탄력적인 대처에 강점을 나타내면서 그 중요성이 더욱 높아졌다. 이 장에서는 개론적인 차원에서 보건커뮤니케이션 개념과 주요 특성, 역사적 배경, 구성요소, 그리고 유형 등에 대해 소개하였다.

1. 개념과 목적

1) 개념

커뮤니케이션(communication)이란 용어는 라틴어 'Communis'에서 유래하였으며 그 어원이 '공통(common)', '공유(sharing)'의 의미를 내포하고 있다. 커뮤니케이션의 사전적 의미는 '상징, 부호, 행동 등 사람들 간의 공통적인 상징체계를 이용해서 정보를 전달하고 이해하는 과정'이라고 할 수 있다(전국대학보건학교육협의회, 이하 전보협, 2012). 커뮤니케이션의 어원과 사전적 의미에서 공통적으로 찾을 수 있는 주요 개념은 '전달(transference)'과 '이해(understanding)'로서 크게 송신자가 정보를 수신자에게 진달하는 면과 송신자로부터 전달된 정보를 수신자가 이해하는 면이 그 개념을 구성하는 핵심임을 알 수 있다.

보건커뮤니케이션의 개념은 커뮤니케이션 개념을 바탕으로 내용면에서 보건의료 영역으로 초점이 맞추어져 있다. 미국을 중심으로 보건커뮤니케이션의 실제적, 학문적 발전이 거듭되어오던 지난 수십년간 학문과 공공 영역에서 다양한 개념 정의가 제시되어져 왔으며, 특히 현대 공중보건 활동에 공공차원 보건커뮤니케이션 서비스가 증가하면서 학문적 관점 만큼 실제적으로 공공기반의 관점도 비중이 높아지고 있다.

널리 알려진 공공차원의 개념으로 미국 질병통제센터에서는 10년 단위의 국가보건계획인 'Healthy People 2010'에서 보건커뮤니케이션 개념을 '개인, 조직, 공중 수준의 청중에게 주요 건강문제에 대한 정보를 알리고(informing), 영향을 미치며(influencing), 동기화하는(motivating) 기술과 전략'이라고 하였다(US Department of Health and Human Services, 이하 US DHHS, 2005).

학문적인 영역에서도 의사결정에 필요한 정보를 알리고 영향을 주는 속성을 중심으로 한 보건커뮤니케이션 개념이 여러 학자들에 의해서 제시되었다. Smith와 Hornik(1999)은 보건커뮤니케이션을 '건강에 유익한 선택을 하도록 특정 청중의 건강 지식, 태도, 신념에 영향을 미치기 위하여 메시지를 개발하고 전파하는 과정'이라고 하여 커뮤니케이션의 주요 목적이 지식, 태도, 신념에 '영향'을 주는 것임을 나타내었다. 여기에 Ratzan 등(1994)은 Healthy People 2010에 제시된 개념과 같은 맥락으로 '동기화(motivating)' 속성을 포함하여 보건커뮤니케이션을 '개인, 조직 및 공공 청중에게 중요한 건강문제에 대한 정보를 제공하고(informing), 영향을 주며(influencing), 동기를 유발하는(motivating) 전략과 기술'이라고 정의하였다. 아울러 Ratzan 등(1994)은 보건커뮤니케이션이 지역사회 개인의 건강과 삶의 질을 향상시키는 것 뿐만 아니라 질병예방, 건강증진 및 보건의료 정책과 보건산업에까지 영향을 미친다고 하였다(Schiavo, 2014).

개념에 내포된 보건커뮤니케이션의 핵심 목적의 다른 하나는 '행동변화'이다. Clift와 Freimuth(1995)는 보건커뮤니케이션을 '보건교육처럼, 미리 정해진 기간 내에 특정 문제에 대한 대규모 목표청중의 행동을 변화시키기 위해 시도되는 접근'이라고 정의하여 보건커뮤니케이션의 주요 목적이 '건강행동 변화'임을 강조하였다.

2) 목적과 목표

보건커뮤니케이션의 개념에 포함된 목적은 '지식, 태도, 행동변화'에 있으며 이중에서 보건커뮤니케이션의 궁극적인 목적은 건강에 바람직한 행동변화이다. 따라서 보건커뮤니케이션이 달성할 수 있는 목표 영역은 보건교육 및 건강증진의 목표 영역과 상당부분 겹쳐서 건강 프로그램의 대상이 되는 목표청중의 특성이나 사회문화적 환경에 따라 정보의 수평적 전달을 중심으로 청중 설득이 우선적인 과제가 된다면 일반적인 보건교육보다 보건커뮤니케이션 프로그램을 활용하는 것이 보다 적절할 수 있다. 미국 국립암연구원에서는 보건커뮤니케이션으로 달성할 수 있는 목표 영역을 다음과 같이 정리하였다(National Cancer Institute, 이하 NCI, 2004). 이는 일반적인 보건교육의 목표 영역인 인식, 자각, 지식, 신념, 태도, 행동실천, 기술향상, 사회적 옹호 등과 비슷하며 적합한 커뮤니케이션 활동을 통해 궁극적으로 건강에 유익한 의사결정(decision-making)을 유도하고 그에 맞는 실천(action) 능력을 향상시키는데 목적이 있다.

- 지식과 자각(awareness) 향상시키기
- 인식(perceptions), 신념(beliefs), 태도(attitudes)에 영향주기
- 실천(action) 촉진하기
- 건강에 유익한 기술을 시도하고 활용하기
- 행동변화의 유익을 설명하기
- 특정 건강 이슈의 심각성을 옹호하기
- 건강에 대한 잘못된 상식이나 오해를 바로잡기
- 관계 강화하기

한편 보건커뮤니케이션 프로그램의 목표 설정에 유의해야 할 점은 커뮤니케이션 중재로 달성할 수 없는 것을 목표로 설정하지 않았는지 점검하는 것이다. 예컨대, 건강한 목표청중을 대상으로 하는 경우에도 이전보다 더 향상된 건강 또는 안녕 상태는 보건커뮤니케이션을 포함한 모든 보건프로그램이 지향하는 바이지만 보건커뮤니케이션 프로그램의 직접적인 목표 영역은 아니다. 보건커뮤니케이션 중재로 변화된 인식이나 행동을 통해 건강수준의 개선이라는 이차적 결과를 얻을 수 있는 것이다. 건강이나 안녕 수준과 같이 보건커뮤니케이션의 직접적 목표로 두기 어려운 것에는 보건의료 비용이나 보건의료 기술 등이 있다. 넓은 의미에서 이차적 결과도 보건커뮤니케이션의 목표 영역이라고 볼 수 있지만 원칙적으로 실제적인 중재의 효과는 중재 종료와 함께 얻을 수 있는 직접적 결과이므로 이를 보건커뮤니케이션 프로그램의 목표로 두어야 하며 시간을 두고 반복 조사하여 이차적인 결과를 평가하고자 할 때는 1차 목표와 2차 목표로 나누어 구분하는 것이 적절할 것이다. 또한 커뮤니케이션 활동을 통해 달성가능한 일차적인 보건커뮤니케이션 목표라도 보건 기술이나 환경, 규제 및 정책적 측면의 다각적인 지원과 협력이 없이 커뮤니케이션 활동만으로 지식, 신념, 태도, 행동 등의 지속적인 개선을 유도하는 것은 실제적으로 어려운 일이어서 보건커뮤니케이션의 바람직한 목표 설정이라고 보기 어렵다(NCI, 2004). 따라서 상위 수준의 목적일수록 커뮤니케이션 활동과 함께 상승 효과를 도출할 수 있는 다각적인 측면의 협력활동을 계획해야 한다.

2. 구성요소

1) 구성요소

커뮤니케이션의 3대 구성요소는 송신자(sender), 메시지(message), 수신자(receiver)이며 학자에 따라서는 여기에 채널(channel)과 피드백(feedback)의 두 가지 요소를 더하여 커뮤니케이션의 구성요소로 보고 있다.

(1) 송신자

송신자는 원래 메시지를 전달하는 메시지의 자료원(source)이다. 송신자는 수신자의 특성과 기호를 잘 파악하여 송신자가 계획하고 의도한대로 수신자가 반응할 수 있도록 메시지를 개발하고 정확하게 전달할 수 있는 채널을 선택해야 한다. 따라서 송신자가 가진 커뮤니케이션 역량은 전체 커뮤니케이션 효과에 많은 영향을 미치기 때문에 누가 전달하는 것이 의도한대로 효과적으로 전달할 수 있는가와 커뮤니케이션 목표 달성을 위해 이들이 가진 유효한 속성은 무엇인가에 관심이 모아져왔다.

(2) 수신자

수신자는 메시지를 받는 대상으로서 수신자에 대해서는 어떤 역량을 기르는 방향보다는 커뮤니케이션과 관련된 수신자의 특성을 잘 파악하여 이에 맞는 커뮤니케이션 전략을 개발하는데 초점이 맞추어져 왔다. 커뮤니케이션 목적을 효과적으로 달성하기 위해서는 수신자에게 어떤 형태로, 어떤 방법으로 전달하는 것이 필요한지에 대한 근거를 확보하고 이를 토대로 커뮤니케이션 전략을 수행해야 한다.

(3) 메시지

메시지는 송신자가 수신자에게 특정 반응을 얻고자 전달하는 전달 내용으로서 그 내용 자체보다 커뮤니케이션 목표를 달성할 수 있도록, 즉 메시지를 받은 수신자가 송신자가 의도한 반응을 보이도록 메시지를 구성하는 것이 핵심이다. 메시지는 글요소로도 표현할 수 있지만 영상이나 그림, 기호 등 다양한 형태로 구성할 수 있다. 예를 들어 특별한 글요소 없이도 가정내 거실에서 아버지가 담배를 피우고 옆에 앉은 어린 자녀가 고통스럽게 기침을 하고 있는 장면을 잘 활용하면 흡연자들에게 간접흡연이 타인들에게 미치는 심각성을 강조하고 공동장소에서 흡연을 삼가도록 하는데 효과적인 메시지로 전달될 수 있다. 여기서 유의해야 할 점은 특히 영상 메시지는 수신자의 문화나 상황특성에 따라 종종 다르게 이해될 수 있다는 것인데, 문화권에 따라서는 가족들이 함께 있는 집 안에서 흡연하는 것이 자연스럽거나 대수롭지 않은 행동으로 받아들여질 수 있으며 그 경우 의도했던 부정적 인식을 유발하지 못할 수도 있다.

(4) 피드백

송신자가 보낸 메시지를 수신자나 다른 수신자가 받는 것으로 끝나지 않고 여러 수신자들 간에 메시지에 관한 의견이 소통되거나 수신자가 직접 어떤 질문이나 의견을 송신자에게 보내는 등 송신자로부터 전달된 메시지에 대한 수신자의 반응이 송신자에게 다시 전달되는 것을 피드백이라고 한다. 피드백을 통해 송신자는 자신이 전달한 원래 메시지가 수신자들에게 의도한대로 전달되는지, 예상하지 않았던 반응이나 효과는 무엇인지 등을 확인할 수 있으며 이를 토대로 차이의 정도와 그 이유를 분석하여, 그 결과를 향후 커뮤니케이션 개선의 주요한 근거로 삼는다.

(5) 채널

채널은 사용자 간에 메시지를 전달하는 주요 통로로서, 주로 수신자의 규모와 특성에 따라 나뉘며 같은 내용도 채널에 따라 서로 다른 유형의 메시지가 개발될 수 있다. 메시지를 전달하는 구체적인 수단이나 매개체를 기준으로 분류할 때는 보통 매체(media)로 표현하기도 한다. 현대사회의 커뮤니케이션 채널은 대체로 대인 채널, 조직 채널, 지역사회 채널, 대중매체 채널, 그리고 상호작용 채널로 나뉜다(NCI, 2004; 박동진과 이진우, 2010). 특히 통신기술의 발전으로 상호작용성과 참여도를 높인 소셜미디어를 포함한 신매체(new media) 등이 상호작용 채널에 포함되어 그 사용이 급격하게 확대되었다(Centers for Disease Prevention and Control, 이하 CDC, 2011).

대인 채널은 개인간 또는 가까운 대면 커뮤니케이션이 가능한 규모로서 소집단 교육이나 토의, 대면교육, 대면상담, 전화상담 등이 해당된다. 면대면이나 그와 비슷한 형태로 이루어지므로 송신자와 수신자 간의 커뮤니케이션 집중도가 높아서 동기유발과 지지적 신뢰관계 형성이 유리하고 쌍방향 커뮤니케이션이 용이하다. 그러나 시간적, 경제적으로 비용부담이 크고 소수의 대상에게만 가능한 단점이 있다.

조직 채널은 특정 목적이나 속성을 공유한 어느 정도 규모를 가진 기관이나 단체의 구성원들을 대상으로 하는 커뮤니케이션 통로이다. 조직 차원의 뉴스레터와 게시판, 조직내 훈련 프로그램이나 특강, 직장 캠페인, 회의나 대변인 브리핑 등이 포함된다. 구성원들 간에 공통된 소속이나 목적을 가지고 있기 때문에 그 특성을 중심으로 서로 친숙하고 조직 체계를 따라 신뢰와 영향력 있는 커뮤니케이션이 가능하다. 다수의 대중을 대상으로 할 때도 대중매체 만으로 소통하는 것보다 공중이 가진 공통된 속성을 따라 조직 채널을 활용할 수 있으면 오히려 지지적이고 영향력 있는 커뮤니케이션을 할 수 있다. 그러나 조직 채널은 경영층의 허락이나 검토를 받아야 하는 경우가 있어서 사전 작업에 시간이 소요되거나 조직 경영층으로부터 일부 통제를 받을 수 있는 점을 유의해야 한다.

지역사회 채널은 주로 지리적 단위를 중심으로 한 강연, 지역 공청회, 지역 게시판이나 전광판, 지역 소식지, 지역 행사/축제, 그리고 의견지도자(opinion leader) 등이 해당된다.

조직 채널보다 공유된 공통성은 약하지만 생활의 장을 공유하면서 비공식적인 유대나 친분관계가 형성되어 있고 지역이나 공동체 내에 리더십을 가지고 있거나 지역 내 소통관계가 활발한 의견지도자들을 잘 활용하면 지지적이고 영향력 있는 커뮤니케이션이 가능하다.

대중매체 채널은 신문, 텔레비전, 잡지, 라디오 등이 대표적이며 불특정 다수의 대중을 상대로 하기 때문에 대상 규모가 광범위할 뿐만 아니라 전 세계적으로 널리 보편적으로 보급되어 있기 때문에 청중 접근도가(reach) 매우 높다. 유형에 따라 많은 내용을 담을 수도 있고 간단한 내용을 인상적으로 전달할 수도 있어서 목적에 맞게 목표청중에 신속한 전달이 가능하다. 그러나 대중매체 채널은 공공성보다는 상업성이 우세하기 때문에 비용이 많이 들고 계획된 일정을 따라 운영되기 때문에 의도한대로 메시지를 전달하기 위해서는 사전에 준비해야 할 것들이 많다.

상호작용 채널은 정보의 수집과 전달이 집단적으로 이루어지는 동시에 개인 사용자의 개별적인 요구나 반응을 반영하는 참여활동이 활성화된 형태로서 통신기술의 발전과 함께 최근 그 활용범위가 광범위하고 창의적이다. 기본적으로 온라인 기반이기 때문에 목표청중이 상호작용 채널을 잘 사용한다면 대중매체보다 대상을 확장할 수 있고 상호작용과 맞춤형 정보 교류에 강점을 가지고 있으나 실제적으로 대중매체에 비해서 지역, 기술 및 기기 지원, 교육수준, 경제수준 등에 따라 사용에 제약이 있다. 온라인 광고, 이메일, 유튜브나 트위터 같은 소셜미디어가 포함된다(박동진과 이진우, 2010).

표 1-1 보건커뮤니케이션의 채널 유형

유 형	종 류
대인 채널	편지, 소집단 토의, 대면교육, 대면상담, 전화상담 등
조직 채널	뉴스레터, 게시판, 강연, 대변인 브리핑, 직장 캠페인 등
지역사회 채널	게시판, 포스터, 강연, 지역 공청회, 지역 게시판이나 전광판, 지역 소식지, 지역 행사/축제 등
대중매체 채널	텔레비전, 신문, 라디오, 잡지 등
상호작용 채널	이메일, 인터넷, 키오스크, 블로그, 유튜브, 트위터, 스마트폰 어플리케이션 등

출처: 박동진, 이진우. 헬스커뮤니케이션 캠페인의 이론과 실제. 서울: 소화, 2010, p. 99.
National Cancer Institute. Making health communication programs work: A planner's guide. 2004, pp. 28-33.

2) 일방향(One-way)과 쌍방향(Two-way) 커뮤니케이션

송신자, 메시지, 수신자의 기본 세 가지 구성요소로 먼저 일방향 커뮤니케이션 과정을 형성하며 추가되는 두 가지 구성요소를 더하여 쌍방향 커뮤니케이션 과정을 설명할 수 있는데 양방향의 형태를 보다 성숙한 커뮤니케이션으로 본다.

일방향 커뮤니케이션 과정은 송신자가 준비한 일정 메시지를 수신자에게 전달하는 기본 과정이다. 쌍방향 커뮤니케이션은 원래의 송신자가 어떤 메시지를 준비하여 의도한 수신자에게 전달하고, 메시지를 전달받은 수신자는 전달받은 메시지를 자기가 이해한 대로 해석, 정리하여 메시지2를 만들어서 또 다른 다른 수신자에게 전달한다. 이런 과정에서 수신자가 자기가 받은 메시지에 대한 반응을 송신자에게 전할 수 있고 다른 수신자도 수신

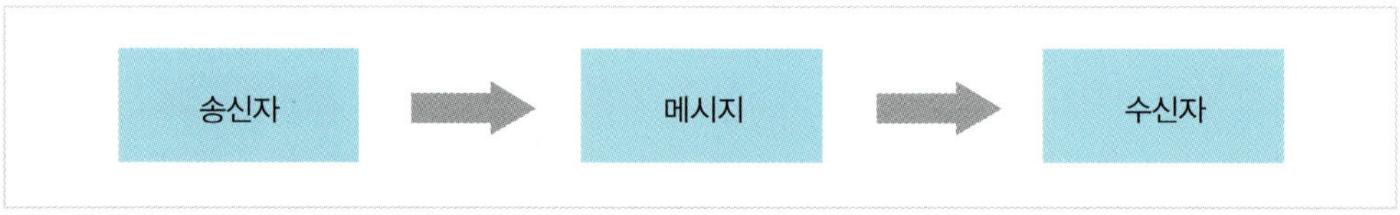

그림 1-1 커뮤니케이션 구성요소와 일방향(one-way) 커뮤니케이션

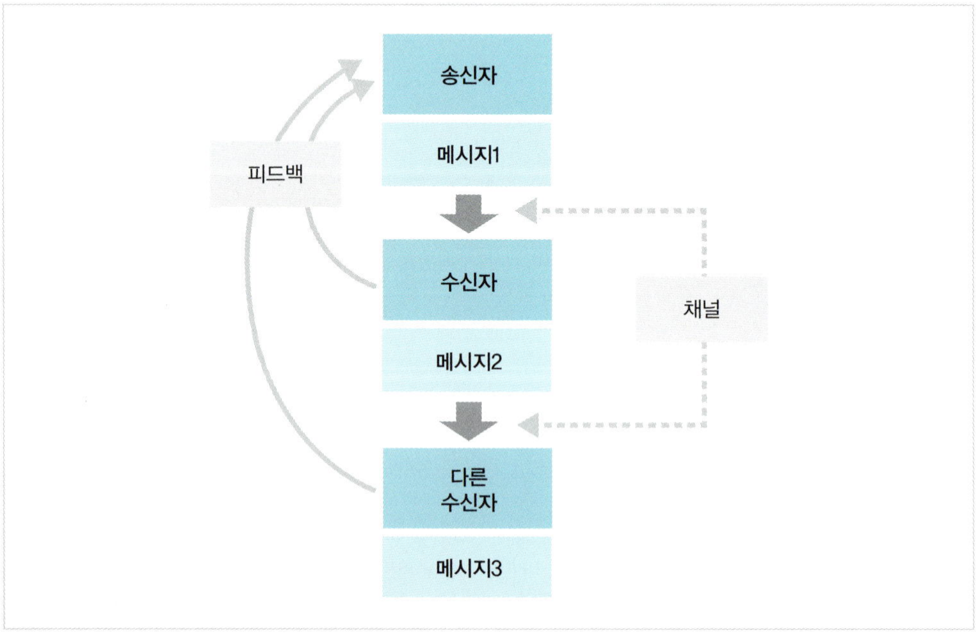

그림 1-2 쌍방향(two-way) 커뮤니케이션 과정

자로부터 받은 메시지2를 나름대로 이해하여 또 다른 수신자에게 전달하거나 송신자와 소통하여 수신자의 반응을 피드백 한다. 이와 같이 송신자와 수신자 간에 상호 교류가 이루어지는 과정이 포함되면 쌍방향 커뮤니케이션이라고 한다.

3. 유형

보건커뮤니케이션의 유형은 어떤 요소를 기준으로 하느냐에 따라 다양하게 분류될 수 있다. 그중에서 가장 보편적으로 활용되는 보건커뮤니케이션 유형 분류로서 하나는 표현방법으로서 언어를 사용하느냐에 따라 분류하는 방법이 있고 커뮤니케이션 구성원 규모에 따라 분류하는 방법이 보편적으로 활용된다(오미영과 정인숙, 2008).

표현방법으로 언어를 사용하느냐에 따라 언어적 커뮤니케이션과 비언어적 커뮤니케이션으로 나뉜다. 언어적 커뮤니케이션은 대표적으로 말 또는 글을 주된 의견전달의 방법으로 활용하는 것이며, 비언어적 커뮤니케이션은 의사소통 방법으로 언어 외의 다른 방법이나 도구를 활용하는 것을 뜻한다. 일반적으로 몸짓, 동작, 표정, 옷이나 장신구, 그리고 공간이나 가구와 같은 인테리어 요소가 활용될 수 있다.

수신자 또는 청중의 범위에 따라 대인, 집단, 조직, 공중, 대중으로 나누어 살펴볼 수 있다(전보협, 2014). 먼저 대면 대화나 회의의 구성원이 2인이냐 소규모의 집단 규모이냐에 따라 대인과 소집단으로 나뉠 수 있는데 보건의료 영역에서는 상담이나 전문가 회의가 대면 커뮤니케이션의 예가 된다. 조직은 일반적으로 특정 단체나 직장과 같이 특정 이익이나 가치를 공유하는 구성원들 간의 커뮤니케이션이 다루어지며 주로 지역사회나 공통 관심사를 가진 모임을 중심으로 대상자가 구성되며 규모면에서 조직보다 넓은 특성이 있다. 예를 들어 학회의 분과회의나 지역의 의견수렴을 위해 활용할 수 있는 공청회가 있다. 대중은 조직이나 지역사회보다 청중범위가 더 커져서 사실상 범위를 제한하기 어려운 불특정 다수의 사람들이다. 공중커뮤니케이션은 같은 공간이나 일정 장소에서 송신자와 수신자가 직접 소통할 수 있는 가장 큰 구성원 규모라고 볼 수 있다. 이에 비해 대중커뮤니케이션은 기술적 매체 즉, 다양한 매체를 통해 더 많은 다수의 대중과 소통하는 커뮤니케이션이다. 공중 커뮤니케이션은 스피치 커뮤니케이션이라고도 하며 다양한 캠페인 행사나 연설 활동이 이에 해당한다. 반면 공중커뮤니케이션과 비슷하거나 더 큰 규모의 청중을 대상으로 하면서 직접 대면하지 않고 신문이나 텔레비전 같은 대중매체를 통해 다수의 대중에게 메시지를 전달하는 형태는 대중커뮤니케이션이 되겠다. 공중이나 대중커뮤니케이션으로 갈수록 참여자 규모와 공식성, 그리고 메시지 계획성이 커지지만 친밀성이나 피드백 정도는 낮아진다.

표 1-2 차원에 따른 커뮤니케이션 유형 비교

특성	대인 커뮤니케이션	소집단 커뮤니케이션	조직 커뮤니케이션	공중 커뮤니케이션	대중(mass) 커뮤니케이션
주요 개념	개인 사이	일정 인원의 소그룹	공통 목적을 가진 조직 내	한 공간 내의 불특정 다수와 소통	매체를 통해 불특정 다수와 소통
참여자 규모	2–3인	3–9인	10인 이상	한 공간에 모일 수 있는 다수	대중
공식/친밀성	친밀	친밀 또는 공식적	대체로 공식적	대체로 공식적	공식적
피드백	활발	중등도	적음	적음	적고 지연적
메시지 계획성	약간	약간	대체로 계획적	계획적	매우 계획적
송신자와 수신자 활동	교대로	교대로	1:다수	1:다수	1:대중

참고: 전국대학보건학교육협의회. 보건의사소통(3판). 서울: 한미의학. 2014, p.68.
오미영, 정인숙. 커뮤니케이션 핵심 이론. 서울: 커뮤니케이션북스. 2008.

4. 역사

1) 미국을 중심으로 한 국제적 발전과정

보건커뮤니케이션은 지난 반세기 동안 선진국을 중심으로 실제적인 사회문화적 필요를 기반으로 빠르게 학문적 발전을 이루어왔으며 근래에는 국가 및 국가 간 보건의료 문제해결과 관련하여 실제적인 측면에서 전세계적으로 중요성과 관심이 증대되고 있다. 특히, 1970년대 초 세계적으로 건강증진 개념과 활동이 시작되면서 사회적, 학문적 발전이 본격화되어 현재 보건학 뿐만 아니라 언론홍보 분야에서도 보건커뮤니케이션은 주요한 세부 영역으로 입지를 확립하고 있다(전보협, 2014).

Piatrow 등(2003)은 현대적 의미의 세계 보건커뮤니케이션 발전과정을 활동의 장(setting)이나 방법의 전환을 기준으로 크게 병원기, 현장기, 사회마케팅기, 전략적 행동 커뮤니케이션기의 4개 시기로 나눌 수 있다고 하였다. 보건커뮤니케이션의 발전과정은 대부분 사실상 1970년 이후 지난 반세기 동안에 이루어졌으므로, 본 장에서는 1900년 이전을 하나로 묶고 그 이후의 변화를 Piatrow 등(2003)의 분류를 중심으로 시기별 주요 특성과 활동들을 추가하여 보건커뮤니케이션의 역사를 정리하였다.

(1) 고대기

연대기적으로, 보건커뮤니케이션에 관한 가장 오래된 기록은 '의성(醫聖)'으로 알려진 고대 의사 히포크라테스(Hippocrates)의 파피루스 내용에서 찾을 수 있다. 히포크라테스가 남긴 보건의료에 관한 방대한 파피루스 기록 중에 '질병이 매우 심각한 환자일지라도 의료인의 최선의 노력과 의사의 처방에 적극적으로 따르려는 환자의 순응이 만나면 건강을 회복할 수 있다'고 하여 의료인과 환자 간의 신뢰를 바탕으로 한 성실한 정보전달과 순응행동이 치료의 중요한 요인임을 주장하였다. 이는 보건의료문제 해결을 위한 의료인과 환자 간 커뮤니케이션의 기본 조건을 제시하였다는 점에서 의미가 있다(Ratzan, Payne, Bishop, 1996).

그 이후 오랫동안 인간의 건강과 질병문제는 죄와 관련된 신적인 영역으로 간주되어 인간의 관심이 극도로 제한되면서 별다른 발전이 이루어지지 못했다. 그 후 문예부흥시대로 접어들어 유럽을 중심으로 과학의 발전과 산업혁명이 활발히 진행되었다. 국가 및 지역간 이동이 증가하였으며 이와 관련된 공중보건 문제가 대두되면서 보건커뮤니케이션의 필요성이 제기되기 시작하였다.

(2) 병원기(Clinic era)

병원기는 의료서비스 모델을(medical service model) 기반으로 개인의 적절한 의료서비스 이용을 위한 소통활동을 주요한 보건커뮤니케이션 활동으로 간주하던 시기로서, 연대기적으로는 공중 기반의 현대적 보건커뮤니케이션 활동이 본격화되기 전인 1900년대에서 1970년대까지가 해당될 것이다.

1970년대 초부터 보건커뮤니케이션의 관점의 전환 및 학문적 활동이 활성화되었다고 볼 수 있다. 먼저 1974년 건강과 커뮤니케이션 분야 학자들을 중심으로 국제커뮤니케이션협회(International Communication Association) 내에 보건커뮤니케이션 지부(Division of Health Communication)가 신설되었고, 1977년에 Communication yearbook I의 특별주제로 보건커뮤니케이션에 관한 최초의 학문적 연구 논문이 발표되었다. 그 저자인 Costello는 보건커뮤니케이션에 관한 당시까지의 연구와 사례들을 종합적으로 고찰하여 학술 논문을 작성하였는데 주로 의료의 장을 기반으로 환자와 의사 간의 커뮤니케이션에 집중되었다. 이 때문에 Costello는 보건커뮤니케이션의 4대 주요 기능을 진단(diagnosis), 협력(cooperation), 상담(counseling), 교육(education)으로 제시하였다(Costello, 1977).

(3) 현장기(Field era)

현장기에는 보건커뮤니케이션 활동의 장(setting)이 의료기관에서 지역사회로 이동하고 그 대상이 개별 환자에서 지역사회의 다수 주민으로 바뀌었다. 주로 1980년대를 중심으로 1990년대까지가 해당되는데, 세계보건기구와 선진 외국을 중심으로 개발된 건강증진과 건강도시 사업은 1980년대에 공공 보건서비스 활동의 대상을 지역사회의 일반 주민인 공중으로 바꾸며 본격적으로 실행되었으며 이에 따라 건강증진 전략으로서 보건커뮤니케이션이 대중매체 전략을 활용하는 등 실제적인 변화가 많았다.

1980년대에 보건커뮤니케이션의 학문적 발전이 본격화되었다. 미국을 중심으로 보건커뮤니케이션 분야의 주요 학회지 발간이 시작되었는데, 1985년에 미국 국립커뮤니케이션협회 내에 보건커뮤니케이션협의회가 신설되어 관련된 사회적 활동의 기반이 마련되었으며 1989년에 전문학술지 'Health Communication'이 창간되었다. 그 흐름은 1990년대까지 이어져서 1996년에 'Journal of Health Communication'이 발간을 시작하였고, 이듬해인 1997년에 미국공중보건협회(American Public Health Association) 내에 보건커뮤니케이션 영역이 신설되었다(Ratzan, Payne, Bishop, 1996; 박동진과 정의철, 2009).

(4) 사회마케팅기(Social marketing era)

사회마케팅기는 상업영역의 마케팅 전략이 개인, 지역, 민간 차원의 공중 보건커뮤니케이션 활동의 주요 기법으로 활용되기 시작한 시기로서 주로 1990년대 이후부터 본격화되었다. 공중보건의 주 관심이 만성질환 관리에 집중되어 건강증진의 필요성이 높아지면서 통신기술의 발전과 함께 지역사회 중심의 다양한 건강캠페인 형태로 널리 확대되기 시작하였다. 또한 시기적으로 국가 수준의 재난 및 상해 위험과 맞물려 공공 및 위험커뮤니케이션의 실제적 필요가 증가하면서 공공행정 체계상의 확대발전을 위한 연구와 준비가 활성화되었다.

사회마케팅은 특히 미국 정부가 국가보건계획인 Healthy People 달성을 위한 지역수준의 실제적인 건강증진사업의 개발과 수행을 위해 보건전문가와 사업담당자들의 커뮤니케이션 사업 기획과 의사결정을 지원하는 주요 전략으로 채택하였으며 정부주도적으로 활용이 적극 장려되었다. 이에 따라 1998년 미국 질병통제센터(CDC)는 사회마케팅을 기반으로 한 보건커뮤니케이션 개발 지원 모듈인 CDCynergy를 개발하여 지역보건사업 담당자 및 전문가 지원에 활용하기 시작하였다. 이후 모자보건이나 만성질환 등 주요 커뮤니케이션 프로그램 주제별로 세부 모듈을 개발하는 등 다양한 발전적 시도와 보완을 거듭해 왔으며 2007년에 보완된 CDCynergy Social Marketing 2판이 최근까지 질병통제센터 홈페이지에 공식적으로 링크되어 있다. 아울러 온라인 모듈 활용에 관한 온라인과 오프라인 훈련을 미국을 포함하여 해외 보건전문가들에게 지원하면서 국내외 보건전문가 및 종사자들이 널리 활용할 수 있도록 장려하고 있다(CDC, 2007).

한편 미국내 보건커뮤니케이션 관련 행정 체계가 정비되고 정책적 발전이 본격화되었다. 1993년 미국 질병통제센터(CDC) 내에 보건커뮤니케이션실(Office of Health Communication)이 신설되었고 이어 1996년에 원장 직속 커뮤니케이션실(Office of Communication)로 조정되었는데 이는 기존의 보건커뮤니케이션 활동과 CDC의 PR(public relations) 업무를 통합하는 새로운 커뮤니케이션 전담부서 신설을 전제로 구성되었다. 한편 'Healthy People 2010'에 보건커뮤니케이션이 목표영역으로 포함되면서 주요 정책 이슈로 발전하였다. 'Healthy People 2020'에는 'Health Communication and Health Information Technology' 목표영역 아래에 건강정보이해능력 향상, 진료시 의료제공자와의 커뮤니케이션 만족도 증대, 의료상담에 환자 참여도 증대, 전자 건강관리 도구를 사용하는 사람의 비율 증가, 개인 단위의 인터넷 접속과 검색 증가, 양질의 건강관련 웹사이트 비율 개선, 공중의 건강보호를 위한 위기와 위험 메시지 증가, 건강증진과 질병예방 분야의 사회마케팅 증가 등을 세부 목표단위로 하고 있다(US DHHS, 2010).

이와 같이 보건커뮤니케이션에 관한 연구, 행정, 정책적 기반의 강화는 조직 및 지역사회의 커뮤니케이션 역량을 향상시켜서 점차 건강에 이로운 개인 및 사회적 변화에 유익한 규범 및 정책 환경 조성을 촉구하는 옹호커뮤니케이션 활동 방향으로 발전되어 갔다.

(5) 전략적 행동 커뮤니케이션기(Strategic behavior communication era)

개인적 차원 뿐만 아니라 건강에 유익한 사회적 변화의 촉진과 지속을 위해 사회규범과 정책 환경 조성을 목적으로 하는 건강정책 옹호활동에 보건커뮤니케이션의 활용이 활성화되기 시작하여 현재까지 이어지고 있다. 지역중심의 보건커뮤니케이션 사업에 사회마케팅 기법의 활용이 계속 확대 발전하고 있으며 건강증진과 관련된 정책적 조정에 이해관계집단들의 관심과 참여가 높아졌다. 주요 보건커뮤니케이션 및 건강증진사업의 추진과 함께 사업효과에 유익한 영향을 미치는 방향으로 사회적 규범을 유도하고 정책을 강화하는 옹호 커뮤니케이션 전략이 다양하게 개발, 적용되고 있다. 지역별로 관련 조례나 정책의 강화와 재정적, 사회적, 문화적 여건의 확대 등의 노력들이 건강증진사업의 특성에 맞게 적합한 조합을 형성하고 추진하는 것에 관심이 주목되고 있다.

옹호커뮤니케이션의 부각은 2010년 이후 보건커뮤니케이션 전공서를 비롯한 연구논문들에도 반영되기 시작하여 전공서의 단원 제목이나 주제어로 'policy communication'나 'public advocacy' 등이 등장하기 시작하여 관련 내용을 다루고 있다(Parvanta et al., 2011; Schiavo, 2014).

미국을 중심으로 공공행정은 사회마케팅를 중심으로 더욱 강화 및 확장되었다. 미국 CDC는 원장 직속의 대변인실로서 Office of Communication을 Office of Communication Science로 개편하여 그 아래에 CDC의 커뮤니케이션 서비스를 맡는 부서와 대내외 공중활동을 맡는 하위부서를 두었다. 또한 2008년에 CDC 산하 National Center for Health Marketing을 두고 보건커뮤니케이션 정책활동과 연구 관련 업무를 담당하면서 Division of Health Communication and Marketing을 통해 CDC에 필요한 보건커뮤니케이션 우선순위, 전략, 프로그램 개발 등에 대한 CDC 자체 포럼, 회의, 자문, 지원 등의 의사결정에 리더십을 발휘하고 있다.

2) 국내 발전과정

국내 보건커뮤니케이션의 학문적, 정책적 발전은 더 최근에 시작되었다고 할 수 있다. 정책적으로는 담배에 특별세를 부가하는 정책이 결정되면서 1995년 국민건강증진법이 제정되었다. 1998년에 제1기 국민건강영양조사가 이루어졌고 이어 국민건강 수준을 파악하는 전국단위의 추적조사체계가 확충되기 시작하였다. 국민건강영양조사나 청소년건강행태조사, 지역사회건강조사 등의 주요 국가수준 건강조사 결과를 토대로 우리나라는 2001년에 미국의 Healthy People과 같은 국민건강계획인 'Health Plan 2010'을 착수하였다.

특별세로 조성되는 건강증진기금의 운용과 사업수행의 기반을 마련하면서 실제적인 건강증진사업과 연구지원은 1990년 후반부터 본격화되게 시작하였다. 1998년에 보건복지부 산하 '건강증진연구사업평가단'이 설치되었는데 이는 현재의 '건강증진재단'으로 건강증진기금을 통한 사업과 연구 지원 및 관리를 담당하고 있는데 공공 보건커뮤니케이션 관련 정책연구와 사업의 지원이 주로 여기서 많이 이루어진다. 담배세를 기반으로 국내 보건커뮤니케이션 사업으로 금연상담서비스가 2000년대 초부터 시작되었으며 현재는 지역 보건소 단위의 금연클리닉을 통한 대면상담, 금연상담전화, 그리고 온라인 금연지원서비스가 운영되고 있다. 2000년대 후반부터 금연과 절주를 중심으로 하는 건강증진사업에 공중캠페인이나 홍보와 같은 커뮤니케이션 전략의 활용이 크게 확대되었으며 현재는 사회마케팅 이론이나 생태학적 관점의 건강환경 조성을 위한 커뮤니케이션 옹호활동으로 확대 발전하고 있다.

건강캠페인과 금연상담 등 국가의 주요 건강증진정책을 실현하는 전략으로 보건커뮤니케이션의 활용이 널리 활성화되면서 그에 따라 관련 연구와 학문적 발전으로 연결되었다. 2005년을 전후하여 주요 대학의 보건관련 전공에서 보건커뮤니케이션 교과목이 개설되기 시작하여 현재는 대부분의 보건관련 학과에서 보건커뮤니케이션을 전공과목으로 가르치고 있다. 학술연구 분야에서도 2005년 이후 보건교육 및 건강증진분야의 주요 학술지인 '보건교육건강증진학회지'를 중심으로 보건커뮤니케이션 관련 연구 논문의 발표가 증가하기 시작하여, 2009년에는 한국헬스커뮤니케이션학회와 대한의료커뮤니케이션학회가 창설되었다. 언론과 보건분야 전문가들을 중심으로 한국헬스커뮤니케이션학회는 '헬스커뮤니케이션연구'를 발간하기 시작하여 대인 및 공중대상 보건커뮤니케이션 연구논문을 게재하고 있다. 대한의료커뮤니케이션학회는 의학, 간호, 언론, 교육분야 전문가들이 환자관계 커뮤니케이션에 대한 연구를 중심으로 학술지 '의료커뮤니이션'을 발간하고 있다. 또한 보건의료 영역뿐만 아니라 언론홍보 및 PR관련 주요 학술지인 '한국언론학보', '홍보학연구', '광고홍보연구'들에도 보건커뮤니케이션 관련 연구논문의 발표가 지난 10년간 눈에 띄게 증가하면서 학문적 관심이 높아져왔다.

국내외적으로 국가나 사회적 상황에 따라 시기나 세부 내용에는 차이가 있지만 전반적인 특성과 흐름 면에서는 우리나라도 주요 선진외국과 비슷한 유형을 따라 변화하고 있다. 먼저 초기 의료서비스 기반의 미시적인(micro-scoped), 대인간 커뮤니케이션 기술(skill) 중심에서, 장(setting)이 변화하고 확장되어 지역사회(community) 공중과 건강관련 조직

(organization)을 대상으로 하는 사회마케팅 적용이 우세해지고 있다. 따라서 다수의 공중을 대상으로 하는 대중매체 및 다양한 신매체 활용이 빠르게 확대되고 있으며 미디어 전략을 통한 건강옹호 커뮤니케이션 활동이 함께 발전하고 있다.

5. 특성과 환경관계

보건커뮤니케이션의 기능과 목적 등의 핵심 특성이 개념 안에 내포되어 있으며 특히 보건커뮤니케이션은 보건교육과 거의 동일한 범위의 목표 수준을 설정할 수 있음을 알 수 있다. 그러나 그 구성이나 전략을 포함하여 매체 활용 등에서 보건커뮤니케이션은 보건교육과는 다른 관점을 견지하며 고유한 특성을 가지고 있다. Schiavo(2014)는 보건커뮤니케이션이 가지고 있는 주요 특성을 제시하였는데 그 중 보건커뮤니케이션과 그 주변 환경 요소와의 상호작용에 주안점을 두고 설명하였다. 본 단원에서는 Schiavo(2014)가 제시한 보건커뮤니케이션 특성을 수정 보완하여 다음과 같이 12가지 주요 보건커뮤니케이션 특성을 정리하였으며 환경 요소와의 관련성도 함께 설명하였다.

1) 청중 중심적(Audience-centered)

보건커뮤니케이션에서 청중은 커뮤니케이션 목표 달성의 대상인 동시에 커뮤니케이션 프로그램 개발과 수행의 주 참여자이다. 커뮤니케이션 프로그램의 전체 구성과 전략은 목표 청중의 요구(need)와 선호(preference) 특성을 기반으로 결정되며 개발 뿐만 아니라 수행과 평가 전반에 걸쳐 청중의 특성과 역량이 계속적으로 고려된다. 또한 커뮤니케이션 목표 달성을 위해 우선적인 주체는 목표청중이지만 이들을 목표한 방향으로 유도하기 위해서 이들의 생각과 행동에 영향을 미칠 수 있는 주변 인물이나 조직들 또한 프로그램의 주요한 대상이 된다. 일반적으로 부모, 형제, 친구, 선생님, 상사, 동료, 이웃, 이해관계자 등이 주 대상인 목표청중에 영향을 주는 주변인물이 될 수 있으며, 청중이 속한 사람들의 모임인 지역사회, 친교단체, 종교단체, 직장 등 다양한 조직도 보건커뮤니케이션 목표 달성에 중요한 역할을 한다. Schiavo(2014)는 이들을 핵심그룹(key group)이라고 하여 목표청중에 영향을 미치는 주요한 자원으로 간주하였는데 실제로 목표청중이 어린이나 노인 등 생활능력이 낮아 다른 사람의 도움이 필요한 경우일수록 보건커뮤니케이션 목표 달성에 핵심그룹의 역할이 커진다.

2) 근거 기반적(Evidence-based)

보건커뮤니케이션은 이론이나 프로그램 개발자의 개인적 경험이 아니라 관련된 실제적 연구와 결과를 기반으로 기획, 수행, 평가된다. 성공적인 보건커뮤니케이션 중재는 핵심그룹에 대한 면밀한 이해와 함께 사회정치적 환경 및 상황에 대한 근거를 기초로 할 때 가능하다. 즉, 관련된 조사연구를 통해서 도출된 핵심그룹 및 주변환경에 대한 구체적인 정보가 커뮤니케이션 프로그램 개발의 결정적인 근거가 된다. 조사연구의 우선적인 목적은 목표청중 특성에 대한 정보(audience profile)와 주변환경과 여건에 대한 상황분석(situation analysis) 자료 도출에 있다. 도출된 목표청중 정보는 보건커뮤니케이션 프로그램에 대한 청중의 관여와 참여를 높이는데 중요한 정보원이 되며, 상황분석 결과는 보건커뮤니케이션의 환경적 장애요소의 영향을 최소화하거나 촉진환경을 조성하는데 효과적으로 활용된다.

3) 다학제적(Multidisciplinary)

Bernhardt(2004)는 보건커뮤니케이션은 속성상 초학문적(transdisciplinary)이어서 다양한 원리에 걸쳐있다고 하였다. 이는 하나의 학문이나 이론에 기반하지 않는 다학제적 특성을 의미한다(전보협, 2014). 보건커뮤니케이션은 행동적, 사회적 변화에 초점을 맞추고 다면적 접근을 활용한다. 여러 이론적 구조와 원리를 활용하는데 주로 보건교육, 사회마케팅, 행동 및 사회변화 이론, 그리고 의학과 임상적 모델을 포함한다. 또한 사람중심의 주제에 따라 심리, 사회, 인류학적 접근도 활용된다. 사람들이 적절한 의료서비스를 어디서 받을 수 있는지와 어떤 서비스를 받아야 하는지에 관련된 개인 기반의 의료서비스 모델뿐만 아니라 다양한 정보전달, 교육, 매체 활용에 초점을 둔 지역사회 커뮤니케이션 활동과 상업적 사고에 기반하여 소비자 공중의 바람직한 건강행동을 촉진할 수 있는 사회규범과 정책환경 조성에 초점을 둔 전략적 행동과학 모델을 활용한다. 즉, 보건, 의료, 통신공학, 교육, 언론홍보, 사회심리, 경영 등 서로 다른 관점들에 걸쳐 다양한 이론적 측면의 접목과 조합을 활용하고 있음을 알 수 있다.

4) 전략적(Strategic)

면밀한 조사연구를 통해 얻은 과학적 근거에 기반하여 목표를 달성하는데 효과적이고 효율적인 중재가 개발되고 수행되어야 한다. 이러한 보건커뮤니케이션의 속성을 '전략적'이라고 표현할 수 있다. 특히 수집된 근거를 기초로 커뮤니케이션 전략은 목표청중의 요구와 선호에 효과적으로 대응할 수 있는 방법들로 모색되어야 하며 우선순위를 따라 최적의 결정을 해야 한다.

5) 과정지향적(Process-oriented : two-way communication)

보건커뮤니케이션 프로그램의 목표달성을 위한 수행과정상의 특성이다. 다학제적 관점과 청중 중심의 근거를 기반으로 효과적인 프로그램을 개발하고 나면 이를 기대한 효과를 도출하기 위해서 계속적인 확인과 평가를 통해 보완하는 과정을 거친다. 대부분 프로그램을 개발한 상황은 수행하는 상황과 같지 않으며 개발을 위해 상황과 환경분석을 면밀히 하지만 상황과 환경은 프로그램 수행과 종료까지 계속 변화한다. 전혀 다른 상황변수가 생길 수 있고 환경변화에 따라 핵심그룹의 인식과 행동이 변할 수 있다. 과정 중에 목표한 대로 보건커뮤니케이션 프로그램을 수행하기 위해 변화하는 상황에 대해 청중의 이해와 설득을 구하고 계속적인 관심과 참여를 유지하기 위한 다양한 측면의 쌍방향(two-way) 커뮤니케이션이 다루어져야 한다. 이는 수행평가를 통해서 얻게 되는 다양한 피드백을 통해서도 가능하며 변화하는 환경과 청중의 요구에 맞는 조정과 합의를 통해 보완되어 더 나은 수행을 이끌어 갈 수 있다.

6) 비용효과적(Cost-effective)

성공적인 보건커뮤니케이션 중재의 중요한 특징 중 하나는 비용효과성이다. 특히 커뮤니케이션 프로그램은 비슷한 보건교육 프로그램에 비해 일반적으로 예산의 규모가 크고 투입비용에 따른 결과의 차이가 크다. 따라서 예산부족으로 커뮤니케이션 중재의 규모나 내용에 차질이 생기지 않도록 우선적으로 자원 확보에 힘써야 하며 중재방법별로 비용효과성을 검토하여 최선의 자원 조합을 구성해야 한다. 이 때문에 보건커뮤니케이션 계획에서 협력관계(partnership) 형성이 중요한데 협력관계의 질과 규모에 따라 동원가능한 자원과 전체 프로그램의 질에 영향을 주어 긍정적인 결과를 기대하게 한다.

7) 창의적(Creative in support of strategy)

보건커뮤니케이션에서 창의성은 주로 목표달성에 필요한 커뮤니케이션 전략적 측면과 관련된다. 상황과 대상자 특성에 알맞은 전략을 고안한다면 창의적이라고 할 수 있다. 예를 들어, 동성연애자들을 대상으로 한 HIV 예방법을 실은 소책자를 전달할 채널 선택에 있어서 먼저 동성애자나 HIV에 대한 지역사회의 인식에 차별이 없는지 점검하는 것이 중요하다. 일반적인 건강정보 소책자는 병의원이나 보건소 또는 사람들이 많이 오가는 터미널 등에 쉽게 비치할 수 있고 필요한 사람들이 편하게 활용한다. 그렇지만 사회적으로 부정적 인식이 있는 대상이나 문제 특성이 걸려있는 경우는 특성상 목표청중의 동선 안에서 정보에 편하게 접근할 수 있는 장소를 찾는 것이 중요하다. 한 연구에서는 게이 바(gay bar)와 같은 카페나 이들이 많이 찾는 음식점의 화장실 입구에 HIV 예방 소책자를 비치한 결과 시간적, 심리적으로 적절한 장소로서 효과가 있었다고 하였다.

8) 구체적(Specific : audience & media)

보건커뮤니케이션은 목표청중과 매체 전략에 구체적이어야 한다. 목표청중의 기호와 습관을 고려한 구체적인 메시지를 개발하고 효과적으로 전달할 수 있는 매체를 선택해야 한다. 정해진 시간과 장소에서 실시하는 보건교육도 대상자 특성을 충분히 반영한 교육내용을 개발하고 가능한 많은 대상자들에게 용이한 시간과 장소를 계획한다. 또한 보건커뮤니케이션은 프로그램이 수행되는 동안에도 환경과 청중이 끊임없이 움직이고 가변성의 폭도 크므로 청중에게 적합한 매체와 주의를 기울일 수 있는 내용이 계속적으로 제공되어야 한다. 이에 따라 목표청중을 보다 세분화하여 세부 청중별로 맞춤형 내용과 매체를 활용하는 방법이 보건커뮤니케이션에서 중요하게 간주되고 있다. 보건커뮤니케이션의 구체적 특성은 프로그램 개발에서 청중세분화(audience segmentation)와 청중 맞춤형(tailored) 전략 개발에서 잘 확인된다.

9) 협력관계 형성(Partnership building)

보건커뮤니케이션 전반에 걸쳐 협력관계 형성은 중재 성공의 중요한 관건이 된다. 앞서 제시된 비용효과적 측면에서도 언급된 바와 같이 비용단위가 크고 투입비용에 따라 결과의 차이도 큰 보건커뮤니케이션에서는 보다 나은 자원확보를 위해 투자자나 이해관계자의 협력을 얻는 것은 중요한 문제이다. 또한 목표청중과의 신뢰관계도 투자자 관계만큼 중요하다. 보건교육은 대상자가 알아야 할 내용을 이해하기 쉽게 가르치는(teaching) 것인 반면, 보건커뮤니케이션은 필요한 정보를 대상자가 받아들이도록(accepting) 설득해야(persuading) 한다. 보건커뮤니케이션에서 송신자와 수신자의 관계는 교육보다 수평적이고 임의적이어서 수신자, 즉 청중의 정보 선택의 권한과 의지가 중요하다. 평소 또는 프로그램과 관련하여 목표청중과 어떤 관계를 형성하는지는 청중이 얼마나 프로그램에 관심을 가지고 참여하는지에 많은 영향을 미치는데 이는 사실상 프로그램 효과와 직결된다.

10) 행동 및 사회적 결과 지향적(Aimed at behavioral and social results)

보건커뮤니케이션 중재의 궁극적인 목표는 바람직한 방향으로의 행동변화에 있으며 중재의 범위에 따라 청중이 속한 지역이나 사회의 문제해결을 옹호하고 더 유익한 방향으로의 변화를 유도하는데 긍정적인 역할을 해야 한다. 따라서 보건커뮤니케이션 중재는 목표한 행동 및 사회적 결과를 지향한다.

11) 취약 및 소외 계층 포용적 (Inclusive of vulnerable and underserved groups)

미국을 비롯한 보건관련 국제기구들이 최근 사업 수행에서 강조하는 점이 형평성이다. 우리나라 국민건강증진계획의 두 개 비전(vision) 중 하나도 건강형평성 향상이어서 형평성은 공중보건의 중요한 이슈이다. 따라서 보건커뮤니케이션은 일반 청중 뿐만 아니라 취약계층이나 소외계층을 함께 고려한 프로그램 개발과 수행에 주력해야 하는데, 사실상 많은 보건커뮤니케이션은 취약계층을 우선 또는 중점대상으로 하고 있다. 또한 보건커뮤니케이션 개발에서 고려하는 대상자의 중요한 특성으로 건강정보이해능력(health literacy)이 있는데 이는 주로 건강수준이 낮은 집단에서 정보이해능력의 취약성이 함께 관찰되어 그 중요성이 강조되고 있다. 즉 건강수준이 취약한 대상들이 커뮤니케이션 능력도 취약해서 서로 부정적인 영향이 교류하는 효과를 가져오기 때문에 보건커뮤니케이션에서 취약계층에 대한 서비스에 더욱 유의하는 것이다.

12) 환경에 민감한(Environment-sensitive)

보건커뮤니케이션은 프로그램이 수행되는 환경에 민감하게 영향을 받는다. Schiavo(2014)는 보건커뮤니케이션 프로그램의 청중집단, 목표하는 행동 또는 서비스, 그

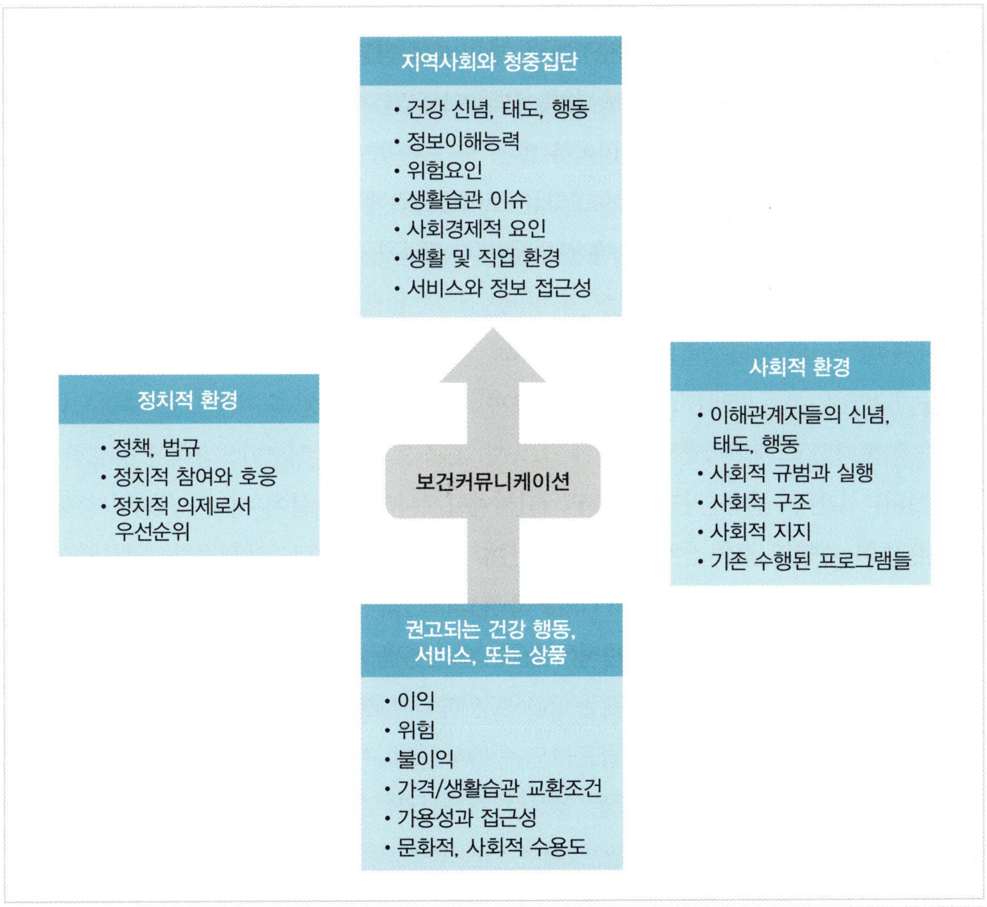

그림 1-3 보건커뮤니케이션과 환경 관계

출처/재편집: Schiavo R. Health communication: From theory to practice (2nd ed). San Francisco, CA: Jossey-Bass. 2014, p. 22.

리고 정치 및 사회적 환경 요소가 상호간에 영향을 주고 받는 관계를 가지고 있다고 하였다(그림 1-3). 즉, 보건커뮤니케이션에 관여하는 청중집단의 요구와 사회문화적 특성을 고려하여 목표하는 행동변화를 유도할 수 있도록 프로그램을 개발, 조정한다. 이때 함께 고려해야 하는 것이 청중을 둘러 싸고 있는 상황적 환경이다. 특히 사회적, 정치적 환경 요소가 기대한 청중 특성과 목표행동 변화에 얼마든지 영향을 줄 수 있다. 예를 들어 우리나라 성인 남자 흡연율을 낮추기 위해 흡연자 그룹의 청중특성을 고려하여 금연을 유도할 중재전략을 실시한다고 할 때, 정치적으로 금연구역 규제 강화와 같은 정책적 환경변화는 금연중재 커뮤니케이션의 상승효과를 가져올 수 있다. 반면 사회적으로 기존에 가까운 지역에서 비슷한 중재가 수행되었거나 자주 노출된 경력이 있을 때 기존 중재와 프로그램 차별성이 뚜렷하지 않을 경우 이번 프로그램 효과성은 기대한 것보다 훨씬 낮아질 수 있다. 또한 청중의 관련 특성이나 목표행동에 대한 인식이 정치적, 사회적 환경 요소에 따라 얼마든지 변화할 수 있어서 보건커뮤니케이션 프로그램 개발과 수행에 사회, 정치, 문화적 환경 특성은 매우 중요한 관련 요인이 되며 이들 요인들의 특성은 서로 영향을 주어 상호변화, 조정되는 관계를 형성한다.

Q 확인 학습 문제

1. 보건커뮤니케이션 중재를 통해 달성할 수 있는 목표로 거리가 먼 것은?

① 흡연에 대한 부정적인 신념 높이기
② 순한 담배에 대한 잘못된 지식 바로잡기
③ 금연의 잇점에 대한 인식 강화하기
④ 흡연관련 질병 이환율 낮추기
⑤ 청소년의 흡연 시작 연령 높이기

2. 보건커뮤니케이션의 특성으로 가장 알맞은 것은?

① 가치충족적
② 매체 중심적
③ 정책적 결과 지향적
④ 이론 기반적
⑤ 환경요소에 민감한

Q 심화 토의 문제

최근 빠르게 이용도가 높아진 상호작용 매체가 보건커뮤니케이션 활동에 기여할 수 있는 점은 무엇이 있겠습니까? 보건커뮤니케이션의 특성이나 발전과정상의 흐름을 참고하여 토의해 봅시다.

정답 1. ④ 2. ⑤

참고문헌

박동진, 이진우. 헬스커뮤니케이션 캠페인의 이론과 실제. 서울: 소화, 2010.

박동진, 정의철. 헬스커뮤니케이션의 역사, 정의, 과제. 헬스커뮤니케이션연구. 2009, 1(1), 33-48.

오미영, 정인숙. 커뮤니케이션 핵심 이론. 서울: 커뮤니케이션북스. 2008.

전국대학보건학교육협의회. 보건의사소통(2판). 서울: 한미의학. 2012.

전국대학보건학교육협의회. 보건의사소통(3판). 서울: 한미의학. 2014.

Bernhardt JM. Communication at the core of effective public health. American Journal of Public Health. 2004, 94(12), 2051-2053.

Centers for Disease Prevention and Control. About CDCynergy: History of CDCynergy. 2007. Available from: https://www.orau.gov/cdcynergy/soc2web/Content/activeinformation/history.htm

Centers for Disease Control and Prevention. The health communicator's social media toolkit. Atlanta, GA: US Department of Health and Human Services, 2011. Available from: https://www.cdc.gov/healthcommunication/toolstemplates/socialmediatoolkit_bm.pdf

Clift E, Freimuth V. Health communication: What is it and what can it do for you?. Journal of Health Education. 1995, 26(2), 68-74.

Costello DE. Health communication theory and research: A definitional overview. In D Nimmo (Ed.). Communication yearbook I. New Brunswick, NJ: Transactional-International Communication Association. 1977, 557-567.

National Cancer Institute. Making health communication programs work: A planner's guide, Pink Book. US Department of Health & Human Services. 2004, 3. Available from: https://pubs.cancer.gov/ncipl/detail.aspx?prodid=T068

Parvanta C, Nelson DE, Parvanta SA, Harner RN. Essentials of public health communication. Sudbury, MA: Jones & Bartlett Learning, 2011.

Piatrow PT, Romon JG, Mayne Merritt A, Saffitz G. Advancing health communication: The PCS experience in the field. Center Publication 103. Baltimore, MA: Johns Hopkins Bloomberg School of Public Health, Center for Communication Programs, 2003.

Ratzan SC, et al. Education for the health communication professional. American Behavioral Scientist. 1994, 38(2), 361–380.

Ratzan SC, Payne JG, Bishop C. The status and scope of health communication. Journal of Health Communication. 1996. 1. 25–41.

Schiavo R. Health communication: From theory to practice (2nd ed). San Francisco, CA: Jossey–Bass. 2014.

Smith WA, Hornik R. Marketing, communication, and advocacy for large–scale STD/HIV prevention and control. In KK holmes et al (Eds.). Sexually transmitted Diseases. New York, NY: McGraw–Hill, 1999.

US Department of Health and Human Services, Office of Disease Prevention and Health Promotion. Chapter 11: Health communication. In Healthy People 2010: Understanding and improving health Volume1 (2nd ed.). Washington, DC, 2005. Available from: https://www.healthypeople.gov/2010/Document/pdf/Volume1/11HealthCom.pdf

US Department of Health and Human Services, Office of Disease Prevention and Health Promotion. Healthy People 2020 objectives: Health Communication and Health Information Technology. [Internet]. Washington, DC, 2010. Available from: https://www.healthypeople.gov/2020/topics-objectives/topic/health-communication-and-health-information-technology

제2장

보건커뮤니케이션 이론

1. 커뮤니케이션 일반 이론
2. 건강행동변화 이론
3. 대중매체 및 신매체 이론

보 건 커 뮤 니 케 이 션

제2장

보건커뮤니케이션 이론

학습목표

- 커뮤니케이션에서 잡음원과 피드백의 이론적 관계를 설명할 수 있다.
- 커뮤니케이션에서 여론지도자와 중개자의 역할을 이론적으로 설명할 수 있다
- 보건커뮤니케이션에 활용되는 조직과 지역수준의 건강행동변화 이론을 구분할 수 있다.
- 보건커뮤니케이션 개발에서 사회마케팅 이론이 어떤 역할을 하는지 논할 수 있다.
- 커뮤니케이션에 미치는 대중매체의 영향을 이론적으로 설명할 수 있다.

이론은 어떤 현상이나 관계에 대한 수많은 실제의 보편적인 형상이다. 따라서 보건커뮤니케이션 이론은 연구나 사업을 계획하고 수행할 때 일반적인 기초와 지침을 얻는데 유용하다(Schiavo, 2014). 구체적으로 커뮤니케이션 계획, 모니터링, 평가의 주요 관련 요소에 대한 근거를 제공하고 커뮤니케이션 전략과 방법을 구상하는데 바탕이 된다. 또한 커뮤니케이션 프로그램의 효과와 관련된 내적, 환경적 요인을 찾고 프로그램을 수행하는데 지원자 역할을 한다.

1. 커뮤니케이션 일반 이론

커뮤니케이션의 일반 이론에 대한 전반적인 이해는 전체적인 커뮤니케이션 흐름에 대한 구성과 기능을 파악하고 커뮤니케이션과 관련된 주요 요인들을 학습하는데 유용해서 이를 바탕으로 보건행동 변화나 매체관련 커뮤니케이션 이론들을 이해하는데 도움이 된다.

커뮤니케이션의 일반 이론들을 이론의 우선되는 주안점이 무엇인가에 따라 대략적으로 구조적 관점(structural perspective), 기능적 관점(functional perspective), 의도적 관점(intentional perspective)으로 나누어 살펴볼 수 있다. 이 관점에 따른 분류를 기반으로 시대적으로도 커뮤니케이션을 구조적인 관점으로 보던 시각에서 구조 내에 존재하는 각 요소의 기능으로 시각이 전환되었으며 현대에 와서는 송신자의 커뮤니케이션 의도가 무엇인가에 기준을 두어 보다 실제 인간사회의 커뮤니케이션 문제를 반영하는 방향으로 발전해왔다고 할 수 있다.

구조적 관점의 이론들은 커뮤니케이션을 구성하는 구조(structure)에 중점을 둔다. 송신자, 메시지, 수신자로 이루어지는 기본적인 구성요소의 커뮤니케이션 전달 구조를 기계적 관점에서 해석하였다. 따라서 구조적 관점에서 커뮤니케이션은 '어떤 정보 또는 메시지의 송신과 수신 과정'이다. 쉐넌-위버의 초기 모델이 이에 해당한다.

기능적 관점은 커뮤니케이션의 구조나 경로보다 이를 통해 전달되는 정보의 부호화(encoding)와 해독(decoding)에 주안점이 있다. 커뮤니케이션의 구성 요소 중 송신자와 수신자 요소의 부호화와 해독 기능에 따라 커뮤니케이션 결과가 달라진다고 본다. 송신자가 전달하려는 어떤 개념(concept)은 송신자가 선택하는 어떤 상징으로 바뀌어(주로 언어) 수신자에게 전달되고 이를 받은 수신자가 다시 해독하여 그 개념을 이해하는데 이때 송신자가 메시지를 수신자가 해독하기 어려운 상징으로 부호화하면 기계적으로 정보가 전달되었어도 수신자가 해독하지 못해서 사실상 커뮤니케이션은 실패로 돌아간다. 즉 기능적 관점은 구조적 관점보다 실제 커뮤니케이션의 작용을 가깝게 분석하고 있으며 송신자와 수신자의 코딩(coding) 기능을 커뮤니케이션 과정의 주안점으로 강조하고 있다.

의도적 관점은 현대 커뮤니케이션의 강조점을 잘 드러내고 있는데 성공적인 커뮤니케이션은 메시지를 받은 수신자의 반응이 송신자가 의도한 바와 일치하는가에 초점을 둔다. 따라서 다른 사람에게 영향을 미칠 목적으로 계획되고 의도된 송신자의 행동이 커뮤니케이션의 목적과 전략의 주요 부분을 차지하며 송신자의 의도대로 수신자가 메시지에 반응하도록 하는데 방법으로 '설득(persuasion)'이 우선적으로 고려되어 왔다.

1) 라스웰(Lasswell)의 모델

1940년 이후 많은 학자들에 의해 커뮤니케이션 연구에 대한 이론적 접근이 시도되었는데 가장 대표적인 인물로 미국의 정치학자 라스웰이 '누가 무엇을 누구에게 어느 채널로 어떤 효과를 기대하고 말하는가?(Who says what to whom in which channel with what effect?)' 라는 논문을 통해 커뮤니케이션의 구성과 단계를 이론적으로 정리하였다(전보협, 2014). 송신자(누가), 메시지(무엇), 수신자(누구), 채널(채널), 효과(목적)로 이루어진 주요 구성요소로 5단계의 커뮤니케이션 과정을 제시했다. 이는 이듬해 발표된 쉐넌-위버의 구조 모델을 먼저 언어로 개념화하여 커뮤니케이션 단계로 구성한 형태로서 초기 일방향의 선형적 커뮤니케이션 모델의 형태였다(그림 2-1).

이 모델은 커뮤니케이션을 메시지의 전달 과정으로 보고 전달되는 메시지의 '효과'에 초점을 둔 전달을 강조하였다. 여기서 효과는 관찰과 측정이 가능한 메시지에 의해 변화된 수신자의 반응을 말하는 것으로 과정 중의 요소들을 변화시키면 효과도 변화한다는 가정을 가지고 있다(오미영과 정인숙, 2005). 커뮤니케이션 과정이 너무 단순하게 표현되었다는 지적이 있지만 커뮤니케이션의 기본 요소와 과정을 개념화하여 제시한 초기 이론으로서 이후 많은 대중매체 커뮤니케이션 이론들의 기반이 되었다.

누가 Who	송신자
무엇을 Say What	메시지
누구에게 To Whom	수신자
어느 채널을 통해 In which Channel	채널
어떤 효과를 가지고 With what Effects?	효과(목적)

그림 2-1 라스웰의 커뮤니케이션 모델

2) 쉐넌-위버(Shannon-Weaver) 모델

미국 벨(Bell) 전화회사의 연구과제인 전화통신 문제에 대한 공학적 연구를 통해 1949

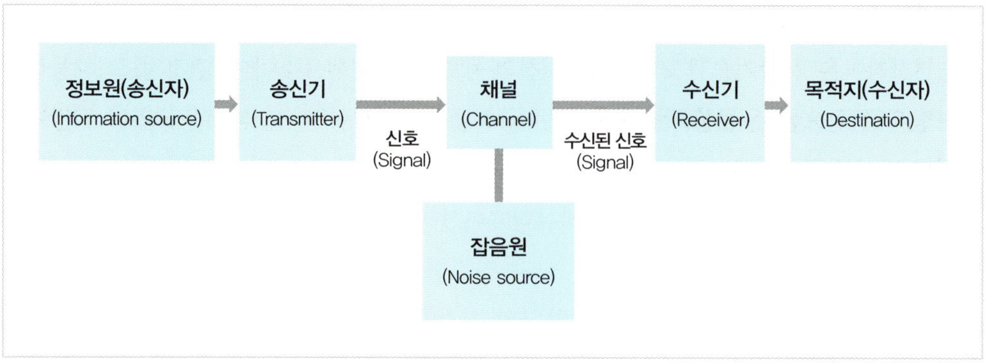

그림 2-2 쉐넌-위버 모델

년에 쉐넌-위버 모델이 발표되었나. 이 모델은 커뮤니케이션 구성요소 간의 기계적 구소를 기초로 한 대표적인 구조적 관점의 모델로서 신호(signal)와 메시지, 송신자와 송신기, 수신자와 수신기를 각각 구분해서 개념화하였으며 라스웰의 모델과 같이 커뮤니케이션을 일방향 과정으로 제시하였다(그림 2-2). 송신자의 생각으로 존재하는 메시지는 실제로 수신자가 해석할 수 있는 특정 신호로 변환되어 전화통신으로 보면 송신기와 수신기에 해당하는 전화기와 회로를 통해 전달되는 것으로 보았다. 이 모델은 대중매체 뿐만 아니라 개인 간 커뮤니케이션의 과정을 설명할 때 많이 사용되었으며 이후 많은 커뮤니케이션 이론의 발전에 영향을 미쳤다(오미영과 정인숙, 2005).

쉐넌-위버는 커뮤니케이션 과정에 초점을 맞추어 자료원이 보내는 신호를 얼마나 잘 전달하는가의 기술문제, 자료원의 의도와 내용이 얼마나 정확하게 신호로 표현되는가의 의미문제, 그리고 본래 송신자가 의도했던 대로 얼마나 효과적으로 수신자의 행동에 영향을 미치는가의 효과문제를 커뮤니케이션 문제를 접근할 때 함께 고려해야 할 차원으로 보았으며 이 세 가지 차원은 상호의존적인 관계에 있다고 설명하였다(전보협, 2014). 따라서 이 모델에 의하면 송신자(정보원)가 의도한대로 수신자가 반응할 때 커뮤니케이션 효과가 있다고 간주되는데, 수신자에게 전달되는 메시지는 얼마든지 송신자의 의도와 다른 의미와 신호로 전달되거나 해석될 수 있으며 이는 주로 신호가 전달되는 통로인 채널 상에서 다양한 외부 환경요소에 의해 왜곡되는 것으로 보았다. 쉐넌-위버는 커뮤니케이션 과정 상에서 의미의 왜곡을 일으키는 모든 채널상의 요인들을 '잡음원(noise source)'으로 개념화하였다.

3) 슈람(Schuramm)의 모델

슈람은 1954년에 논문을 통해 커뮤니케이션은 송신자와 수신자 간에 공통부분을 형성해가는 경험 과정이라고 하여 커뮤니케이션의 상호작용적 특성을 주장하였다. 이 모델에 의하면 송신자와 수신자 간에 형성된 경험의 공유된 부분에서 커뮤니케이션이 발생하며 이 경험의 공유부분을 '경험의 장(field of experience)'이라는 개념으로 설명하였다. 즉 두 사람 간의 올바른 커뮤니케이션은 공통의 언어, 배경, 문화 등 여러 요소의 공통 조건이 충족될 때 가능하다는 것으로서, 커뮤니케이션에 참여하는 메시지와 관련된 두 사람의 문화적 배경이 다를 경우 의미는 전혀 다르게 해석될 수 있는 것이다(그림 2-3).

슈람의 모델은 또한 의미 전달과정에서 발생하는 부정적 외부 요소인 잡음의 문제를 해결하기 위해 '피드백(feedback)'이 필요함을 주장하였다. 즉 커뮤니케이션은 일방향적 이동으로 끝나지 않고 수신자가 받은 메시지에 대한 반응을 다시 송신자에게 피드백 함으로써 이를 토대로 송신자는 의도한 바와 다르거나 의미에 차이가 있는 부분의 원인을 찾아 커뮤니케이션 과정을 수정보완할 수 있다(전보협, 2014). 슈람의 피드백 개념은 이전까지의 일방향적 관점에서 벗어나 커뮤니케이션을 양방향의 상호작용적(interactive), 순환적(looping) 과정으로 보는 시각을 여는데 결정적인 단서를 제공하였다.

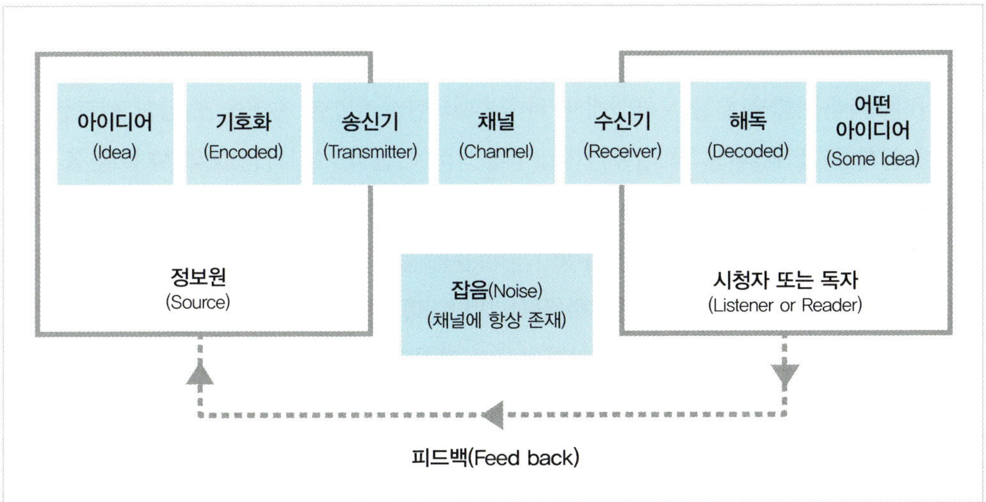

그림 2-3 슈람(Schuramm)의 모델

4) 야콥스(Jacoph)의 모델

야콥스는 커뮤니케이션에서 의미 측면에 관심을 두어 의미와 메시지의 내적 구성 요소을 제시하였다(전보협, 2014). 커뮤니케이션이 이루어지기 위해서는 6가지 구성요소가 필요하며 이를 기본 요소와 보조 요소로 나누어 설명할 수 있다. 즉 커뮤니케이션은 정보원(information source), 메시지(message), 수용자(receiver)로 이루어진 세 개의 기본요소와 상황(context), 접촉(contract), 약호(부호, code)의 세 개의 보조요소로 구성된다.

정보원은 의미나 정보의 주체로서 개인, 출판사, 방송사 등이 될 수 있다. 메시지는 정보원이 전달하려는 의미를 수용자가 해석하기 용이하게 변환한 일종의 신호로서 손짓, 몸짓, 언어, 이미지 등이 가능하다. 수용자는 정보원이 메시지를 전달하려는 객체로서 강연회의 청중이나 시청자 등이 된다. 보조 요소로서 상황은 커뮤니케이션이 이루어지는 주변 환경, 조건을 말하는데 커뮤니케이션은 이 상황에 계속적으로 영향을 받는다. 예를 들어, 군대 간 아들이 면회를 나와 집에서 부모님을 대할 때와 군대로 부모님이 찾아와 면회실에서 아들과 부모님이 만날 때 구성원이나 나누는 내용은 같을지라도 태도나 사용하는 말 등에는 차이가 있을 것이다. 접촉은 정보원과 수용자 사이의 물리적, 심리적 통로를 의미하며 약호는 메시지를 담는 공유된 의미체계로서 공동체의 합의된 규칙에 의해 구성된다.

5) 케츠와 라자스펠드(Katz & Lazarsfield)의 모델

1940년 이후 라디오나 TV 등의 매체가 대중화되면서 대중과 여론의 개념이 생겨났는데 그때까지 개발되어온 개인 간 커뮤니케이션 중심의 이론들로는 대중 커뮤니케이션을 설명하기 어렵게 되었다. 이에 케츠와 라자스펠드는 자극-반응(stimulation-response) 이론을 수정하여 1955년 '커뮤니케이션의 2단계 흐름(two flow of communication)'과 '여론지도자(opinion leader)' 개념을 발표하였다(그림 2-4). 이 두 개념은 구조적 관점의 자극-반응 이론으로 설명이 취약한 공중과 대중매체, 그리고 사회적 여론 형성과정에 대한 보완적 해석을 제시하였다. 이는 이전까지 커뮤니케이션의 구성과 구조를 중심으로 하던 구조적 관점에서 수신자의 기능과 역량을 중시하는 방향으로 커뮤니케이션의 관점이 이동하였음을 보여준다.

대중매체를 매개로 한 다수의 공중 대상의 커뮤니케이션은 직접 소통방식을 사용하는 소규모 커뮤니케이션과는 달리 커뮤니케이션 과정이 2단계로 나뉘어지는데 1단계는 대중

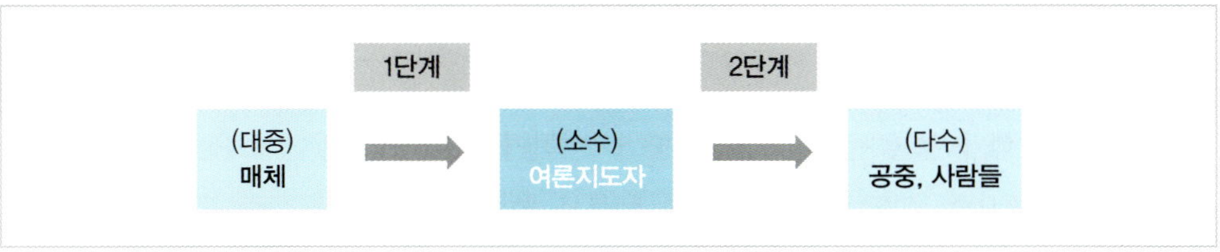

그림 2-4 케츠와 라자스펠드의 2단계 흐름 모델

매체를 통해 노출된 메시지가 소수의 여론지도자에게 전달되고 2단계는 대중매체를 통해 수집된 정보를 정리, 해석한 여론지도자가 나머지 다수의 공중에게 이를 전달하여 의견이나 신념에 영향을 미친다는 것이다. 따라서 대중매체를 통한 다수 공중과의 커뮤니케이션은 전개상 개인간 커뮤니케이션과 다르며 특히 공동체 안에 보다 큰 영향력을 가진 수신자, 즉 여론지도자를 찾아 협력할 때 커뮤니케이션 효과를 높일 수 있다.

6) 웨슬리와 맥린(Westley-MacLean)의 모델

커뮤니케이션에서 대중매체의 역할이 커지면서 1957년 웨슬리와 맥린은 대중매체와 언론의 역할에 초점을 맞춘 커뮤니케이션 모델을 제시하였다. 현대사회에서 대중매체를 통해 보도되는 소식은 개인에 의해서도 발생하지만 사건 발생 자체로도 보도의 필요성이 있다고 판단되면 언론을 통해 대중에게 전달된다. 대중매체가 가지는 여과(screening) 기능을 중심으로 다수의 공중에게 전달하기 적절한 정보를 선정하는 언론의 중개자(gatekeeper) 역할을 설명하였다(오미영과 정인숙, 2005).

인간사회에는 대중매체에 기사화 되어 메시지로 송출될만한 대상이나 사건이 수없이 존재한다. [그림 2-5]에서 송신자는 의견이나 소식을 표명하는 개인이나 사회체계이며 수신자는 이러한 소식을 받는 공중 또는 또 다른 사회체계이다. 중개자는 정보를 전해주는 송신자나 사건 자체로부터 정보를 받아 가공하여 수신자에게 전송하는데 현대 커뮤니케이션에서 대중매체와 언론이 이 중개자 역할을 담당한다. 수신자는 중개자를 통해 전송받은 메시지를 토대로 환경에 대한 인식을 넓히며 수신자는 중개자와 정보원이 되는 송신자에게 피드백을 하고 이를 기초로 송신자와 중개자는 이를 향후 메시지를 찾고 전송하는데 반영한다. 보다 향상된 메시지 개발과 전송을 위해 중개자도 송신자에게 피드백을 하고 메시지 소재가 되는 대상과 사건으로부터도 피드백, 일종의 교훈을 얻을 수 있다. 여기서

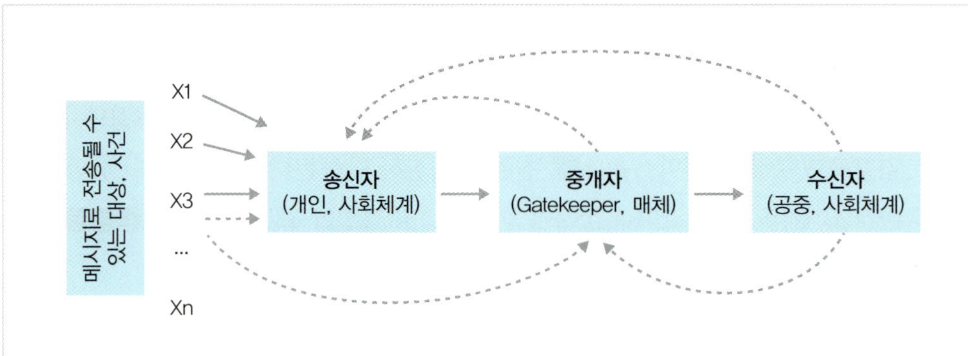

그림 2-5 웨슬리와 맥린의 커뮤니케이션 모델

대중매체를 통한 커뮤니케이션에 국한되기는 하지만 메시지의 자료원이 되는 송신자와 송신자로부터 소식을 전달받은 중개자가 수많은 소식들 중에서 수신자에게 전송할 소식을 선정하고 커뮤니케이션 하는데 주도적인 위치에 있으며 그에 비해 대중은 매체의 주도적인 언론활동에 의존적인 위치에 있음을 보여준다.

7) 벌로(Berlo)의 SMCR 모델

1960년 이후 미국 인권운동이 활발해지면서 벌로는 정보의 전달만큼 수신자의 특성과 환경에 따라 정보 해석이 달라지고 이에 따라 커뮤니케이션의 효과가 달라진다는 이론을 제기하였다. 벌로의 SMCR 모델은 기존의 다른 커뮤니케이션 이론들과 같이 커뮤니케이션의 요소를 송신자, 메시지, 채널, 수신자로 구성한 점은 같지만 각 요소별로 커뮤니케이션 과정과 결과에 영향을 미치는 특성을 제시한 면은 다르다(오미영과 정인숙, 2005).

벌로는 '의미'는 '사람'에게 있다는 점을 강조하여 누가 정보를 해석하느냐에 따라 메시지 의미가 달라지기 때문에 메시지를 구성할 때 수신자의 특성과 배경을 잘 고려해야 한다고 하였다. 이는 커뮤니케이션 연구의 관점을 정보 전달에서 정보 해석 측면으로 전환하도록 하였다.

[그림 2-6]에서와 같이 송신자(sender)가 가진 통신기술, 태도, 지식수준 및 자신을 둘러싼 사회체제와 문화적 배경 등이 전달할 내용(message)을 구성하는데 영향을 미친다. 전달내용은 다시 요소, 구조, 내용, 처리, 코드로 나누어 세부적으로 개발되는데, '요소'는 어떤 내용을 전달할 것인가에 대한 부분으로 라스웰의 모델에서 커뮤니케이션의 요소별로

전달할 내용을 구성하도록 한 것과 비슷하다. 결정된 요소는 어떻게 조직할까에 대한 '구조' 과정을 거치는데 주어진 내용을 어떻게 배정하고 배치하느냐에 따라 얼마든지 다른 효과를 가져올 수 있다. 감염병 관리에 대한 내용을 관공서 감염병관리 담당자들에게 전달할 때는 질병의 이론적 논리를 교육하고 업무처리나 민원대응 요령을 다룰 수 있는 반면, 그 질병의 취약계층 주민들을 대상으로 할 때는 그들의 어려움이나 고충, 궁금한 점을 들어주고 대답하면서 필요한 내용을 부연설명하는 배치가 더 효과적인 커뮤니케이션 구조가 될 수 있다. '구조' 다음의 '내용'은 맨 처음의 '요소'와 달리 어떤 의도를 가진 내용이냐에 대한 것으로 사실상 커뮤니케이션 목표를 반영하는데 필요하다. 감염병에 대한 지식을 높일 의도와 불안감을 해소하기 위한 목표에 따라 그 뒤에 오는 전달 방법과 전략에 해당하는 '처리'와 '코드'를 결정하게 된다. '처리'는 어떻게 전달할까에 대한 것으로서 주로 커뮤니케이션 전반의 분위기나 채널을 결정할 수 있는데 감염병에 대한 불안감이 높은 청중에게 안정감을 주기 원한다면 비공식적 대화나누기 등을 통해 공감, 인정, 돌봄과 같은 정서가 부각될 수 있도록 메시지를 다듬을 수 있으며 이에 따라 '코드'를 언어적, 비언어적으로 어떤 속성들을 활용할지를 결정하는 것이다.

그런데 수신자도 자신의 통신기술, 태도, 지식수준, 사회체계와 문화 특성을 토대로 받은 메시지를 해석하기 때문에 이러한 배경 특성들이 수신자와 송신자 간에 차이가 많으면 송신자의 의도와 수신자의 해석 간에 차이가 커질 가능성이 많다. 중요한 점은 송신자는 수신자의 다양한 속성에 대해 면밀히 파악하고 수신자의 특성을 중심으로 메시지와 전달 전략을 구성해야 한다는 것이다. 벌로는 각 커뮤니케이션 요소별로 주요 하위요소들을 모

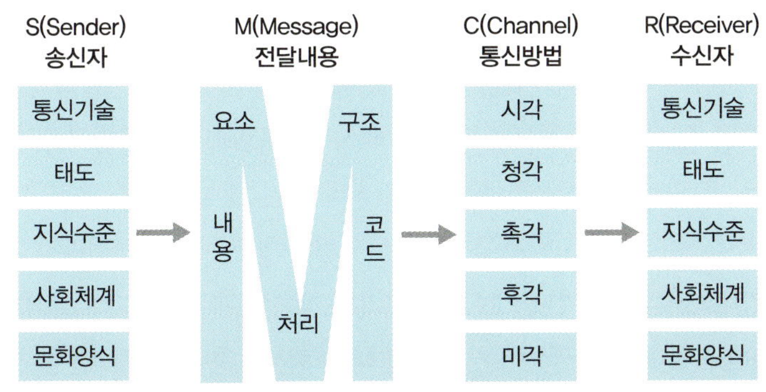

그림 2-6 벌로의 SMCR 모델

델 안에 구체적으로 제시하였다.

2. 건강행동변화 이론

이론과 모델의 적용에 대한 전공 간의 교류와 융합은 전 학문 영역에 걸쳐 확대되는 추세이다. 복합학문에 속하는 커뮤니케이션에는 특성상 여러 영역에 걸친 이론들이 활용될 수 있고 더욱이 보건커뮤니케이션의 목적이 사람의 인식이나 행동의 변화라는 점에서 보건교육 및 건강증진과 목적을 공유하는 부분이 많아서 대부분의 건강행동 변화와 관련된 이론들이 많이 활용되이져 왔다. 따라서 여기서 다루는 이론은 청중의 건강행동 변화를 위해 커뮤니케이션 프로그램에서 자주 활용되는 건강행동변화 이론이라고 이해하는 것이 정확하며 이를 행동변화의 목표청중 수준에 따라 개인과 조직 및 지역 수준으로 나누어 다루었는데, 공중 수준은 대부분 대중매체나 신매체와 관련된 이론이어서 매체관련 이론에서 함께 제시하였다.

1) 개인 수준 이론

(1) 건강신념모델(Health belief model)

전 세계적으로 건강행동을 설명하고 중재하는데 가장 널리 활용되어온 건강신념모델은 1950년대 미국 질병통제센터에서 보건학과 심리학 전공의 연구자들이었던 Hochbaum과 Rosenstock 등에 의해 폐결핵 조기발견을 위한 X-선 검사 사업에 참여하지 않는 사람들의 인식 특성을 연구하면서 개발되었다(Rosenstock, 1974).

건강신념 모델은 인간의 영장류적 속성인 의지나 이성보다는 환경과 상황에 반응하는 특성을 중심으로 상과 벌을 적절히 활용하여 의도하는 행동변화를 유도한다는데 이론적 근거를 두므로, 자극이 원하는 반응을 함으로써 얻는 결과에 대한 주관적 가치와 그 결과를 얻기 위해 감수해야 할 대가에 대한 지불 가능성 인식을 행동변화 결정의 중요한 기준으로 보는 'value-expectancy' 이론에 속한다(그림 2-7). 따라서 건강신념모델은 질병예방이 가지는 개인의 내적 가치 인식과 그것을 얻기 위해 개인적으로 감당해야 할 행동변화나 불편의 기대치 간의 조율에 의해 결정된다(이광자, 박승하, 박경옥, 2012).

지난 수십년간 수많은 연구를 통해 수정을 거듭해온 건강신념모델의 최근 구조는 성, 연령, 성격, 지식 등의 조정요소가 건강문제에 대한 개인적 신념에 영향을 주어 행동변화를 결정한다는 논리를 가진다. 이 모델의 핵심은 개인적 신념 영역으로 4개의 요인으로 구성되는데 이것이 민감성과 심각성, 이익, 장애, 자기효능감이며 4개의 요인은 모두 행동주체인 개인의 인식에 기초한다. 인지된 민감성은 어떤 질병에 걸리거나 건강 위험 노출 가능성에 대한 개인적인 인식을 의미하고 심각성은 어떤 질병에 걸리거나 그 질병을 치료하지 않고 그대로 둘 때 개인에게 미칠 의학적, 사회적 심각성에 대한 주관적인 인식을 의미한다. 인지된 이익은 바람직한 건강행동을 했을 때 얻을 것으로 기대되는 이익을 말하고 장애는 바람직한 행동을 실천하는 데 감수해야 할 경제적, 시간적, 사회적, 심리적 비용이나 장애를 의미한다. 예를 들어, 암 조기검진을 받는데 추가 비용이 발생하거나 따로 시간을 내야 한다는 불편을 말한다. 자기효능감은 행동변화를 성공적으로 이행할 수 있는 개인의 능력에 대한 주관적 확신이다.

건강신념모델은 지식의 중요성을 강조한 면에서 보건커뮤니케이션에 기여하였다. 건강신념모델의 조정요소에 포함되는 요인들 중 지식은 개인적 인식에 영향을 줄 수 있는 실제적인 정보로서, 거의 유일하게 중재프로그램으로 변화가 용이하여 주요 개인적 신념 요인들에 영향을 주므로써 간접적으로 목표청중의 건강행동을 변화하는데 기여한다(Schiavo,

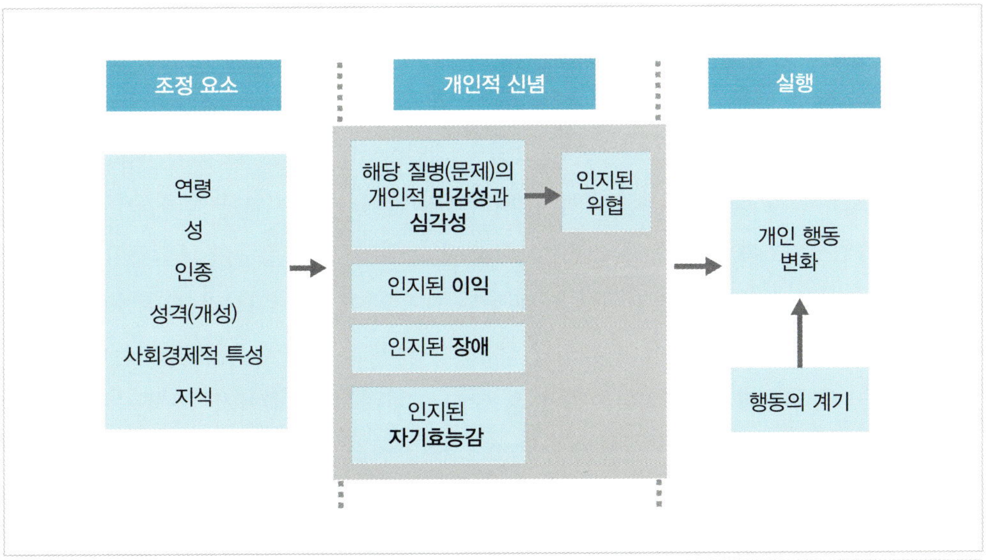

그림 2-7 건강신념모델

2014). 또한 건강신념모델은 어린이나 노인과 같이 계획적인 행동보다는 직관적 행동이 우세한 대상의 건강행동을 설명하는데 용이하고 중재 프로그램을 계획할 때 목표대상의 행동변화와 관련된 내적 변수를 결정하는데 유용한 근거를 제공한다. 또한 개인의 건강행동 변화에 대한 대중매체 캠페인의 영향력을 설명하고 중재전략을 개발하는데도 널리 활용되어 왔다(박동진과 이진우, 2010). 따라서 지역이나 전국단위 미디어 건강캠페인 전략 개발이나 보건소 금연상담시에 금연성공 보상계획, 금연이행 의지를 높일 수 있는 자기효능감 지지 전략 등을 고안하는데 건강신념모델의 인식요인들이 유용한 참고가 된다.

(2) 사회인지이론(Social cognitive theory)

사회인지이론은 개인의 행위가 개인적 특성 및 환경적 특성과 함께 지속적으로 서로 영향을 주어 변화하는 관계를 형성한다는 '상호결정론'적 입장에 그 근본 배경을 두고 1962년 교육심리학자 Bandura가 사회적 학습과 모방에 관한 연구를 수행하면서 개발되었다(Bandura, 1997). 이 때문에 사회인지이론의 초기 이름은 사회학습이론(social learning theory)이었는데 이후 여러 학자들의 지적을 통해 이론 명에 포함된 '학습'이 사실상 주로 개인의 '관찰'을 통해 이루어지는 것이므로 보다 정확한 표현인 관찰을 통한 '인지'로 수정하면서 사회인지이론으로 개칭되었다. 사회인지이론은 행동변화를 이해하는데 인지적·감성적·행동변화론적 입장이 통합적으로 접근되어 새로운 건강행동 변화를 위한 다양한 가능성을 포괄적으로 제시하고 있어서 특히 보건교육 프로그램에 많이 활용되었다(Bandura, 2001).

사회인지이론은 크게 개인적 특성, 행동 특성, 환경 특성을 주요 영역으로 구분하여 이들 간의 상호관계를 중심으로 행동변화 요인을 개입하였다. 환경 특성에는 사회적 지지, 주변의 설득, 타인의 영향, 사회적 규범, 지역사회의 관련 시설과 설비 접근, 이웃의 구성, 직장이나 클럽 등 소속 조직 등 물리적, 사회적, 문화적 환경 요소들이 포함된다. 행동 특성은 개인의 건강 위험이나 건강 보호와 관련된 행동의 특성으로서 기술, 체험(연습), 실천, 규칙적 실행, 자기효능감 등이 논의될 수 있다. 개인 특성은 좁은 의미의 개인의 인구사회학적 특성뿐만 아니라 인지적 개념들을 많이 포함하여 주의/자각, 기억, 지식, 기대, 신념, 태도, 동기화, 의지 등이 포함될 수 있다. Bandura는 특히 자기효능감 요인의 중요성을 강조하였는데, 이후 많은 보건행동 변화 이론과 모델들을 보완하는데 적용되었고 실증적인 측면의 연구들에서도 개인의 행동 특성을 설명하는 요인들 중 단일 요인으로서 그 설명력이 유의미하게 높은 것으로 알려져 있다(이광자, 박승하, 박경옥, 2012).

사회인지이론은 건강행동에 영향을 주는 심리사회적 요인들 간의 상호관계와 행동변화를 촉진하는 데 필요한 방법 측면에서 건강관련 커뮤니케이션 중재프로그램에 기여한 바가 크다. 특히 관찰학습과 모델링 측면에서 보건교육이나 보건커뮤니케이션에 많이 활용되었다. 바람직한 행동의 모범적인 본보기나 인물들을 활용하여 목표청중의 주의를 모아 관찰과 모방을 유도하는데 방송, 영화, 인터넷, 동영상 등 목표청중의 특성에 맞는 다양한 매체와 기술을 통해서 모델링 효과를 높일 수 있다(박동진과 이진우, 2010).

(3) 계획된 행동이론(Theory of Planned Behavior, TPB)

지속적으로 실천하는 건강행동을 설명하는데 취약했던 건강신념모델의 단점인 '이성'과 '의지'를 보완하여 1960년대에 Fishbein과 Ajzen이 이성적 행동이론을 제시하였다(Fishbein & Yzer, 2003). 이성적 행동이론(Theory of Reasoned Action, TRA)은 인간을 '이성적 행동가'로 보는 기본 가정을 바탕으로 목적을 가지고 행동변화를 추진하는 행동적 의지에 중점을 두어 고안되었다. 계획적 행동이론은 Ajzen과 그 연구팀에 의해서 이성적 행동이론을 보완한 확장된 이론으로서 제시되었다. 즉 행동변화 의지를 결정하는데 이성적 행동이론에서 주장하는 이성이나 규범적 측면 뿐만 아니라 자신의 행동변화에 필요한 주관적 능력을 추가하여 이성적 행동이론의 확장 개념으로 계획된 행동이론이 제시되었다(이광자, 박승하, 박경옥, 2012).

[그림 2-8]의 점선 윗부분에 해당하는 이성적 행동이론은 두 개의 독립변수군, 즉 개인의 행동에 대한 태도와 주관적인 규범이 특정 행동변화 의지를 결정한다. 행동에 대한 태도와 주관적 규범이 행동변화 의지에 영향을 미치고 변화된 의지 수준에 따라 행동변화 가능성이 결정된다는 논리를 제시한다. 따라서 개인의 행동변화를 결정하는 주 원동력은 그 행동에 대한 태도와 행동변화에 대해 주변의 가까운 사람들이 자신을 어떻게 볼 것인가에 대한 내적 규범이며, 이 태도와 규범이 행동변화 의지를 결정하기 때문에 이성적인 특성이 강조되었다. 특히 행동변화의 주체인 개인 뿐만 아니라 그 행동에 영향을 주는 주변인에 대한 부분은 보건커뮤니케이션 중재에서 대상을 일차 대상과 이차 대상으로 나누어 각 대상 특성에 맞는 전략을 고려하는데 이론적 근거가 된다(Schiavo, 2014).

계획된 행동이론은 스스로 판단하는 개인의 행동통제능력이 추가된 형태로서, [그림 2-8]의 전체에 해당한다. 우리는 어떤 행동변화의 필요성을 충분히 인지한 상태에서도 그 행동변화가 많은 비용과 불편감을 동반한다는 것을 인식하게 되면 내가 인지하는 나의 능력이 이 모든 불편감과 비용을 감수할 수 있는지 평가한다. 행동변화의 당위성과 이 행동

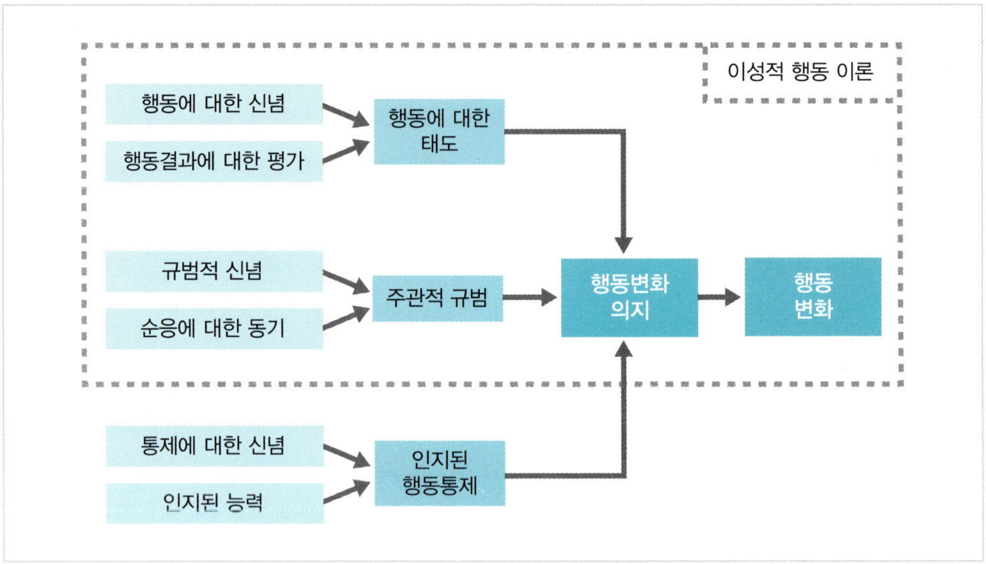

그림 2-8 이성적 행동이론과 계획된 행동이론

변화를 성공적으로 이행하기 위해 필요한 능력을 동시에 고려함으로써 행동변화 의지가 결정된다. 실제 보건커뮤니케이션 중재에서는 인지하는 행동통제능력을 높일 수 있도록 외부적 지지를 강화하거나 자기인식을 높여서 심리적으로 느껴지는 지지수준을 강화하는 방법이 적용될 수 있다.

계획된 행동이론은 건강신념 모델이 취약했던 이성과 의지 부분을 보완하여 장기적이고 반복적인 건강행동과 만성 질환과 예방을 위한 건강행동의 설명력을 개선하였다. 또한 환경과 개인의 능력을 고려하여 외부 환경에 대한 주관적 통제력이 잘 구현되었다. 이에 따라 개인이나 공중수준 모두 목표청중의 특성을 반영하여 맞춤형 중재를 개발할 때 반영해야 할 내적, 외적 요인을 선정하고 분석하는데 유용한 근거로 활용될 수 있다. 보건커뮤니케이션 연구에는 행동에 대한 태도와 주관적 규범 요소 개념을 활용하여 조직이나 지역사회 차원의 사회관계와 사회적 규범 인식을 자극하는 중재개발에 많이 활용되어 왔다.

이후 계획된 행동이론에 건강신념모델과 사회인지이론을 결합한 형태의 통합모델(Integrative model)이 Fishbein에 의해 개발된 바 있다(Fishbein & Cappella, 2006).

(4) 보호동기이론 (Protection Motivation Theory, PMT)

보호동기이론은 공포소구(fear appeal)가 적용된 메시지에 노출된 사람들의 반응 과정을 설명하는 연구를 통해 제시되었다(Rogers, 1975). Rogers는 질병 심각성과 그 질병에 걸릴 가능성에 대한 공포소구 메시지가 자기효능감과 결합하여 대처행동을 선택하도록 목표청중을 설득할 수 있다고 보고 메시지 노출과 설득과정의 주요 인식요인들 간의 작용을 이론화하였다. Rogers는 공포소구 메시지가 효과적으로 목표청중의 행동에 영향을 미치는데 초점을 맞춘 반면, Witte(1992)는 공포소구 메시지를 중심으로 하여 확장병행과정 모델(Extended Parallel Process Model, EPPM)을 제시하였는데, 공포소구가 성공적으로 작용하는 경우와 실패하는 경우로 나누어 그 과정과 관련 요인들의 작용을 설명하여 Rogers 이론의 확장된 형태를 제시하였다.

보호동기이론에 의하면 중재를 통해 변화를 시도할 수 있는 주요소는 불순응 반응에 대한 심각성과 취약성, 순응반응에 대한 반응효능감과 자아효능감이다. 바람직한 행동 권고에 대해 불순응하는 사람이 유지하는 위험행동이 주는 보상보다 위험행동의 결과로 올 수 있는 질병에 걸릴 가능성과 그 심각성의 인식도가 크면 개인의 위험인식 자각도가 높아진다. 이때 심각성과 취약성 인식을 높이기 위해 공포소구를 활용한 메시지를 노출시키면 공포 각성을 높여서 권고된 바람직한 행동을 선택할 가능성이 커진다는 것이다. 또한 바람직한 행동 권고에 순응하는 사람의 경우는 그 행동이 질병예방에 효과적이라 믿는 반응효능감과 자기가 그 권고행동을 성공적으로 실천할 수 있다는 자아효능감이 바람직한 행동을 실천하는데 발생하는 반응비용보다 크면 문제를 해결하려는 처리평가 정도가 높

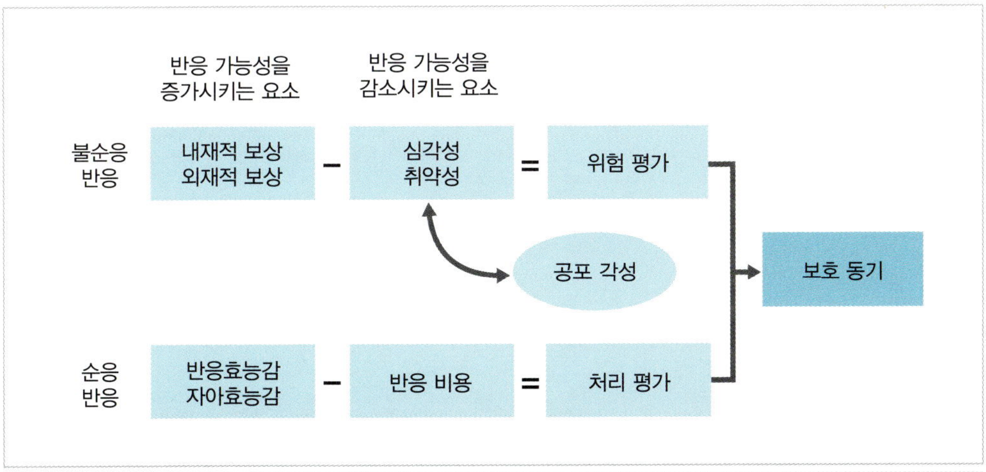

그림 2-9 보호동기이론

출처: 박동진, 이진우. 헬스 커뮤니케이션 캠페인 이론과 실제. 서울: 소화. 2010, p. 40.

아진다. 따라서 보건교육이나 보건커뮤니케이션 중재를 통해 바람직한 행동의 유익성 인식을 높이고 개인적인 행동실천을 돕는 외부적 지원을 확대하는 전략이 적용될 수 있는 것이다. 그러나 실제 적용에서는 이론에서 제시한 논리보다 개인의 행동에 영향을 미치는 상황 요인이 다양하며 개인의 행동반응도 무반응, 회피, 분노 등 다양하기 때문에 보다 면밀한 유의가 필요하다.

(5) 범이론적 모델(Transtheoretical model, stages of change theory)

범이론적 모델은 Prochaska와 DiClemente에 의해 1970년대 후반에 개발된 모델로서, 행동변화와 심리치료 이론들을 비교 분석하는 통합적 과정을 통해 개발되었기 때문에 '모든 이론들을 꿰뚫는, 공통된' 속성을 뜻하는 범이론적 모델이라는 명칭을 얻었다(Prochaska, 1979). 범이론적 모델은 대부분의 이론이나 모델들이 안고 있는 어려움 중의 하나인 이론적인 논리를 실제 연구에 변환하는 구현성 문제를 상당 부분 해소하여 실제 적용이 용이한 장점을 가지고 있다(Prochaska & DiClemente, 1983). 범이론적 모델은 특히 HIV 예방 행동, 유방암 검진 행동, 약 처방 순응 행동 등 건강보호행동 뿐만 아니라 흡연을 비롯하여 음주와 약물 남용, 성행동, 공황 장애 행동 등 건강위험행동을 설명하는 데도 활용이 용이하다.

범이론적 모델은 크게 변화 단계, 의사결정균형(decisional balance), 자기효능감(self-efficacy), 변화 과정(processes of change) 요소군으로 구성되며 각 요소군 아래 세부 요소들이 존재한다. 연구나 실제 프로그램에 적용할 때 모델의 구성 요소들 중에서 적용이 용이하거나 필요한 일부만 활용할 수 있으며 실제로는 변화 단계 부분이 많이 활용되기 때문에 자주 변화 단계 이론으로 불려져 왔다(이광자, 박승하, 박경옥, 2012).

범이론적 모델은 모든 건강행동 변화는 같은 양상이나 방향이 아니라 몇 개의 특성으로 유형화된다는 데 착안하고 행동변화를 5단계로 나누어 구성하였으며 각 단계에 맞는 적

표 2-1 범이론적 모델의 5가지 변화 단계

고려전 단계 Precontemplation	고려 단계 Contemplation	준비 단계 Preparation	실행 단계 Action	유지 단계 Maintenance
앞으로 6개월 이내에 행위를 변화 또는 실천할 생각이 없는 단계	앞으로 6개월 이내에 행위를 변화하려고 고려하고 있는 단계	행위를 변화하려고 필요한 것을 준비하는 단계	행위변화를 시작하고 변화된 행동을 유지한지 6개월 이내의 단계	행위변화를 착수하고 6개월 이상 유지하고 있는 단계

절한 중재 프로그램을 제공하여 행동변화의 향상을 도모한다. 단계별로 고려전(precontemplation), 고려(contemplation), 준비(preparation), 실행(action), 유지(maintenance) 단계로 명명하여 변화 단계를 확립했다(표 2-1). 행동의 종류에 따라서는 그 기간이 3개월에서 6개월 또는 1년으로 조정될 수 있으며 금연 행동을 포함해서 보통 6개월을 기준으로 한다.

각 행동변화 단계는 유동적으로 전진과 후진을 자유롭게 할 수 있으며 한 단계에서 다른 단계로의 이동은 크게 행동변화에 대한 의사결정균형과 자기효능감 수준에 의해 결정된다. 의사결정균형은 행동변화로 인해 직면하는 이득(pros)과 손해(cons) 측면으로 설명되며, 자기효능감은 다양한 외부 상황과 환경에 대해 의도한 건강행동을 잘 수행할 수 있는지에 대한 주관적 확신(confidence)과 그와 반대로 건강행동을 포기하거나 건강위험행동에 기울게 하는 유혹(temptation) 인지 정도로 구성된다.

또한 변화 단계의 이동을 결정하는 의사결정균형과 자기효능감에 영향을 미치는 요소들을 변화 과정으로 규정하였고 실제로 각 단계를 변화시키는 원동력으로 보았다. 따라서 행동변화의 상위 단계로의 이동을 촉진하기 위해서는 변화 과정에 속한 세부 요소들이 의사결정균형과 자기효능감 수준을 긍정적인 방향으로 강화할 수 있도록 중재 전략을 개발해야 한다.

보건커뮤니케이션에서 범이론적 모델은 그 적용 내용과 범위가 다양하다. 특정 위험행동이나 건강행동을 중심으로 대상자 세분화를 할 때, 각 변화 단계의 특성을 규명하고 그에 맞는 변화 과정 요소를 설명할 때, 중재 프로그램을 개발할 때, 그리고 행동변화의 전반적인 과정을 가시적으로 설명할 때 유용하다. 개인의 행동 단계에 맞게 중재하려고 할 때 시작 행동 단계를 확인하고 그에 맞는 변화 과정 요소를 결정할 수 있어서 시작 수준을 기준으로 결과와의 차이를 통해 효과 평가를 명료하고 용이하게 할 수 있다.

(6) 예방채택과정모델(Precaution Adoption Process Model, PAPM)

예방채택과정모델은 심리적인 측면을 기초로 어떻게 개인이 행동변화를 결정하고 그 결정을 실행에 옮기는지를 설명하기 위해 Weinstein 등에 의해 제시되었다(Weinstein, Sandman, Blalock, 2008). 범이론적 모델 이후에 개발된 예방채택과정모델은 행동변화의 단계를 제시한 점은 범이론적 모델과 같지만 단계의 수와 내용에 차이가 있어서 직접 비교는 유의해야 한다. 예방채택과정모델은 범이론적 모델보다 세부적인 7단계로 구성되어 있으며 단계를 구성하는 기준이 범이론적 모델은 행동변화 정도이지만 예방채택과정모

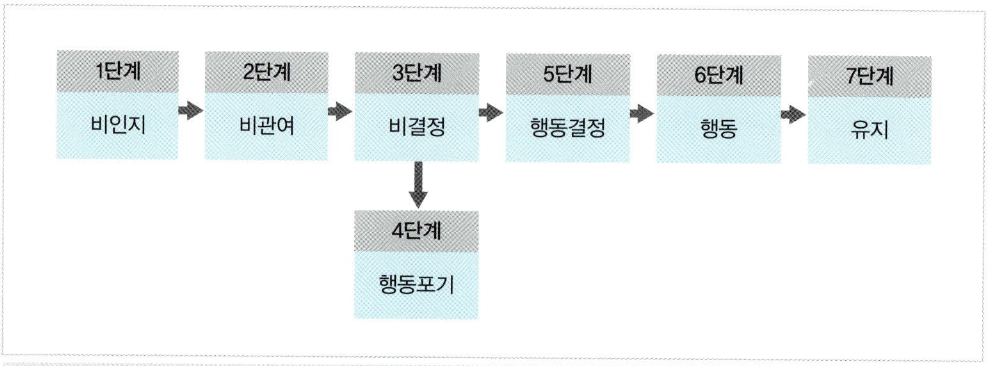

그림 2-10 예방채택과정모델의 7단계

출처: Weinstein ND, Sandman PM, Blalock SJ. Chapter 6. The precaution adoption process model. In K Glanz, BK Rimer, K Viswanath (Eds.). Health behavior and health education: Theory, research, and practice (4th ed.). San Francisco, CA: Jossey-Bass. 2008, p. 127.

델은 행동결정에 대한 심리적인 변화이다. 따라서 예방채택과정모델에는 범이론적 모델에서 '고려'에 해당하는, 행동변화가 외부로 드러나기 전의 인식과 생각 중의 단계가 보다 세분화되어 있어서 행동 결정 이전의 심리와 인지의 변화를 보다 구체적으로 평가에 포함할 수 있다.

예방채택과정모델은 비인지(unaware), 비관여(unengaged), 비결정(undecided), 행동포기(decided not to act), 행동결정(decided to act), 행동(acting), 유지(maintenance)의 총 7단계로 이루어진 일련의 행동변화 과정으로 구성되어 있다(그림 2-10). 비인지는 어떤 건강문제나 위해에 대해 전혀 들은 바 없고 따라서 아는 것이 없는 인지 전의 상태로서 다음 단계들로 이동하기 위해서는 대중매체를 통한 정보 노출을 강화하여 지각하고 알도록 하는 것이 필요하다. 비관여는 건강문제를 알고 인지하였지만 아직 인지한 건강문제와 자신과의 관련성, 즉 이 문제예방을 위해 개인적으로 어떤 행동을 취할 필요가 있는지에 대한 인식은 낮은 상태이다. 이 경우 대중매체를 통해 해당문제를 자주 노출시켜 사람들에게 중요하게 인식하도록 '의제 설정'을 하고, 그 심각성에 대해 서로 의논하고 생각을 나누도록 하며, 관련된 위해를 경험한 사람들의 사례를 알림으로써 개인 및 사회적 관련성 인식을 높이는 것이 필요하다.

비결정은 어떤 건강문제의 심각성에 대해 알고 의견을 가지고 있으나 그에 대해 어떤 행동을 취할지는 결정하지 않은 단계이다. 말하자면 흡연자가 흡연의 폐해를 자각하고 자신의 건강에 미치는 영향 때문에 마음의 부담은 가지고 있지만 아직 그에 대처해서 어떤 행동을 할지는 고민 중이거나 결정하지 않은 상태이다. 비결정단계에서 행동포기 또는 행동결정 단계로 진행하도록 하기 위해서는 외부적 자극이나 계기가 필요하다. 건강문제의 개인적인 관련성 인식을 높일 수 있도록 심각성과 감수성 인식을 높이는 방향, 바람직한 행동의 효과에 대한 인식을 높이고 행동실천으로 발생하는 부담에 대한 인식을 낮추는 방향, 행동실천에 대한 다른 사람의 권고에 노출시키는 방향, 건강행동 실천에 대한 사회적 규범을 인식하도록 하는 방향, 건강문제에 대한 염려나 공포 각성을 높이는 방향의 커뮤니케이션 전략이 행동결정 단계로 진행하도록 하는데 활용된다. 이러한 커뮤니케이션 자극에 노출된 개인은 권고행동 포기로 유지할 수 있는 유익과 권고행동을 선택할 때 얻게 되는 이익과 비용 등을 고려하여 어떤 행동을 선택할지 결정하게 된다. 행동포기를 선택하면 지금까지의 상태를 유지하는 것이고 행동선택을 결정하면 권고받은 바람직한 행동을 실행하는 행동 단계로 넘어간다. 그리고 그 실행과정과 결과를 토대로 한번 실천으로 그칠 수도 있고 선택한 행동의 결과를 긍정적으로 인식하면 반복적으로 실천하는 '유지' 단계로 넘어간다. 행동에서 유지단계로 진행하도록 하는데 변화된 행동의 지속에 용이하도록 시간, 노력, 자원 등 지원, 행동실천에 필요한 구체적인 정보 제공, 행동 계기 마련이나 알림서비스, 그리고 그밖의 실천 지원방안을 다양하게 제공하는 것이 효과적이다.

예방채택과정모델은 매체를 통한 건강캠페인 등에 노출된 사람들의 행동 전의 인지변화에 대한 커뮤니케이션 효과를 평가에 잘 반영할 수 있다는 장점이 있어서 자각이나 인식변화에 유리한 대중매체 효과를 파악하는데 용이하다. 반면, 주로 인지적인 면을 중심으로 단계가 세분화되어 이 외의 외부적 요인에 대한 영향이 충분히 고려되지 못했다는 지적이 있다(박동진과 이진우, 2010).

2) 조직 및 지역사회 수준 이론

(1) 사회적 규범 이론(Social norm theory)

사회나 집단적 상황 내에서 개인이 어떻게 행동해야 하는지에 대해 집단이 형성한 지침을 사회적 규범이라고 할 수 있다. 개인 행동에 영향을 미치는 사회적 규범에 중점을 둔 지역사회 및 인구중심 과정의 이론들이 있다. 사회적 규범 이론은 개인은 이익이 되는 방향으로 행동하기도 하지만 집단 내의 다른 사람들과 비슷하게 행동하고자 한다는데 기반을 둔다(Schiavo, 2014).

이 두 가지 개인 행동의 양상을 기초로 사회적 규범 이론에서는 일정 사회나 지역이 가지고 있는 규칙이나 규범에 개인이 순응적으로 행동할 때 얻게 되는 유익을 '규정적 이익(regulation benefit)'이라고 하였으며 이를 기준으로 사회내 개인행동 방향이 결정된다고 하였다. 또한 한 집단이나 사회 내에서도 하위 단위의 조직과 단체들이 존재하며 개인이 이들 중에서 어디에서 주로 활동하고 소속감을 느끼는지에 따라 해당 조직이나 단체의 규범과 리더십을 우선적으로 따른다는 점으로 개인의 행동을 설명하려 하였다. 즉 개인이 사회활동을 주로 하는 조직이나 단체, 자주 교류하는 사람들, 지도자, 이해관계자들의 규범, 가치, 윤리, 문화 특성을 중심으로 개인행동에 영향을 미치는 속성들을 예측할 수 있다고 하였으며 이를 '핵심영향지도(key influential roadmap)'라고 하였다. 따라서 사회적 규범 이론에서는 어떤 사회규범과 환경을 변화의 필수 요소로 보고 구성원의 행동 예측과 변화를 위한 영향요인으로 그들의 관계 조직과 의견지도자를 들었으며 이들의 관점과 가치관을 우선적으로 고려해야 한다고 하였다.

(2) 수렴이론(Convergence theory)

사회적 과정에 기반을 둔 이론들 중에 수렴이론은 사회적 이견을 조정하거나 사회적 변화를 이끄는 협력적 방법으로 정보교류, 상호이해, 상호동의의 중요성을 강조하였다(Rogers & Kincaid, 1981). 수렴이론은 개인의 인식과 행동은 같은 집단 내의 다른 사람들의 생각과 행동에 영향을 받는데 일반적으로 영향력 있는 유형으로서 전문가 단체와 친구나 동료 등의 개인적 관계망이 유의미하다고 하였다. 수렴이론에 의하면 공동체나 조직 차원에서 사회적 합의가 필요할 때 의견을 달리하는 입장 간의 만남과 논의를 반복하면 상호 교류와 이해를 통해 동의된 방향으로 이견을 좁혀갈 수 있다. 수렴이론은 세 가지 주요 특성을 가지고 있다(Schiavo, 2014).

① 송신자나 수신자가 따로 없이 집단 내의 모두가 정보를 창출하고 공유하는 참여적 과정(participatory process)을 통해 정보가 공유된다.

② 커뮤니케이션 활동은 공유된 정보에 대한 개인적 인식과 해석을 강조하고 계속되는 대화를 격려하며 상호 이해와 동의를 장려하면서 의미나 의견의 합의를 이끈다.

③ 커뮤니케이션은 두 명 이상이 참여하는 수평적인 활동이며 수평적 커뮤니케이션에서는 모든 참여자가 함께 상호 합의를 추구한다.

(3) 혁신확산 이론(Diffusion of innovation)

① 배경

혁신확산 이론은 사회학자인 Tarde의 모방 개념과 교육심리학자 Bandura의 사회인지이론에 기초를 두고 Rogers에 의해 개발되었다(Rogers, 2003). 혁신확산 이론은 집단 및 사회생태학적 시각에서 지역사회 내에서 어떻게 새로운 정보가 채택, 확산되는지를 설명하였으며 특히, 혁신의 수용도와 확산 속도를 중심으로 새로운 생각이나 서비스, 기술, 제품 등이 어떻게 개인적 차원에서 채택되고 사회 내의 커뮤니케이션 채널을 통해 퍼져 나가는지의 과정과 특성에 대해 이론화하였다(박동진과 이진우, 2010). 이 때문에 혁신확산 이론은 지역 및 조직 수준의 이론이면서 실제로 새로운 체계나 신매체 채택과 관련된 연구에 널리 활용되어 왔다.

② 혁신결정과정의 단계

지역이나 조직 내의 구성원들에 의해 혁신 대상을 수용하기로 결정하는 과정을 Rogers(2003)는 지식(knowledge), 설득(persuasion), 결정(decision), 수행(imple-

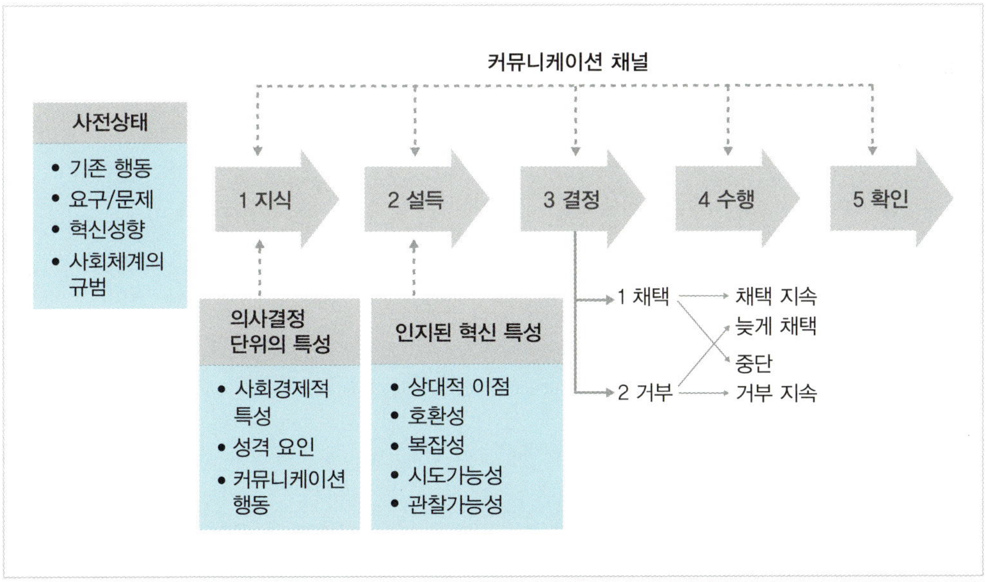

그림 2-11 혁신확산이론의 혁신결정과정의 5단계

출처: Rogers EM. Diffusion of Innovations (5th ed.). New York, NY: Free Press. 2003, p.170.

mentation), 확인(confirmation)으로 구성된 5단계로 제시하였으며 이를 통해 지역사회 내로 확산된다고 하였다(그림 2-11).

사전 상태 특성인 이전 행동, 체감된 요구나 문제점, 혁신성향, 사회체계가 가진 규범이 혁신결정과정을 시작하는데 영향을 미친다. 즉 혁신에 대비되는 기존의 제품이나 서비스 이용 행동, 이에 대해 드러난 문제점이나 개선 요구사항, 사회 전체적인 혁신성향, 그리고 사회가 가지고 있는 규범 특성이 새로운 제품이나 서비스에 대한 정보에 관심을 높일 수 있다. 혁신에 대한 요구가 높아지면서 관련된 지식이 수집되고 관련 정보와 메시지가 구성원들에게 전달되는 지식단계에서 비슷한 유형의 지식을 요구하는 의사결정 단위(unit) 특성으로 Rogers는 사회경제적 특성, 성격 요인, 커뮤니케이션 행동을 들었다. 즉 이러한 단위를 기준으로 각 단위 특성에 알맞은 형태로 정보와 메시지를 구성하는 것이 확산에 유리하다. 지식단계를 통해 지식과 흥미가 형성되면 설득단계로 진행한다.

설득단계에서 혁신확산 이론은 혁신대상이 지역사회 내로 확산되는데 정도와 속도에 영향을 주는 다섯 가지 특성으로 혁신의 상대적 이점, 호환성, 복잡성, 시도가능성, 관찰가능성을 제시하였다(Rogers, 2003). 새로운 아이디어나 제품이 지역사회 내로 쉽게 용납되기 위해서는 기존에 사용하던 제품이나 경쟁하는 다른 제품보다 비교 우위적이어야 한다. 새로운 제품이 목표 공중의 속성에 적합해야 하며 사용하기 편리해야 유리하다. 또한 완전히 채택하기 전에 모의 또는 일부 시도해 볼 수 있으면 용납가능성이 높아지고 시도 결과가 가시적으로 관찰할 수 있고 평가가 용이하면 유리하다는 것이다. 여기서 이 다섯 가지 혁신의 특성은 실제 혁신대상이 가진 특성이라기 보다 사회내 구성원들에 의해 인지된 혁신대상의 특성이다. 따라서 혁신대상을 이 다섯 가지 특성을 중심으로 점검하고, 이 중 일부를 혁신 측면에서 장점이 충분히 드러나도록 부각하면서 구성원들을 설득하는 커뮤니케이션 전략이 이 단계에서 중요하다.

혁신의 확산(범위와 속도)에 영향을 미치는 다섯 가지 특성

① **혁신의 상대적 이점(Relative advantage)**: 대체재보다 우수한가
② **혁신의 호환성(Compatibility)**: 과거와 현재, 그리고 향후 사용자들에게 두루 수용적인가
③ **혁신의 복잡성(Complexity)**: 상대적으로 이해와 사용이 얼마나 어려운가
④ **혁신의 시도가능성(Trialability)**: 수용 전에 시험해 볼 수 있는가
⑤ **혁신의 관찰가능성(Observability)**: 결과를 관찰 및 평가 가능한가

결정단계에는 구성원들이 혁신을 채택할지, 거부할지를 결정하게 되는데 채택할 경우 혁신대상의 사용을 계속하지만 거부할 경우 사용을 중지한다. 혁신대상에 대한 추가적인 정보추구 의지(intention of information seeking)가 높아지고 혁신을 시도해 보려는 의도가 높아지는 것이 채택을 향한 긍정적인 변화이므로 이를 활용한 커뮤니케이션 활동이 구성원들의 채택 결정에 유용하다. 수행단계는 추가적인 정보를 얻고자 하는 요구가 이어지고 일상적으로 혁신대상을 사용하는 정도가 늘어난다. 마지막 확인단계에서 지역사회내 구성원들은 혁신대상의 이점을 인정하고 개인적인 일상 속으로 혁신대상을 받아들이며 다른 사람들에게 혁신대상을 추천하게 된다. Rogers(2003)는 일련의 혁신결정과정 5단계인 지식, 설득, 결정, 수행, 확인 단계를 변화단계이론(Procheska, DeClemente, Norcross, 1992)의 5단계에 대입하여 각 고려전, 고려, 준비, 실행, 유지 단계와 개념상 상응한다고 하였다.

③ 혁신 채택 정도에 따른 수용자 세분화

혁신확산 이론의 혁신결정과정에 사회내 구성원 간의 사회관계망 특성과 여론지도자의 역할이 중요한 영향 요인이 되는데 이는 모두 혁신을 받아들이는 수용자 특성으로서 Rogers(2003)는 개인들의 혁신성향에 따라 집단 내 수용자를 혁신자, 조기수용자, 조기다수수용자, 후기다수수용자, 수용지체자의 4개 유형으로 나누었다. 수용자의 유형은 커뮤니케이션 계획과 수행에서 청중 세분화(audience segmentation)의 중요한 근거와 기준으로 널리 활용되었다.

혁신자(innovator)는 모험적 성향이 강하고 혁신대상에 집착하여 계속적으로 정보를 수집한다. 혁신대상이 집단 내로 유입 준비가 되었는지를 탐색하여 유입을 시작하면 바로 받아들이는데 전체 수용자의 약 2.5% 정도가 된다. 혁신자보다는 집착성이 떨어지지만 지역수준에서 가장 먼저 혁신대상을 받아들이는 군으로 조기수용자(early adopter)가 있다. 조기수용자는 대부분의 지역체계 단위에서 여론지도력이 높고 수용자 비중도 전체의 13.5% 정도로 지역내 영향력과 규모 면에서 혁신 확산에 중요한 역할을 하므로 커뮤니케이션 계획에서 우선적으로 주목할 청중그룹에 속한다.

조기다수수용자(early majority)는 지역내 평균보다 약간 앞서 혁신대상을 받아들이는 대상으로 규모는 전체 수용자의 34% 정도이다. 심사숙고하는 형으로 동료들과 상호작용이 활발하지만 의견지도층에 속하는 정도는 높지 않다. 그러나 집단내 개인간 네트워크 연결에 주요한 역할을 하고 규모 면에서도 약 1/3 정도여서 중요한 대상군이다. 후

기다수수용자(late majority)는 조기다수수용자처럼 규모가 전체 수용자의 1/3 정도를 차지하며 평균보다 약간 늦게 혁신대상을 받아들인다. 이들은 의심이 많은 성향으로 주로 경제적인 필요성이나 주변인들의 권유가 증가하면서 혁신대상을 받아들이는 경향이 많다. 마지막으로 수용지체자(laggard)는 사회 내에서 혁신대상을 가장 늦게 수용하는 군으로 전체의 약 16%에 해당한다. 사회 내의 주류와는 다소 떨어져 있고 전통적 가치와 과거시점에 대한 선호가 높으며 새로운 것에 대해 의구심이 높은 편이어서 확산에 시간이 걸린다.

(4) 사회마케팅 이론(Social marketing theory)

① 개념

1970년대에 마케팅 연구의 대표적인 학자인 Kotler와 Zaltman에 의해 사회마케팅이라는 이름을 얻은 이래로 사회마케팅 이론은 건강캠페인을 비롯한 공익을 위한 다양한 분야에서 널리 활용되어 왔으며 현재까지도 건강캠페인 개발의 구성과 과정의 바탕이 되고 있다(Kotler & Lee, 2008).

사회마케팅은 사회를 위한 마케팅 활동으로서, 상업마케팅의 기법을 활용하여 상업적 목적이 아닌 공공의 유익을 목적으로 프로그램을 기획하고 실행하는 과정이다(백혜진과 이혜규, 2013). Andreasen(1995)은 사회마케팅을 '목표수용자들의 자발적인 행동변화를 유도하고 이로 인해 개인과 사회의 복지 증진을 목적으로 상업마케팅 기술을 적용하여 프로그램을 분석, 계획, 실행, 평가하는 일련의 과정'이라고 하였다.

② 주요 특성

㉠ **행동변화에 초점을 둔다** : 상업마케팅이 소비자들의 제품 구매 행동을 목표로 하는 것처럼 사회마케팅은 목표수용자들이 자발적으로 건강행동을 시작하거나 유지하는 행동변화를 주요 목표로 한다.

㉡ **개인과 사회 차원의 유익을 목적으로 한다** : 상업마케팅은 사업주와 주주의 이익을 창출하는데 목적을 두지만 사회마케팅은 참여하는 개인과 사회의 이익을 추구한다.

㉢ **목표청중(target audiences)의 특성을 중심으로 중재프로그램을 계획, 실행, 평가한다** : 전통적인 건강캠페인은 목표청중에 대한 이해보다는 사업결과나 과학

적 자료에 주로 근거를 두고 공중의 행동변화를 유도하려 하기 때문에 목표청중의 행동변화 동기나 행동실천 장애요인 등에 대한 관심이 낮다. 그에 비해 사회마케팅은 청중에 대한 사전분석이 필수적이며 이를 바탕으로 중재프로그램을 계획, 실행, 평가하는 일련의 과정을 거친다.

③ 대상자 중심의 'STP 전략'

사회마케팅은 대상자 중심적 서비스에 바탕을 두고 프로그램 개발시 대상자 중심적 전략을 바탕으로 하는데 주로 'STP 전략'을 활용한다(전보협, 2014). STP 전략은 청중 세분화(Segmentation), 청중 맞춤형(Targeting), 포지셔닝(Positioning)으로 구성되는 목표청중의 시각으로 문제를 분석하고 청중 특성을 반영하여 목표청중을 선정(Targeting)한 후 목표청중이 건강생활과 관련하여 외부 정보나 서비스를 받아들이는 특성과 그에 관한 편익을 고려한 전략적 포지셔닝(Positioning)을 수립하는 것으로서 사회마케팅 중재의 개발 과정과 핵심 요소를 포함한다.

청중 세분화는 목표청중을 주요 특성을 따라 보다 세부적인 하위단위로 나누어 보다 구체적인 청중집단을 대상으로 맞춤형 프로그램을 개발하는데 유용하다. 청중 세분화의 기준은 커뮤니케이션의 목적이나 방법에 따라 다르지만 주로 문화적 특성, 인구학적 특성, 심리적 특성, 그리고 행동변화 단계를 기준으로 세분화를 고려하며, 이중 건강행동에 관해서는 행동변화 단계를 활용하는 경우가 많았다.

포지셔닝은 상품이 가진 주요 속성을 기초로 소비자의 구매욕구를 자극하는 방향으로 상품 제시유형을 창출하는 것을 말한다. 즉, 상품이나 서비스가 현재 소비자의 인식에 어떻게 존재하는지를 파악하여 원하는 위치로 조정하기 위해 전략을 세우고 이행하는 상업적 전략이다. 사회마케팅은 구체적이고 적극적으로 청중 특성에 맞게 서비스를 창출하고 청중의 욕구에 부합하도록 홍보를 강조하는데 그 주요 방법으로 포지셔닝을 활용한다고 할 수 있으며 구체적인 전략개발의 주요 기준은 사회마케팅 믹스의 '4Ps'를 기반으로 전개한다.

④ 사회마케팅 전략개발의 4요소: 사회마케팅 믹스의 '4Ps'

STP 과정을 따라 사회마케팅 전략을 개발할 때 네 가지 요소를 중심으로 하는데 이 네가지 요소는 제품(product), 가격(price), 장소(place), 판촉(promotion)이며 이를 사회마케팅 믹스의 '4Ps'(social marketing mix 4Ps) 라고 한다(그림 2-12).

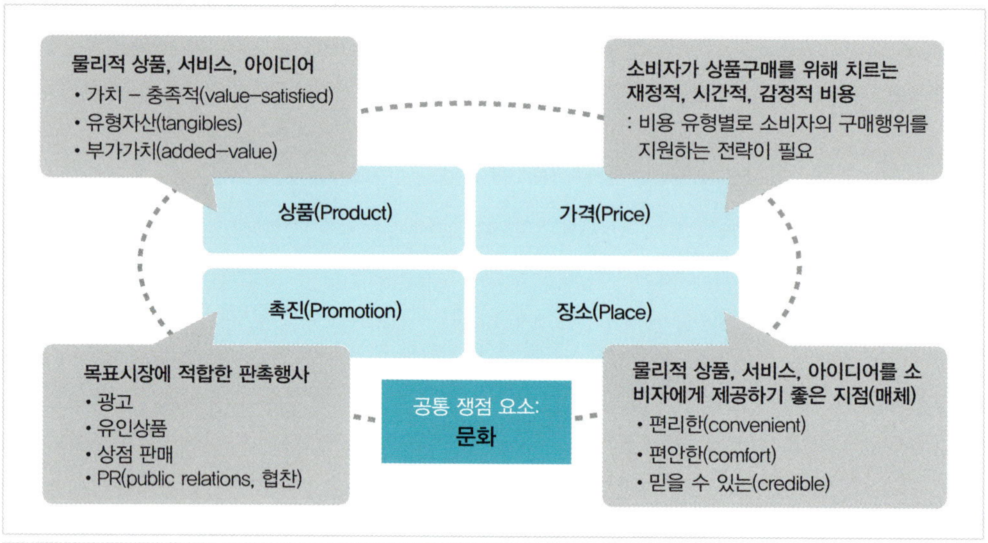

그림 2-12 사회마케팅 믹스의 4Ps

㉠ **상품**: 목표 대상을 만족시키기 위해 판매될 수 있는 것으로 물리적 상품 뿐만 아니라 서비스, 정보, 아이디어 등이 해당된다. 사회마케팅에서 제품이란 주로 목표청중이 채택하고 실천해야 하는 바람직한 행동이 되는데, 프로그램 개발과정에서 보건커뮤니케이션을 통해 전달할 제품이나 서비스에 목표청중의 특성과 욕구를 반영하여 유형적이고 가치–충족적이며 원자료나 서비스에 부가가치가 창출된 형태로 보완되어야 한다.

㉡ **가격**: 제품을 구매하기 위해 목표청중이 지불해야 하는 비용으로서 사회마케팅에서 제품의 특성과 문화적 상황에 따라 목표청중에게 재정적, 시간적, 감정적 비용이 발생할 수 있다. 가격은 대상자가 목표 행동을 실천하는데 장애요인으로 작용하기 때문에 사회마케팅에서는 발생하는 비용의 유형을 분석하여 목표청중이 인지하는 비용을 낮추는 지원 전략이 주로 사용되어 왔다. 예를 들어 충치예방에 효과적인 정기 치석제거에 드는 재정적 부담을 건강보험 적용 확대를 통해 줄이는 것이나 운동이 힘들다고 느끼는 사람들이 쉽게 운동을 시작할 수 있도록 소그룹 단위의 놀이를 활용한 프로그램을 제공하는 것이 해당된다.

㉢ **장소**: 목표청중이 해당 제품 즉 어떤 바람직한 행동을 실천하는 곳으로, 사회마케팅에서는 목표청중이 그 행동을 언제, 어디서, 어떻게 행할지 결정하는 전략에 있어서 더 편리하고 쉽게 실천할 수 있도록 장소 전략을 수립해야 한다. 제품에

대한 접근성은 경쟁 제품이나 대체재들 사이에서 청중이 목표 제품을 선택하는 중요한 요소 중 하나이다. 접근이 용이하다는 의미에는 접근하는데 심리적으로 편안할(comfort) 뿐만 아니라 물리적으로 편리하며(convenient) 신뢰할 수 (credible) 있는 측면이 고려된다. 생활 속의 안전한 성생활 형성을 위해 콘돔을 마트나 자판기에서 편하게 살 수 있도록 하는 것이 한 예가 된다.

㉣ **촉진(판촉)** : 소비자가 제품에 대해 인지하고 긍정적으로 받아들여 친숙해지도록 하는 일련의 설득커뮤니케이션 활동으로서, 주로 프로그램 시작단계에서 한시적인 광고, 각종 홍보활동, 유인상품이나 선물 증정, 매장 판매, 판촉행사 등의 활동이 해당된다. 판촉활동으로 사회마케팅에서는 건강캠페인의 일환으로 하는 각종 행사나 공익광고를 많이 활용해 왔으며 최근 SNS와 같은 신매체가 보편화되면서 다양한 웹싸이트나 유튜브 등의 매체를 통한 캠페인 홍보가 활발히 이루어지고 있다. 새롭게 개발되는 금연이나 신체활동 장려 캠페인 착수 초기에 옥외 전광판이나 TV 광고 등을 통해 캠페인을 알리는 활동도 여기에 해당한다.

3. 대중매체 및 신매체 이론

커뮤니케이션에서 'media'는 문자 그대로 '매체'를 뜻하기도 하지만 '대중매체'를 의미하는 경우가 많다. 이는 현대 커뮤니케이션에서 대중매체의 활용이 얼마나 보편적인지를 말해준다. 또한 외래어를 발음 나는대로 표기하는 추세를 따라 'media'를 그대로 미디어로 쓰는 경우도 늘고 있는데 이 또한 대체로 대중매체를 의미한다. 이 만큼 현대 커뮤니케이션 활동은 대중매체 중심적이다. 통신기술의 발전과 함께 공중커뮤니케이션에서 대중매체의 활용과 그 효과는 다방면으로 연구되고 입증되어져 왔으며 최근들어 소셜미디어와 같은 신매체의 활용과 함께 그 기능과 역할을 더욱 확장해가고 있다.

본 단원에서는 대중매체의 기능과 효과에 관한 이론, 대중매체 커뮤니케이션 개발 이론 그리고 신매체 관련 이론 등 매체와 관련된 커뮤니케이션 이론들을 다루었다.

1) 매체결정론(Media determinism)

매체결정론은 공중 커뮤니케이션의 기술 또는 핵심 경로인 매체가 사회 변화를 이끄는 데 중추적인 역할을 한다는 관점이다. 커뮤니케이션 기술과 매체는 과학기술의 발전을 따라 이루어지는 것이므로 매체결정론은 사실상 기술결정론적 관점(technology determinism)을 견지한다. 주로 1940년대부터 1970년대까지 발전했으며 대표적인 학자로 Innis와 McLuhan이 있다(오미영과 정인숙, 2005).

Innis는 커뮤니케이션 매체와 사회구조와의 관계에 관심을 가지고 커뮤니케이션 매체를 기준으로 인류의 역사를 문자 이전 시대, 문자 시대, 그리고 전자 시대로 나누어 설명하였다. 즉 인류문명이 문자와 컴퓨터의 발명을 기준으로 큰 전환점을 맞았으며 각 시대의 주역이 되는 매체 기술이 그와 관련된 권력 강화를 유도했다고 하였다.

McLuhan은 문화적 시각에서 접근하여 커뮤니케이션 양식의 변화가 사회 변화를 가져온다고 하였다. 즉 매체가 전달하려는 내용을 어떻게 표현하느냐에 따라 공중의 인식과 사회문화적 변화가 유도된다고 보고 매체가 사회의 문화 흐름을 통제한다고 하였다. 특히 대표적인 대중매체인 텔레비전과 컴퓨터를 통한 대량 정보전달이 문화변화를 가속화하였다고 보았다.

2) 매체의존 이론(Media Systems Dependency Theory, MSD)

매체의존 이론은 사회체계이론에 근거를 두고 매체와 개인생활 간의 관계에 대해 매체, 개인, 사회환경이 서로 상호의존적으로 형성된다고 주장하였다. 이 이론에서 매체는 주로 대중매체를 뜻하며 대중매체를 통해 충족되는 욕구에 의존할수록 매체가 개인생활에 미치는 영향이 커져서 대중매체의 작용에 따라 개인의 일상생활이 의존적이 되는 면을 강조하였다(오미영과 정인숙, 2005).

대중매체의 보급으로 개인화, 도시화가 진행되면서 대인간 사회 네트워크의 영향력이 줄었는데 이러한 변화는 대중매체가 개인 수신자에게 관심 또는 관련 정보를 생산, 처리, 전달해주는 중요한 역할을 담당하게 되어 개인적인 정보수집 필요성이 약화되었기 때문이라고 한다. 실제로 대중매체가 보편화되고 도시화되면서 TV를 비롯한 대중매체에 소비하는 시간이 늘어났으며 많은 사람들이 대중매체를 통해 주요 뉴스와 정보를 얻게 되었다. 이에 따라 개인의 일상생활은 대중매체에 의존적인 양상으로 변화하여 여가생활이 대중매체 중심이 되고 대중매체를 통해 주요한 정보와 재미를 충족하는 개인이 늘어날수록 사람들의 생활양식이 개별화되었으며 특히 TV를 중심으로 하는 방송지향적 생활리듬이 보편화된 점을 지적하였다.

3) 이용과 충족 이론(Uses and gratifications theory)

이용과 충족 이론은 매체의존 이론보다 매체에 대한 개인의 역할이 능동적이라는 관점을 가지고 있다. 즉 매체의존 이론은 개인을 대중매체에 의존적인 수동적 존재로 보았다면 이용과 충족 이론은 개인을 목적에 맞게 대중매체를 적절히 이용하는 능동적인 매체 사용자로 보아 사용자 중심적 관점을 견지한다. 커뮤니케이션 요소 측면에서는 수신자 관련 이론이라고 할 수 있다. 따라서 이용과 충족 이론에서 중심 문제는 '왜 사람은 매체를 이용하는가'에 있다(전보협, 2014).

이용과 충족 이론의 기본 전제는 수용자는 능동적이고 목적지향적으로 대중매체를 이용하며 욕구에 따라 다양한 매체가 서로 경쟁적인 관계를 형성한다. 수용자는 매체의 선택과 그를 통한 욕구 충족활동의 주도자로서 욕구에 따라 매체의 가치를 주관적으로 평가하는 존재이며 자신의 매체 이용, 관심, 동기를 인식하면서 매체를 이용한다(Rubin & Windahl, 1986).

개인 사용자들이 대중매체를 활용하는 목적을 Rubin(1981)은 정보 추구, 사회적 상호작용(유대감 형성), 오락(긴장해소, 현실도피, 자극, 흥분), 환경감시(주변 소식 모니터링), 시간때우기, 습관 등으로 나누어 설명하였다. 이러한 매체활용의 목적들 중에서 인터넷과 소셜미디어 등 개인적이고 사용자 중심적인 신매체 활용이 확대됨에 따라 정보 추구, 탐색 과정, 관계 형성과 관련된 욕구들이 부각되고 있다(오미영과 정인숙, 2005).

4) 양성이론(Cultivation theory of mass media)

양성이론은 1970-80년대 미국의 커뮤니케이션 학자 Gerbner에 의해 개발된 이론으로 광범위한 TV 효과 연구의 결과를 중심으로 대중매체의 현실 구성에 대한 영향력을 설명한 이론이다. 번역에 따라서는 배양이론이라고도 부르며 사회와 조직의 행동양식이나 관례 등을 변화, 형성하는데 대중매체가 기여하는 면에 주안점을 두어 '문화계발효과이론' 또는 '문화규범이론'으로 일컬어지기도 했다(오미영과 정인숙, 2005).

'양성'이란 의도된 메시지를 반복 노출하므로써 대중의 느낌과 인식을 의도한 방향으로 유도하여 장기적 효과를 만들어내는 대중매체의 능력을 말한다. 현실에서는 일탈적, 예외적 상황을 대중매체를 통해 반복 노출하면 공중이 차츰 보편적이고 자연스럽게 받아들여서 현실에서 마주친 예외적 상황에 대해 '이 정도는 정상이다'라는 인식을 유도할 수 있다는 것이다(Gerbner, Gross, Morgan, Signorielle, 1980). 즉 현실에서는 아직 예외적이고 보편화되지 않은 일이지만 대중매체를 통해 반복 노출될 때 공중의 인식이 전환되는 '주류화' 효과를 야기한다. 따라서 양성이론의 기본 전제는 TV는 현대사회의 중심적인 문화교류 매체로서 정보나 지식 뿐만 아니라 가치관과 의식에도 영향을 주며, TV를 통해 동일한 메시지를 송출하면 메시지와 관련된 공중의 보편적 가치관을 생산할 수 있다.

대중매체의 양성 효과는 의도하지 않은 다른 주류화가 이루어지는 면에 초기 연구가 집중되이 폭력 장면 노출에 대한 연구를 통해 TV 프로그램의 폭력지수가 개발되기도 하였으며 이후 특정 의도를 가지고 대중매체를 통해 주류화하는 전략 활용에 관심이 확대되었다(Gerbner, Gross, Morgan, Signorielle, 1980).

보건관련 시민단체들이 TV나 신문 등 대중매체에 노출되는 흡연, 음주, 위험행동 장면을 모니터링하여 해당 방송사나 언론사에 정정 및 제제를 요청하는 활동을 하고 있는데 이는 대중매체를 통해 위험행동이 미화적으로 보이거나 반복 노출되어 공중에게 자연스럽게 인식되는 비의도적 양성 효과를 막기 위한 활동 사례이다(오미영과 정인숙, 2005).

5) 의제설정 이론(Agenda setting theory)

의제설정 이론은 대중매체가 특정 이슈를 비중있게 또는 강조하여 노출하므로써 공중의 인식을 어떤 방향으로 유도하거나 여론을 형성하는 기능으로 커뮤니케이션의 채널 요소와 관련된 이론으로서 이용과 충족 이론과 비슷하게 대중매체 이용에 대해 능동적 수용자론적 입장을 취한다(오미영과 정인숙, 2005). 1970년대에 McCombs와 Show는 미디어 의제와 공중 의제 간의 상관관계에 대한 연구를 통해 의제설정 효과를 이론화하였는데 방법론적으로 수용자 설문조사와 대중매체 내용분석을 병행하여 실시하였다.

① 의제설정 과정

의제설정은 미디어 의제 → 공중 의제 → 정책 의제 순으로 발전한다. 여론중개자나 영향력 있는 대중매체를 통해 특정 문제가 반복적으로 공중에게 노출되면 미디어 의제

(media agenda)가 되고 미디어 의제를 통해 많은 사람들에게 알려지면서 공중 간에 논의가 일어나고 여론이 형성되어 사회적 관심이 높아지면서 공중 의제(public agenda)로 발전할 수 있다. 다시 사회적으로 이슈화된 공중 의제에 대해 다수의 사람들이 문제해결을 위해 정부 개입이 필요하다고 주장하며 해결방안 모색을 위해 정부의 공식적인 의사결정과정에 논제를 회부하면 정책 의제(government agenda)가 되는 것이다. 미디어 의제화는 주요 대중매체에 실린 논제에 대한 내용분석으로 평가할 수 있으며 공중 의제화는 주로 여론조사와 같은 수용자 설문조사로 평가한다.

② 미디어 의제설정의 관련 요인

이슈의 미디어 의제설정에 관련된 요인으로 지향욕구, 틀짓기(framing) 효과, 그리고 언론의 가치편향을 들 수 있다(오미영과 정인숙, 2005). 지향욕구는 논제 자체가 가진 상황 속성으로 해당 논제가 수용자에게 유용하거나 적절할수록 논제에 대한 욕구가 증가하고 개인적으로 필요하다고 인식하는 정도가 높아진다는 것이다. 틀짓기 효과는 대중매체가 특정 논제를 선택적으로 강조하고 다른 논제는 평이하게 다룸으로써 공중의 평가가 방향성 있게 유도되는 것을 말한다. 언론의 가치편향은 논제에 대해 완전히 중립적이지 않고 언론사별로 각 다른 방향으로 치우친 입장 또는 경향성을 가지는 것을 의미한다. 예를 들어 주요 방송사별로 보수적 성향이나 진보적 성향의 가치 편향성을 띨 수 있으며 이것이 뉴스 메시지 구조나 내용에 반영될 수 있다.

6) 메시지 관련 이론

(1) 틀짓기 이론(Framing theory)

대중매체의 틀짓기 이론은 대중매체의 메시지 선택과 제시에 있어서 언론이 특정 사건이나 어떤 측면만을 선택적으로 강조하여 공중이 이슈를 특정 방향으로 해석하고 평가하도록 보도하는 것을 말한다(오미영과 정인숙, 2005). 대중매체 커뮤니케이션의 메시지 요소에 관련된 이론으로서 언론의 '프레이밍 효과'라고도 한다. 메시지 프레임은 주로 구조, 관점, 소구를 기준으로 일면대 양면(one-way vs. two-way), 이익대 손실(gain vs. loss) 등 다양하게 접근될 수 있는데 메시지 구성과 개발에 대한 세부적인 내용은 6장 보건커뮤니케이션 개발에서 구체적으로 다루어졌다.

(2) 메시지의 예방접종 이론(Inoculation theory)

양면 메시지 유형과 관련하여 예방접종 이론이 있다. 양면(two-sided) 메시지란 지지하는 관점과 반대되는 관점의 내용을 같이 제시한 메시지를 말하는데, 예방접종 이론은 양면 메시지 구성을 활용하여 선제적 예방행동을 형성하도록 하는 것이다. 마치 특정 질병을 예방하기 위해서 인체에 소량의 약한 병균을 주입하여 자체적인 면역력을 강화시키는 것과 같이 예방접종 이론은 아직 위험행동에 노출되지 않은 대상자에게 권장하는 메시지와 함께 반대되는 주장을 적절히 노출시켜서 미리 위험상황을 예상하고 대처방안을 준비하여 바람직한 건강행동에 대한 태도와 신념을 지키고 심리적, 실제적 대처능력을 강화하는 이론이다.

지역사회 건강증진 중재방법으로 많이 활용되는 생활기술 훈련이나 건강기술 훈련이 이에 해당하는데, 예를 들어, 음주, 흡연 등 건강위험행동을 시작하는 시기에 있는 청소년을 대상으로 곧 경험하게 될 음주나 흡연 유혹에 대비하여 미리 대처 방법을 마련하고 연습해보는 것은 생각지도 않았다가 갑자기 음주나 흡연 권유를 받는 것보다 훨씬 효과적으로 대처할 수 있다는 것이다.

예방접종 이론이 적용된 흡연예방교육의 생활기술훈련 사례

흡연은 폐 뿐만 아니라 인체의 거의 모든 장기에 만성적 폐해를 줍니다. 특히 흡연시작 연령이 낮을수록 뇌기능에 미치는 부정적인 영향도 크다고 하니 명심해야겠어요.

그런데 멋진 연예인들의 흡연장면을 볼 때나 흡연이 다이어트에 도움이 된다는 말을 들을 때 호기심이 생기지 않나요? 그러나 실제로는 흡연을 하면 눈, 치아, 손톱, 피부 등이 탁해지고 지저분해집니다. 또 흡연이 습관화되면 오히려 체중이 증가한다는 연구 보고도 있어서 다이어트 효과는 사실무근이에요.

그렇지만 실제로 많은 청소년들이 이런 호기심이나 친구들의 권유를 통해서 흡연을 시작한다고 해요. 여러분도 곧 주변의 가까운 사람들로부터 흡연 권유를 받을지 모릅니다. 친구들이 같이 담배를 피워보자고 할 때 내 몸에 미치는 영향, 부모님과 선생님이 걱정하실 것 등을 기억하세요. 용기를 가지고 분명하지만 부드럽게 대처할 수 있어요. 한약을 먹는다던지, 급한 약속이 있다던지.. 몇가지 대답을 생각해두는 것도 좋은 방법입니다.

자 그러면 이제부터 흡연권유에 대처하는 방법을 연습해 보겠습니다. 먼저 흡연권유를 거절하는 방법을 각자 5가지 이상 생각해 보세요. 그리고 둘씩 짝지어서 생각해본 방법을 서로 유혹하는 친구에게 한다고 생각하고 연습해 봅시다.

(3) 전망이론과 메시지 프레이밍

메시지 프레이밍 계획과 관련하여 전망이론을 이해할 필요가 있다. 전망이론은 권고행동의 결과를 이익과 손실 측면으로 예상하여 실천 여부를 결정하는 사람의 선택 경향에 대한 이론이다. 사람이 어떤 행동실천을 결정하기 위해서 실천 결과를 예측할 때 실천 과정과 결과에 걸쳐 이익이 우세하게 예상되면 어짜피 어느정도의 이익이 예상되니 이익이 다소간 적더라도 가능한 위험도가 낮아지는 방향으로 위험회피적 대안을 선택하고, 반대로 행동의 과정과 결과까지 손실이 우세하게 예상되면 어쨌든 어느정도의 손실을 감안해야 하므로 손실위험이 다소 커지더라도 가능한 이익을 얻는 방향의 위험추구적 대안을 선택하는 경향이 있다는 것이다.

전망이론에 의하면 운동이나 채소위주의 식사 같은 '예방행동'은 그 실행과정상에 큰 어려움이 없고 그 결과가 최소한 현상 유지이거나 어떤 면이든 건강에 유익한 이익 방향으로 예측되므로 위험회피적 대안을 선택하는 경향이 높아 권고행동을 받아들여서 얻는 결과를 제시하는 형태인 이익 프레임 메시지가 설득적이다. 반면 건강검진이나 어떤 증상으로 병의원 진료를 받는 것과 같은 '검진행동'은 그 행동의 결과로 대부분 어떤 이상이나 질병을 진단받게되고 가장 긍정적인 경우에 아무 이상이 없다는 결과를 얻게 되어 주로 손실이 예상되므로 사람들은 위험추구적 대안에 더 마음이 끌리는 경향이 있다. 따라서 위험추구 방향인 권고행동을 하지 않을 때 얻는 결과를 제시하는 손실 프레임 메시지가 더 유리하다는 논리이다.

〈사례 1〉 독감예방접종 권장 메시지를 개발할 때는 이익 프레임이 유리하다.

'내가 독감예방접종을 하면 우리 가족이 독감에 걸릴 확률이 ○○% 줄어 듭니다'의 이익프레임 메시지가 '내가 독감예방접종을 받지 않으면 우리 가족 독감 위험이 ○○% 높아집니다' 보다 청중에게 설득적이다.

〈사례 2〉 암검진 장려 메시지를 개발할 때는 손실 프레임이 유리하다.

'정기적인 암검진은 초기에 암을 발견할 수 있어서 치료가 쉽습니다' 보다 손실 프레임에 해당하는 '정기적으로 암검진을 받지 않으면 진전된 후에야 알게 되어 치료가 어렵습니다'가 더 청중에게 설득적이다.

(4) 점화 이론(Priming theory)

메시지의 점화효과란 매체를 통해 공급되는 정보가 수용자의 마음 속에 어떤 자극을 촉발하는 것을 뜻하여 촉발 효과라고도 한다. 메시지 틀짓기가 대중매체의 메시지 선택과 제시 측면을 설명한다면 점화 이론은 대중매체를 통해 전달되는 정보의 심리적 처리과정을 설명한다(오미영과 정인숙, 2005). 사회문화를 공유하는 사람들이 가지는 특정 자극에 대한 보편적인 반응 양상을 공중커뮤니케이션에 적용하는 것이다.

장기기증을 장려하는 공익광고에서 한 사람의 시신기증을 통해 절박하게 장기기증을 기다리던 여러 사람들이 한꺼번에 새 삶을 얻는 메시지 전개를 통해서 공중에게 긍정적인 감동과 함께 장기기증의 소중함을 느끼게 했다면 점화효과가 있다고 할 수 있다. TV 공공캠페인이나 프로그램에서 점화효과를 활용한 메시지 구성과 전개를 통해서 특정 건강문제의 인식을 각인시키거나 경각심을 촉발하는 효과를 발견할 수 있다.

7) 유명인 보증(Celebrity endorsement)과 매치업 가설(Match-up hypothesis)

공중에 잘 알려진 유명인들의 개별적 고유 이미지는 공중대상의 커뮤니케이션에 종종 활용되어 왔다. 유명인의 외모나 인생사건 등 잘 알려진 이미지를 활용한 커뮤니케이션 이론으로 유명인 보증(celebrity endorsement)과 매치업 가설(match-up hypothesis)이 있다(전보협, 2014). 커뮤니케이션의 송신자 요소에 가까운 유명인 보증이론에 의하면 전달하려는 메시지 속성이나 목적에 알맞은 유명인의 이미지를 짝을 지워 커뮤니케이션 할 때 그 유명인이 전달하는 메시지나 주제의 설득 효과가 높아진다는 것이다.

공중에게 인지된 유명인의 이미지와 전달하려는 메시지의 속성이 서로 유사할수록 서로의 역할을 강화하여 청중의 메시지 학습효과를 높여서 결과적으로 의도한 태도와 행동변화 유도에 긍정적인 영향을 준다. 실제로 유명인 이미지의 매치업 가설은 금연, 운동, 비만 예방, 바른 자세 등에 대한 캠페인과 공익광고에 활용되어 왔다. 폐암을 앓는 유명인이 금연권고 메시지를 전하는 금연광고나 유명 스포츠인이 바른 자세나 운동 캠페인에 참여하여 효과적인 영향력을 발휘한 예들이 있다.

8) 제3자 효과와 낙관적 편견(The third person effect)

(1) 개념

제3자 효과 이론은 나보다 그들이(제3자) 대중매체를 통해 노출되는 메시지에 더 영향을 받을 것이라고 생각하는 편견 또는 편향적 추론을 설명하는 이론으로서 Davison(1983)에 의해 개발되었다. 커뮤니케이션 구성요소 중 수신자와 관련된 이론이며 대중매체를 통해 노출되는 메시지의 특성에 따라 제3자는 제1자가 되기도 하는데 편견의 방향이 제3자를 대중매체의 부정적 영향에 취약하다고 인식하는 인지적 오류가 지배적이다.

(2) 제3자 효과에 영향을 미치는 요인

제3자 효과는 지각과 행동 차원으로 드러나는데 제3자 효과에 영향을 미치는 요인으로 크게 메시지 성격, 제3자에 대한 사회적 거리, 정보의 공신력을 든다(전보협, 2014).

메시지 성격은 대중매체 메시지가 바람직하지 못하고 사회적으로 부정적인 인식이 강할수록 자신보다 다른 사람에게 더 큰 영향을 준다고 인식하는 경향과 관련된다. 예를 들어 대중매체를 통해 노출되는 폭력이나 음주 장면을 자신은 적절히 감안하여 볼 수 있지만 남성이나 아직 미성숙한 청소년들은 여기에 휩쓸릴 것으로 우려하는 것이다.

제3자에 대한 사회적 거리 즉 심리적, 지리적 거리가 멀수록 3자 지각은 심해진다고 한다. 예를 들어 근래 청소년들과의 교류가 거의 없어서 청소년 심리나 문화에 대한 이해가 낮을수록 막연하게 청소년이 나보다 폭력이나 음주 장면에 취약하다는 인식오류가 심화될 수 있다는 것이다.

정보가 공신력 있는 매체를 통해 노출되면 제3자 지각은 낮아져서 제1자 지각에 가까워지는데 예를 들어, 건강증진 분야의 대표적인 학술지에 실린 연구결과를 보고 내가 제3자보다 그 주요 결과와 가치를 잘 파악하여 유익한 영향을 더 받는다고 인식한다는 것이다. 이러한 인식 오류는 주로 동기적 편견(motivational bias)에서 비롯되는데 자신이 다른 사람들보다 대중매체 메시지의 부정적인 자극에 현혹되지 않고 잘 조절한다고 생각하는 편견들이다. 여기에는 좋은 것은 자기와 가깝고 나쁜 것은 남의 것으로 생각하는 자아편승편견, 자기보다 못하거나 불행한 사람과 자신을 비교하여 자신을 위안하는 하향비교, 그리고 부정적인 일은 나보다 남에게 더 가능성이 높다고 여기는 낙관적 편견들이 속한다.

(3) 제3자 지각의 결과 행동 유형

제3자 지각으로 나타는 결과 행동은 크게 세 가지 유형으로 나뉘는데, 예방, 조화, 규범적 행동이다. 예방은 대중매체를 통해 노출되는 음주나 흡연과 같은 부정적인 메시지가 청소년들에게 더욱 부정적인 영향을 미칠 것으로 제3자 지각을 하는 성인들은 이러한 대중매체 메시지를 모니터링하고 제제해야 한다는 예방적 요구가 강해지는 것이다. 조화는 대중매체를 통해 노출된 메시지를 보고 다른 사람들이 어떻게 행동할 것인가를 추측하여 그 추측에 따라 자신도 순응 행동을 하는 것이다. 대중매체를 통해 신체활동의 중요성이 강조되었다면 많은 사람들이 운동을 시작하려 할 것이라서 평소보다 다양한 프로그램이 개설될 것으로 추측하고 나도 가까운 피트니스센터 프로그램을 찾아보는 것이다.

규범적 행동은 조화와는 다르게 대중매체의 영향으로 다른 사람들이 행동이나 태도를 추측하지만 문제에 대한 자신의 소신 즉, 내적규범을 따라 반응을 결정하는 것이다. 이 반응에는 순응처럼 다수의 일원으로서 다른 사람들의 반응행동에 편승하는 쪽으로 결정하기도 하고 사회적 공의를 기준으로 사회에 미칠 부정적 영향을 고려하여 손해를 감수하고 그 행동을 자제하는 저항반응을 선택할 수 있다. 예를 들어 상급의료기관으로 환자들이 몰린다는 소식에 대해 그만한 이유가 있을 것이라 여기고 자신도 가능한 상급의료기관에서 진료를 받고자 노력할 수도 있지만 모두가 상급의료기관으로 몰리면 초래될 수 있는 부정적인 영향을 감안하여 '나까지 그러면 안되지' 하는 마음으로 자제하는 반응을 보이는 사람도 있다.

9) 맥과이어(McGuire)의 커뮤니케이션 설득모델

사회심리학자 McGuire에 의해 개발된 커뮤니케이션 설득모델은 대중매체를 이용한 광고와 공중커뮤니케이션 분야에 많이 활용되었다. 대중매체를 통해 정보에 노출되는 현대인들의 정보처리과정을 기초로 대중매체를 통한 공중커뮤니케이션 개발에 유용한 지침을 제공하고 있다(전보협, 2014).

McGuire는 대중매체를 통한 커뮤니케이션 전략 개발의 지침으로 '투입–산출 매트릭스(input–output matrix)'를 제시하였다. 이 매트릭스에서 McGuire는 산출 요소로 커뮤니케이션 결과수준을 12단계로 설정하고 각 단계에 맞는 설득적 전략을 개발해야 원하는 수준의 커뮤니케이션 결과를 얻을 수 있다고 보았다(McGuire, 1984). 이 12개의 단계는 수신자에게 기대되는 커뮤니케이션 효과를 낮은 수준부터 높은 수준까지 제시한 일련의 과정단계이며 각 단계는 서로 상호의존적인 관계를 가진다. 대중매체를 통해 송출되는 정보에 '노출(exposure)'되는 수준부터 주의(attention), 흥미(interest), 이해(comprehension), 습득(acquisition), 수용(yielding), 기억(memory), 탐색(retrieval), 결정(decision), 실행(action), 강화(reinforcement), 보강(consolidation)까지 일련의 정보 노출, 습득, 적용, 피드백 과정까지를 포함하고 있다.

또한 투입요소로서 원하는 커뮤니케이션 결과를 얻기 위해 송신자가 개발해야 할 커뮤니케이션 요소를 정보원, 메시지, 채널, 수신자, 성과(목표)의 5가지로 나누어 의도한 결과를 도출하는데 필요한 정보원, 메시지, 채널, 수신자, 성과(목표)를 결정하도록 하였다. 즉 같은 수신자를 대상으로 할지라도 노출 수준의 결과를 기대할 때와 수용 수준의 결과를 목표로 할 때의 메시지나 채널의 투입 전략은 달라질 것이다. McGuire의 설득모델은 건강증진을 위한 건강캠페인 개발에 유용한 참고가 될 수 있다(손애리, 2004).

표 2-2 McGuire의 설득커뮤니케이션을 위한 투입-산출 매트릭스

산출 – 투입 요소	자료원	메시지	채널	수신자	성과(목표)
노출					
주의					
흥미					
이해					
습득					
수용					
기억					
탐색					
결정					
실행					
강화					
보강					

10) 기술수용모델(Technology Acceptance Model, TAM)

새로운 체계나 신매체의 수용에 관련된 이론으로 앞서 지역사회 수준의 이론에서 다루었던 혁신확산이론과 기술수용모델이 있다. 혁신확산이론은 신매체가 개발되기 이전에 어떤 새로운 아이디어나 제도가 지역사회 내로 채택되는 과정과 관련요인을 설명하고 있지

만 현대의 신매체 확산에 대해서도 보편적으로 적용된다. 그에 비해 기술수용모델은 채택과 관련된 수용자의 기술 인지도와 유용성에 초점을 맞춘 미시적 관점의 모델이다(오미영과 정인숙, 2005).

(1) 초기 기술수용모델(TAM1)

기술수용모델(TAM)은 1980년대 후반 Davis(1989)에 의해 합리적 행동이론과 계획된 행동이론을 기초로, 업무성과 개선을 위해 조직차원에서 도입하는 새로운 정보체계에 대한 조직구성원들의 이용의사를 예측하기 위한 목적으로 개발되었다. 기술수용모델의 인지된 유용성(perceived usefulness)이란 수용자가 새로 도입하려는 특정 기술이 자신의 업무성과를 높여줄 것이라고 믿는 정도이고, 인지된 이용용이성(perceived ease of use)은 수용자가 새로운 기술을 사용하는데 특별한 노력이 요구되지 않으며 쉽게 이용할 수 있다고 믿는 기대를 뜻한다(Davis, 1989). 유용성 인지가 채택의 중요한 근거여서 인지적으로 만족도가 커질수록 수용도가 높아지는 것을 전제하고 있다(그림 2-13).

이론 개발자 Davis와 연구진들은 기술수용모델은 컴퓨터 이용 행동을 설명하기 위해 개발되었기 때문에 기반 이론인 합리적 행동이론보다 일반화에 제한적임을 밝혔다(Davis, Bagozzi, Warshaw, 1989). 그러나 이후 컴퓨터 기능을 발전시킨 다양한 신매체가 계속적으로 개발, 활용되고 있는 현대사회에서 기술수용모델의 실제적인 적용 가치는 주목할 만하며, 다만 기반 이론인 합리적 행동이론을 근거할 때 사람의 합리적 사고와 사회 규범의 영향이 전제가 되므로 어느 정도의 연령, 교육, 사회문화 수준이 조성된 상황에서 적용이 용이할 것으로 보인다.

(2) 확장된 기술수용모델(TAM2)

기술수용모델은 수용자 개인 수준의 미시적 기술 유용성 인식에 초점을 두었기 때문에 기술 수용에 대한 거시적, 맥락적 환경에 대한 고려가 미흡하다는 지적을 받아왔으며, 이러한 비판을 기초로 수정보완한 확장된 기술수용모델(TAM2)이 제시되었다(Venkatesh & Davis, 2000). 확장된 기술수용모델은 정보기술 수용에 영향을 미치는 인지적, 사회적 외부요인(external variables)을 구체화하여 인지된 유용성과 이용용이성에 영향을 미치는 영향요인들을 추가하여 모델을 확장하였는데 여기에 주관적 규범(subjective norm), 이미지(image), 업무관련성(job relevance), 결과 품질(output quality), 결과 입증가능성(result demonstrability), 경험(experience), 자발성(voluntariness)이 포함되었다. 조재희(2014)는 확장된 기술수용모델을 이용한 스마트폰의 건강관련 앱 이용에 관한 연구를 통해 건강정보 지향과 주관적 규범이 인지된 유용성에 영향을 미친다고 하였다. 기술수용모델과 함께 신매체와 관련하여 커뮤니케이션 연구에 많이 활용된 이론은 혁신확산이론이 있는데, 두 이론은 모두 조직 및 지역수준에서 새로운 유입에 대한 개인 수준의 행동을 설명하고 있다.

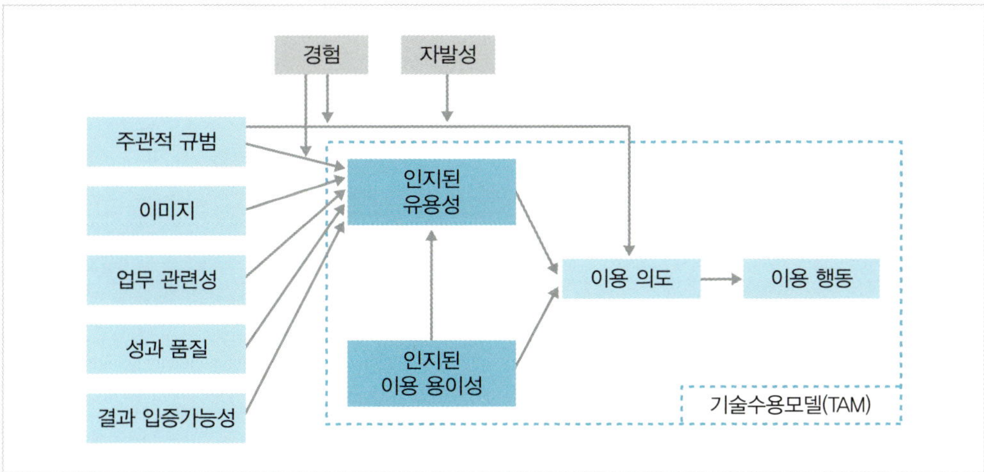

그림 2-13 기술수용모델(TAM)과 확장된 기술수용모델(TAM2)

출처: Venkatesh V, Davis FD. A theoretical extension of the technology acceptance model: Four longitudinal field studies. Management Science. 2000, 46(2), p. 188.

한편 신매체 활용과 관련하여 구조적, 정책적 관점의 이론적 주장을 염두에 둘 필요가 있다. 정보격차이론(Information gap theory)은 신매체 개발과 이용의 결과가 사회구조적으로 야기할 수 있는 '정보격차'에 초점을 맞추고 있다(오미영과 정인숙, 2005). 이미 세계적으로 심화되고 있는 디지털 활용과 관련된 정보격차를 OECD는 '정보통신의 접근가능성 및 인터넷 사용과 관련하여 서로 다른 사회경제적 수준에서 나타나는 개인 간, 가정 간, 기업 간, 지역 간의 격차'라고 하였다(유지연, 2003). 정보격차이론은 디지털 매체에 대한 접근(access)과 이용(use)을 중심으로 기술적 접근 환경과 이용 기술 수준이 현대의 정보활용을 결정하는데 이 디지털 매체 접근 환경과 디지털 정보이해능력이 교육이나 경제수준과 같은 사회인구학적 특성과 맞물려 사회가 발전할수록 지식 격차가 심화되는 것을 지적하였다. 또한 정보통신기술을 활용한 커뮤니케이션이 우세한 집단을 중심으로 커뮤니티와 리더십을 형성하여 새로운 사회적 영향력을 발휘하면서 정보격차 문제는 더욱 심각해진다고 하였다. 현대 정보통신기술의 발전과 함께 오는 지식 격차를 완화하기 위해서 사회적 논제별로 각 계층에 맞는 맞춤형 메시지를 개발하고 동질집단을 중심으로 집단활동 참여를 장려하며 신매체 개발과는 독립적으로 현재까지 가장 보편적인 접근도를 가진 대중매체를 통한 정보의 전달을 지속하면서 대중매체 정보의 활용을 장려해야 한다는 제안이 이루어져 왔다.

확인 학습 문제

1. 슈람(Schuramm)의 모델에서 잡음원의 문제를 해결하기 위해 보완된 커뮤니케이션 과정은?

① 피드백　② 해독　③ 기호화
④ 여과　⑤ 코드화

2. 사회인지이론에서의 롤모델 역할은 커뮤니케이션의 어떤 요소와 관련된 속성인가?

① 수신자　② 매체　③ 채널
④ 송신자　⑤ 메시지

3. 대중매체가 언론 활동을 통해 특정 이슈를 사회적 공론화하여 공식적 이슈로 발전시키는 의제설정 과정으로 알맞은 것은?

① 미디어 의제 → 정책 의제 → 공중 의제
② 지역 의제 → 미디어 의제 → 정책 의제
③ 미디어 의제 → 공중 의제 → 정책 의제
④ 지역 의제 → 공중 의제 → 미디어 의제
⑤ 공중 의제 → 미디어 의제 → 정책 의제

심화 토의 문제

혁신의 확산이론(Diffusion of innovation)에서 설명하는 혁신의 확산 정도와 속도에 영향을 미치는 5가지 특성을 기준으로 담배갑 경고 이미지(기존의 경고 문구만 표시한 것과 비교해서)를 분석하고 토의해 봅시다.

정답　1. ①　2. ④　3. ③

참고문헌

박동진, 이진우. 헬스커뮤니케이션 캠페인의 이론과 실제. 서울: 소화, 2010.

박동진, 정의철. 헬스커뮤니케이션의 역사, 정의, 과제. 헬스커뮤니케이션연구. 2009, 1(1), 33-48.

백혜진, 이혜규. 헬스 커뮤니케이션의 메시지, 수용자, 미디어 전략. 서울: 커뮤니케이션북스. 2013.

손애리. 보건행태 및 보건교육이론. 서울: 삼육대학교출판부. 2004.

오미영, 정인숙. 커뮤니케이션 핵심 이론. 서울: 커뮤니케이션북스. 2005.

유지연. 디지털 정보격차의 재정의와 주요국 현황. 정보통신정책. 2003. 12.

전국대학보건학교육협의회. 보건의사소통(2판). 서울: 한미의학. 2012.

전국대학보건학교육협의회. 보건의사소통(3판). 서울: 한미의학. 2014.

조재희. 건강관련 앱의 지속적 이용에 대한 인지적, 사회적 요인: 사회적 영향을 포함한 확장된 기술수용모델(TAM II)을 중심으로. 홍보학연구. 2014, 18(1), 212-241.

Andreason A. Marketing social change: Changing behavior to promote health, social development, and the environment. San Francisco, CA: Jossey-Bass. 1995.

Bandura A. Self-efficacy, the exercise of control. New York, NY: WH Freeman. 1997.

Bandura A. Social cognitive theory: An agentic perspective. Annual Review of Psychology. 2001, 52, 1-26.

Davis FD. Perceived usefulness, perceived ease of use, and user acceptance of information technology. MIS Quarterly. 1989, 13, 319-339.

Davis FD, Bagozzi RP, Warshaw PR. User acceptance of computer technology: A comparison of two theoretical models. Management Science. 1989, 35(8), 982-1003.

Davison WP. The third person effect in communication. Public Opinion Quarterly. 1983, 47, 1-15.

Fishbein M, Cappella JN. The role of theory in developing effective health communications. Journal of Communication. 2006, 56(supplement), s1-s7.

Fishbein M, Yzer MC. Using theory to design effective behavior intervention. Communication Theory. 2003, 13(2), 164-183.

Gerbner G, Gross L, Morgan M, Signorielle N. The mainstreaming of America: Violence profile No. 11. Journal of Communication. 1980, 30, 10-29.

Kotler P, Lee N. Social marketing: Influencing behaviors for good. Thousand Oaks, CA: Sage, 2008.

McGuire WJ. Public communication as a strategy for inducing health promoting behavioral change. Preventive Medicine. 1984, 13(3), 299-313.

National Cancer Institute. Making health communication programs work: A planner's guide, Pink Book. US Department of Health & Human Services. 2004, 3. Available from: https://pubs.cancer.gov/ncipl/detail.aspx?prodid=T068

Prochaska JO. Systems of psychotherapy: A transtheoretical analysis. Pacific Grove, CA: Brooks-Cole, 1979.

Prochaska JO, DiClemente CC. Stages and processes of self-change of smoking: Toward an integrative model of change. Journal of Consulting and Clinical Psychology. 1983, 51, 390-395.

Prochaska JO, Diclemente CC, Norcross JC. In search of how people change: Applications to the addictive behaviors. American Psychologist. 1992, 47(9), 1102-1114.

Rogers EM. Diffusion of Innovations (5th ed.). New York, NY: Free Press. 2003.

Rogers EM, Kincaid DL. Communication networks: Towards a new paradigm for research. New York, NY: Free Press, 1981.

Rogers RW. A protection motivation theory of fear appeals and attitude change. Journal of Psychology. 1975, 91, 93-114.

Rosenstock IM. Historical origins of the health belief model. Jhealth Education Monographs. 1974, 2, 328-335.

Rubin AM, Windahl S. The uses and dependence model of mass communication. Critical Studies in Mass Communication. 1986, 3, 184-199.

Schiavo R. Health communication: From theory to practice (2nd ed). San Francisco, CA: Jossey-Bass. 2014.

Venkatesh V, Davis FD. A theoretical extension of the technology acceptance model: Four longitudinal field studies. Management Science. 2000, 46(2), 186-204.

Weinstein ND, Sandman PM, Blalock SJ. Chapter 6. The precaution adoption process model. In K Glanz, BK Rimer, K Viswanath (Eds.). Health behavior and health education: Theory, research, and practice (4th ed.). San Francisco, CA: Jossey-Bass. 2008, 123-147.

Witte K. Putting the fear back into fear appeals: The extended parallel process model. Communication Monographs. 1992, 59, 329-349.

제3장

문화적 차이와 보건커뮤니케이션

1. 문화와 건강의 개념
2. 건강 인식과 관련된 문화적 특성
3. 문화적 역량과 보건커뮤니케이션 개발

보건커뮤니케이션

제3장 문화적 차이와 보건커뮤니케이션

학습목표

- 건강 인식에 영향을 미치는 문화적 요인을 설명할 수 있다.
- 문화적 역량의 발전단계를 기준으로 우리나라 보건의료분야의 문화적 역량 수준을 설명할 수 있다.
- 보건커뮤니케이션 개발을 위한 청중 분석과 세분화 간의 관련성을 설명할 수 있다.
- 문화적으로 적합한 보건커뮤니케이션 개발을 위해 활용할 수 있는 지역사회 참여 전략을 제안할 수 있다.

건강에 바람직한 의사결정과 행동실천이 보건커뮤니케이션의 궁극적인 목적이라고 한다면 건강과 관련된 인식은 의미있는 선행요인이 된다. 실제만큼 실제적인 상태를 어떻게 인식하느냐에 따라 의사결정과 행동이 좌우되기 때문이다. 보건커뮤니케이션 측면에서 인식을 결정하는 속성으로 문화는 공통적이고 주요한 쟁점으로 고려되어 왔다.

지역이나 민족같은 사회인구학적 요인에 속하는 문화적 특성에 따라 건강상태와 질병양상이 다르게 분포하고, 세계관이나 관습 등은 건강과 관련된 생활습관과 의사결정에 영향을 미친다. 따라서 문화적 특성은 효과적인 보건커뮤니케이션 개발과 수행에 필수적인 고려사항이다.

1. 문화와 건강의 개념

1) 문화

문화란 일정 그룹 내의 사람들이 공유하는 지식, 신념, 예술, 윤리, 법, 관습 등 그 밖의 역량과 습관의 총체라고 볼 수 있다(Huff, Kline, Peterson, 2015). 따라서 일정한 목적 또는 이상을 실현하고자 사회 구성원에 의하여 습득, 공유, 전달되는 행동 양식이나 생활 양식의 과정과 그 과정에서 이루어낸 물질적·정신적 산물의 총체로서, 의식주를 비롯하여 언어, 풍습, 종교, 학문, 예술, 제도 등을 포함한다.

문화의 개념은 지역이나 언어 등에 따라 시각 차이가 있어서 보편적인 정의를 도출하기는 어렵지만 한 세대에서 다음 세대로 학습되고, 공유되며, 전달된다는 점과 일정 집단의 가치, 규범, 의미체계, 생활양식 등으로 표출된다는 점은 대부분 공통적으로 문화 개념에 포함되어 있다(Kreuter et al., 2002). 또한 문화는 주어진 한 사회에 어떤 행동유형들이 언제 수용가능한지를 구체화하고 어떤 행동들은 받아들여지기 어려운지를 예측하는데 중요한 참고가 된다(Rani, 2006). 따라서 건강행동 변화를 궁극적인 목표로 하는 보건커뮤니케이션 개발과 수행에 앞서 문화적 특성을 검토하고 반영하는 것은 대상자의 관심과 참여를 비롯하여 프로그램 수행과정과 성과에 긍정적인 영향을 미치게 되는데, 이러한 과정을 문화적으로 적합한 프로그램 개발과 수행이라고 한다.

2) 건강

건강을 어떻게 개념화하는지는 시대, 지역, 정치, 경제, 기술 수준 등에 따라 서로 다른 양상을 보이며 이러한 견해 차이는 건강 뿐만 아니라 질병, 예방, 건강관리 전반에 걸친 태도와 행동에 영향을 미친다. 건강 개념에 대한 인식은 주로 의학적 모델(Medical model)과 세계보건기구 모델(World Health Organization model)의 관점으로 살펴볼 수 있다. 전반적으로 보건의료전문가와 임상적 진단 중심의 건강 개념에서 현대로 올수록 개인의 느낌과 인식을 반영하는 방향으로 건강개념이 변화되었다.

(1) 의학적 모델(Medical model)

주로 생의학적 근거를 중심으로 건강과 질병을 구분하는 개념이다. 의학적 모델에서 건강은 질병이 없는 상태로서 구체적으로 질병과 관련된 신체적 증상이나 징후가 부재한 상태를 말한다. 20세기 전반 서양의학의 보건의료전문가들 사이에서 지배적이었던 건강과 질병의 개념으로서, 의학적 검사와 진단을 바탕으로 임상적 결과를 중심으로 하기 때문에 질병과 건강이 비교적 명확하게 구분된다(Schiavo, 2014).

의학적 모델은 현대 이전의 과학자들이 질병을 해석하는 관점인 유기체적 관점과 연결된다. 유기체적 관점은 근대 과학의 발전과 함께 유럽과 미국 등 서구권 지역을 중심으로 과학적 근거에 기반하여 건강과 질병을 해석하였다. 세균이나 박테리아와 같이 규명된 가시적 근거, 즉 각 질병의 원인 물질의 물리적 지표를 기준으로 질병과 건강의 상태를 파악하였다(Huff, Kline, Peterson, 2015).

(2) 세계보건기구 모델(World health organization model, 이하 WHO)

세계보건기구가 1946년에 발표한 건강의 정의는 널리 알려진 대표적인 개념으로서, '건강이란 단지 질병과 불구가 없는 상태가 아니라 신체적, 정신적, 사회적으로 완전히 안녕한 상태'라고 하였다. 세계보건기구의 건강 개념은 의학적 모델의 관점과는 달리 건강을 단지 질병이 없는 상태 그 이상으로 받아들이고 있는데 이는 과학적 근거 중심의 의학적 모델에서는 간과된 개인의 자각증상이나 인식을 존중하는 건강 개념이라 볼 수 있다. 신체적, 정신적, 사회적 측면의 세 가지 관점에 대한 건강 개념 이후에 세계보건기구는 다양한 다른 관점들을 고려해 왔으며 최근에는 이분법적 관점을 벗어나 건강을 다양한 수준을 가진 연속선상의 정도로 보고 얼마든지 악화와 호전을 반복하여 변화할 수 있는 상태로 설명하였다. 이러한 해석을 반영한 세계보건기구의 최근 건강 개념에는 질병 위험이 적고, 원기가 왕성하며(energetic), 행복하다는 느낌이 강조되고 있다(Schiavo, 2014).

이 세계보건기구 모델은 건강의 개념을 구성하는데 서로 다른 물리적, 의학적, 심리적, 사회적, 생활습관 관련 요소들 간의 균형잡힌 상호작용(balanced interaction)이 필요하다는 것을 강조하여 이러한 다양한 요소들이 균형을 이룬 생활양식이 최적의 건강을 획득하는데 도움을 준다고 하였다. 또한 이 균형은 다양한 인구집단과 문화권의 건강 개념이 반영된 상태를 의미한다. 전체적으로 건강에 대한 개념은 객관적인 전문가 중심의 의학적 모델에서 개인의 주관적 자각과 다양한 문화적 관점들을 반영하는 방향으로 개념 인식이 변화하였다.

2. 건강 인식과 관련된 문화적 특성

건강 인식은 건강에 대한 태도와 대처 행동에 영향을 미치므로 건강 인식 특성의 파악은 보건커뮤니케이션에서 중요한 논점이다(Schiavo, 2014). 또한 건강에 대한 태도와 행동실천 양상은 사회인구학적 특성과 맞물려 건강상태에 영향을 미치기 때문에 궁극적으로는 건강형평성 문제와 결부된다. 건강 인식의 차이와 관련된 문화적 특성은 성, 연령, 교육, 종교, 경제수준 같은 사회인구학적 특성과 가치나 세계관 같은 사회적 인식 특성이 있다. 따라서 건강 인식 차이와 관련된 주요 특성을 알고 이와 관련된 건강 인식 차이의 맥락을 이해하는 것은 문화적으로 적합한 보건커뮤니케이션 개발과 수행에 필수적이다.

1) 성역할(Gender role)

성역할과 관련된 건강은 전반적으로 사회와 가정 모두에서 남자의 건강이 여자의 건강보다 중요하게 인식되어져 왔으며 우선적인 관심을 받아왔다. 노동력이 경제활동의 중심이 되던 농경시대를 거치는 동안 남성은 가족을 위한 핵심적인 부양자로 인식되어 여성보다 건강관리의 우선 대상이었다. 또한 여성에게는 자녀를 낳아 가계를 이어가도록 하는 재생산의 역할이 우선적으로 인식되었으며 특히 동양권에서는 남아선호사상의 가치관과도 연결되었다. 따라서 남자는 경제적 부양자로서 가족의 중심으로 인식되었던 반면 여성의 역할은 남성에게 보조적이며 의존적으로 인식되어 왔다.

가정 내에서 여성은 아내와 어머니로서 가족들을 돌보고 건강을 관리하는 역할을 맡아왔으며 가정내 질병발생의 역학과 의료서비스 이용에 여성의 건강인식이 많은 영향을 미쳤다(Vlassoff & Manderson, 1998). 또한 여성의 건강에 대한 사회적 인식이 임신, 출산과 관련된 생식기계통 질병에 우선적이었으며 이에 따라 여성관련 보건의료 정책이나 서비스도 성생식 분야에 치우쳐온 경향이 있다. 최근 들어 우리나라를 비롯한 많은 나라들에서 여성의 평균수명은 남성보다 길어서 이와 관련하여 우울 등의 정신건강이나 치매문제가 표면화되어 사회적 서비스가 보완되고 있다.

또한 여성은 가정 폭력이나 성폭력과 같은 폭력문제의 주 피해자이지만 공식화 수준이 낮기 때문에 문제의 심각성에 비해 사회적 인식이 낮은 경우가 많았다(Pré, 2017). 문화권에 따라 차이가 있지만 특히 동양권에서는 가정폭력을 가정 내의 문제로 간주하는 인식이

켰고 성폭력 또한 과거 오랫동안 피해여성 개인의 불운이나 자기관리 부주의로 일어난 일로 인식되어 은폐되는 경우가 많았다. 이러한 폭력문제들은 선진외국을 중심으로 일방적이고 신체적 상해뿐만 아니라 정신적, 사회적 고통을 동반한다는 점이 관심을 가져야 하는 문제로 인정되면서 사회적 인식과 대처가 강화되고 있다.

남성의 건강은 사회 및 가정 차원에서 우선적인 관심을 받아왔고 제한된 보건의료자원의 우선적인 수혜자로 인식되어져서 보건의료 및 건강증진 정책의 많은 부분이 청장년 성인 남성에 기반을 두고 있다. 그러나 성인 남성들이 자신의 건강을 어떻게 인식하는지에 대해서는 사회적 관심이 소극적이었는데 실제로 가족중심 사회에서 남성은 가정을 책임지는 강한 역할로 사회화되는 경향이 높아서 남성들 스스로 자신에게 기대되는 역할에 심리적 부담이 크고 대부분의 문제를 혼자 해결하려는 성향이 크다고 한다. 이에 따라 건강문제를 포함하여 다른 개인적인 문제가 발생했을 때 가족이나 배우자와 함께 의논하며 해결하지 못하는 경우가 많아서 장년 이후 신체적 건강문제 뿐만 아니라 고립감이나 우울 등의 문제가 지적되고 있다.

또한 남성은 여성과는 다른 측면에서 사회적, 직업적으로 건강과 안전에 취약한 양상을 보인다. 직업영역에 있어서 체력소모가 크고 사고 위험이 높은 이른바 위험 작업은 대부분 남자가 맡아야 하는 일로 인식되어져 왔으며 실제로도 대부분 남자들이 도맡아 왔다. 예를 들어 건축, 중장비, 기계, 조선, 중화학, 물류 등의 산업분야와 소방, 경찰, 군대와 같이 무력에 의한 사고위험이 높은 영역에는 남성이 우선적인 대상이 되어 왔다(Pré, 2017).

2) 종교(Religion)

종교가 가진 영적 가치관은 질병의 원인과 결과를 해석하는데 많은 영향을 미쳐왔다. 대부분의 종교에서 질병과 건강은 죄와 관련된 인식을 가지고 있다. 천주교와 기독교에서는 아담의 원죄로부터 비롯된 인간의 죄성과 그로 인한 벌로서 질병이 연관지어지고 있는데, 성경에는 개인적 잘못에 대한 벌로서 나병이 자주 등장하였으며 지역이나 국가 차원에서 지도자의 범죄로 인한 하나님의 벌로서 대규모 감염병이나 천재지변이 연결되어 인식되었다. 이슬람교에서는 건강한 상태를 역동적 조절이 잘 이루어지는 상태라고 이해하고 있으며 질병은 신의 벌로서 질병을 앓는 것을 죄를 씻는 방법으로 보았다(Huff, Kline, Peterson, 2015). 또한 선행과 악행의 결과가 끊임없이 다음 생애로 이어지는 윤회 개념을 가진 힌두교에서 건강하다는 것은 윤회 과정에서 좋은 카르마(karma)의 결과로서 이

전 생애동안의 선한 행실에 대한 종합적 결과로 건강을 해석한다. 따라서 질병은 현세와 전생에서 저지른 잘못된 행실, 죄에 대한 벌로 인식하는 것으로 널리 알려져 있다(Schiavo, 2014).

3) 사회적 관점(Social perspectives)

일부 건강이나 질병의 발생을 개인적인 사건이나 상태로 보기보다 사회 구조적인 문제로 인식하고 개선하려는 관점이 있다. 사회적으로 볼 때 구성원의 건강은 사회적 자산(social asset)이기 때문에 사회가 구성원들의 건강을 원만히 관리할 의무가 있다고 보는 것이다. 이에 따르면 일부 질병들은 그 발생 원인과 경위를 바탕으로 사회적 책임(social liability)을 연결하여 해석할 수 있다(Pré, 2017).

사회적 자산 관점은 사회구성원의 건강수준이나 연령별 건강인구의 분포 등을 그 사회가 가진 생산성이나 경제활동의 가용성과 관련된 역량으로 보는 시각이다. 자산 관점에서는 인구구조와 주요 질병분포 등을 기준으로 전체적인 소득과 세금수입을 예상할 수 있으며 이 구조를 보다 생산적, 발전적 유형으로 전환하려는 연구와 노력을 하게 되는데 우리나라의 저출산문제 해결을 위한 노력도 일부 자산 관점을 연결해 볼 수 있다.

사회적 책임 관점은 일부 질병의 원인은 사실 그 사회가 가진 구조적 문제와 관련되므로 사회적 책임이 있다고 주장하는데 과학적 근거를 명확하게 규명하기가 어려운 측면이 있다. 주로 감염병, 유해환경에 의한 질병, 부정적 인식을 동반하는 질병이 거론된다(Pré, 2017). 역사적으로 흑사병, 결핵 등의 감염병이 넓은 지역에 걸쳐 발생하였고 치사율도 높았는데 사회적 책임의 관점에서 보면 이는 개인적으로 막을 수 있는 문제가 아니라 사회적 차원의 예방 관리가 필요하다고 주장한다. 실제로 중세시대까지는 신의 영역으로 간주되어 관여가 꺼려지던 감염병 문제가 근대 이후 백신의 개발과 함께 현대의 사회적 책임 인식에 근거하여 국가 차원의 예방접종사업이 활발하게 전개되면서 대부분의 감염병 문제가 해결되었다.

또 다른 유형은 사회가 가지는 구조적, 물리적, 정치적 위험 환경이 어떤 질병의 발생과 이환을 촉진하기 때문에 그 질병에 이환된 사람은 사실상 부정적인 사회환경의 피해자이며 사회적인 책임이 있다고 해석하는 것이다. 이러한 관점에서 일부 암들은 전자파나 석면과 같은 발암물질이 함유된 환경적 영향에 의한 것이며, 전쟁이나 테러 등 극단적 경험으로 정신적 외상 환자의 발생이 증가한다는 것이다. AIDS와 같은 성매개감염병은 그 사회의 문란한 성문화로 인해 가중되어 애매한 피해자를 발생시킬 수 있으므로 사회적 책임이 인정된다고 설명한다.

4) 인종과 민족(Race and ethnicity)

인종과 민족은 세계 및 국가적 차원에서 건강과 질병 분포를 파악하는데 중요한 기준이다. 일반적으로 같은 국가의 경우에 백인이 라틴계나 흑인계보다 수명이나 만성질환 사망에서 양호한 분포를 보였다. 대표적인 다민족국가인 미국의 흑인 여성 평균수명은 백인 여성보다 3년 정도 짧고 라틴계는 다른 민족보다 당뇨병으로 인한 사망이 2배 높으며 흑인계 미국인은 암, 심장병, AIDS로 인한 사망이 다른 민족들보다 유의미하게 높은 것으로 알려져 있다(Pré, 2017).

건강 개념에 대한 인식이 민족적 배경에 따라 차이가 있다. 캐리비언계, 중국계, 라틴계 미국인 전통 문화의 건강 개념이 공통적으로 내포하고 있는 속성은 '균형'으로서 서로 다른 에너지나 기운 간의 균형과 건강을 결부시켜 이해하고 있다(Pré, 2017; Schiavo, 2014; Sobo & Loustaunau, 2010; Spector, 2013). 중국, 인도, 한국 등 동양계는 음과 양의 두 기운 간의 균형이 깨진 상태를 질병으로 인식하는데 음기는 차고 습한 여성의 기운으로 지속력이 있는 반면, 양기는 뜨겁고 밝고 건조한 남성의 기운으로 강한 특성을 가진다. 캐리비안과 라틴계는 찬 것과 더운 것 간의 균형을 건강으로 보았으며 주로 온도, 음식, 환경 요소를 차고 더운 특성으로 분류하여 한쪽으로 치우칠 때 다른 쪽을 보충하여 균형을 유지할 수 있다고 하였다. 한편 멕시코계 미국인은 신체와 정신, 정서적 요소들 간의 균형을 건강의 의미로 보았으며(Lujan & Campbell, 2006), 미국 인디언과 캐리비언계는 사람과 자연과의 조화 상태를 건강과 결부하여 이해하였다. 즉 자연과의 교감으로부터 안녕감과 친밀감을 얻으며 스트레스를 낮추고 평안을 얻을 수 있다고 믿어서 자연의 구성 요소들과의 조화와 평화를 인간의 건강과 평안의 필수조건으로 인식하였다. 이처럼 어떤 요소 간의 균형을 중요하게 여기는가에 따라 건강을 회복하고 유지하기 위한 치료와 건강 행동에 영향을 미친다.

5) 건강정보이해능력(Health literacy)

건강정보이해능력에 따라 건강수준과 건강 인식에 차이가 커지며 이것이 현대 공중보건

문제의 중요한 점으로 주목받고 있다. 건강정보이해능력은 일차적으로 건강정보와 건강에 관한 지식 수준에 차이를 가져오고 관련된 건강정보가 부족하고 자각하는 정보이해도가 낮으면 적절한 보건의료서비스 이용이나 건강행동 실천도가 떨어지기 때문에 건강관리가 제대로 이루어지지 못해서 치료를 위한 내원이나 입원이 증가하고 점진적인 건강수준의 저하로 연결되는 것이다(Pré, 2017).

일반적으로 어떤 문제에 대한 인식과 지식의 이해는 연령 및 교육수준과 관련이 있는데 선진국을 중심으로 한 인구구조에서 노인인구가 계속적으로 증가하면서 연령상 건강문제는 악화되어가지만 관련 문제 인식과 지식 이해도는 저하되는 양상을 보인다. 이는 결국 건강수준의 저하와 함께 부적절한 건강관리로 인한 의료비 지출의 증가로 이어지게 된다. 따라서 건강정보이해능력의 저하는 지역적으로 정도의 차이는 있지만 건강인식을 약화시키는 의미있는 요인이 된다. 건강정보이해능력에 대해서는 다음 장에서 구체적으로 다루고 있다.

3. 문화적 역량과 보건커뮤니케이션 개발

1) 문화적 역량(수월성, Cultural competency)의 개념

다른 집단에 대한 문화적 차이를 인식하고 문화적 다양성을 반영한 보건커뮤니케이션을 수행하기 위해서 '문화적 역량'에 대한 이해를 점검할 필요가 있다. 대표적인 다문화국가인 미국의 보건의료 공공부문에서 정의한 문화적 역량이란 대상 청중과 그들이 속한 지역사회의 문화적 신념, 행동, 욕구 안에서 개인 및 조직 차원으로 역할 수행을 효과적으로 할 수 있는 능력을 말한다(US DHHS, 2011). 또한 미국의학협회(American Medical Association)에서는 문화적 역량을 다양한 문화의 사람들과 함께 일하고 그들을 이해하고 받아들이는 지식과 대인관계 기술로 정의하였다(McCorry & Mason, 2011). 문화적 차이를 인식하고 받아들이는 것과 상대방의 문화적 방법을 이해하여 적절히 적응하는 노력을 공통적으로 내포하고 있다.

이와 연결선 상에서 보건커뮤니케이션 개발과 수행에 자주 등장하는 표현으로 '문화적으로 적절한 관리(culturally appropriate care)'가 있는데 Frable, Wallace, Ellison(2004)

에 의하면, 보건의료인의 문화적으로 적절한 관리란, 대상자마다 다를 수 있는 수용가능한 사회문화적 체계 안에서 보건의료서비스를 제공하여 기대되는 결과를 향상시키고 건강 결핍을 감소하는데 기여할 수 있는 보건의료전문가의 능력이라고 하였다. 따라서 문화적으로 적절한 관리는 대상자의 사회문화적 특성에 알맞은 보건의료서비스나 커뮤니케이션 전략을 수행하는 것이라 말할 수 있으며 이를 위해 서비스 주체인 보건의료전문가의 문화적 역량이 준비되어야 한다.

2) 문화적 역량의 발전과정

보건의료전문가는 계속적으로 문화적 역량을 발전시켜서 실제 서비스 제공에 적용하고자 노력해야 한다. 이를 위해 먼저 문화적 역량이 어떤 수준인지를 파악하는 것이 필요한데 문화적 역량 단계는 문화적 역량의 수준을 연속적인 단계로 나눈 것으로 미국 조지타운대학교 연구진들은 문화적 역량 단계를 6개의 핵심 과정으로 설명하였다(McCorry & Mason, 2011). 그에 비해 문화적 역량의 발전과정이란 보건의료전문가가 보건의료서비스 대상, 그 가족 또는 지역사회의 문화적 맥락 안에서 효과적인 업무능력을 습득하기 위해 지속적으로 노력하는 과정으로서, 문화적으로 적절한 서비스 수행능력의 향상 과정으로 이해할 수 있다(Campinha-Bacote, 2002).

문화적 역량 단계와 문화적 역량의 발전과정은 모두 문화적 역량을 일련의 연속적인 단계로 표현하여 서로 비슷한 맥락을 가지고 있는데, 문화적 역량 단계는 평가나 진단 중심으로, 문화적 역량의 발전과정은 개발 중심으로 문화적 발전과정을 설명하고 있다. 문화적 역량의 단계를 6개의 일련의 과정으로 설명하면 다음과 같다.

(1) 1단계: 문화적 파괴(Destructiveness)

특정 문화집단에 대한 개인, 조직, 기관이 가지는 부정적 태도나 관습으로 단지 개인적 차원이 아니라 조직이나 사회문화적 차원에서 특정 문화집단에 대한 차별이 구조화되어 있는 상태를 의미한다. 과거 독일의 유대인 차별정책이나 미국의 흑인 차별문화를 배경으로 한 터스키지 매독연구(Tuskegee experiments)가 그 예가 될 수 있다.

(2) 2단계: 문화적 무능(Incapacity)

다양한 문화적 배경 집단의 요구에 효과적 대응을 못하는 상태로서, 주로 동질성

(homogeneity)이 높은 집단 내에서 자주 발견된다. 실제적으로 필요다는 것을 인식하지만 동시에 이질적인 특성들이 집단 내의 구성원들에게 거부감을 불러일으킬 것을 우려하여 종전의 상황을 그대로 유지하는 단계를 의미한다. 예를 들어, 대형소매점에서 매장 직원을 채용할 때 경력이나 역량을 기준으로 볼 때는 얼마든지 외국계 직원을 선발할 수 있으나 많은 소비자들이 응대하는 직원들과 외모나 민족적 배경이 다른 것에 거부감을 느끼고 불편을 호소할 것을 염려하여 종전과 같은 패턴으로 직원채용을 하는 경우이다. 다양한 문화의 수용 수준이 낮은 단계이기는 하지만 다수의 사용자가 사회적으로 남아 있는 부정적인 낙인 등으로 문화적 수용도가 낮을 경우에는 실제로 이 단계를 충분히 거치면서 수용도 개선을 기다리는 경우가 많다.

(3) 3단계: 문화적 무지(Blindness)

서로 다른 문화적 배경의 사람들을 모두 자신이 속한 문화적 배경 안에서 이해하고 대하는 상태를 말한다. 예를 들어 무슬림이나 라틴계 여성들은 다른 나라에서의 보건의료 상황이라고 할지라도 외부의 남성과 눈을 마주치거나 신체를 접촉하는 것을 불쾌하거나 불안하게 여길 수 있다. 이를 보건의료전문가가 인지하지 못하고 자신의 문화적 맥락 안에서 설명해준 내용을 잘 이해했는지 확인하기 위해서 눈을 계속 마주치거나 통증을 호소하는 신체부위를 미리 말하지 않고 진료하여 환자를 당황하게 하는 것은 문화적 무지에 해당한다.

(4) 4단계: 문화적 역량전(Precompetence)

문화적 배경에 따라 서로 다른 문화적 배경을 가지고 있다는 것을 인식하나 아직 적절히 대처할만한 문화적 역량을 충분히 습득하지 못한 상태이다. 다양한 문화적 배경과 요구에 효과적으로 대응해야 할 필요성을 인식하고 문화적으로 적합한 차별적 능력을 기르고자 노력하는 단계인 것이다. 보건의료서비스 기관 차원에서 종사자들에게 타문화권 고객의 요구에 대응하는 교육과 훈련을 제공하며 직원의 고객응대 역량을 기르는 것이 예가 될 수 있다.

(5) 5단계: 문화적 역량(Competence)

어느정도 수준의 문화적 역량을 습득하고 청중의 문화적 특성을 받아들여 그에 알맞게 적절한 반응을 보여주는 실천 단계이다. 우리나라에 체류 중인 외국인의 국적 비율을 따라 의사가 주요 국가들의 언어로 간단한 인사와 문진 표현을 익혀 환자의 모국어로 첫인사를 건낸다거나 보건의료기관 차원에서 기본적인 안내문이나 기관내 표지판을 주요 내원 환자의 모국어로 표시하는 것이 예가 된다.

(6) 6단계: 문화적 효율성(Proficiency)

일반적인 문화적 특성에 대한 지식을 기반으로 문화적 취약계층의 불평등을 해소하고 옹호하는 수준을 높이기 위해서 개인적으로 관찰, 연구, 시도하여 보다 향상된 문화적 서비스를 제공하고자 노력하는 가장 적극적 문화적 반응 상태이다. 외국인근로자 거주 비율이 높은 지역의 보건소에서 외국인근로자를 담당하는 보건교육사가 대상자의 요구도를 파악하는 중에 이들의 가족들이 내국인과는 다른 문제로 의료서비스 이용을 잘 못한다는 것을 찾아낼 수 있다. 이 때 그 가족들을 대상으로 필요한 조사를 실시하여 원인을 규명하고 이에 따라 언어 및 문화적 이질감과 경제적 문제 등을 완화할 수 있는 방법을 모색하여 필요한 혜택을 제공한다면 이 보건교육사는 문화적 효율성 단계에 있다고 볼 수 있다.

3) 문화적으로 적절한 보건커뮤니케이션 수행

보건커뮤니케이션의 목표는 보건교육과 같이 바람직한 방향으로 인식, 지식, 태도, 의지, 의사결정, 행동 등을 변화시키는데 있으므로 대상청중의 문화적 특성을 활용하여 목표한 태도나 행동을 잘 형성할 수 있도록 유도해야 한다. 소집단 이상의 공중을 목표청중으로 할 때에도 청중집단의 문화적 배경을 적절히 활용하여 보건커뮤니케이션을 개발하면 목표청중의 참여도를 높이고 프로그램의 효과를 높이는데 유용하다.

문화적으로 적절한 보건커뮤니케이션의 개발과 수행의 핵심기준으로 문화적 특성과 언어를 들고 있다. 문화적 차이는 대부분 주로 사용하는 언어의 차이를 동반하며 생활양식을 포함하는 가치관이나 규범같은 문화적 차이로 인해 서로의 말에 대한 이해가 달라지면 건강정보이해능력의 문제로 연결된다. 우리나라와 같이 단일민족국가이고 외국인의 비율이 높지 않은 경우에는 직업, 연령, 지역, 환경 등의 차이에 따른 전문용어, 은어, 변용어, 방언 등의 사용이 문화와 관련된 언어문제에 해당할 수 있다. 미국 보건복지부(U.S. DHHS) 산하 소수민족보건국(Office of Minority Health)에서는 문화와 언어적으로 적절한 보건의료서비스를 위한 국가 표준 지침을 제시하여 보건의료종사자와 조직 및 지역

서비스가 문화다양성을 반영할 수 있도록 지원하고 있다(표 3-1 참조). 우리나라의 인종과 민족 구성의 상황은 미국과는 차이가 있지만 우리나라 보건의료서비스에도 참고가 되는 면이 있다.

표 3-1 미국 소수민족보건국의 문화와 언어적으로 적절한 보건의료서비스(Culturally and Linguistically Appropriate Services, CLAS)의 국가 표준 지침

목적:
건강 및 의료 관리기관의 건강형평성 증진, 질 향상, 보건의료관리 격차 해소를 위한 계획 수립 지원

핵심 기준:
1. 다양한 문화의 건강신념과 행동, 선호하는 언어, 건강정보이해능력, 그리고 기타 커뮤니케이션 요구에 상응하는 효과, 평등, 이해, 존중을 지향하는 질 관리와 서비스를 제공한다.

경영진, 리더십, 인력:
2. 정책, 실행, 자원배분을 통해 건강형평성과 CLAS를 증진하도록 조직 관리와 리더십을 발전시키고 유지한다.
3. 서비스 분야 대상인구에 맞는 문화와 언어적으로 다양한 경영진, 리더십, 인력을 모집, 개발, 지원한다.
4. 상시 기반으로 문화와 언어적으로 적절한 정책과 실행이 유지되는 범위 안에서 경영진, 리더십, 인력을 교육훈련한다.

커뮤니케이션과 언어 지원:
5. 영어가 서툰 또는 다른 커뮤니케이션 요구가 필요한 개인들에게 비용부담없이 시기적절한 보건의료서비스 이용이 가능하도록 언어 지원을 제공한다.
6. 모든 개인 대상자들에게 그들이 선호하는 언어로 말하기와 쓰기 모두에 대한 언어지원 서비스가 가능하다는 것을 명확히 알려준다.
7. 언어지원을 제공하는 사람의 능력을 확인하여 훈련받지 않은 사람을 고용하지 않았는지 점검하고 통역사로서 준비가 미흡한 사람은 제외한다.
8. 서비스가 필요한 대상인구에게 일상적으로 사용되는 언어로 쉽게 이해할 수 있는 유인물, 멀티미디어 자료와 신호체계를 제공한다.

참여, 지속적 개선, 그리고 책무:
9. 문화와 언어적으로 적절한 목적, 정책, 관리 책임을 수립하여 조직의 계획과 운영에 반영한다.
10. 조직의 CLAS 관련 활동을 지속적으로 평가하고 CLAS 관련 평가도구를 계속적인 질개선 활동과 평가에 통합시킨다.
11. 건강 형평성과 성과에 미치는 CLAS의 영향을 추적하고 평가하며 서비스의 제공을 알리기 위해서 정확하고 믿을만한 인구학적 데이터를 수집하고 보유한다.
12. 지역사회 보건의료 자본과 요구를 정기적으로 평가하고 서비스 분야 대상인구의 문화와 언어적 다양성에 상응하는 서비스를 계획하고 실행하는데 그 평가결과를 사용한다.
13. 문화와 언어적 적절성을 보장하는 정책과 서비스를 개발, 수행, 평가하는 지역사회와 협력관계를 맺는다.
14. 갈등과 불만을 규명, 예방, 해소하기 위한 갈등과 고충처리 과정을 문화와 언어적으로 적절하도록 개발한다.
15. 모든 이해관계자, 유권자, 일반 공중에게 CLAS를 수행하고 유지하는 범위에서 조직을 운영하고 소통한다.

출처: U.S. Department of Health & Human Services, Office of Minority Health. National standards for culturally and linguistically appropriate services (CLAS) in health and health care. Available from : https://www.minorityhealth.hhs.gov/omh/browse.aspx?lvl=2&lvlid=53

(1) 개인수준의 보건커뮤니케이션 지침

건강관리 및 보건의료서비스 종사자가 개인 수준 대상자와의 커뮤니케이션에서 경험할 수 있는 문화적 차이는 풍습, 가치관, 종교 등이 복합적으로 반영되며 우선적으로 언어 차이로 나타난다. McCorry와 Mason(2011)는 보건의료종사자가 문화적으로 차이가 있는 대상자와의 커뮤니케이션을 불편이나 오해없이 수행하는데 도움이 되는 권고사항을 제시하였다. 또한 우선적으로 한국어가 서툰 대상자와의 커뮤니케이션에서 유의할 사항과 통역사의 도움을 받는 경우 협업 요령에 대해서도 제시하였다. 이 내용 중 언어를 포함한 일부분을 한국 상황에 맞게 수정하여 활용하면 실제적으로 도움이 될 것이다.

① 문화적으로 다른 내담자(환자)를 대하는 커뮤니케이션 지침

㉠ **나의 방식대로 대상자를 대하지 않는다:** 문화가 다르면 친절한 인사법이나 대화 요령이 다르다. 나의 친절한 방식이 상대방에게도 친절하게 받아들여지지 않을 수 있다. 대상자의 문화적 특성을 습득하고 이해하려고 노력해야 한다. 예를 들어 상담과정에서 회교도 여성에게 신체 접촉이 필요하다면 반드시 사전에 그 이유를 설명하고 허락을 받아야 한다.

㉡ **민족적 배경이 다른 대상자에게는 더 친절하게 대화를 시작한다:** 미국인의 경우 어느 정도 친해지면 보통 이름을 부르기 때문에 계속 성이나 성과 이름을 같이 부르면 거리를 두고 싶다는 뜻으로 이해되기 쉽다. 그러나 문화권에 따라서는 성, 연령, 직위 등에 대한 관습이 다르므로 상대방에 대한 정보나 양해를 얻기 전에는 가능한 공손한 표현과 친절한 방법으로 대화를 시작하여 이해를 넓히면서 그에 맞는 호칭을 찾아가는 것이 안전하다.

㉢ **대상자가 나와 눈을 맞추지 않거나 건강상태에 대해 질문이 없는 것으로 염려하지 않는다:** 보통은 주요 대화 내용에 따라 서로의 이해와 생각을 파악하기 위해서 대화 중간 중간 눈을 맞추거나 적절한 표정을 사용한다. 백인과 흑인의 경우 상대방과 눈을 맞추며 이야기하는 것으로 관심과 성의를 표현하며 대화 중에 끼어들어 이야기하여도 크게 결례가 아니어서 오히려 대화에 참여의지를 가지고 적극적으로 자기를 표현하는 것으로 이해한다. 그러나 다른 문화권에서는 마주보거나 눈을 똑바로 쳐다보는 것이 실례로 인식되어 피하는 경우가 종종 있다. 자주 대하는 다른 민족배경의 대상자들이 있다면 간단한 인사나 비언어적 표현을

익혀두는 것이 좋다(표 3-2 참고).

㉣ **건강관리나 질병 상태 및 치료방법 등에 대해 내담자나 환자의 생각이나 선호도를 쉽게 추정하지 않고, 현재의 상태와 느낌, 생각을 중심으로 질문한다**: 대상자가 현재의 질병문제에 대해 어떻게 생각하고, 왜 걸렸다고 생각하는지, 그리고 어떤 방법을 선호하는지에 대해 대상자의 느낌과 생각을 위주로 질문하고 편하게 충분히 말할 수 있도록 한다. 그리고 그 이야기를 존중하여 그대로 정보로 받아들인다. 과학적 근거나 최신 정보 등을 기준으로 대상자의 대답에 평가나 판단하는 반응을 보이지 않도록 유의해야 한다. 대상자의 생각을 짐작하고 넘겨짚는 태도는 통제당한다는 느낌을 받게 해서 친밀한 커뮤니케이션을 막는다.

㉤ **처치나 대처방법을 어떻게 결정하면 좋겠는지 대상자의 의견을 묻는다**: 건강상담 방법이나 의학적 조치의 최종 결정은 많은 경우 전문가의 몫이다. 그러나 그 전에 관련하여 대상자의 선호나 의견을 물어서 전문가적 의사결정에 참고하는 것이 좋다. 최종 결정내용을 대상자에게 전달할 때 대상자의 의견이 어떤 의미에서 반영 또는 미반영되었는지를 간략히 설명해주면 존중과 신뢰 기반의 커뮤니케이션을 지속하는데 도움이 된다.

② 언어가 서툰 내담자(환자)를 대하는 커뮤니케이션 지침

McCorry와 Mason(2011)이 제시한 영어가 서툰 대상자와의 커뮤니케이션 지침 8가지를 언어가 달라서 능숙하지 않은 대상자로 일반화하여 커뮤니케이션 지침을 정리하였다.

㉠ **천천히 반복해서 설명하고, 큰소리로 말하지 않는다**: 언어가 서툴기 때문에 정보 이해능력이 떨어지는 대상자에게 말할 때 가장 일반적인 방법은 천천히 반복해서 말하는 것이다. 많은 경우 이해하는데 시간이 더 많이 필요한 상태이므로 우선 천천히 반복해서 말하면서 이해를 확인하며 진행해야 한다. 또한 목소리를 갑자기 크게 하거나 톤이 높아지면 화가 났거나 적대적으로 인식하기 쉬우므로 유의해야 한다.

㉡ **대상자를 쳐다보고 몸동작, 그래픽, 표정을 활용하여 표현한다. 그리고 대상자의 반응을 잘 관찰한다**: 몸동작이나 표정 같은 비언어적 표현은 언어적으로 전달하려는 의미를 보완하고 강조하는 역할을 한다. 때때로 이해를 도울 수 있는 사진이나 그래픽이 있으면 활용하여 내용을 정확히 이해시킬 수 있도록 노력한다. 그

표 3-2 주요 민족적 배경과 비언어적 표현 방법 비교

유형	일본인	중국계	인도계	멕시코계	브라질계	사우디아라비아계	이란계	이집트계	이스라엘계
환영 인사	목례, 악수	악수	나마스테 (합장하며 목례)	따뜻한 악수, 두세번째부터 남성은 등을 쓰다듬으며 포옹	강렬하고 따뜻한 악수가 전통적, 친구사이는 포옹 가능	남자끼리 악수, 남녀 간에는 악수할 수 없음	악수가 전통적, 친구사이는 살짝 포옹이나 키스 가능	따뜻하고 점잖은 악수	따뜻한 악수가 일반적, 가끔 어깨를 두드리기도 함. 절친한 사이가 아니면 포옹은 안함
눈 맞춤	직접적 눈맞춤을 거북하게 느낄 수 있음	직접적, 지속적 눈맞춤은 결례임. 사람들이 모인 곳에서는 눈맞춤을 피함	계속 눈맞춤은 예의에 어긋남. 특히 나이 차이가 많으면 더욱 무례	직접적 눈맞춤이 지속될 경우 불편하게 느낄 수 있음	직접적 눈맞춤을 지속하는 것이 중요(관심과 의지)	동성간 직접적 눈맞춤의 지속은 중요	대화 중 동성간 눈맞춤은 중요	동성간에 눈맞춤 하는 것이 중요함	북미사람들처럼 직접적 눈맞춤이 매우 중요함
개인 공간	가능한 서로 개인공간을 넓게 사용. 공공장소에서는 예외	대화 중에는 서로 가까이 위치함	서로 대화 중에는 매우 가까이 위치함	함께 대화 중에는 서로 가까이 위치	함께 대화 중에는 서로 가까이 위치	동성 간에 함께 가능. 대화 중에는 서로 가까이 위치	동성 간에 함께 가능. 대화 중에는 서로 가까이 위치	동성 간에 함께 대화 중에는 서로 가까이 위치. 이성간은 대화 중에도 서로 멀리 떨어져야 함	사교적 모임에는 서로 가까이 위치

출처: McCorry LK, Mason J. Communication skills for the healthcare professional. Pennsylvania, PA: Wolters Kluwer Health, Inc, 2011.

리고 대상자가 바르게 이해했는지 그 반응을 관찰하며 확인한다.

ⓒ **어려운 관용표현이나 전문용어의 사용은 되도록 자제한다**: 한국어가 서툰 대상자에게 한국적 관용표현, 비유, 속담 등을 사용하면 당혹스러워하기 쉽다. 또한 보건의료 현장에서는 대상자가 당면한 문제에 따라 전문용어나 표현을 사용하는 경우도 많은데 언어의 이해와 표현이 서툰 대상자를 고려해서 가능한 쉬운 표현으로 바꾸도록 노력한다.

ⓓ **현재 필요한 내용 중심으로 말하고, 표현에 활용하는 단어나 정보는 가능한 줄인다**: 언어가 서툰 대상자는 말을 알아듣는데도 표현하는데도 시간이 많이 소요된다. 따라서 현재 꼭 필요한 내용을 중심으로 간략하게 말한다. 이해를 높이기 위해서 참고가 되는 관련된 정보를 추가적으로 제공하는 것은 일반적으로 친절한 일이지만 이 경우는 언어 표현이나 단어 이해가 제한적이어서 혼란을 주는 경우도 생길 수 있다.

ⓔ **평서문의 단순한 문장으로 이야기 한다**: 수식어가 많이 포함되거나 이중부정이나 접속사가 포함된 복합문장은 언어가 서툰 대상자에게 어려울 수 있으므로 가능한 평서문의 단순한 문장으로 짧게 나누어 표현하는 것이 좋다.

ⓕ **대상자의 말을 중간중간 다른 말로 바꾸어 다시 말하거나 요약해서 표현하여 맞게 이해했는지 확인한다**: 대상자는 이해도 어렵지만 표현도 서툴기 때문에 대상자가 말한 것을 자주 보건의료인이 잘못 이해하기 쉽다. 따라서 중간에 내담자가 말한 내용이 어느정도 쌓이면 담당자가 이해한 것을 자기 말로 바꾸거나 요약정리하여 말해주면서 커뮤니케이션이 정확하게 되고 있는지 확인한다. 바꾸어 말하기와 요약하기는 대인 커뮤니케이션에서 의미가 서로간에 정확하게 소통되는지 확인하는데 자주 사용되는 유용한 방법이다.

ⓖ **이야기 중에 사용된 주요 단어의 뜻을 대상자가 잘 알고 있는지 확인한다**: 전달하는 내용의 중심 또는 핵심이 되는 주요 단어에 대해서는 대상자가 모르고 있으면 사실상 대화내용을 잘 이해하기 어렵다. 따라서 잘 알고 있는지 점검할 필요가 있으며 확인할 때는 사진이나 몸짓 등 다른 표현들로 다양하게 전달하면 이해를 도모하는데 더욱 좋다.

ⓞ **예/아니오의 이분법적 대답이 나오는 질문 유형은 가능한 피한다**: '담배 피우나요?'와 같이 그 대답이 예나 아니오로 나오는 질문 유형은 가능한 피하는 것이 좋다. 그 보다는 '지금까지 어떻게 담배를 피워오셨나요, 흡연습관에 대해서 말

해주세요' 식으로 질문하여 현재 흡연여부를 포함하여 내담자(환자)가 원하는 방식으로 관련 내용을 말할 수 있게 한다. 이분법적 질문으로는 단편적인 정보만 얻지만 열린 질문은 보건의료종사자가 예상하지 못한 대상자의 고유하고 주요한 정보를 얻을 수 있어서 문제해결을 위한 정보가 보다 풍성해진다.

③ 통역사와 협업하며 언어가 다른 내담자(환자)와 소통할 때 유의점

㉠ **통역사에게 미리 대화할 문제나 내용을 간략히 설명한다**: 통역사는 두 언어에 능통한 사람이지만 대화할 문제나 내용에 대한 보건의료지식은 미흡하다. 따라서 통역사와 협업하여 언어가 다른 내담자와 대화할 때는 사전에 미리 대상자의 상태나 관련된 보건의료 정보를 간단히 통역사에게 설명하고 내담자와 나눌 내용을 대략적으로 알려주면 그만큼 커뮤니케이션이 원활하고 정확해진다.

㉡ **대상자를 바라보며 대상자에게 말한다**: 통역사를 통해 대상자의 말을 이해하고 표현하는 상황이지만 기본적으로 대상자를 바라보며 대상자에게 말하는 태도를 유지한다. 대상자의 문제를 해결하기 위해 대상자의 말을 듣는 것이므로 대상자를 보며서 가능한 대상자가 직접 이해하는 부분이 많아지도록 노력하는 것이 내담자와의 신뢰관계 형성에 도움이 된다.

㉢ **한 가지 이상의 방법으로 설명한다**: 번거롭게 생각하지 말고 가능한 대상자에게 익숙한 다른 방법으로 설명을 추가하면 도움이 된다. 여러 가지 방법으로 설명하면 일반적으로 이해를 정확하게 하고 확인하는데 도움이 된다.

㉣ **길고 복잡한 문장은 피한다**: 실시간으로 이루어지는 통역에 부정확한 통역 가능성을 줄이려면 가능한 짧고 단순하게 표현하는 것이 좋다.

㉤ **대화 중 한 단락이 끝나면 잠시 쉰다**: 몇 개의 문장 정도로 나누어 동시에 말할 내용을 제한하면 통역 연결에 도움이 된다. 그리고 통역사가 대담자에게 설명하는 시간이 있으므로 잠시 쉬면서 내담자의 반응을 관찰하며 내담자가 대답이나 반응할 수 있는 시간을 준다.

㉥ **통역사가 생각할 시간을 준다**: 말하는 내용에 따라 통역사가 직역하지 않고 핵심 내용을 중심으로 요약하거나 다른 쉬운 표현으로 바꾸어 통역하기도 한다. 따라서 통역사가 적절히 말을 정리할 수 있도록 생각할 시간을 주어야 한다.

㉦ **통역사가 말하고 있는 중에 끼어들지 않는다**: 통역사가 말이 끝나는 것을 확인하

며 말을 이어가야 한다. 통역사가 미쳐 말이 끝나기 전에 말을 시작하면 말이 서로 엮여서 통역하는데 혼란을 가져올 수 있고 듣는 사람도 의미를 일부 놓치기 쉬우므로 제대로 전달되고 있는지 의심스러울 수 있다.

◎ **표정과 몸짓을 활용하며 통역사가 전달하는 동안 대상자의 반응을 관찰한다:** 대상자와 통역사가 동시에 잘 볼 수 있는 구도로 서서 이해를 도울 수 있는 몸짓이나 표정 등을 하면서 내용을 전달한다. 그리고 대상자가 내 말과 통역사의 말을 듣는 동안 어떻게 반응하는지 관찰하면서 적절히 이해했는지를 확인해야 한다.

(2) 공중 수준의 보건커뮤니케이션 개발과 수행

공중커뮤니케이션 프로그램을 개발할 때 공중의 문화적 특성은 맞춤형(tailored) 커뮤니케이션 개발에 기여한다. 연령, 성, 인종, 모국어, 종교, 교육수준(정보이해능력), 직업, 소득(의료보장), 거주지역, 거주기간, 교통수단 등의 대상자의 다양한 문화적 특성은 대상자의 바람직한 행동변화를 위한 커뮤니케이션 전략을 짤 때 대상자의 기호, 욕구, 신념에 맞게 고안하는데 활용되어 보다 대상자의 특성에 맞추어진 커뮤니케이션이 가능하게 된다.

일반적으로 공중수준의 보건커뮤니케이션 개발을 할 때 문화적 특성을 적절히 반영하기 위해서 활용할 수 있는 주요한 방법으로 인구학적 요인 중심의 특성 평가, 청중세분화, 그리고 지역사회 참여 전략 활용을 들 수 있다.

① 사회인구학적 요인을 활용한 문화적 특성 평가

문화적으로 적절한 커뮤니케이션 개발을 위해서는 우선 대상청중의 문화적 특성과 분포를 먼저 파악해야 한다. 공중규모 대상의 문화적 특성과 분포를 파악하는데 여러 사회인구학적 요인들이 문화적 민감도가 높은 것으로 알려져 있어서 주요한 사회인구학적 요인들을 활용하여 대상집단의 문화적 특성을 평가하고 그 결과에 따라 대상의 규모와 주요 이질성 분포 정도에 따라 청중분할을 결정할 수 있을 것이다.

Huff, Kline, Dobbins(2015)는 문화적 특성을 잘 드러낼 수 있는 사회인구학적 요인을 크게 인구학적 영역, 문화적 영역, 건강신념과 행동 영역으로 나누어 평가하였는데 영역과 그 하위 요인들은 우리나라가 비교적 문화적으로 단일한 특성을 가지는 것을 감안하여 이해한다면 참고할 수 있는 부분이 있다(표 3-3). 또한 문화적 특성은 인식을 동반하기 때문에 사실적 상태와 함께 그에 대한 인식관련 특성이 함께 고려되어야 하겠다. Huff, Kline, Dobbins(2015)의 분류에 의한 인구학적 영역에는 연령, 성정체성, 사회적 수준, 교육과 정보이해도, 언어와 방언, 종교선호성향, 직업과 수입, 거주형태와 동거구조, 문화적응도 등이 포함된다. 연령과 성에 대해서도 다시 실제적 연령 분포와 함께 연령에 대한 인식, 가족내의 연령에 따른 의사결정 우선순위, 성 분포, 남성과 여성에 대한 역할 기대, 자녀양육에 대한 성별 책임 등이 심층적으로 검토될 수 있다. 문화적응도는 다문화사회의 경우 주류문화권을 기준으로 어느 정도로 주류문화권의 문화에 조화롭게 적응되었는지에 대한 것인데 우리나라 상황이라면 서울(대도시) 문화에 대한 인식과 적응도로 이해할 수 있겠다.

사회문화적 영역에서는 주로 민족, 국적, 소속 지역사회를 비롯하여 그에 따르는 규범, 가치, 관습, 그리고 지역적 생활양식이 포함될 수 있다. 실제적인 사회 규범, 가치, 관습과 함께 이들에 대한 인식과 순응도 등이 포함된다. 건강신념과 행동 영역에는 건강과 질병 개념, 질병에 대한 반응, 이용하는 의료서비스 형태, 건강행동양식 등이 있다. 건강과 질병 인식에 따라 질병에 대해 어떻게 대처하는지의 반응양식이 달라진다. 교육, 종교, 소득, 도시화 등의 다른 요인들과 맞물려 서구의료 이용과 건강증진 실천도를 파악할 수 있겠다.

표 3-3 문화적 특성에 민감한 사회인구학적 요인

평가 영역	평가 요인
인구학적 영역	연령, 성정체성, 사회적 수준, 교육과 정보이해도, 언어와 방언, 종교선호성향, 직업과 수입, 거주형태와 동거구조, 문화적응도
사회문화적 영역	민족정체성, 우주관, 시간개념, 자아개념, 지역사회 개념, 사회규범/가치/관습, 커뮤니케이션 양식
건강신념과 건강행동 영역	건강과 질병 인식, 질병에 대한 반응, 서구의료 이용과 건강증진 실천, 건강행동

출처: Huff RM, Kline MV, Dobbins DV. Chapter 6. The cultural assessment framework. In Huff RM, Kline MV, Peterson DV (Eds.). Health promotion in multicultural populations (3rd ed.). Thousand Oaks, CA: SAGE Publications, 2015, 127-149.

② 청중 세분화(Audience segmentation)

대상자가 개인이나 소그룹 수준이 아닌 규모가 큰 공중 수준이라면 공중이 가진 문화적 특성이 그 안에서 서로 이질적인 경우가 얼마든지 있어서 문화적 차이를 적절히 고려한 맞춤형 커뮤니케이션을 수행하기 위해서 청중 세분화(audience segmentation)를 해야 한다. 청중세분화란 한 그룹을 일정 기준으로 서로 다른 특성을 가진 더 작은 소그룹으로 나누는 것으로 주로 상업 및 사회마케팅에서 활용하는 방법인데, 사회마케팅 기법을 활용한 보건커뮤니케이션 개발에 널리 활용된다(Schiavo, 2014).

공중 수준 보건커뮤니케이션에서 변화하려는 행동 단계를 조사하고 대상자를 행동 단계별로 나누어 각 단계에 알맞은 프로그램을 개발하고 수행하면 청중 세분화를 활용한 예가 된다. 미국 질병통제센터에서는 미국 인구를 구성하는 주요 민족을 비히스페닉 백인계, 흑인계, 히스페닉계로 나누어 모든 보건교육 및 커뮤니케이션 자료를 개발할 때 영어와 스페인어판으로 각각 개발한다. 같은 내용을 담고 있지만 언어가 다르고 같은 언어를 사용하는 사람들이 가진 고유한 사고방식이나 관습 등을 고려하여 표현양식이나 사례자료를 그에 맞게 조정하여 개발하는 것이다. 청중세분화를 통한 문화 맞춤형 커뮤니케이션은 목표청중의 관여도(relevance) 인식과 참여도(participation)를 높이고 건강정보이해능력을 보완하기 때문에 지식과 의사결정능력을 개선하는데 효과적이다.

③ 지역사회 참여적 전략(Community participatory strategies)

프로그램 대상청중이 속해있는 지역을 기반으로 하는 지역사회 참여적 전략은 보건커뮤니케이션 프로그램의 문화적 민감성을 높이는데 효과적이다. 지역사회기반 참여적 접근(Community–Based Participatory Research, CBPR approach)은 지역사회와 학문적 조직이 협력하여 연구적 접근으로 지역의 건강 격차를 줄이고 지역사회 건강 수준을 향상시키는데 목적을 둔다(Minkler & Wallerstein, 2003). CBPR 접근의 주요 전략은 지역사회 참여와 협력관계 형성이다. 지역의 다양한 개인과 그룹들과의 협력적 관계를 형성하면 여기서부터 자발적으로 참여하는 지역사회 파트너들로부터 지역내의 다양한 문화그룹들이 가진 광범위하고 다각적인 지식과 경험들이 유입된다(Vaughn & Krenz, 2014). 따라서 지역내 협력관계 강화를 통해 지역사회 참여적 전략을 사용할 때 문화적 민감도가 높아져서 문화적으로 적절한 커뮤니케이션 프로그램을 개발하는데 용이하다. 보건커뮤니케이션 프로그램에 문화적 적합성을 높이는데 효과적인 지역사회 참여방법은 크게 지역 내의 목표청중 일부를 프로그램 개발과정에 참여시키는 것과 지역 내 여론지도자나 영향력 있는 지도자의 자문을 구하는 방법이 대표적이다. 목표청중의 일부가 프로그램 개발과정에 전략이나 자료에 대한 의견을 내는 것은 많은 경우 목표청중에게 커뮤니케이션 내용이 자신과 관련되거나 필요하다고 인식하도록 하는 관여도 인식을 높이는데 효과적이며, 여론지도자들의 프로그램에 대한 긍정적인 태도나 홍보는 목표청중의 프로그램 참여도를 개선하는데 도움이 된다.

미국 국립암연구원에서도 보건커뮤니케이션 프로그램 개발에 대한 가이드북을 통해 문화적으로 민감한 커뮤니케이션 개발 지침을 제시하였는데(NCI, 2004), 프로그램 개발과정에 대상청중을 참여시켜서 그들의 문화를 반영하여 커뮤니케이션 프로그램을 개발하도록 권고하고 있다(참고 1 참조). 우선적으로 그리고 이차적으로 고려하는 문화적 속성들을 분류하였고 목표청중의 문화적 특성 중에 보건커뮤니케이션 프로그램을 개발하는데 효과적인 가치 특성들을 구체적으로 제시하고 있다. 이들은 모두 프로그램 개발에 유용한 목표청중의 문화적 특성을 정확히 파악하고 맞춤형 커뮤니케이션 개발과 수행에 기여한다.

〈참고 1〉 미국 국립암연구원의 문화적으로 민감한 커뮤니케이션 개발 지침

① 문화는 행동, 가치, 조직을 유형화하는 우선적인 힘을 가지고 있음을 알아야 한다.

② 문화 안에서 다양성을 이해하고 검토한다. 문화적으로 적절한 메시지 개발에 다음의 기준이 중요하다:

- 알차 문화적 요인은 인종, 민족, 언어, 국적, 종교이다.
- 이차 문화적 요인은 연령, 성, 성적 정체성, 교육, 직업, 소득수준, 주류계층에의 문화적응문제와 연결된다.

③ 목표청중의 태도와 가치를 반영하고 존중한다. 예를 들어:

- 개인과 지역사회 중에서 무엇을 더 우선적으로 중요하게 여기는지
- 남성, 여성, 어린이의 역할
- 선호하는 가족 구조(핵가족 또는 확대가족)
- 공식적 교육 및 고학력과 비교할 때 생활의 지혜, 인생경험, 상식의 상대적 중요성 인식
- 부의 측정 기준(개인 관계망, 유형재화 등)
- 다른 연령 계층에 대한 상대적 가치(젊은층 대 노년층)
- 전통에 편안해 하는지 또는 새로운 방식에 개방적인지
- 좋아하는 또는 금기하는 음식
- 옷과 장신구 예절(사용법)
- 몸짓, 특히 특정 상황에 허용되는 신체접촉이나 거리

④ 커뮤니케이션 주제와 자료의 개발이 대상청중의 참여를 위해서 그리고 참여와 함께 이루어져야 한다.

⑤ 선호하는 용어나 표현을 사용하는 문화적 집단의 의견을 참고하는지. 예를 들어 우리와 같은 동양인은 미주사회에서 소수민족 또는 비백인이란 표현에 불쾌감을 느낄 수 있다. 선호하는 용어는 국적에 기반하는 경우가 많다.

⑥ 청중의 참여를 통해서 주의깊게 개발되고 검증된 대상청중의 언어를 사용한다.

출처: National Cancer Institute. Making health communication programs work: A planner's guide. U.S. Department of Health and Human Services, 2004. Available from : https://www.cancer.gov/publications/health-communication/pink-book.pdf

Q 확인 학습 문제

1. 건강인식과 관련된 문화적 특성에 대한 사례로 알맞지 않은 것은?

① 남아선호사상에 의해 보건의료서비스 혜택이 여자보다 남자에게 우선적으로 제공된다.
② 기독교에서 대규모 감염병 발생은 명확한 원인이 있으므로 과학적 방법으로 규명하여 대처할 수 있다고 믿는다.
③ 고3 수험생들에게 스트레스나 신경증 같은 정신건강이 취약한 것은 우리 사회 입시제도의 과도한 경쟁구조에 책임이 있다.
④ 라틴계 미국인은 그 외 백인이나 동양계 미국인보다 당뇨병 사망률이 약 2배 더 높다.
⑤ 70대 이상 노인은 20대나 30대 청년들보다 건강관심도와 건강행동 실천도가 높다.

2. 문화적 역량의 6개 발달단계 중에서 특정 언어의 사용을 무조건 금지하는 것은 어느 단계가 가장 가까운가?

① 문화적 무능 ② 문화적 효율 ③ 문화적 파괴
④ 문화적 역량전 ⑤ 문화적 무지

3. 보건의료관계자가 문화적 또는 언어적으로 다른 내담자를 개인수준에서 상대할 때 유의할 점으로 가장 알맞은 것은?

① 지역에 따라 비언어적 커뮤니케이션 방법과 해석이 다르므로 내담자의 문화를 중심으로 그 방법과 해석을 익혀두는 것이 필요하다.
② 초기에는 나의 문화적 방식으로 시작하여 점차 내담자의 문화적 특성에 맞추어 간다.
③ 질병상태나 치료방법에 대해 내담자의 의견과 선호도를 짐작하여 대안을 제시한다.
④ 비언어적 표현은 문화적으로 미묘한 차이가 있으므로 가능한 활용을 자제한다.
⑤ 내담자와의 대면에서 보건의학적 용어가 사용될 때가 있는데 대부분 맥락상으로 쉽게 이해할 수 있으므로 무리가 없다.

정답 1. ② 2. ③ 3. ①

Q 심화 토의 문제

도시지역 남자 고등학교 학급 게시판에 붙일 신체활동 장려 포스터를 제작하려고 한다. '문화적으로 적절한' 보건커뮤니케이션을 개발하기 위해서 활용할 수 있는 지역사회 참여적 전략을 구상하여 의견을 나누어 봅시다.

참고문헌

Campinha-Bacote J. The process of cultural competence in the delivery of healthcare services: A model of care. Journal of Transcultural Nursing. 2002, 13(3), 181-184.

Frable PJ, Wallace DC, Ellison KJ. Using clinical guidelines in home care: For patients with diabetes. Home Healthcare Nurse. 2004, 22(7), 462-468.

Huff RM, Kline MV, Dobbins DV. Chapter 6. The cultural assessment framework. In Huff RM, Kline MV, Peterson DV (Eds.). Health promotion in multicultural populations (3rd ed.). Thousand Oaks, CA: SAGE Publications, 2015, 127-149.

Huff RM, Kline MV, Peterson DV. Health promotion in multicultural populations (3rd ed.). Thousand Oaks, CA: SAGE Publications, 2015.

Kreuter MW, Lukwago SN, Bucholtz DC, Clark EM, Sanders-Thompson V. Achieving cultural appropriateness in health promotion programs: Targeted and tailored approaches. Health Education and Behavior. 2002, 30(2), 133-146.

Lujan J, Campbell HB. The role of religion on the health practices of Mexican Americans. Journal of Religion and Health. 2006, 45(2), 183-195.

McCorry LK, Mason J. Communication skills for the healthcare professional. Pennsylvania, PA: Wolters Kluwer Health, Inc, 2011.

Minkler M, Wallerstein N. Community based participatory research in health. San Francisco, CA: Jossey-Bass, 2003.

National Cancer Institute. Making health communication programs work: A planner's guide. U.S. Department of Health and Human Services, 2008. Retrieved on 5/16/2019 : https://www.cancer.gov/publications/health-communication/pink-book.pdf

Pré A. Communicating about health: Current issue and perspectives (5th ed.). New York, NY: Oxford University Press, 2017, 153-180.

Rani S. The healthcare professional's guide to clinical cultural competence. Toronto, Canada: Elsevier, 2006.

Schiavo R. Health communication (2nd ed.). San Francisco, CA: Jossey-Bass, 2014.

Sobo EJ, Loustaunau MO. The cultural context of health, illness, and medicine. Santa Barbara, CA: Praeger, 2010.

Spector RE. Cultural diversity in health and illness (8th ed.). Upper Saddle River, NJ: Pearson Education, 2013.

US Department of Health & Human Services, Office of Minority Health. National standards for culturally and linguistically appropriate services (CLAS) in health and health care. Available from: https://www.minorityhealth.hhs.gov/omh/browse.aspx?lvl=2&lvlid=53

U.S. Department of Health and Human Services, Office of Disease Prevention and Health Promotion. Health Literacy About. 2011. Available from https://health.gov/healthliteracyonline/

Vaughn EJ, Krenz VD. Chapter 7. Planning, implementing, and evaluating culturally appropriate programs. In Pérez MA, Luquis RR (Eds.). Cultural competence in health education and health promotion (2nd ed.). San Francisco, CA: Jossey-Bass, 2014.

Vlassoff C, Manderson L. Incorporating gender in the anthropology of infectious diseases. Tropical Medicine and International Health. 1998, 3(12), 1011-1019.

제4장

건강정보이해능력

1. 개념
2. 선행요인과 결과
3. 취약계층
4. 유형
5. 평가도구
6. 이해도를 높이는 표현 방법

보 건 커 뮤 니 케 이 션

제4장 건강정보이해능력 (Health literacy)

학습목표

- 건강정보이해능력의 개념과 구성요소를 매체의 발달과 함께 이해할 수 있다.
- 건강정보이해능력의 선행요인과 결과측면에서 사회 및 국가적 중요성을 설명할 수 있다.
- 건강정보이해능력의 유형을 매체의 발달과 연관하여 분류할 수 있다.
- 주요 건강정보이해능력 평가도구의 특성과 활용을 구분할 수 있다.
- 보건의료 취약계층의 정보이해를 높일 수 있는 말하기와 읽기자료 개발 방법을 적용할 수 있다.

사회경제수준이 향상되고 통신기술이 발전하면서 건강정보이해능력은 건강행동과 건강상태를 긍정적으로 관리하는데 더욱 중요한 요인으로 대두되고 있다. 수많은 건강정보가 여러 매체와 수단을 통해 대상자들에게 제공되고 있지만 그중에서 각 상황과 용도에 맞는 정보를 찾아내고 정확히 습득해야만 자신에게 알맞은 건강행동과 의료이용을 수행할 수 있다. 사실상 건강정보이해능력이 개인의 건강관련 행동에 영향을 주며 결국 질병관리와 건강상태에 영향을 미치게 되는 것이다. 따라서 현대인의 건강관리에 중요하게 대두되고 있는 건강정보이해능력의 개념, 인과관계 요인, 유형 등을 포함하여 건강정보이해능력 향상을 위한 방법을 이해하고 적용하는 것은 미래 보건의료종사자들에게 중요한 과제이다.

1. 개념

건강정보이해능력이라는 용어는 1970년대 중반 건강정보가 교육체계, 보건의료체계, 그리고 대중커뮤니케이션에 미치는 영향에 대한 연구를 통해서 처음 사용되었다(Bernhardt, Brownfield, Parker, 2005). 이후 1990년대 중반 이후부터 낮은 교육수준, 낮은 소득, 소수 민족 특성이 높은 문맹률 및 열악한 건강상태와 관련된다는 연구보고가 발표되면서 관심이 높아지기 시작하였으며 이에 따라 전 세계적으로 다양한 관점의 건강정보이해능력 개념이 제시되어졌다(김성은, 오진아, 이윤미, 2013).

[표 4-1]은 건강정보이해능력의 주요 개념을 정리한 것이다. 세계보건기구(1998)는 건강정보이해능력을 결정능력 강화 차원에서 강조하여 단지 건강관련 유인물을 읽거나 병원 예약하기와 같은 일상적인 건강관련 행동 이상의 능력으로 보고 개인과 지역사회 건강증진 행동의 실천에 필요한 지식, 기술, 자신감의 성취를 암시하였다. 보건교육 및 건강증진 분야 학자로서 세계보건기구와 여러 공동작업을 해온 호주의 Nutbeam(2000)의 건강정보이해능력 개념에서도 세계보건기구와 맥을 같이하는 경향을 보였다.

미국의학협회(1999)는 건강정보이해능력을 건강정보를 읽고 이해하는 능력 위주의 평가 중심으로 이해한 반면, 국립의학원(2004)은 일상생활에서 요구되는 능력을 중심으로 개념화하였다. 미국 보건복지부는 국립의학원의 개념을 중심으로 실제적인 측면을 수정보완하여 건강정보이해능력을 적절한 건강결정을 위한 정보를 습득, 소통, 처리, 이해하는 능력으로 개념화하였으며, Healthy People2020에 포함된 건강정보이해능력의 국가목표를 달성하는데 기준으로 삼아왔다(U.S. DHHS, 2011). 이상의 세계보건기구, 미국의학협회, 그리고 국립의학원에서 제시한 개념이 비교적 가장 널리 이용되어온 건강정보이해능력의 개념으로 알려져 있다(Sørensen et al., 2012).

Zarcadoolas 등(2005, 2006), Baker(2006), Freedman 등(2009), 그리고 Sørensen 등(2012)은 학문적 관점에서 건강정보이해능력의 개념을 제시하였는데, Baker(2006)의 개념을 제외하면 나머지 세 개의 개념 모두에 평가와 사용 능력을 포함하고 있음을 알 수 있다(표 4-1). 각 학문그룹들이 사용하는 용어가 약간씩 다른데 사용 능력의 경우 적용, 활용, 실행, 소통과 서로 비슷한 의미를 가지고 있다. 특히 소통의 경우는 일반 정보이해능력의 개념이 주어진 정보를 이해하고 그 내용을 자신의 방법으로 적절히 반응하거나 표현하는 의미를 포함하는 것을 감안할 때 읽고 이해한 건강정보를 개인의 상황에 맞게 비언어적, 언어적으로 표현한다는 맥락에서 사용이나 적용 등과 비슷한 의미라고 보겠다. 가장 널리 사용되는 건강정보이해능력 평가도구에 속하는 Test of functional health literacy in adults (TOFHLA)를 개발한 연구자 Baker(2006)는 주로 개인의 보건의료서비스 이용에 필요한 이해능력에 초점을 맞추어 건강정보이해능력을 보건의료를 이용하는 중에 제공되는 건강정보를 이해하고 적용하는 개인의 능력을 포함하는 모든 자원으로 보았다.

Sørensen 등(2012)의 개념은 건강정보이해능력에 대한 유럽연합 프로젝트의 일환으로 도출되었다. 건강정보이해능력의 개념과 모델에 관한 체계적 문헌고찰을 실시하여 17개 주요 개념들을 도출하고 이를 바탕으로 건강정보이해능력의 개념을 포괄적이고 종합적으로 정리하였는데, 접근, 이해, 평가, 적용의 개념요소를 포함하였으며 능력 뿐만 아니라 동기 수준을 건강정보이해능력의 개념에 추가하였다. 우리나라의 김성은 등(2013)도 건강정보이해능력에 대한 국내 연구들을 바탕으로 질적, 서술적 문헌고찰을 실시하여 정보의 추구, 이해, 활용을 중심으로 건강정보이해능력을 개념화하였다.

이상의 개념들이 공통적으로 공유하는 속성 즉, 하위 구성요소는 적절한 건강 결정을 위해 필요한 건강정보와 서비스에 관한 개인의 정보 수집, 처리, 이해 능력이라고 볼 수 있다(표 4-1). 그리고 최근으로 올수록 건강정보이해능력의 역할이 정보수집과 이해에 관한 개인적 능력을 넘어 보건의료체계가 사용자에게 요구하는 사항과 개인의 기술 간의 상호작용(interaction)을 강조하는 방향으로 개념이 심화, 확장되고 있는 것을 볼 수 있다(Sørensen et al., 2012; 김성은 등, 2013). 이상의 건강정보이해능력에 대한 주요 개념과 하위 구성요소를 종합적으로 살펴볼 때, 건강정보이해능력이란 '질병관리 및 건강의 유지, 증진을 위한 의사결정에 필요한 건강정보와 서비스를 접근(access), 이해(understand), 평가(evaluate), 사용(use), 소통(communicate)하는 개인적 능력'이라고 정리할 수 있겠다.

표 4-1 주요 건강정보이해능력의 개념과 구성요소

출처	개념	개념 구성요소
세계보건기구 (World Health Organization, 1998)	양호한 건강상태의 유지와 증진을 위해 정보를 수집하고, 이해하고, 사용하는 개인의 능력과 동기를 결정하는 인지적이고 사회적인 기술	접근(access), 이해(understand), 사용(use)
미국의학협회 (American Medical Association, 1999)	보건의료 환경에 필요한 기능을 수행하는데 요구되는 기초적 읽기와 수리능력을 포함하는 일련의 통합된 기술로서 약병의 설명서, 진료예약서, 그 밖의 필수적 건강관련 자료를 읽고 이해하는 능력	읽기(read), 이해(comprehend)
Nutbeam(2000)	양호한 건강상태의 유지와 증진을 위해 정보를 수집, 이해, 사용하는 개인의 능력을 결정하는 개인적, 인지적, 사회적 기술	접근(access), 이해(understand), 사용(use)
국립의학원 (Institute of Medicine, 2004)	적절한 건강 결정을 하는데 요구되는 기본적인 건강정보와 서비스에 대한 개인의 습득, 처리, 이해 능력	습득(obtain), 처리(process), 이해(understand)
미국보건복지부(U.S. Department of Health and Human Services, 2011)	적절한 건강 결정을 위해 기본적인 건강정보와 건강서비스를 습득하고, 소통하고, 처리하고, 이해할 수 있는 개인의 능력 수준	습득(obtain), 처리(process), 이해(understand), 소통(communicate)
Zarcadoolas, Pleasant, Greer (2005, 2006)	삶의 질 향상, 건강위험 감소, 설명된 선택을 하는데 필요한 건강정보와 개념을 찾고, 이해하고, 평가하고, 사용하는 광범위한 기술과 역량으로서 사람이 평생에 걸쳐 발전시켜야 할 능력	발굴(추구, seek out), 이해(understand), 평가(evaluate), 사용(use)
Baker(2006)	보건의료 정보, 종사자, 체계에 효과적으로 대처하는데 개인이 가진 자원의 집합	이해(understand), 소통(communicate)
Freedman et al.(2009)	지역사회에 유익한 공중보건 의사결정을 하는데 필요한 정보를 습득, 처리, 이해, 평가, 실행할 수 있는 개인과 집단의 수준	습득(obtain), 처리(process), 이해(understand), 평가(evaluate), 실행(act)
Sørensen et al.(2012)	생애주기 전반에 걸쳐 질병 관리와 예방, 건강 유지와 증진, 삶의 질 향상에 관한 의사결정을 위해 필요한 건강정보에 접근, 이해, 평가, 적용하는 사람의 지식, 동기, 능력	접근(access), 이해(understand), 평가(appraise), 적용(apply)
김성은, 오진아, 이윤미(2013)	자가건강관리와 상호작용 향상을 위해 건강정보를 추구, 이해, 이용하는 능력	추구(seek), 이해(understand), 활용(utilize)

2. 선행요인과 결과

1990년도 후반 미국의 주요 보건의료 단체들에서 건강정보이해능력이 건강행동, 건강상태, 의료비 지출 등과 유의미한 상관관계가 있다는 보고서를 발표하면서 건강정보이해능력에 대한 관심이 높아졌으며 이와 함께 건강정보이해능력 향상을 위한 노력이 활발해지게 되었다(Ad Hoc Committee on Health Literacy, 1999; Baker, 2006. Institute of Medicine, 2004). 특히 사회문화적 특성이 취약한 경우 건강정보이해능력이 낮아지는 점과 그 결과가 건강상태 및 의료비 지출과 부정적인 관련성을 가진다는 점에서 사회와 국가적 관심이 증가하고 있다.

건강정보이해능력의 역학 즉, 건강정보이해능력에 영향을 미치는 선행요인과 이로인한 결과들에 대한 종합적인 이해는 건강정보이해능력의 속성을 이해하고 주요 취약 특성을 근거로 한 중재 전략 개발에 유용한 자료가 된다. 본 단원에서는 Weiss(2005)의 건강정보이해능력의 역학에 대한 학술서와 Sørensen 등(2012)의 건강정보이해능력에 대한 체계적 문헌고찰을 중심으로 관련 연구들을 추가하여 건강정보이해능력의 영향요인과 결과들을 살펴보았다.

1) 건강정보이해능력의 선행요인

건강정보이해능력의 차이는 보건커뮤니케이션과 직접적인 관련성을 가진다. 건강정보에 대한 해석과 표현능력은 보건관련 문제에 대한 커뮤니케이션에 바로 영향을 미치기 때문이다. 따라서 1장의 보건커뮤니케이션 개요 부분에서 다룬 보건커뮤니케이션 구성 요소들을 중심으로 건강정보이해능력과 관련된 요인들을 정리하면 개인적 요인, 환경적 요인, 자료와 매체 요인으로 나눌 수 있다.

(1) 개인적 요인

① 사회인구학적 특성

건강정보를 활용하는 사용자의 일반적 특성으로서, 연령, 민족, 사회경제적 수준, 교육, 직업, 소득, 일반정보이해능력 등이 보편적으로 포함된다. 연령이 증가할수록 일반적인 인지능력이 떨어져서 건강정보이해능력도 저하되는 경향을 보인다. 그런데 노화와 함께 건강문제와 의료이용이 증가하여 건강정보이해능력은 더욱 요구되는 반면, 전반적인 정보이해능력은 오히려 점점 감소하는 시기여서 공중보건학적 중요성이 높아지고 있다.

건강정보이해능력은 교육 및 일반정보이해능력과 관련성이 깊다. 일반적으로 교육수준이 높을수록 일반정보이해능력과 건강정보이해능력이 높은 것으로 알려져 있다. 세계보건기구는 건강정보이해능력이 일반정보이해능력에 의해 결정된다고 하였으며, Nutbeam(2000)은 일반정보이해능력이 교육을 통해 향상되는 것과 같이 건강정보이해능력은 보건교육 및 건강증진 프로그램을 통해 개선되는 결과물이라고 하였다. 또한 문화, 언어, 교육수준에 차이가 큰 미국은 1991년에 국가정보이해능력법(National Literacy Act)을 제정하고 이를 근거로 성인의 일반정보이해능력을 추적조사하고 있는데 이때 사용하는 정보이해능력 평가의 하위 6개 영역 중에 '건강과 안전'이 포함되어서 건강정보이해능력이 일반정보이해능력의 이론적, 실제적 구성요소임을 보여주었다(Schwartberg, VanGeest, Wang, 2005).

민족은 문화 및 언어와 결부되어 건강정보이해능력에 영향을 미치게 된다. 일반적으로 민족적 배경은 문화, 사고방식, 언어 특성을 내포하기 때문에 한국에 오래 거주하여 한국어가 능숙한 경우에도 국내 상황과 비언어적 표현이 포함된 의료진의 건강정보에 대해 미국계 한국인의 이해능력은 한국인에 비해 떨어질 가능성이 높다.

사회경제적 수준, 직업, 소득도 건강정보이해능력과 관련된 요인으로 알려져 있다. 전문직에 종사하고 사회경제적 수준과 소득이 높을수록 건강정보이해능력이 양호한 경향을 보인다. 교육수준과 직업의 관련성을 기준으로 볼 때 직업은 다시 소득 및 사회경제적 수준을 결정하는데 기여하는 것이다. 이상 낮은 건강정보이해능력과 관련된 사회인구학적 특성들은 많은 부분 사회적 취약계층의 특성과 겹치며 나아가 건강격차에 기여한다는 점에서 사회 및 국가적 관심이 높다.

이 밖의 사회인구학적 특성에는 정보이용자의 내향적 성향과 낮은 자율성(self-empowerment)이 건강정보에 접근하고 이해하는데 저해요인이 된다고 한다. 대인관계에서 내향적이고 타율적인 사람은 임상적 검사결과나 처방받은 약에 대해 적극적으로 알고자 하는 의지가 약한 경향을 보이며 이에 따라 주어진 건강정보에 대한 정확한 이해가 낮아지는 경우가 많다. 또 성소수자들에게는 HIV나 B형 간염 위험이 일반인보다 높아서 세심한 주의가 필요하지만 성소수자임을 밝히지 않아 관련된 건강정보 안내를 받지 못하거나 질병의 조기 발견을 놓치는 일이 생길 수 있다. 낙태나 자살시도 경험도 흔히 밝히기를 꺼려할 수 있는 개인정보이며 질병문제에 따라서는 얼마든지 이러한 과거 경험이 관련성이 있을 수 있다. 보건의료서비스 기관에는 일반적으로 진료나 상담에 앞서 문진표에 진료에 유의해야 할 질병력이나 생활사건을 묻는 질문이 잘 마련되어 있으므로 정확하고 충분한 서비스를 위해 질문에 성실히 답하는 것이 중요하다. 이와 관련하여 Pré(2017)는 보건의료기관 종사자들이 사회적 낙인이 결부된 건강관련 질문을 할 때 신중하고 중립적인 태도를 취하도록 권고하였다.

② 건강관련 특성(상태, 인식, 경험 등)

건강정보이해능력과 관련된 건강관련 특성에는 건강상태, 건강인식, 건강경험 등이 논의된다.

㉠ **건강상태** : 건강상태와 관련된 요인으로 자각하는 건강상태, 질병 및 장애 정도가 건강정보이해능력과 관련이 있다. 자각하는 건강상태가 양호할수록 건강정보이해능력이 양호한 것으로 알려져 있는데 심신의 건강은 인지활동 및 의지와 상호 영향을 미친다. 비슷한 맥락에서 진단받은 질병의 종류나 정도에 따라 심신 쇠약이나 일시적 장애를 동반하는 질병일수록 건강정보이해능력이 낮다. 또한 시력이나 청력의 저하, 사지 활동 장애, 거동의 불편 등의 장애는 건강정보 습득이나 이해 및 소통활동을 저해한다.

㉡ **건강인식** : 건강정보이해능력과 관련하여 건강인식 요인에는 건강관심도와 건강신념이 많이 연구되었다. 건강관심도가 높을 경우 건강정보 습득과 이해, 소통을 위한 의지와 시도에 적극적인 경향을 보인다. 또한 국내 문헌고찰에 따르면 질병에 대한 민감성과 심각성 인식, 건강행동 실천에 관한 장애와 이익 인식, 자기효능감, 자아존중감 등의 건강신념 요인이 긍정적일수록 건강정보이해능력이 양호하다(김성은 등, 2013).

㉢ **건강경험** : 건강경험 관련 요인으로 보건의료 전공, 보건교육 경험, 질병 경험 등이 건강정보이해능력과 관련성을 가진다. 보건의료 종사자나 전공자의 경우는 보건관련 용어나 내용, 표현에 익숙하고 관련지식이 높아서 건강정보이해능력이 높다. 또한 일반인의 경우에도 필요에 따라 질병이나 건강관리에 관한 교육 경험이 많을수

록 관련 지식에 대한 이해도가 높아진다. 또한 특정 질병에 대한 직간접적인 경험이 있을 경우 질병경험을 통해 건강에 대한 중요성 인식과 관심도가 높아져서 건강정보이해능력이 높아진다.

(2) 환경적 요인

① 정치 및 정책 환경

정치적 환경은 국가나 지역의 치리 방식에 관련된 특성으로서 상위의 사회정치적 구조는 하위의 보건의료 특성에 영향을 미치게 된다. 개인의 자율권을 강조하는 자유주의 정치환경에서는 공산주의 환경에서보다 건강정보 접근과 활용이 자유로워서 건강정보이해능력 향상에 용이하다. 또한 국가나 지역의 정치적 관점은 사회보장체계를 결정하고 의무교육 혜택도 달라지며 이에 따라 결정되는 교육수준은 주요한 건강정보이해능력의 관련 요인이다.

또한 선진국일수록 사회정치적 입장은 보건의료 체계 및 정책과 연결된다. 예를 들어, 우리나라와 같이 의료비 지불방식이 행위별수가제가 중심이 되는 경우는 의료기관이 가능한 많은 환자를 받을수록 수익이 증가하는 구조이므로 의료인이 한 환자를 진료하는데 충분한 시간을 할애하기가 어렵다. 따라서 제한된 짧은 진료시간 안에 의료인과 환자 간의 충분한 이해와 교류가 이루어지지 못해서 건강정보이해도가 낮을 가능성이 높다. 더욱이 현대에 올수록 과거보다 임상적 검사 지침이나 투약 방법이 정교해지고 있어서 환자에게는 더 많은 건강정보이해능력이 요구되고 있다. 예를 들어 예전에는 하루 3번 식후 30분에 먹는 투약 방식이 많았다면 요즘은 하루에 한번 아침 식전, 식후 등 더 정교하고 다양한 투약지침이 처방되고 있으며 받아야 할 검사나 치료의 유형도 복잡해져서 환자의 건강정보이해능력에 바탕을 둔 자기관리 부담이 증가하고 있다.

② 문화 및 언어 환경

문화와 언어 요인은 어떤 질병을 직간접적으로 경험한 경우 관련 지식과 상황에 대해 친숙하게 되는 것과 같은 맥락으로 건강정보이해능력과의 관계를 이해할 수 있다. 현재 처한 문화와 언어 환경이 개인 사용자에게 생소하고 서툰 것이라면 건강정보이해능력은 급격히 낮아진다. 세계적으로 여행, 취업, 이주 등이 증가하여 우리나라에서도 외국인을 흔히 볼 수 있는데 다른 언어권의 외국인이 우리나라의 건강정보나 의료서비스를 이용할 때 자국에서의 교육이나 경제사회수준과는 별개로 언어적 문제로 곤란을 겪는 경우가 얼마든지 발생한다.

또한 언어는 사실상 문화와 관련된 사고방식이나 생활양식 등의 차이와 연결되기 때문에 내용 이해도에도 영향을 미칠 수 있다. 다민족 국가인 미국의 보건복지부는 건강정보이해능력과 관련하여 문화와 언어를 중요한 요인으로 간주하고 관련 산하기관을 통해 다양한 지침과 정책을 개발하여 제공하고 있으며, 우리나라 주요 보건의료기관에서도 타문화권 사용자에 대한 대응력을 높이기 위해 다문화나 언어에 대한 사내교육과 지원서비스 등을 통해 사회적 지지 환경을 강화하고 있다.

③ 사회적 환경

건강정보이해능력에 대한 사회적 환경 요인은 주로 사용자의 건강정보이해능력을 보완해 줄 수 있는 사회적 지지 환경과 관련된다. 평소 건강에 관심이 높거나 관련분야에 종사하는 친지나 친구가 있는 경우에 자신과 관련된 다양한 조언을 듣거나 전문적 건강정보를 직간접적으로 접할 기회가 많아서 건강정보이해능력이 향상될 가능성이 높아진다. 또한 친밀한 가족관계를 가진 사람의 경우도 개인 건강관리를 위한 사회적 지지기반이 강하기 때문에 당면한 건강정보가 사용자 개인적으로는 이해하기 어려울 수 있지만 주변 지원자들의 도움으로 보완 가능성이 높아진다. 이에 따라 건강정보이해능력이 취약한 대상자들에게 당면한 건강문제를 해결하는데 도움을 줄 수 있는 지원서비스들이 공공과 민간 모두에서 마련되고 있다.

(3) 자료와 매체 요인

전달할 내용을 담고 있는 자료와 매체 특성은 누가 어떤 방법으로 무엇을 통해서 정보를 제공하느냐와 관련된 요인들을 포함한다. 먼저 같은 내용을 비슷한 시간에 전달하여도 누가 전달하느냐에 따라 이해도가 달라질 수 있다. 전달자의 소통능력에 관련된 것으로 전달자의 성의있는 태도는 대상자에게 신뢰감을 형성할 수 있으며 대상자의 반응을 관찰하며 적절한 언어적, 비언어적 표현을 활용하여 효과적으로 내용을 전달할 수 있다.

전달자의 소통능력과 일부 겹치는 면도 있는데 제공하는 자료의 질에 따라 대상자의 정보이해능력에 영향을 준다(김성은 등, 2013). 전달자의 설명 외에 어떤 자료의 형태로 정보를 전달할 때는 먼저 내용이 정확하고 대상자에게 알맞아야 한다. 그리고 내용의 편집이나 구성에 따라서도 대상자의 관심과 이해도는 달라진다. 같은 내용도 다양한 형태의 자료로 반복 제공하면 강조와 기억에 용이하고 전체적인 이해도를 높일 수 있다. 유인물을 보면서 담당자가 설명하면 설명만 하는 경우보다 이해가 용이한 것이다. 더욱이 통신기술의 발달이 정보를 제공할 수 있는 다양성과 정도를 높여주었다. 직접 시범을 보여야 하지만 시간이나 공간적 제약이 있는 경우 동영상 자료와 설명자료가 같이 제공되면 이해도 보완이 가능하다. 최근에는 관련된 많은 자료들을 언제, 어디서나 필요할 때 볼 수 있도록 클라우드 서비스를 통해 공유하거나 사회관계망매체(social media)를 통해 실시간 맞춤형 자료를 제공하고 피드백 할 수 있는데 이는 모두 사용자의 정보이해능력을 보완하는데 기여한다.

2) 건강정보이해능력의 결과

유럽연합의 연구 과제로 수행된 건강정보이해능력의 개념과 모델에 대한 체계적 문헌고찰의 결과를 바탕으로 볼 때(Sørensen et al., 2012), 건강정보이해능력의 결과는 먼저 개인적인 차원으로 나타나며 개인 차원의 효과가 모여서 점차적으로 인구집단 차원의 변화를 유도하는데 개인과 인구집단 차원의 건강정보이해능력 결과는 구체적으로 다음과 같다(그림 4-1 참조).

(1) 개인 차원

건강정보이해능력의 향상은 개인적인 차원에서 먼저 정확한 이해를 중심으로 건강지식과 건강인식, 건강행동 및 기술, 보건의료서비스 이용 등의 지식과 행동의 향상을 통해 안전과 건강상태를 비롯한 보건의료 비용에 긍정적인 영향을 미친다.

① 건강지식과 인식

건강정보에 대한 정확한 이해는 건강지식과 인식의 향상을 가져온다. 여기 건강인식에는 건강지식의 향상으로 인한 건강관심도 향상과 같은 비교적 즉각적 인식도 있지만 정확한 정보이해에 따라오는 건강행동 향상을 통해 자기 건강관리에 대한 자기확신(self-confidence)과 자기효능감(self-efficacy) 같은 보다 지속적인 건강인식도 포함된다.

② 건강행동 및 기술

건강지식은 건강기술과 건강행동 실천의 필수적인 선행요소이다. 건강정보이해능력의 향상으로 필요한 건강정보를 정확하게 이해하게 되므로 주어진 정보에 포함된 건강기술이나 건강행동 실천도 향상된다.

③ 보건의료서비스 이용

적절한 건강정보이해능력을 통해 향상된 건강지식과 기술은 평소 자기관리 행동 뿐만 아니라 자신에게 필요한 보건의료서비스를 적절한 때에 이용할 수 있게 한다. 이러한 적절한 보건의료 이용 행동을 통해 건강수준을 유지 및 증진시킬 수 있으며 시기를 놓치거나 부적절한 의료이용으로 올 수 있는 건강상태 악화나 의료이용의 빈도와 정도를 감소하는데 기여한다. 실제로 건강정보이해능력이 낮은 노인들에게서 건강상태에 비해 적절한 의료이용을 하지 못하는 것에서 기인한 입원 및 중증치료가 증가하는 것으로 보고되었다.

④ 안전과 건강상태

건강정보이해능력의 향상은 적절한 건강행동과 보건의료 이용을 높여서 안전과 건강을 보호, 증진한다. 정보의 정확한 이해와 향상된 지식을 바탕으로 상황에 알맞은 의사결정을 하고 실천하도록 하여 위험하거나 잘못된 행동을 피할 수 있어서 대상자의 안전을 도모할 수 있고 적절한 행동 실천으로 건강상태도 양호하게 유지할 수 있다.

⑤ 보건의료 비용

건강정보이해능력 향상은 적절한 의사결정과 의료이용을 도모하여 의료비용을 절감하는 효과를 얻을 수 있다. 적정수준의 보건의료서비스 이용을 유지할 수 있으므로 의료비 상승을 막고 불필요한 의료비 지출을 감소시킬 수 있다.

(2) 인구집단 차원

① 참여기회

건강정보이해능력의 향상은 주어진 정보의 이해뿐만 아니라 정보를 검색하고 분별하는 능력을 포함하여 다양하고 심층적인 정보수집을 위한 참여기회를 확대시켜준다. 특히 온라인이나 사회관계망 매체를 통한 정보공유 활동에 건강정보이해능력이 높은 사용자들이 그들의 필요에 맞추어 필요한 활동에 참여하는 정도가 높아지는데 이를 기술적 여건이 촉진하고 있다. 이러한 확대된 정보공유 기회와 참여활동은 공통적인 의견이나 필요를 가진 사람들을 중심으로 모여 문제해결을 위한 사회적 옹호활동으로 발전되는 것이다.

② 옹호활동

건강정보이해능력의 향상은 다양하고 깊이있는 정보 습득과 이해를 유도하며 적극적인 소통활동을 촉진한다. 따라서 개인차원의 건강관련 의사결정과 실천을 넘어 관심있는 건강문제와 관련된 모임, 커뮤니티, 토론회 등에 참여하여 의견과 정보를 교환하고 공통 문제해결을 위한 공론을 형성하여 정책에 반영될 수 있도록 힘쓰는 옹호활동이 활발해진다.

③ 결정권한

건강정보이해능력이 향상된 개인이 모여 지역사회나 인구집단 차원의 옹호활동과 참여가 활성화된 선진 외국의 경우 보건의료서비스 결정에 이용자의 의견 반영 비중이 늘어났다. 이는 단지 건강정보이해능력 향상만으로 생긴 변화는 아니며 현대인의 질병이 만성질환 중심이며 노년기가 길어지면서 질병과 건강관리에서 환자의 자기관리와 자기결정에 대한 사회적 인식이 확산되어 연명치료 등 환자의 의사결정을 존중하는 방향으로 의료윤리가 변화하고 있기 때문이기도 하다. 보건의료서비스 결정이 의료제공자 중심에서 사용자의 의지와 의견을 존중하는 방향으로 변화하고 있지만 이 결정권한은 사용자가 가진 보건의료 문제와 경과에 따라 제한적으로 적용된다. 집단적인 차원에서는 같은 관심이나 문제의식을 가진 사용자들의 옹호활동이 활발해지면서 사회 및 국가적으로 관련 정책이나 서비스에 영향력을 미치게 된 것을 사용자에게 일부의 결정권한이 이양 또는 공유된 것으로 볼 수 있다.

④ 형평성

건강정보이해능력을 포함하여 이에 따라 영향을 받는 건강지식, 건강행동, 건강상태는 교육, 소득, 직업 등 사회경제적 수준에 따라 차이를 나타내어 형평성 문제와 결부되어 있다. 다시 말해서 건강정보이해능력의 향상은 참여 기회, 옹호활동 및 결정권한의 확대

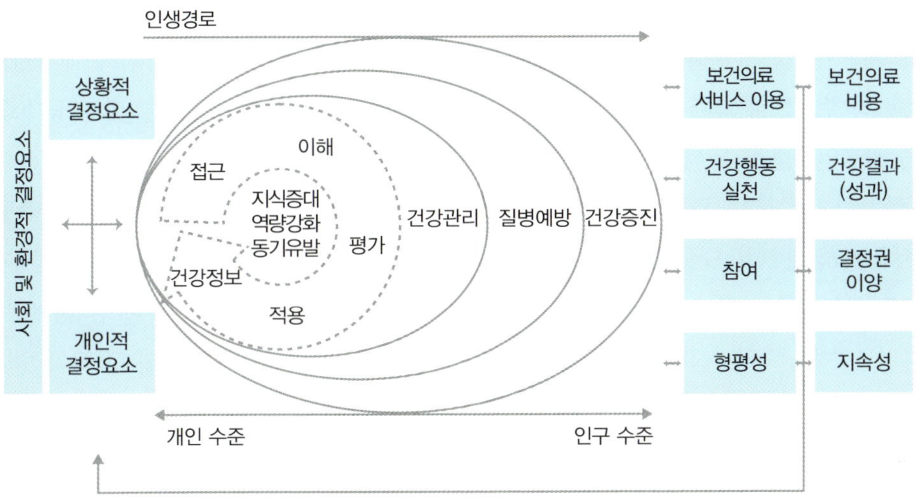

그림 4-1 체계적 문헌고찰을 통한 건강정보이해능력의 종합적 이해

출처: Sørensen K., et al. Health literacy and public health: A systematic review and integration of definitions and models. BMC Public Health 2012, 12, p. 80.

가능성을 높여서 교육이나 직업 같은 사회경제적 수준에 따른 차이를 줄이고 사회적 형평성을 높이는데 긍정적인 영향을 미친다.

3. 취약계층

건강정보이해능력은 건강지식이나 실천을 통해 건강상태에 영향을 주므로 건강정보이해능력이 취약한 대상자들에게 필요한 지원방안을 제공하는 것이 필요하다. 지금까지 주로 고려되어온 취약계층의 특성은 노령, 저학력, 저소득, 낮은 언어능력, 이질적 문화, 장애, 사회활동 제한 또는 고립이다(Jensen, 2012; Schwartberg, VanGeest, Wang, 2005).

1) 노령

노화는 인지능력 저하를 동반하므로 고연령층은 일반 정보이해능력과 함께 건강정보이해능력의 주요한 취약계층이다. 미국의 전국정보이해능력조사에 따르면 65세 이상 노인은 다른 사회인구학적 특성과 상관없이 정보이해능력이 현저히 낮고 특히 70세 이상 노인에게 문서나 문장형태로 제공되는 건강정보 이해에 어려움이 있는 것으로 나타났다(Schwartberg, VanGeest, Wang, 2005). 반면 노년기의 또 다른 주요 특징은 신체기능의 약화를 비롯한 질병문제로서 보건의료서비스를 이용할 기회가 점점 증가하기 때문에 건강정보이해능력의 저하는 더욱 문제가 된다. 더욱이 우리나라는 전세계적으로 노령화가 가장 빠르게 진행되고 있기 때문에 노령화와 관련된 건강정보이해능력에 대한 대처에 각별한 관심이 필요하다. 노인의 건강정보이해능력 저하는 적절한 자기관리, 적절한 예방서비스 이용, 만성질환 관리행동과 주관적 건강상태 저하와 관련되며 나아가 통원 및 입원빈도 증가 등으로 이어져서 노인 치명률을 50–70%까지 증가시키는 것으로 보고되었다(김영선, 2018).

2) 저학력

교육수준이 낮은 군에서 건강정보이해능력이 낮은 것으로 보고된다. 교육수준은 직업과 밀접하게 관련되는데 교육수준이 낮을수록 단순노무분야에 종사하는 비율이 높아서 정보를 읽고 이해해야 할 상황에 노출될 기회가 적기 때문에 경험상으로도 정보이해능력이 저하되기 쉽다.

3) 저소득

교육수준과 직업 그리고 소득은 일반적으로 서로 상관관계가 높다. 소득이 낮은 직종은 대부분 단순직이나 노동직이며 낮은 교육수준과 연결되는 경우가 많다. 더욱이 저소득층은 건강증진과 관리를 위해 할애할 시간적, 경제적 여유가 적어서 건강정보 접근 의지나 시도에서도 적극성을 띠지 못할 때가 많다. 이는 직간접적인 건강정보 경험부족으로 이어져 건강정보이해능력의 또 다른 저해요인이 된다.

4) 외국인

외국인은 언어능력과 문화면에서 건강정보이해능력의 대표적인 취약계층이다. 다민족국가들에서는 인종이나 민족 특성으로 구분하기도 하지만 민족적으로 동질성이 높은 우리나라의 경우는 국내에 체류 중인 외국인이 주로 대상이 된다. 오해하기 쉬운 한국 문화에 대한 안내 정보, 통역 서비스 등에 대한 대비가 보건의료기관을 중심으로 활발히 진행되고 있다.

5) 장애

건강정보이해능력과 관련이 보다 깊은 장애가 있다. 먼저 감각장애 중, 시각이나 청각장애를 가진 사람은 구조적으로 정보를 이해하는데 장애가 되는 요인을 가지고 있으며 이들이 이해할 수 있는 형태로 제공되는 정보도 일반적으로 제한적이어서 정보이해능력이 낮다. 정보이해를 돕기 위한 다양한 보조기기들이 개발되고 있지만 감각경험이 제한된 점을 고려하여 정보제공에 유의해야 한다.

건강정보이해능력과 관련된 또 다른 장애 유형으로 정신 및 인지장애가 있다. 우리나라도 노령화가 가속화되면서 치매를 비롯한 정신장애가 많아지고 있다. 유형이나 정도의 차이는 있지만 인지장애를 동반하기 때문에 건강정보이해능력이 취약해진다.

6) 사회활동 제한 또는 사회적 고립

물리적, 사회적으로 제한된 또는 고립된 환경에서 생활해온 사람들에게서 경험부족과 관련된 건강정보이해능력의 취약성이 보고되어 왔다. 예를 들어 교도소 재소자나 군인들이 일정기간 일반 사회체계와 떨어져서 생활하기 때문에 사회에 복귀했을 때 달라진 사회체계와 활동을 파악하고 적응하는데 시간이 필요하다. 그런데 스마트폰이나 소셜미디어 등의 통신기술 발전에 따라 사회활동 제한이나 고립에 의한 차이가 점점 둔화되고 있다.

4. 유형

건강정보이해능력의 유형은 소통하는 매개의 종류에 따라 주로 문장, 수량, 문서, 미디어, 컴퓨터, e-건강 정보이해능력으로 분류할 수 있다(Schwartberg, VanGeest, Wang, 2005).

1) 문장 정보이해능력(Prose literacy)

문장으로 표현된 내용에서 필요한 정보를 찾아내고 통합하며, 문장 자료를 바탕으로 새로운 정보를 구성할 수 있는 능력을 의미한다.

2) 수량 정보이해능력(Quantitative literacy, numeracy)

그래프, 차트, 문장, 문서 등을 포함한 다양한 형태의 자료에서 수량정보를 찾고, 처리하고, 이해하고 소통하는 능력으로서, 구체적으로 문장 속의 수량정보를 찾고 그 의미에 알맞게 연산하는 능력과 그 내용을 자신의 상황에 알맞게 이해하고 적용하여 표현할 수 있는 능력을 포함한다.

3) 문서 정보이해능력(Document literacy)

선별된 정보를 원서, 일정표, 지도 등의 도표나 그래픽 같은 일상적인 문서양식에 맞게 대입하는 능력으로서, 문서에서 나와있는 선별된 정보를 필요한 상황에 적용해서 해석하는 능력과 문서가 요구하는 양식에 맞추어 필요한 정보를 작성할 수 있는 능력이 포함된다.

4) 미디어 정보이해능력(Media literacy)

미디어 정보이해능력이란 대중매체를 통해 송출되는 정보, 이를 위해 사용된 기법, 그리고 그 기법의 영향에 대해 비공식적, 비판적 이해를 개발하는 능력이다. 대중매체 메시지의 의미 해석을 위해 우리의 관점들을 적극적으로 노출하고 개발하는 것을 포함한다.

미디어정보 이해능력은 일반적인 정보이해능력이 요구하는 역량에 비판적 분석과 해석을 하는 분석자의 개인적 성향이나 관점이 더해진다. 따라서 미디어정보 이해능력 개발에 필요한 역량은 언어능력, 해석능력, 비판적 관점, 정보탐색 능력과 함께 개인적 해석이 사회적 통념 안에서 유익한 방향으로 적용되어야 한다는 취지의 사회적 책임이 있다.

Potter(2013)는 미디어 정보이해능력의 세 가지 속성과 일곱 가지 기술(skill)을 제시하였다. 미디어 정보이해능력의 특성과 범위를 결정하는 세 가지 속성은 분석자의 지향점이나 목적, 인지 구조, 그리고 미디어정보 이해 기술로서 모두 분석자의 특성에 관련된다.

여기에서 미디어정보 이해 기술은 다시 7가지로 구성되는데 분석(analysis), 평가(evaluation), 분류(grouping), 귀납적 사고(induction), 연역적 사고(deduction), 종합(synthesis), 이론화(abstracting)로 분류하였다.

5) 컴퓨터 정보이해능력(Computer literacy)

컴퓨터 정보이해능력은 주로 다음 네 가지 능력으로 구성된다(Schwartberg, VanGeest, Wang, 2005). 이 네 가지 중에서 건강문제를 해결하고 예방하는 능력을 제외하면 나머지는 모두 컴퓨터 사용 기술에 가까운 것을 알 수 있다. 또한 일반적인 정보이해능력에 온라인 상에서의 타인과 서로 소통과 교류하는 능력이 추가되어 있다.

(1) 일반적인 컴퓨터 사용과 관련된 개념, 용어, 사용법을 이해하는 능력
(2) 컴퓨터를 통해 건강 문제들을 해결하고 예방할 수 있는 능력
(3) 컴퓨터의 새로운 체계나 상황에 적응하고 정보를 정리된 상태로 보유하는 능력
(4) 다른 컴퓨터 사용자와 효과적으로 커뮤니케이션하는 능력

6) e-건강 정보이해능력(e-Health literacy)

인터넷이나 뉴미디어 기술을 통해 전달되는 건강정보를 검색하고(search), 찾아내고(find), 이해하고(understand), 평가하며(evaluate) 이 지식을 실제 건강문제 해결에 적용하여(apply) 소통할 수 있는 능력을 말한다. Norman과 Skinner(2006)는 e-건강 정보이해능력을 구성하는 구성요소, 즉 속성으로 다음 6가지 정보이해능력을 제시하였다.

(1) 읽고 말하고 연산하는 기술을 포함하는 정보이해능력

(2) 적절한 자가 건강관리와 의료서비스 이용에 관한 정보이해능력
(3) 특정 주제에 대한 정보를 찾고 판단하는 정보이해능력
(4) 체계적 방법으로 지식의 본질, 목표, 방법, 적용 등을 이해하는 정보이해능력
(5) 미디어 정보를 비판적으로 분석하여 사회문화적 맥락에서 해석하는 정보이해능력
(6) 컴퓨터를 사용해서 문제를 해결할 줄 아는 정보이해능력

5. 평가도구

목표청중에게 이해가 용이한 건강정보의 내용과 매체를 선정하고 개발하기 위해서는 먼저 대상자의 건강정보이해능력이 어느 정도인지 파악해야 한다. 대상자의 정보이해 수준과 양상은 취약한 부분을 보완하고 더 이해가 쉬운 형태로 자료를 개발하는 우선적인 기준이 된다.

세계적으로 영어로 발표된 논문자료를 기반으로 볼 때, 대표적인 건강정보이해능력 측정 도구는 Test of Functional Health Literacy in Adults (TOFHLA), Rapid Estimate of Adult Literacy in Medicine (REALM), Wide Range Achievement Test (WRAT)를 들 수 있다. Davis 등(2005)은 미국내 성인의 건강정보이해능력을 측정하는데 활용된 평가도구를 분석한 결과 REALM이 가장 많이 사용되었고 그 다음이 WRAT의 세 번째 수정판인 WRAT-R3, 그리고 TOFHLA 순이었다고 보고하였다. 고찰범위와 시기는 다르지만 영어로 발표된 전문학술정보 데이터베이스를 기초로 보건의료 분야의 건강정보이해능력 측정에 대한 체계적 문헌고찰 연구에서는 TOFHLA의 간이형인 S-TOFHLA, REALM, TOFHLA, WRAT가 가장 많이 사용된 것으로 나타났다(Duell et al., 2015). 그리고 최근 인터넷이나 사회관계망매체를 통해 정보이용이 늘면서 디지털 정보이해능력을 평가하는 도구 개발이 관심을 모으고 있으며 만성질환 중심으로 주요 질환별 건강정보이해능력 평가도구들이 고혈압, 당뇨병, 심장질환 등을 중심으로 개발 및 활용되고 있다.

언어와 민족적 동질성이 높고 교육수준이 양호한 우리나라는 비교적 최근에 건강정보이해능력에 대한 관심이 모아지기 시작했으며 평가도구는 주로 선진외국에서 널리 사용되어온 TOFHLA와 REALM을 한국형으로 수정보완하여 개발한 Korean Test of Functional

Health Literacy in Adults (KTOFHLA)와 Korean Health Literacy for Adult Test (KHLAT)가 주로 사용되어 왔다. 우리나라에서도 통신기기 및 매체 유형에 따라, 그리고 주요 질병별(고혈압, 당뇨병 등) 건강정보이해능력 평가도구 개발에 관심이 모아지고 있다.

1) 건강정보이해능력 평가도구 선정과 활용 시의 고려사항

보건의료 영역에서 건강정보이해능력을 평가하기 위해 평가도구를 선정하고 활용할 때 고려해야 할 주요 사항은 일반 특성, 대상자 특성, 평가 특성으로 나누어 볼 수 있다.

- **일반 사항:** 평가 목적, 평가 소요 시간, 평가 장소, 평가결과 사용도, 비밀보장 등
- **대상자 특성:** 연령, 언어, 시력, 청력, 인지기능, 급성질병 여부, 대상자의 신체적, 정신적 건강상태 등
- **평가 특성:** 비용, 타당도와 신뢰도, 평가 수행과 채점 용이성, 대상자 수용도, 사용자 수용도, 선행연구의 보고사항 등

2) 국외의 주요 평가도구

다양한 평가도구들이 개발되어 왔으며 그중에서 여기에서는 가장 널리 활용되어온 평가도구로 본 장에서는 WRAT, REALM, TOFHLA와 최근 개발된 디지털 건강정보에 대한 도구인 e-Health Literacy Scale (eHEALS)을 소개하고자 한다.

(1) WRAT(Wide Range Achievement Test)

WRAT는 보건의료 분야로 국한되지 않고 5세 이상의 폭넓은 연령층을 대상으로 일반 영어능력 평가를 위해 1989년에 미국에서 개발된 표준화된 영어 성취도 평가도구이다. 1993년에 세 번째 개정판이 나오면서 사전, 사후 평가 또는 짧은 간격으로 재평가하는데 사용하도록 두 개의 대응 양식으로 보완되었다. 현재는 4번째 수정본인 WART-R4가 사용되고 있는데 발음하기(reading recognition), 독해(comprehending sentences), 철자법(spelling), 연산(arithmetic)의 하위영역으로 나누어져 있다(Wilkinson & Robertson, 2006). 발음하기 영역을 예로 들면 15개 알파벳 철자명 말하기와 42개 단어 발음하기로 구성되어 있으며, [표 4-2]의 WRAT-R3의 발음하기 보기와 같이 제시된 단

어를 대상자에게 발음해보도록 하고 정확하게 발음하면 그 단어를 알고 있는 것으로 채점한다(Wilkinson, 1993). 영어는 한글과 달리 의미단위로 표기하여 단어단위로 고유한 발음과 억양이 있기 때문에 정확하게 발음한다는 것으로 그 뜻을 아는지를 평가할 수 있다.

WRAT의 타당도와 신뢰도는 계속적인 개정을 거치면서 검증되었고 다른 주요 정보이해능력 평가도구와의 상관관계도 높은 것으로 알려져 있으며 대상자에 따라 다소 차이가 있지만 일반적으로 평가 실시와 채점에 5분 정도면 가능하다. WRAT는 보건의료 분야의 환자나 개인의 건강정보이해능력을 미국 학제로 9학년 수준 이상을 구분하는데 용이한 것으로 알려져 있다. 따라서 발음하기가 약하고 정보이해능력이 낮은 대상자의 경우 쉽게 포기하기 때문에 사용이 제한적일 수 있다(Davis et al., 1998).

표 4-2 WRAT-R3의 발음하기 영역의 보기 단어들

book	bulk	discretionary	omniscient
even	contagious	itinerary	terpsichorean
felt	horizon	oligarchy	

출처: Davis T, Kennen EM, Gazmararian JA, Williams MV. Chapter 10 Literacy testing in health care research. In JG Schwartzberg, JB VanGeest, CC Wang (Eds.). Understanding health literacy: Implications for medicine and public health. American Medical Association Press, 2005, p. 163.

(2) REALM(Rapid Estimate of Adult Literacy in Medicine)

REALM은 보건의료분야의 읽기 유형(reading recognition)의 평가도구로서 1991년에 개발되었고 계속 보완되고 있다. 보건의료 영역에서 정보이해능력이 낮은 대상을 걸러내도록 고안되었으며 보건의료영역에서 가장 널리 사용되는 건강정보이해능력 평가도구이다(Davis et al., 1993; Davis et al., 1998). REALM의 모든 단어는 일차보건의료기관에서 문자형태로 환자에게 제시되는 수준의 일반 의학용어와 보통사람들이 사용하는 신체부분과 질병명으로 구성되어 있다. REALM은 이와 함께 가장 널리 활용되는 평가도구 TOFHLA와의 상관계수가 0.8 이상으로 상관관계가 높으며 WRAT-R과의 상관관계도 0.8 이상으로 보고되었다(Parker, Baker, Williams, Nurss, 1995).

REALM은 최소한의 교육을 받은 사람에게도 3분 이내에 평가와 채점을 할 수 있다. 보통의 큰 종이에 음절과 발음 난이도 순서로 한줄에 22개씩 세 줄로 나누어 인쇄된 총 66개 단어 리스트를 구성하고 대상자에게 첫 단어부터 순서대로 가능한 많은 단어를 큰 소리로 읽도록 하여 채점한다(그림 4-2 참조). 채점기준은 사전상의 발음표기이다. REALM은 평이한 단어로 구성되어 있기 때문에 고학년 수준의 건강정보이해능력을 구분하는 것

Patient name Subject # ______ Date of Births ______ Reading Level ______

Date ______ Clinic ______ Examiner ______ Grade completed ______

Line 1	Line 2	Line 3
fat	fatigue	allergic
flu	pelvic	menstrual
pill	jaundice	testicle
dose	infection	colitis
eye	exercise	emergency
stress	behavior	medication
smear	prescription	occupation
nerves	notify	sexually
germs	gallbladder	alcoholism
meals	calories	irritation
disease	depression	constipation
cancer	miscarriage	gonorrhea
caffeine	pregnancy	inflammatory
attack	arthritis	diabetes
kidney	nutrition	hepatitis
hormones	menopause	antibiotics
herpes	arthritis	diagnosis
seizure	abnormal	potassium
bowel	syphilis	anemia
asthma	hemorrhoids	obesity
rectal	nausea	osteoporosis
incest	directed	impetigo

Score
Line 1 ______
Line 2 ______
Line 3 ______

Raw score ______

그림 4-2 REALM 단어 목록지

출처: Davis T, Kennen EM, Gazmararian JA, Williams MV. Chapter 10 Literacy testing in health care research. In JG Schwartzberg, JB VanGeest, CC Wang (Eds.). Understanding health literacy: Implications for medicine and public health. American Medical Association Press, 2005, p. 166.

은 곤란하다. 2002년에 10개 단어로 축약한 간이형 REALM-R이 개발되었는데 이는 의료인이 진료시에도 간략하게 활용할 수 있다(Bass, Wilson, Griffith, 2002, 2003).

(3) TOFHLA(Test of Functional Health Literacy in Adults)

TOFHLA는 의료 및 지역사회 기반으로 건강정보이해능력 평가에 사용하도록 개발되었고 지금까지 널리 활용되어 왔다. 읽고 이해하는 능력을 중심으로 한 독해 유형(reading comprehension)의 평가도구로서, 독해와 수리 영역으로 구성되어 실제 보건의료서비스를 이용할 때 환자들이 흔히 받게 되는 지문의 형태를 띠고 있다(Gazmararian, et al., 1999). 독해 영역은 세 개 지문을 대상자가 읽으면서 지문 속의 50개 문제에 빠진 단어들을 채우도록 하며, 수리 영역의 17문제는 약병의 처방문을 정확하게 해석하는지, 혈당검사 결과를 이해하는지, 그리고 진료예약문을 이해하는지에 대한 산술능력을 평가한다(Baker, Williams, Parker, Gazmararian, 1999).

TOFHLA는 검사 시간이 20-22분 정도로 각 영역별 시간이 따로 배정되어 있어서 시간이 경과하면 시험을 멈추고 다음 영역 시험을 시작해야 한다. 의료상황에서의 내용타당도와 내적 신뢰도가 매우 안정적이며, WRAT-R3와의 상관계수가 0.7 이상, REALM과는 0.8 이상으로 상관관계가 높은 것으로 보고되었다(Parker, Baker, Williams, Nurss, 1995).

S-TOFHLA는 TOFHLA를 간추린 간이형 평가도구이다. S-TOFHLA는 TOFHLA 전체에서 간추려 독해 영역은 두 개 지문의 36문제와 수리영역 4문제로 구성되었으며 수리영역 4문제 보기가 [그림 4-3]과 같다. S-TOFHLA는 12분 안에 실시할 수 있고 TOFHLA와 같이 세 등급으로 정보이해능력을 산출할 수 있다. TOFHLA와의 상관계수는 0.9 이상이고 REALM과의 상관계수는 0.8 이상으로 보고되었다(Baker, Williams, Parker, Gazmararian, 1999).

간이형 S-TOFHLA의 경우도 12분 이상이 소요되는데 비해 약 3분 정도의 짧은 시간에 평가가 가능한 독해 유형의 평가도구로서 Newest Vital Sign (NVS)이 있다. Weiss 등(2005)에 의해 일차보건의료기관 이용 상황을 중심으로 식료품에 부착되어 있는 영양표시성분표를 포함하여 6문항으로 구성되어 있다. 비교적 최근에 개발되었지만 활용이 간편하여 점차 활용이 확대되고 있는 추세이다. 이 외에 기능적 건강정보이해능력을 전문가에 의해 직접 정오답으로 평가하는 형태가 아니라 각 보건의료 이용 상황에서 환자나 사용자 자신이 인식하는 보건의료 정보 이해와 활용 수준을 평가하는 측정도구도 개발되어 국내외적으로 활용되고 있다(Chew, Bradly, Bokyo, 2004; 강수진 등, 2012; 김수현, 2010).

The questions below correspond to instructions on a prescription bottle, blood glucose results, and information on an appointment slip that are provided to the subject.

1. sotHave a look at this one ... If you take our first tablet at 7:00 AM, when should you take the next one?
2. Here is another direction you might be given ... If this were your score, would your blood sugar be normal today?
3. Now, take a look at this one ... When is your appointment?
4. Here is another instruction you might be given ... If you eat lunch at 12:00 noon, and you want to take this medicine before lunch, what time should you take it?

그림 4-3 TOFHLA와 S-TOFHLA의 수리영역 보기 문제들

출처: Davis T, Kennen EM, Gazmararian JA, Williams MV. Chapter 10 Literacy testing in health care research. In JG Schwartzberg, JB VanGeest, CC Wang (Eds.). Understanding health literacy: Implications for medicine and public health. American Medical Association Press, 2005, p. 169.

(4) e-건강정보이해능력 측정도구(e-Health Literacy Scale, eHEALS)

e-건강정보이해능력 측정도구(eHEALS)는 인터넷이나 뉴미디어 통신기술을 통한 건강정보이해능력을 평가하는 도구로서 Norman과 Skinner(2006)에 의해 개발되었다. 개인 또는 인구집단 단위로 의료이용 및 건강증진 의사결정과 관련된 정보 활용에 관한 6개 핵심 기술을 중심으로 설문내용이 구성되어 있는데 일반 정보이해능력과 건강정보이해능력을 기본으로 과학, 정보탐색, 미디어, 컴퓨터 활용기술을 활용한 정보이해능력의 내용을 포함한다.

eHEALS는 15세 이상의 연령층이면 대부분 적용가능하며 자기기입식(self-reported)으로 응답하는데 각 질문에 대해 자신이 인식하는 자신의 능력을 5점 척도로 답하는 형태로 총 8개 문항으로 구성되어 있다. 응답자가 인식하는 자신의 능력을 답하는 형태로 정오답에 대한 부담이 없고 문항 수도 적어서 사용이 쉽고 편리하여 국내 관련 연구에도 이미 활용된 바 있다(백혜진과 이혜규, 2013; 조희숙, 2018).

3) 국내 평가 도구

(1) 한국형 건강정보이해능력 측정도구(Korean Health Literacy Assessment Tool, KHLAT)

KHLAT는 REALM을 기반으로 한국형으로 개발된 건강정보이해능력 평가도구이다. 초안인 KHLAT-2가 김성수 등(2005)에 의해 개발되었고, 2011년에 보완된 형태로 KHLAT-4가 개발되었다(이수현 등, 2011). KHLAT 뒤에 붙은 숫자는 도구의 각 문항에서 응답자가 선택할 수 있는 답가지 수를 의미하여 초판에서는 예/아니오의 2점 척도로 개발되었다가 수정판은 4점 척도의 형태로 바뀌었는데, 평가 대상자의 특성에 따라 둘 중에서 선택적으로 활용할 수 있다(김성수, 2017).

KHLAT-2 개발 당시 REALM의 66개 단어를 한국어로 번역하는 과정에서 한국의 문화적 상황에 맞지 않는 몇몇 단어들을 수정하거나 다른 단어로 대치하였다(김성수 등, 2005). 평가방법에서도 한글은 영어와 달리 표음문자여서 뜻을 몰라도 발음하는데 큰 어려움이 없어서 REALM과 같은 평가방법이 맞지 않았기 때문에 각 단어의 의미를 알고 있는지에 대한 응답자의 인식을 기준으로 이분척도 구성하여 다른 사람에게 설명할 수 있을 정도로 정확하게 알고 있다면 '정확하게 안다'로, 정확하게 알지 못하는 경우는 '확실히 잘 모른다'로 나누었다. 개정된 KHLAT-4는 용어의 구성은 KHLAT-2와 같고 응답 가지가 4개로서, 다른 사람에게 설명할 수 있을 정도로 정확하게 알고 있을 경우 '무슨 뜻인지 정확하게 안다', 대충 뜻만 안다면 '대강의 뜻만 안다', 들어 봤지만 뜻을 잘 모를 경우 '들어는 봤지만 뜻은 잘 모른다', 잘 모르는 경우 '무슨 뜻인지 전혀 모르겠다'로 구성되었다(이수현 등, 2011). 실제로는 KHALT를 활용한 관련연구들에서 KHALT의 답가지의 수를 2, 4개 이외에 3개나 5개로 척도구분을 조정하여 활용되기도 하였다(최경호와 이정옥, 2013).

대학생, 직장인, 주부 등 소규모 일반인을 대상으로 초안인 KHALT-2가 개발되었지만 2011년에 보완된 KHLAT-4의 경우는 초등학생, 중학생, 고등학생 수준으로 나누어 2600명 이상의 대상자들에게 검증되었다(이수현 등, 2011). KHALT-2와 KHALT-4를 비교할 때 저연령층에는 보기가 3개 이상일 경우 보기 간의 정도 차이 구분이 어려우므로 KHALT-2 사용이 권장되었으며, 전체적으로 REALM 보다 건강정보이해능력이 낮게 산출되었는데 이는 일부 용어가 일반인들에게는 이해가 어려운 표기이기 때문으로 이에 대한 보건교육이 필요하며 아울러 쉬운 표기로 바꾸는 노력이 이루어져야 하겠다.

지방	유산
유행성 감기	임신 기간
알약	관절염
복용량	영양분
안구	폐경기
스트레스	맹장
도말(표본)	비정상적인
신경섬유	매독

그림 4-4 한국형 건강정보이해능력 측정도구(KHLAT)의 보기 단어들

출처: 김성수. 의료정보이해능력에 대한 이해 및 평가. 성인간호학회 학술대회 자료집. 2017. 5, 89-105.

(2) 한국형 기능적 건강정보이해능력 측정도구(Korean Test of Functional Health Literacy in Adults, KTOFHLA)

기능적 건강정보이해능력 측정도구의 경우는 KHALT와 달리 국내 여러 연구진들에 의해서 대부분 TOFHLA를 바탕으로 국내 보건의료 상황에 맞게 개발되어 개발자에 따라 지문이나 문항구성이 조금씩 다른 것을 볼 수 있는데 이들 모두 기능적 측면으로 건강정보이해능력을 평가하고자 개발된 것이어서 명칭은 대부분 동일하게 사용하고 있다(김수현과 이은주, 2008; 이태화와 강수진, 2008). 그 중 김수현과 이은주(2008)가 개발한 한국형 기능적 건강정보이해능력 측정도구(KTOFHLA)가 가장 보편적으로 활용되어 왔다.

김수현과 이은주(2008)의 도구를 기준으로 볼 때, KTOFHLA는 TOFHLA와 미국의 2003년 전국성인정보이해능력조사(National Assessment of Adult Literacy, NAAL)에서 사용한 도구를 바탕으로 국내 보건의료 실정에 맞게 수정보완하여 개발되었다. NAAL은 미국 교육부에서 일상생활에 필요한 정보이해능력을 가정과 가족, 건강과 안전, 지역사회와 시민의식, 소비자경제, 근로, 휴식과 여가의 6개 영역으로 나누어 조사하기 위해 개발된 일반 정보이해능력 측정도구이며(US Department of Education, 2006), 이중 '건강과 안전' 영역의 문항들이 KTOFHLA 개발에 활용되었다.

KTOFHLA는 독해와 수리 영역으로 나뉘어져서 독해 8문항, 수리 7문항의 총 15문항으로 구성되어 있으며 각 문항별로 1점씩 0-15점 배점구간으로 점수가 높을수록 기능적 건강정보이해능력이 양호한 것으로 해석한다. 수리영역은 TOFHLA와 같은 형태로 1일 4

회 약물복용방법, 공복시 약물복용방법, 3일에 1회 약물복용방법, 혈당검사 결과 해석 등의 내용으로 이루어졌으며, 독해영역은 NAAL를 바탕으로 국내 보건의료 이용에 흔히 사용되는 지문으로 복부초음파 검사예약표, 대장용종절제술 동의서, 지역사회 노인낙상예방 전단지 등으로 구성되어 있다(그림 4-5 참조).

〈 수리 영역 〉

* 다음은 귀하께서 병원에서 흔히 볼 수 있는 약 처방 설명서입니다.
각 문항을 읽으시고 질문에 답해 주시기 바랍니다.

내복약

환 자 명 : ○○○ 귀하 (남 여 세) 2011년 10월 18일
처방의사 : ○○○
복 용 법 : 1일 4회 한 정씩 복용
페니실린(Penicillin VK)
2500mg 40/0 1-3

1. 귀하께서 약을 오전 7시에 처음 복용하셨다면, 다음 약은 몇 시에 복용하셔야 할까요? 답 : (오전, 오후) 시

2. 그리고 그 다음 약은 몇 시에 복용하셔야 할까요?
답 : (오전, 오후) 시

3. 하루 중 마지막으로 몇 시에 약을 복용하셔야 할까요?
답 : (오전, 오후) 시

〈 독해 영역 〉

주의사항	진료시간
• 약을 받으신 후 이름, 약의 개수를 확인하십시오. • 용법, 용량을 정확하게 지켜주십시오. • 매( ) 시간마다 복용하는 약은 깨어 있는 시간을 균등히 나누어 복용하십시오. • 약 복용을 잊었을 경우 바로 복용하고 만일 다음 복용시간이 가까우면 간격을 두어 다음 약을 복용하여 과용량을 복용하는 일이 없도록 하십시오. • 습기, 고온, 직사광선을 피하여 보관하시고 어린이의 손이 닿지 않는 곳에 보관하십시오.	■ 평일 월~금 : 오전 9:00~오후 6:00 토요일 : 오전 9:00~오후 1:00 ■ 응급실 365일 24시간 응급진료 전화 : 02-440-0000

4. 약물은 어떻게 보관하여야 합니까?
답 :

5. 오늘은 토요일입니다. 진료를 받기 위해서는 몇 시가 되기 전에 병원에 가야 할까요?
답 : (오전, 오후) 시전

그림 4-5 한국형 기능적 건강정보이해능력 측정도구(KTOFHLA)의 일부 문제들

출처 : 김수현, 이은주. 노인의 기능적 의료정보 이해능력이 지각된 건강상태에 미치는 영향. 대한간호학회지. 2008, 38(2), 195-203.
재인용 : 이태영. 환자의 특성에 따른 기능적 건강정보이해능력과 의료인의 설명 이해도. 경희대학교 석사학위논문. 2012, 50-53.

6. 이해도를 높이는 표현 방법

건강정보에 대한 이해도를 확보하기 위해서는 사용자의 건강정보이해능력을 높이는 방법과 필요한 정보를 쉽게 표현하는 방법을 고려할 수 있다. 건강정보이해능력을 향상하기 위해 보건교육이 계속적으로 이루어져야 하겠지만 정보이해능력은 단시간에 개선되기 어려운 면이 있고 그에 비해 건강정보는 광범위하고 전문적이어서 제한적이다. 따라서 보건

의료 종사자들은 말이나 글을 통해 건강정보를 전달할 때 가능한 환자나 내담자의 정보이해도를 높일 수 있는 표현 방법을 활용해야 한다(CDC, 2009; McCorry & Mason, 2011; Nelson & Parvanta, 2011; Pérez, 2014; Pré, 2017). 대화로 의사소통할 때와 자료를 통해 정보를 전달할 때로 나누어 건강정보 이해도를 높이는 주요한 표현 방법을 확인해 보자.

1) 이해도를 높이는 일반 지침

(1) 대상자에게 친근한 언어와 분명한 표현을 사용한다.

담당자의 직업적 전문용어나 표현은 대상자에게는 낯설고 거리감을 느끼게 한다. 대부분의 대상자에게 친근한 일상적인 언어와 평이한 용어를 사용한다. 대상자의 사회문화적 특성이나 직업과 관련하여 대상자에게 친숙한 표현이나 용어를 보건의료 담당자가 일부라도 활용할 수 있다면 대상자와의 거리감을 줄이고 이해를 도울 수 있다.

(2) 다양한 형태를 활용하여 내용을 전달한다.

말이나 글은 추상적이고 형이상학적인 표현 방법이어서 시각과 같은 감각적 정보보다는 이해가 어렵다. 따라서 전달 내용을 언어 뿐만 아니라 그림, 그래픽, 사진, 동영상 등 다양한 형태로 표현할 수 있다면 대상자들은 자신에게 보다 이해가 용이한 형태로 정보를 얻을 수 있다. 또한 글이나 그림으로 구성된 자료를 보면서 말로 설명하는 방법도 일반적으로 많이 사용한다.

(3) 내용을 담은 메시지를 효과와 문화적 적절성 차원에서 검토한다.

전달한 내용에 대한 대상자의 반응은 메시지가 얼마나 효과적으로 이해되었는지를 짐작하게 한다. 사전조사를 통해 담당자가 구성한 메시지를 대상자 그룹에 전달하고 이해도 측면의 효과와 표현의 문화적 적절성 차원에서 검토하는 과정을 거치면서 수정, 보완하는 것이 필요하다.

(4) 실천해야 할 행동에 초점을 맞춘다.

전달 내용에서 핵심은 보건의료 종사자가 전한 내용을 통해 대상자가 어떤 행동을 취해야 하는지에 중점을 둔다. 설명은 충분히 하되 내용을 전달받은 후 대상자가 실천할 행동이 무엇인지를 명확하게 이해시키는 것이 중요하다.

2) 이해도를 높이는 말하기 표현 방법

(1) 일상생활에서 사용하는 쉬운 표현으로 분명하게 말한다.

전문용어의 사용은 가능한 자제한다. 잘 모르는 말이 포함된 내용은 일반인에게 정보가 되기보다는 심리적 부담과 혼란을 높일 수 있다.

(2) 말하기 편안한 분위기를 조성한다.

보건의료인이 어떤 내용을 설명하기에 앞서 일부 내용이 이해하기 어려울 수 있다는 것과 언제든지 도움을 줄 용의가 있다는 점을 자연스럽게 표현한다. 가능한 부끄러운 느낌없이 편하게 질문이나 의견을 말할 수 있도록 유도한다.

(3) 대화 중에 대상자의 이해능력을 파악한다.

보건의료 관련 상담 중에 대상자의 이해능력을 가늠하는 것이 대상자에 따라서 쉬운 일만은 아니지만 대상자에게 양해를 구하고 상담 초기에 한 두가지 질문을 통해 대략적인 이해도를 파악하는 것은 대상자에 맞추어 정보를 전달하는데 도움이 된다. 연구에 따르면 대부분의 환자들은 자신을 상담하는 보건의료담당자가 자신의 정보이해능력의 한계를 알고 설명해주는 것이 자신에게도 도움이 된다고 느낀다(Wolf et al., 2007).

(4) 집중하고 존중하는 태도를 취한다.

대상자가 무엇을 원하는지 파악하기 위해 노력하고 대상자가 말해주는 것을 존중하여 반영한다. 단지 말하지 않는다고 해서 이해하는데 문제가 없거나 또는 관심이 없다고 보건의료담당자 임의로 간주하지 않는다.

(5) 대화 중에 대상자가 취해야 할 태도를 알려준다.

담당자가 말로 필요한 정보를 전달하는 동안 대상자가 어떻게 반응하기를 바라는지를 알려주고 질문이나 의견 말하기 등을 통해 대화에 참여하도록 격려한다.

(6) 비유, 사진, 그림 등이 담긴 보조자료를 내용 전달에 활용한다.

내용과 관련하여 비유, 사례, 사진, 그림 등을 포함하여 대상자에게 친근하게 구성된 보조자료를 활용하면 쉽게 이해하는데 도움이 된다. 이때 글을 읽는데 지장이 없을지라도 자료의 해당부분을 가리키면서 문장은 읽어주면서 설명한다. 자료에 포함된 관련 사진이나 그림 또는 문장 부분을 확인하면서 내용을 시각적으로 다시 전달하는 효과를 준다. 또한 자료의 필요한 부분에 설명하는 내용과 관련된 대상자의 정보를 채워넣을 수 있도록 자료를 구성하면 대상자에 대한 자료의 관여도(relevance)를 높일 수 있다. 설명 중에 자료를 활용하면서 대상자의 참여가 증가하고 담당자와 대상자 간의 상호작용이 높아져서 보다 집중적으로 정보를 전달할 수 있다. 또한 대상자의 고유정보가 추가된 자료는 설명 후에 대상자에게 고유하게 적용되는 유용한 정보로 활용된다.

(7) 중심 내용을 강조하고 반복한다.

한번의 상담 중에 다룰 내용을 요점 중심으로 가능한 3가지 이상을 넘지 않도록 하여 주요내용이 강조되도록 한다. 세부 내용별로 대상자가 실천해야 할 행동을 중심으로 가능한 간략하게 설명하고 주요 내용별로 요약해서 반복한다.

(8) 대상자가 정확하게 이해할 수 있도록 열린 질문을 통해 바꾸어말하기를 유도한다.

어느정도 설명을 했다면 설명한 내용 중 핵심 부분을 중심으로 대상자의 말로 표현해보도록 요청한다. 상담기술로는 바꾸어말하기나 다시말하기에 해당한다. 예를 들어, "오늘 집에 돌아가시면 남편분께서 지금 나눈 내용을 궁금해 할텐데 어떻게 말해주시겠어요? 남편에게 말하는 것처럼 말해주시겠어요"와 같이 구체적인 의견을 말할 수 있는 열린 질문을 사용하여 대상자가 이해한 내용을 자신의 말로 표현하도록 유도할 수 있다. 또한 이러한 바꾸어말하기로 대답하는 과정 중에 전문가와 대상자가 함께 잘 이해했는지, 어느 부분에 보충이 필요한지를 확인하고 보완할 수 있다. '질문 없으세요? 이해되세요?'와 같은 질문은 간단히 예/아니오 대답으로 그치기 쉬워서 실제적인 이해도 확인이 쉽지 않다.

(9) 설명한 내용을 이해하거나 질문에 대해 대답하는데 대상자에게 충분한 시간을 준다.

대상자는 일반적으로 담당자보다 정보이해능력이나 관련 지식이 부족하기 때문에 설명한 내용과 연관하여 들은 내용과 자신의 생각을 정리하여 대답하는데 일반적으로 담당자가 생각하는 것보다 시간이 더 필요하므로 인내심을 가지고 조금 더 기다려 주도록 노력한다. 가능한 당황하지 않고 편하게 대답할 수 있도록 배려해주어야 한다.

(10) 언어가 서툰 대상자를 대할 때는 대상자를 보면서 반복해서 분명하게 천천히 말한다.

언어가 서툰 대상자를 대할 때는 통역사의 도움을 받을 때에도 대상자를 바라보며 설명하여 대상자의 반응을 관찰하고 최대한 대상자와 익숙해질 기회를 가지도록 한다. 전혀 알아듣지 못하는 경우도 있지만 이해가 느리거나 일부분만 알아듣는 대상자가 많으므로 가능한 명확하고 적당히 큰소리로 천천히 반복해서 말해주면 대상자가 직접 알아들을 수 있는 부분이 늘어나며 그만큼 대상자가 대화 이해에 대한 확신을 가지게 되므로 심리적 안정이나 상황 적응에도 유리하다.

3) 이해도를 높이는 읽기자료 개발 방법

(1) 단순하고 쉬운 용어와 표현을 사용한다.

가능한 쉬운 단어, 쉬운 문장, 짧은 단락으로 단순하게 구성한다. 또한 짧은 구성 안에 핵심 내용 중심으로 이해가 용이하도록 전문용어나 은어, 관용구 등의 사용은 자제하고 가능한 쉬운 용어를 선택해서 활용한다. 특히 용어의 선택에 있어서 상황에 따라 이중적 의미를 가지는 용어는 독자의 정보이해능력에 따라 의미전달에 혼란을 줄 수 있으므로 유의한다. 같은 맥락으로 가능한 축약어의 사용은 자제하는데 만약 사용할 경우 처음 사용되는 부분에 전체 표현과 축약된 표현을 함께 표기하고 그 다음부터 축약어를 사용한다.

또한 구체적인 통계값이나 표보다는 주제 중심으로 요약된 인포그래픽이나 비유 등 이해하기 쉬운 표현으로 전환하여 사용한다. 일반적으로 표는 정보 집약적인 자료이기 때문에 한 표 안의 정보를 누가 어떻게 해석하느냐에 따라 매우 다양하고 깊이 있게 해석할 수도 있고 별 정보를 얻지 못하는 경우도 생긴다. 가능한 평이한 표현과 비유를 활용하여 중심 내용 위주로 구성한다.

(2) 중학교 저학년 수준의 정보이해능력을 바탕으로 내용을 편집하고 검토한다.

대부분의 대상자들에게 이해되는 일반적인 정보이해능력 수준으로서, 중학교 저학년 정도가 보건의료영역의 자료를 구성하는데 권장되어진다. 주로 교과서를 기초로 표현이나 용어의 선택을 검토할 수 있다. 이와 함께 연령, 직업, 교육수준 등을 고려하여 조절한다.

(3) 주제어와 관련된 주요 용어는 자료 전체적으로 일관된 표기를 사용한다.

같은 내용도 여러 가지로 표현이나 표기로 쓸 수 있는 경우가 많다. 그러나 한 자료 안에서 내용 전달을 목적으로 사용되는 표현 중에서 특히 주제와 관련된 주요 용어는 자료 전체적으로 같은 표현으로 표기하여 내용 전달의 명확성을 유지하도록 한다.

(4) 내용 구분에 제목과 글머리표를 적절히 활용한다.

문단형태의 서술형 문장은 핵심내용 중심으로 한눈에 보기는 어렵다. 내용을 나누는 기준으로 제목이나 글머리표를 사용하여 주요내용 중심으로 간략하게 나열하는 구성을 사용하면 내용구분이 명확해지고 기억하기에도 용이하다.

(5) 한 번에 한 가지 내용을 제시한다.

한 내용 단위에서는 그 부분의 중심내용과 관련된 보조자료로 구성한다. 관련성이 있다고 해서 현재 내용과 관련된 여러 내용을 언급하면 중심내용이 무엇인지 혼란해지는 경우가 생길 수 있다. 한 번에 한가지 내용 중심으로 집중적으로 제시하면 이해와 기억 모두에 유익하다.

(6) 핵심 내용을 명확하게 먼저 제시하고 관련된 사례나 그림 등으로 부연 설명한다.

일반적으로 사람의 시선이 전면에 먼저 집중되므로 주제 내용 중심으로 전면에 제시하고 이해를 돕기 위한 부연 설명이나 사례 또는 그래픽 등을 그 뒤에 이어서 배치하면 내용을 강조하면서 반복적으로 제시할 수 있어서 효과적이다.

(7) 글자크기와 여백에 여유를 둔다.

대상 청중의 연령대가 높을수록 글자크기를 크게 해야 한다. 어린이와 청년까지는 10 포인트도 무난하지만 장년의 경우 12 포인트로, 노년기의 경우에는 14 포인트까지 늘리며 줄간격과 여백을 충분히 둔다. 특히 인쇄자료에 담는 내용의 깊이에 따라 어느 정도 심층적이거나 중요한 내용들은 일목요연하고 편하게 보여지도록 줄간격과 여백에 여유를 두는 것이 필요하다. 여백이 좁으면 시각적으로 답답하고 내용에 대한 심리적 부담이 생겨서 대상자가 읽기를 피하게 되는 경우가 있을 수 있다.

(8) 글자와 배경 간에 분명한 색대비를 유지한다.

보통 도서형 자료는 흰색이나 미색 바탕을 기본으로 짙은 색의 글과 그래픽을 사용하여 바탕과 내용 간의 색대비를 분명하게 유지한다. 그렇지만 유인물, 전단지, 포스터, 현수막, 발표자료 등 책보다 다양한 시각 효과를 사용하는 발표나 전시자료 유형에는 바탕색이 밝은 계열인 경우도 있지만 그 반대로 짙은 계열로 하고 내용을 밝은 톤으로 구성하여 색대비를 강조하는 경우도 많다.

(9) 내용 전달과 관련성이 낮은 시각 요소의 사용은 가능한 자제한다.

내용을 배치하는 편집과 디자인도 통일감을 유지하며 가능한 단순하게 구성하는 것이 내용을 부각하는데 도움이 된다. 따라서 사진을 제외하고 화면당 사용하는 색, 글자체, 기호의 수도 절제적으로 사용되이야 색, 글자체, 기호가 내용을 강조하거나 구분하는 기능을 적절히 수행할 수 있다. 필요에 따라 장식적 기능을 하는 색, 기호, 디자인이나 그래픽을 활용할 때는 내용 전달에 방해가 되거나 혼란하게 하는 요소가 없는지 유의해야 한다.

(10) 자료의 디자인과 내용 표현이 대상자 중심으로 구성되도록 한다.

자료는 대상자의 내용 이해도를 높이기 위해 사용한다. 따라서 대상자가 이해하기 쉬운 특성을 기준으로 자료의 디자인과 내용을 구성해야 한다. 여기에 대상자의 문화적 특성이 중요한 기준으로 작용하는데 대상자에게 친근하고 익숙한 특성을 찾아 활용하는 것이 중요하다. 예를 들어 인쇄물과 같이 왼쪽에서 오른쪽으로 시선을 이동하는 읽기 방식에 익숙한 장년 이상의 세대와 달리 청년 세대는 스마트폰 화면을 위에서 아래로 훑어보는 스크롤 방식의 시선 처리에 더 익숙할 수 있다. 또한 이들 간에는 경험과 문화의 차이가 존재하여 같은 내용을 설명하는데 친근한 비유나 사례도 다르다. 따라서 목표청중에 친숙한 특성을 잘 파악하여 그에 맞게 디자인과 내용을 구성해야 한다.

(11) 긍정적인 방향으로 메시지를 기술한다.

부정적인 표현보다는 긍정적인 방향으로 메시지를 기술하여 전체적인 자료의 분위기가 격려(encouragement)와 동기(motivation)를 높이는 어조를 유지할 수 있도록 한다.

(12) 기호나 상징의 사용에 유의한다.

기호나 상징은 지역이나 조직 등에 따라 다른 의미로 사용되는 경우가 얼마든지 있으므로 기호나 상징을 사용할 때는 대상자에 해당하는 모든 사람이 동일한 의미로 받아들이는지 확인하고 사용한다. 기호는 흔히 색이나 도안의 상징과 결부되는데 교통표지판의 기호는 누구나 알고 있다고 간주하고 그중 잘 사용하지 않는 기호를 사용할 경우 상당수의 대상자가 그 뜻을 몰라서 혼란이 생길 수도 있다. 예를 들어 우리나라에서 위험단계를 표시할 때 붉은색을 사용하여 위험상황을 상징하지만 어떤 나라에서는 붉은색의 직관적 의미가 반대로 긍정적이다. 따라서 다양한 국가나 민족적 배경이 공존하는 구성원들을 대상으로 할 때는 기호나 상징의 사용에 유의할 필요가 있다.

Q 확인 학습 문제

1. 주요 건강정보이해능력의 개념을 구성하는 요소로서 가장 거리가 먼 것은?

① 접근　② 소통　③ 이해
④ 사용　⑤ 개발

2. 건강정보이해능력이 가진 개인 차원의 결과로 가장 거리가 먼 것은?

① 건강 결정권 확대　② 건강 인식 향상　③ 건강 기술 향상
④ 안전과 건강수준 개선　⑤ 보건의료비 감소

3. 다음 중 건강정보이해능력을 기능 중심으로 평가하는 도구는?

① WRAT　② TOFHLA　③ REALM
④ KHLAT　⑤ eHEALS

Q 심화 토의 문제

건강정보이해능력의 유형을 문장, 수량, 문서, 미디어, 컴퓨터, e-건강정보이해능력으로 나누어 볼 때, 앞으로 보건의료영역에서 사용자의 정보이해도를 지원하기 위해 어떤 유형의 건강정보이해능력에 중점을 두고 준비하면 좋겠는가? 왜 그렇게 생각하는지 그리고 어떻게 보완해야 할지에 대해 논의해 봅시다.

정답 1. ⑤　2. ①　3. ②

참고문헌

강수진, 이태화, 김광숙, 이주희. 서울 지역 일부 중년 성인의 건강정보이해능력(health literacy) 실태와 관련 요인에 대한 연구. 보건교육건강증진학회지. 2012, 29(3), 75-89.

김성수, 김상현, 이상엽. 의료정보이해능력(Health literacy): 한국형 측정도구 개발을 위한 예비연구. 보건교유건강증진학회지. 2005, 22(4), 215-227.

김성수. 의료정보이해능력에 대한 이해 및 평가. 성인간호학회 학술대회 자료집. 2017. 5, 89-105.

김성은, 오진아, 이윤미. 건강정보 이해능력(Health Literacy)에 대한 개념분석. 한국간호교육학회지. 2013, 19(4), 558-570.

김수현. 노인의 자가 보고에 따른 의료정보 이해 및 활용수준. 한국노년학. 2010, 30(4), 1281-1292.

김수현, 이은주. 노인의 기능적 의료정보 이해능력이 지각된 건강상태에 미치는 영향. 대한간호학회지. 2008, 38(2), 195-203.

김영선. 노인의 건강정보이해능력과 ICT의 활용. 한국보건교육건강증진학회 추계학술대회자료집. 2018. 133-150.

백혜진, 이혜규. 헬스 커뮤니케이션의 메시지, 수용자, 미디어 전략. 서울: 커뮤니케이션북스. 2013.

이수현 등. 한국형 건강정보이해능력 측정도구(Korean Health Literacy Assessment Tool)의 비교 및 개선 방안. 보건교육건강증진학회지. 2011, 28(3), 57-65.

이태영. 환자의 특성에 따른 기능적 건강정보이해능력과 의료인의 설명 이해도. 경희대학교 석사학위논문. 2012.

이태화, 강수진. 한국노인의 건강문해(helath literacy) 실태와 영향 요인. 한국노년학. 2008, 28(4), 847-863.

조희숙. 인터넷 건강정보이해능력과 정보탐색 유형별 인지된 정보 유용성. 한국보건교육건강증진학회 추계학술대회 자료집. 2018, 121-132.

최경호, 이정옥. 의료정보이해능력 측정도구 척도의 타당성 평가. 한국데이터정보과학회지. 2013, 24(2), 257-265.

Ad Hoc Committee on Health Literacy. Health literacy: Report of the council on scientific affairs. JAMA. 1999, 281, 552-557.

American Medical Association. Health literacy: Report of the council on scientific affairs. Journal of the American Medical Association. 1999, 281, 552-557.

Bernhardt JM, Brownfield ED, Parker RM. Chapter 1 Understanding health literacy. In JG Schwartzberg, JB VanGeest, CC Wang (Eds.). Understanding health literacy: Implications for medicine and public health. American Medical Association. 2005, 3-16.

Baker DW, Williams MW, Parker RM, Gazmararian JA. Development of a brief test to measure functional health literacy. Patient Education and Counseling. 1999, 38, 33-42.

Baker DW. The meaning and the measure of health literacy. Journal of General Internal Medicine. 2006, 21, 878-883.

Bass PF, Wilson JF, Griffith CH, Barnett DR. Residents' ability to identify patients with poor literacy skills. Academy of Medicine. 2002, 77, 1039-1041.

Bass PF, Wilson JF, Griffith CH. A shortened instrument for literacy screening. Journal of General Internal Medicine. 2003, 18, 1036-1038.

Centers for Disease Control and Prevention. Simply Put: A guide for creating easy-to-understand materials (3rd ed.). U.S. Department of Health and Human Services. 2009.

Chew LD, Bradley KA, Bokyo EJ. Brief questions to identify patients with inadequate health literacy. Family Medicine. 2004, 36(8), 588-594.

Davis T, Long S, Jackson R, et al. Rapid estimate of adult literacy in medicine: A shortened screening instrument. Family Medicine. 1993, 25, 391-395.

Davis T, Michielutte R, Askov R et al. Practical assessment of adult literacy in healthcare. Health Education and Behavior. 1998, 25, 613-624.

Davis T, Kennen EM, Gazmararian JA, Williams MV. Chapter 10 Literacy testing in health care research. In JG Schwartzberg, JB VanGeest, CC Wang (Eds.). Understanding health literacy: Implications for medicine and public health. American Medical Association Press, 2005, 157-179.

Duell P, Wright D, Renzaho AMN, Bhattacharya D. Optimal health literacy measurement for the clinicl setting: A systematic review. Patient Education and Counseling. 2015, 98, 1295-1307.

Freedman DA, Bess KD, Tucker HA, Boyd DL, Tuchman AM, Wallston, KA. Public health literacy defined. American Journal of Preventive Medicine. 2009, 36(5), 446–451.

Gazmararian JA, Baker DW, Williams MV, et al. Health literacy among medicare enrollees in an managed care organization. JAMA. 1999, 281, 545–551.

Institute of Medicine. Health literacy: A prescription to end confusion. Washington, DC: National Academies Press, 2004.

Jensen JD. Addressing health literacy in the design of health messages. In Cho, H (Ed). Health communication message design. Thousand Oaks, CA: SAGE. 2012, 171–190.

Lujan J, Campbell HB. The role of religion on the health practices of Mexican Americans. Journal of Religion and Health. 2006, 45(2), 183–195.

McCorry LK, Mason J. Communication skills for the healthcare professional. Pennsylvania, PA: Wolters Kluwer Health, Inc, 2011.

Nelson DE, Parvanta C. Chaper 7 Speaking to the public: Health literacy and numeracy. In C Parvanta, DE Nelson, SA Parvanta, RN Harner (Eds.). Essentials of public health communication. Sudbury, MA: Jones & Bartlett Learning. 2011, 119–129.

Norman CD, Skinner HA. eHEALS: The eHealth Literacy Scale. Journal of Medical Internet Research. 2006, 8(4), e27.

Nutbeam D. Health literacy as a public health goal: A challenge for contemporary health education and communication strategies into 21st century. Health Promotion International. 2000, 15(3), 259–267.

Parker R, Baker D, Williams M, NUrss J. The test of functional health literacy in adults (TOFHLA): A new instrument for measuring patients' literacy skills. Journal of General Internal Medicine. 1995, 10, 537–545.

Pérez MA. Chapter 9 Foundations for health literacy and culturally appropriate health education programs. In MA Pérez & RR Luquis (Eds.). Cultural competence in health education and health promotion. San Francisco, CA: John Wiley & Sons, 2014, 217–240.

Potter WJ. Media literacy (6th ed.). Thousand Oaks, CA: SAGE Publications, 2013.

Pré A. Communicating about health: Current issue and perspectives (5th ed.). New York, NY: Oxford University Press, 2017, 153–180.

Schwartzberg JG, VanGeest JB, Wang CC. (Eds.). Understanding health literacy: Implications for medicine and public health. American Medical Association Press, 2005.

Sørensen K., et al. Health literacy and public health: A systematic review and integration of definitions and models. BMC Public Health. 2012, 12, 80.

U.S. Department of Education. The health literacy of America's adults: Results from the 2003 national assessment of adult literacy. 2006.

US Department of Health and Human Services, Centers for Disease Control and Prevention. Healthy People 2020 – Topics & Objectives: Health Communication and Health Information Technology. 2011. Available from: https://www.healthypeople.gov/2020/topics-objectives/topic/health-communication-and-health-information-technology/objectives

Weiss BD. Chapter 2 Epidemiology of low health literacy. In JG Schwartzberg, JB VanGeest, CC Wang (Eds.). Understanding health literacy: Implications for medicine and public health. American Medical Association. 2005, 17–39.

Weiss BD, Mays MZ, Martz W, et al. Quick assessment of literacy in primary care: The Newest Vital Sign. Annals of Family Medicine. 2005, 3(6), 514–522.

Wilkinson GS. Wide Range Achievement Test–Revised 3. Wilmington, Del: Jastak Associates, 1993.

Wilkinson GS, Robertson GJ. Wide Range Achievement Test 4 professional manual. Lutz, FL: Psychological Assessment Resources. 2006.

Wolf MS, Williams MV, Parker RM, Parikh NS, Nowlan AW, Baker DW. Patients' shame and attitudes toward discussing the results of literacy screening. Journal of Health Communication. 2007, 12, 721–732.

World Health Organization. Health promotion glossary. Geneva, Switzerland. 1998. Available from: https://www.who.int/healthpromotion/about/HPR%20Glossary%201998.pdf

Zarcadoolas C, Pleasant AF, Greer DS. Advancing health literacy: A framework for understanding and action. San Francisco, CA: John Wiley & Sons, 2006.

Zarcadoolas C, Pleasant AF, Greer DS. Understanding health literacy: an expanded model. Health Promotion International. 2005, 20(2), 195–203.

제5장

언어적, 비언어적 커뮤니케이션

1. 언어적 커뮤니케이션
2. 비언어적 커뮤니케이션

보건커뮤니케이션

제5장

언어적, 비언어적 커뮤니케이션

학습목표

- 언어적 커뮤니케이션의 기본 속성을 이해할 수 있다.
- 보건의료종사자로서 대상자를 대할 때 필요한 언어적 커뮤니케이션 지침을 적절히 활용할 수 있다.
- 비언어적 커뮤니케이션의 유형별로 주요 표현기능을 연결하여 설명할 수 있다.
- 효과적인 비언어적 커뮤니케이션 방법을 알맞게 실천할 수 있다.

가장 기본적인 인간의 의사표현 방식은 언어이다. 이 장에서는 보건커뮤니케이션의 유형을 언어 사용의 여부에 따라 언어적 커뮤니케이션과 비언어적 커뮤니케이션으로 나누어 기능과 특성에 대해서 다루었다.

1. 언어적 커뮤니케이션

1) 사용 원리

모든 언어는 각 언어사용의 규칙과 원리를 가지고 있다(전보협, 2012). 음운론, 의미론, 문장론, 실용주의론으로 정리할 수 있으며, 음운론과 문장론은 주로 언어사용의 형식적인 측면에 대한 원리이고 의미론과 실용주의론은 사용하는 언어의 의미와 문화적인 특성을 내포하고 있다.

음운론(phonemics)은 발음과 음성적 측면의 규칙을 말하는데 모든 언어에는 문장이나 단어 단위로 강세(accent), 고저, 리듬, 속도 등에 대한 고유한 규칙이 있다. 문장론(syntactics)은 어절들을 연결하여 문장을 구성하는 규칙으로서 흔히 말하는 문법이 대부분 여기에 속하며 언어사용의 구조적 측면을 구성한다. 각 언어마다 고유한 문장 구성 구조를 가지고 있는데, 예를 들어, 우리나라 문장구조의 기본형은 주어+목적어+서술어인 반면 영어나 중국어는 주어+서술어+목적어로 구성되어 구조에 차이가 있다.

의미론(semantics)은 어휘와 의미를 연결하는 규칙으로서 문법과 같이 구조적인 면이 아니라 그 언어를 사용하는 구성원들 사이에 장기간에 걸쳐 형성된 사회적 합의에 의존하는 사용법에 속한다. 같은 언어를 사용하는 사람들 안에서 장기간에 걸쳐 형성된 것이므로 사회문화적 특성이 많이 반영된다. 예를 들어, '다이어트 할 때 식사 조절 없이 운동에만 집중하는 것은 밑 빠진 독에 물 붓기이다'라는 말에는 '소용없는 일을 계속한다'는 의미를 담은 잘 알려진 우리나라 속담을 사용하여 '잘못되었다' 또는 '효과가 없다'는 의미를 나타낸다. 실용주의론(pragmatics)은 현대인의 생활 양식과 사회문화적 특성이나 변화가 일상적인 언어사용에 반영된 언어의 사용법이다. 최근 우리나라 사람들 간의 대화에서 단어나 어절을 짧게 줄여서 부르는 언어의 사용이나 외래어를 발음대로 표기하는 성향이 확산되었는데 이는 실용주의론의 원리와 관련된다. 예를 들어 건강보험심사평가원을 보건의료영역의 관계자들 사이에서는 흔히 '심평원'으로 줄여서 부르는 경우가 많으며, 과거에는 한자적 해석을 기초로 영어의 'communication'을 주로 '의사소통'으로 표기하였으나 요즘은 원어의 발음을 그대로 사용해서 '커뮤니케이션'으로 쓰는 경우가 많아졌다.

2) 특징

언어를 활용한 커뮤니케이션은 언어가 가진 특성, 언어가 활용되는 일시적, 문화적 상황에 따라 추상성, 추리성, 상황성, 전상징성과 같은 특징을 나타낸다.

(1) 추상성

언어적 표현 중에 '잘', '매우', '꽤', '거의' 등과 같이 어느 정도의 의미는 전달되지만 정확한 정도는 수신자에 따라 다르게 해석되는 추상적인 표현이 여럿 있다. 예를 들어 '우리나라의 성인 간접흡연율은 꽤 높습니다' 라는 말을 듣고 어떤 사람은 매우 심각하게 받아들이지만 어떤 사람들은 생각보다는 좀 높은 정도로 해석할 수 있어서 전달한 정보에 대해 일관된 심각성 인지 수준을 기대하기 어렵다. 이런 경우 구체적인 근거를 기초로 자료를 보완하고 명확하게 표현하여 언어의 추상성으로 올 수 있는 의미의 모호나 오해를 줄여야 한다.

(2) 추리성

구체적인 근거로 명확하게 의미 전달을 할 때에도 수신자의 관심과 지적, 직업적 배경에 따라 서로 다른 내용을 추리하고 그에 따라 실행방향이 서로 달라지는 경우가 있다. 객관적인 사실을 바탕으로 그 사실과 개인의 관심사를 연결하여 유추하는 것을 '추리'라고 하며, 전달받은 정보를 바탕으로 추리한 내용을 따라 자신의 반응 행동을 결정한다. 예를 들어 보건소장들을 대상으로 '우리나라는 OECD 가입국가 중에서 폐결핵 유병률이 가장 높아서 지역보건 수준의 지속적인 관심이 필요하다' 라는 내용을 전달했다면 어떤 보건소장은 '폐결핵 예방사업이 강화될 것 같군. 폐결핵은 청장년층에 발생률이 높은데 우리 지역의 청년 인구 비중이 다른 지역보다 높으니까 내년에는 예산을 확보해서 결핵 검진 사업을 강화해야겠다' 라고 정부 보건정책을 추측하여 자신의 업무에 반영하려고 할 수 있다. 이처럼 추리성은 수신자의 직업, 교육, 관심에 따라 다양한 방향의 추측이 이루어진다.

(3) 상황성

언어적 커뮤니케이션이 이루어지는 사회정치적 상황이나 환경에 따라 같은 말이나 표현을 사용하여도 다른 의미로 전달, 해석되고 효과도 다르게 나타날 수 있다. 예를 들어 지하철에서 거동이 불편해보이는 할아버지께 좌석을 양보했을 때 옆에 있던 아버지가 '잘 했다'고 하신 것과 친구들과 어울리다가 밤 늦게 만취해서 귀가했을 때 아버지가 '잘 했다'고 하신 것은 같은 분이 같은 말을 하셨음에도 그 의미가 전혀 다르다. 이와 같이 사회문화적, 맥락적 상황에 따라 언어는 같은 표현도 다르게 사용, 해석될 수 있다.

(4) 전상징성

특정한 의미를 전달하기 보다는 일반적인 감정이나 느낌을 전달하는 것과 관계되는 관용적 특성이다. 의례적인 인사나 특별한 의미가 부여되지 않는 사교적 대화가 이에 해당하며 타인과의 관계나 상황적 어색함을 줄이고 서로의 이해를 돕는 역할을 한다. 예를 들어 말의 시작에 '–에, –어, –그' 와 같이 특별한 의미는 없으나 분위기 조성이나 말의 시작을 알리는 용도로 사용하는 표현이 있다. 또 점심이 좀 지난 시간에 만난 사람에게 인사를 건낼 때 '안녕하세요~ 식사는 하셨는지요~'라고 표현할 수 있는데 정말 상대방의 안녕 정도나 식사를 했는지가 궁금해서 질문한 것이 아니라 우리나라에서 흔히 쓰는 통상적인 인사로서 친근한 의사를 전달하기 위한 상투적인 표현이라고 볼 수 있다.

3) 보건의료종사자의 효과적인 언어적 커뮤니케이션 지침

위와 같은 언어사용의 원리와 특성은 보건의료 현장에서 다양한 환자나 내담자를 대하는 종사자들에게 언어에 대한 기본 지식을 바탕으로 효과적인 커뮤니케이션을 하는데 도움을 준다. 특히 다양하고 복잡한 정보를 전달하고 정확하게 이해시켜야 하는 보건의료영역에서 언어적 커뮤니케이션을 적절히 사용하는 것은 환자의 안전과 건강을 유지, 증진하는데 영향을 미치기 때문에 일반 원리를 바탕으로 구체적인 실천 지침을 알고 적용할 필요가 있다(McCorry & Mason, 2014). 보건교육과 건강증진을 포함한 보건의료의 장에서 관계자가 대상자를 대면할 때 적용하는 일반적인 언어적 커뮤니케이션 실천 지침은 대략적으로 다음과 같다. 이와 관련된 나머지 구체적인 이론과 내용은 개인 간 보건커뮤니케이션과 공중 커뮤니케이션 등의 장에서 다루어졌다.

(1) 전달 내용을 미리 정하고 그에 알맞는 정확한 언어 표현을 선택한다.

보건의료, 특히 의료서비스 영역에서 전문가가 환자에게 전달해야 할 내용은 대부분 전문적이고 구체적이다. 송신자인 보건의료종사자는 전달 의도를 점검하여 내용을 확인하고 정확한 내용의 구성과 함께 어떤 부분을 강조하고 부연설명할지를 결정해야 한다. 그리고 그 의도에 알맞은 정확한 용어와 언어적 표현을 사용하여야 의미의 전달이 효과적으로 이루어진다.

대상자는 자신의 건강문제이기 때문에 보건의료전문가가 생각하는 것보다 질병상태에 대해 심정적으로 더 심각하고 조급하게 느낄 수 있다. 대상자 상태에 동요되지 않고 문제를 객관적으로 설명하고 대상자의 질문에 대해 대답을 할 때도 현재까지의 결과 진행과 확인할 수 있는 내용에 대해서만 명확하게 전달하는 것이 필요하다. 또한 보건의료는 전문적인 분야로 환자와 종사자 간의 지식 차이가 커서 환자의 이해 수준을 자칫 헤아리지 못하여 종사자에게는 당연한 내용이지만 환자에게는 모호하게 들릴 수 있으므로 정확한 표현에 유의한다.

(2) 쉬운 표준어를 사용한다.

일상적인 용어의 사용은 대상자가 전문가와의 긴장 관계를 빨리 해소하고 편하게 대화하는데 도움을 준다. 쉬운 용어를 사용하되 의미의 혼동이나 오해가 생기지 않도록 명확한 표준어를 견지해야 한다. 또한 은어나 전문용어의 사용을 자제해야 하는데 은어는 전문가에 대한 신뢰도에 부정적인 영향을 주고 전문용어는 대상자에게 쉬운 이해를 막을 수 있어서 대상자가 전문가의 지시를 정확하게 따를 수 있다는 효능감 인식을 약화시킨다.

(3) 정확한 문법을 사용하고 정확하게 발음할 수 있도록 노력한다.

정확한 문법과 발음을 사용하는 것은 내용을 오해나 실수 없이 전달하는데도 중요하지만 환자와의 상호작용에서 보건의료종사자의 전문성과 신뢰도에 영향을 미친다. 전달 내용과 직접 관련이 없을지라도 정확한 표현과 발음을 사용하는 것은 전문가의 신뢰도에 긍정적인 영향을 주어서 대상자와의 신뢰 관계 형성을 돕는다.

(4) 대상자의 말에 경청한다.

대상자와의 상호적 대화의 기초는 경청에 있다. 대상자의 말에 성심껏 귀 기울이는 태도와 대상자의 이야기 내용에 맞는 비언어적 반응은 대상자에게 대화에 대한 자신감과 확신을 준다. 또한 문제해결을 위해서도 대상자 이야기는 중요한 정보가 되므로 어느 정도 대상자 상황에 대한 정보가 쌓이는 동안 대상자에게 집중하며 때에 맞는 공감적 반응을 보이도록 한다. 대상자는 일반적으로 공식적 대화에 서툴기 때문에 다소 길고 두서없이 말하는 수가 많지만 가능한 말 중간에 끼어들지 말아야 하며 자칫 당황하게 해서 대화가 심층적으로 발전하는데 방해가 되지 말아야 한다.

(5) 존중과 공감적 태도를 유지한다.

경청과 그에 맞는 반응은 대상자를 그대로 존중하고 공감을 표현하는 좋은 방법이다. 여기서 존중이란 대상자의 생각과 상태를 있는 그대로 판단없이 그의 일부로 받아들이는 태도이다. 또 이렇게 받아들인 대상자에 대한 정보는 문제해결을 위한 중요한 근거가 된다. 또한 문제해결과 친밀한 관계 형성에 도움을 주기 위해서는 환자의 심리적 상황을 헤아리고 심정을 이해한다는 의미의 공감적 태도가 중요한 지지원이 된다.

(6) 잡담을 활용한다.

처음 만난 대상자와 문제를 중심으로 대화를 시삭하면서 가벼운 담소를 나누는 것은 자연스럽게 말문을 여는데 효과적이다. 문제를 가지고 어느 정도 긴장과 염려를 동반하고 있는 대상자에게 편안하게 말할 수 있도록 분위기를 조성하고 서로 간의 친밀한 관계를 형성하는데 유익하다.

(7) 친근한 표현으로 부른다.

대상자와의 대화에서 전문가가 3인칭 대명사를 사용하는 것은 대상자에게 거리감을 느끼게 할 수 있다. '저기요', '아주머니', '환자분' 등의 인칭 표현보다는 이름을 부르는 것이 좋다. '○○님'으로 정확히 부르면 문제해결을 위해 정확히 전달해야 하는 내용 중에 오해 가능성이 줄어들기도 하지만 개인적인 감정이나 의견을 나누는 경청과 공감의 과정 중에 정체성과 친근 관계 형성에 긍정적인 영향을 준다.

문화적으로 우리나라에서는 노인을 정겹게 존대하는 표현으로 직접적인 인척관계가 아니어도 '어르신', '아버님', '어머님' 등으로 부르는 경우도 많다.

(8) 가능한 상호적 대화를 나누도록 노력한다.

일반적으로 보건의료서비스 상황에서 전문가와 대상자 간의 대화시간은 길지 않다. 그러나 가능한 대상자의 이야기를 듣는데 시간을 할애하면서 대상자 중심으로 상호간의 대화를 나누도록 노력한다. 상호적 쌍방향 커뮤니케이션은 신뢰감과 친근감 형성에 긍정적으로 작용하며 나아가 대상자의 건강행동 실천에 대한 효능감과 의지에도 긍정적인 영향을 준다. 전문가의 일방적인 설명과 지시는 부족한 시간을 효율적으로 사용할 수 있지만 전달한 정보를 대상자가 충분히 이해하고 그에 맞게 순응하도록 격려하는 것과는 별개이다.

(9) 대상자를 중심으로, 대상자에 대해 이야기한다.

대화의 중심은 대상자에 있다. 대상자의 문제를 해결하는 것이 대화의 목표이다. 따라서 대상자를 중심으로 대상자의 문제해결과 관련된 내용을 대화의 소재로 유지해야 한다.

(10) 기분이나 심정에 대해 추측이나 판단하지 않는다.

환자는 문제를 가지고 그로 인해 불편을 겪은 사람이기 때문에 문제를 겪으면서 얻은 여러 가지 감정적, 심정적 변화를 표현하고 싶어한다. 경청을 통해 대상자의 심정에 대해 충분히 이해하고 공감하는 것은 중요하지만 보건의료전문가는 대상자의 기분이나 심정에 대해 스스로 표현하기 전에 어떤 방향으로 추측, 판단하는 말은 자제해야 한다. 넘겨짚는 것 같은 인상을 받게 되면 자신의 감정이 소홀히 여겨지거나 통제받는다고 생각하여 불쾌감을 느낄 수 있다.

(11) 정확한 이해를 위해 바꾸어 말하기를 활용한다.

상호간의 대화가 어느 정도 진행되면 전문가가 전달한 정보가 대상자에게 정확하게 전달되었는지, 또 대상자가 자신의 문제와 관련하여 털어놓은 이야기를 전문가가 제대로 이해했는지 확인하기 위해서 '바꾸어 말하기'를 활용하면 효과적이다. 건강상담 단원에서 구체적으로 다루어지는 상담의 일반 기술 중 하나인 '바꾸어 말하기'는 내담자가 한 이야기를 상담자가 이해한대로 내담자에게 말해주므로써 내담자에게는 자신의 말이 다른 사람에게 어떻게 들리는지를 확인하는 기회가 되고 상담자에게는 자신이 이해한 것이 정확한지를 확인할 수 있게 한다. 특히 지시적, 처방적 정보가 많이 오가는 대화의 경우는 전문가와 대상자 간의 지식 격차로 인해 잘못된 이해가 생길 수 있고 이로 인해 문제해결에 직접적인 영향을 줄 수도 있어서 확인과정을 거치는 것이 좋다.

(12) 개방형 질문을 활용한다.

예와 아니오로 대답이 형성되는 질문을 폐쇄형 질문이라고 한다. 폐쇄형 질문은 제한된 대화시간 동안 잘못하면 대상자에게 일방적이고 취조받는 느낌을 줄 수 있으며 질문에 대한 대상자의 심층적인 대답을 막을 수 있다. 따라서 의견이나 느낌을 묻는 개방형 질문을 통해 주관적인 의견을 충분히 표현할 수 있도록 하는 것이 권장된다.

(13) 내용과 과정에 대해 설명해 준다.

문제에 관련하여 만나는 동안 보건의료전문가는 환자의 문제에 관한 관련 자료를 확인하거나 전자의무기록에 입력하거나 또는 시술이나 일부 치료를 위해 장비를 준비해야 해서 환자와 별 대화없이 침묵이 지속되는 어색한 시간이 종종 생긴다. 다른 준비를 하고 있는 중이라도 말하는데 지장이 없다면 환자에게 환자의 상태나 현재 준비하고 있는 것이 무엇이고 오늘 어떤 치료를 할지 등의 과정에 대해 설명하면서 대화를 이어가는 것이 바람직하다. 이는 진행되고 있는 상황에 대해 대상자로 하여금 현재 상황에 대한 자각을 높여서 전문가를 도와 과정에 협조하게 한다. 과정 설명을 통한 이해는 대상자에게 막연한 긴장과 두려움을 덜어줄 수 있다.

(14) 보건의료제공자로서의 역할 내에서 조언한다.

보건의료전문가는 전문 분야에서 환자의 문제해결을 위해서 사실에 근거하여 조언과 권고를 할 수 있는 사람이다. 따라서 자신이 환자와의 관계에서 가지는 역할에 관련된 내용으로 조언과 권고의 범위를 제한해야 한다.

(15) 문제해결적 어조를 활용한다.

보건의료전문가의 어조(tone)는 대상자가 보건의료전문가와의 지속적인 관계를 형성하는데 중요한 결정 요인이 된다. 실제적인 전문성과는 별개로 어조는 대상자에게 심리적인 신뢰와 확신을 가지도록 하는데 중요한 역할을 하므로 가능하면 대상자의 역량에 대해서 우회적으로 확인하면서 필요한 서비스를 제안하는 방향의 문제해결적 어조를 활용하는 것이 권장된다. 대화 중에 활용하는 어조는 일반적으로 표현적(expressive) 어조, 지시적(directive) 어조, 문제해결적(problem-solving) 어조가 있다.

① 표현적 어조

자유롭게 느낌이나 의견을 그대로 표현하는 형태이다. 일반적으로 의견을 나누기 편한 사적인 사이와 상황에서 이루어진다. 퇴근 후 대학 동창과 만나 차를 마시면서 직장 상사에 관한 에피소드나 그에 대한 느낌을 말하는 경우가 예가 된다. 표현적 어조는 일반적으로는 공적인 직업상황에 적합하지 않다. 이 어조는 초점이 송신자, 즉 말하는 사람 중심인데 일반적인 보건의료의 장에서는 대상자의 문제 중심으로 대화나 처치가 진행되어야 하므로 표현적 어조는 전문적이거나 공식적인 상황에는 잘 사용하지 않는다. 문제를 가진 대상자는 자신의 문제와 관련하여 보건의료종사자의 직접적이고 공감적이며 자신의 문제해결을 위한 상호작용을 기대한다.

② 지시적 어조

보통 권위적이고 판단적이다. 지시적 수직관계나 리더십을 발휘하는 상황에서 사용한다. 보건의료종사자 간에 업무를 요구할 때, 업무내용 간 책임 소재를 확인할 때 등에 사용할 수 있다. 지시적 어조를 사용하는 사이는 직급의 상하 관계에 있을 경우가 많고 내용상 명확한 확인이 필요한 경우여서 직접적 어조가 병행되기 쉽다. 지시적 어조 또한 보건의료전문가가 대상자와의 대화에서 활용하기는 부적절하다. 물론 대상자는 전문가의 지시와 안내를 받아야 한다. 그러나 이 지시는 명령과 구별되며 환자의 보건의료 문제해결과 직접적인 관련이 있어야 한다. 따라서 지시적 어조를 사용할 때는 환자의 문제해결에 꼭 필요한지 확인하고 지시내용에 대한 이유를 설명해주는 것이 좋다. 예를 들어, "A님 다음 내원 예약일 3일 전부터 아스피린 계열의 약은 드시면 안됩니다. 다음 오셔서 받으실 검사결과가 정확하게 나오는데 필요하거든요."

③ 문제해결 어조

합리적이고 비편향적, 객관적 성향을 가진다. 일반적으로 필요한 정보를 그대로 설명할 때, 사실이나 지식을 가르칠 때, 길을 묻는 사람에게 길을 가르쳐 줄 때 등에 사용하는 어조로서 보건의료인이 환자 문제해결과 관련한 대화에서 자주 사용한다. 예를 들어 '너무 많이 먹으면 뚱뚱해지기 마련이에요. 이 때문에 고지혈증이 온 것 같아요. 효과적인 체중조절을 위해 영양상담과 운동상담을 받으세요. 체중조절을 하지 않으시면 관상동맥성 질환을 앓게 될 수 있어요.'는 표현적, 지시적 어조에 해당하고, '이번 결과에 나타난 고지혈증 치료를 위해서 체중조절이 필요합니다. 식사와 운동계획에 도움이 필요할 것 같은데 영양상담이나 운동상담을 예약해드릴까요?'는 문제해결 어조에 가깝다.

2. 비언어적 커뮤니케이션

커뮤니케이션을 생각할 때 대부분은 언어적 커뮤니케이션을 먼저 떠올리지만 상황에 따라서는 송신자의 의미 전달과 수신자의 정보 신뢰도 측면에서 비언어적 메시지가 언어적 메시지보다 중요한 역할을 한다. 학자에 따라 상대적 중요성은 다르게 주장되지만 일반적으로 인간의 일상 커뮤니케이션 중에서 비언어적 형태가 60% 이상을 차지하는 것으로 알려져 있다. Mehrabian은 인간의 전체 커뮤니케이션 중 90% 이상이 비언어적 요소에 의해서 이루어진다고 하였으며 특히 대표적인 보건의료서비스 상황인 의사와 환자 간의 커뮤니케이션에서 의사 커뮤니케이션 유형의 7% 정도만이 언어적 요소로 전달되고 38%의 목소리 어조(tone)와 55% 정도의 신체적 언어로 구성된다고 하였다(전보협, 2014).

1) 개념

커뮤니케이션이 상징, 부호, 행동 등 사람들 간의 공통적인 상징체계를 이용해서 정보를 전달하고 이해하는 과정이라면, 비언어적 커뮤니케이션은 이 공통된 상징체계 중에서 언어를 통하지 않은 다른 모든 형태의 상징체계를 이용한 커뮤니케이션을 말한다(전보협, 2014). 그리고 인간의 일상생활 커뮤니케이션은 사실상 언어적, 비언어적 의사표현이 동시에 작용하여 이루어진다.

이러한 비언어적 커뮤니케이션의 유형에는 언어적 표현과 함께 이루어져 언어적 커뮤니케이션을 돕는 유형으로 운율언어와 준언어가 있으며 언어적 커뮤니케이션의 의미를 돕거나 독립적으로 의미를 전달할 수 있는 유형으로 동작, 모습, 공간, 시간적 요소를 활용할 수 있다.

2) 기능

표정, 동작, 외모, 냄새, 공간이나 시간의 활용 등 다양한 형태의 비언어적 표현을 통해 언어적으로는 표현하기 어려운 미묘하고 세밀한 의미 전달이 가능하다. 또한 비언어적 표현은 언어적 표현과 함께 사용되어 언어적 표현을 돕거나 협력적으로 활용되기도 한다. 언어적 표현을 기준으로 비언어적 커뮤니케이션의 기능을 살펴보면 보완, 규제, 대체, 강조 기능 등이 있다.

(1) 보완 기능

언어적인 표현과 함께 언어적 의미를 돕는 비언어적 표현을 사용하여 언어적 의사소통을 보완할 수 있다. 처음으로 금연클리닉에 금연상담을 온 내담자에게 금연상담사가 '이것으로 호기 일산화탄소를 잴 건데요, 앞쪽에 입을 대고 힘껏 불어보세요' 하면서 호기 일산화탄소 측정기에 입을 대지 않고 부는 시늉을 하면 내담자가 상담사의 말을 이해하고 실천하는데 보조적으로 도움이 된다.

(2) 규제 기능

비언어적 커뮤니케이션이 모니터링의 결과를 전달하거나 피드백 기능을 하여 수신자의 행동을 수정, 보완하도록 규제하는 기능을 한다. 예를 들어, 수업시간이 끝나갈 때쯤 학생들이 책을 덮거나 소지품을 정리하는 비언어적 표현은 강사에게 강의시간이 끝나간다는 뜻을 전하는 피드백 역할을 한다.

(3) 대체 기능

언어적 메시지를 대신해서 비언어적 표현을 통해 의도한 의미를 전달하는 기능을 말한다. 직장의 사무실에 들어오면서 동료들에게 가볍게 목례를 하여 아침인사를 대신하는 경우가 흔히 있으며 통화 중에 메모가 필요할 경우 옆 동료에게 말 대신 펜을 달라는 동작으로 메시지를 전달할 수 있다.

(4) 강조 기능

비언어적 메시지는 언어적 커뮤니케이션을 통해 전달하려는 의미를 강조하는 기능을 한다. 금연클리닉의 도움으로 금연을 시작한 내담자에게 상담자가 금단증상에 대한 대처방법이 적힌 유인물을 가지고 설명해주면서 특히 주의해야 할 대처방법에 진한 펜으로 동그라미를 치고 밑줄을 그어주면 중요한 대처방법으로 강조가 된다.

3) 비언어적 커뮤니케이션의 특성

주요 기능을 기초로 비언어적 커뮤니케이션이 가지는 특성을 정리하면 다음과 같다.

(1) 의사전달의 기능을 한다.

비언어적 메시지는 언어적 표현의 보완이나 강조 역할 뿐만 아니라 독립적으로 송신자의 의사를 전달하는 기능을 한다. 경우에 따라서는 언어적 메시지보다 더 세밀하고 미묘한 메시지가 비언어적 표현을 통해 전달 가능하다.

(2) 표현의 종류와 강도에 따라 다른 의미로 해석될 수 있다.

인사하는 자리에서 안부의 말을 하면서 껴안거나 악수를 함께 청할 때 상대방의 문화적 배경이 다를 경우 다르게 해석될 수 있다. 또한 악수를 할 때에도 손을 살짝만 잡는 경우부터 꽉 잡거나 힘주어 잡는 등의 표현 유형과 정도에 따라 다른 의미를 전달할 수 있으며 이에 따라 해석이 달라진다.

(3) 상황과 문화적 배경에 따라 같은 행위도 다른 의미로 해석된다.

언어적, 비언어적 표현 모두 상황적 맥락과 사회문화적 특성이 중요한 역할을 한다. 특히 명시성이 언어적 커뮤니케이션에 비해 떨어지는 비언어적 커뮤니케이션에서는 송신자와 수신자 간의 의미인식에 차이가 생기는 경우가 더 많다. 손바닥을 위아래로 흔드는 동작은 문화권에 따라서는 오라는 의미도 되지만 가라는 의미로도 해석될 수 있으므로 송신자와 수신자의 문화적 배경이 다를 경우에 몸짓이나 기호의 활용에 유의해야 한다. 또한 상담 도중에 눈을 깜박거리는 행동은 상황에 따라서 공감한다는 의미가 될 수도 있고 의외이거나 당황된다는 의미 전달을 위해 사용되기도 한다.

(4) 의미 해석이 애매할 수 있다.

비언어적 커뮤니케이션은 언어적 표현에 비해 명시성이 떨어지고 상황이 지나면 근거가 사라지는 경우가 많아서 의미 해석과 적용이 애매할 수 있다. 문화적 배경이 같을지라도 커뮤니케이션에 참여하는 사람의 감각이나 특성에 따라 표현의 차이가 커질 수 있고 이에 따라 해석의 편차 가능성이 언어적 커뮤니케이션보다 크다.

4) 유형

(1) 준언어(Paralinguistic)

언어적 커뮤니케이션에 동반되는 비언어적 속성이며 음성적 신호(vocal cue)로서, 성량, 어조, 음색, 억양, 속도, 리듬 등이 여기에 속한다. 언어적 표현의 속도가 빠르거나 느림에 따라 수신자가 얼마나 이해할 수 있는지가 달라진다. 또한 큰 소리와 작은 소리, 사무적인 어조와 상냥한 어조, 낮은 음색과 높은 음색, 끝을 올리는 억양과 내리는 억양 등에 따라 언어적 메시지에 부가적인 의미를 부여할 수 있다. 준언어적 요소를 어떻게 활용하느냐에 따라 수신자의 메시지 순응도에 영향을 준다.

(2) 동작(Kinesics)

얼굴, 눈, 몸의 움직임과 개인 또는 다른 사람과의 신체접촉 등 어떤 의도와 의미 전달에 활용되는 일체의 동작이 포함된다.

① 얼굴 표정(Facial expression)

눈을 제외한 얼굴을 부분적으로 움직여서 감정을 전달하는 역할을 한다. 얼굴 표정은 감성적 메시지 전달에 중요한 역할을 한다. 얼굴 표정으로 두려움, 놀라움, 노여움, 불쾌감, 실망감 등 다양한 감정이 드러나며 주의깊은 관찰을 통해서 이를 파악할 수 있다. 또한 얼굴 표정으로 보고 들은 내용을 얼마나 이해했는지, 얼마나 관심이 있으며 주의를 기울이고 있는지도 파악이 가능하다.

건강상담시에 상담자는 내담자의 이야기에 대한 개인적 평가나 선호도가 표정에 드러나지 않도록 유의해야 한다. 또한 내담자가 말하는 것을 문제해결을 위한 정보로서 그대로 받아들이는 경청과 수용의 의지를 이야기 중간중간에 얼굴 표정으로 표현해주어야 한다.

② 눈 움직임(Eye contact, gaze)

눈의 동작은 얼굴의 일부이기는 하지만 단일 요소로서 그 역할이 중요하므로 일반적으로 독립적으로 다루는 경우가 많다. 눈맞춤이 대표적이고 응시나 깜박임 등이 포함된다. 눈맞춤이나 응시, 깜박임 같은 눈 움직임을 통해 관심, 진지, 공감, 동정, 존중, 애정 등의 다양한 정서적 메시지가 표현된다.

특히 눈 움직임의 경우는 문화적 배경에 따라 비슷한 동작도 다르게 해석되는데, 우리나라와 같은 동양권에서는 연령이나 지위가 높은 사람, 처음 만난 사람, 신뢰가 아직 형성되지 않은 사람과의 대화에서 눈을 직접 맞추거나 응시하는 것을 피하는 경향이 있는 반면, 미국과 같은 서양권에서는 대화 중에 눈을 맞추지 않으면 믿을 수 없거나 말하기 싫다는 의사로 비춰질 수가 있다. 이에 따라 미국과 같은 서구권에서는 실제로 문화적 배경이 다른 내담자(환자)를 자주 대면하는 보건의료종사자들에게 서비스 제공 요령 중의 하나로 환자가 눈을 맞추지 않아도 당황하거나 걱정하지 말라고 권고한다(McCorry

& Mason, 2011).

③ 몸동작(Body movements)

다른 사람과의 신체접촉 없이 독립적으로 자신의 몸을 움직여 의사표현하는 것을 의미한다. 서거나 앉은 자세의 기울기, 손 내젓기, 팔짱끼기, 다리꼬기 등이 있으며 주로 자세와 팔다리의 동작이 중요하다. 자세를 통해서 주로 송신자의 지위, 권력, 관심 등을 표현할 수 있고 팔다리의 움직임을 통해서 상대방에 대한 호의, 경계, 적대적인 태도 등이 표현된다. 예를 들어, 상체를 뒤로 젖히거나 의자 깊숙이 앉으면 권위적이거나 관심이 없는 태도로 보이기 쉬운 반면 앞으로 약간 기울인 정자세는 진지하고 성의있는 태도로 비추어진다. 일반적으로 팔짱을 끼거나 가슴이나 무릎에 책이나 가방을 안는 것은 심리적으로 상대방과 일정 거리를 두고 조심하거나 경계하고 있는 모습으로 보이며 반대로 몸에 아무것도 두지 않은 정자세는 관심과 열린 태도를 표현할 수 있다. 또한 다리를 꼬거나 흔드는 동작 또한 경계나 무성의, 적대적 태도로 비추어질 수 있다.

④ 신체접촉(Haptics)

신체접촉이 긍정적인 커뮤니케이션의 수단으로 사용될 경우 친근감, 배려, 성의, 공감, 애정 등을 표현하는데 효과적이다. 흔히 악수, 포옹, 팔짱끼기, 어깨에 손 올리기, 토닥이기, 두드리기, 어루만지기, 건드리기 등이 사용된다. 일반적으로 보건의료서비스 상황에서 내담자와의 신체접촉은 유의해야 하지만 내담자의 개인적인 상황에 따라 적절히 활용될 경우 정서적 안정과 신뢰관계 형성에 효과적이다. 금연상담사가 금연 6주 성공자에게 축하 인사와 함께 악수를 청하거나 힘든 치료를 앞둔 환자에게 의사가 어깨를 가볍게 토닥이며 격려의 말을 전하는 것은 내담자나 환자에게 심리적으로 큰 힘이 될 수 있다.

(3) 모습(Standing features)

외모와 관련된 요소로서 체형, 몸의 크기, 피부색, 머리모양, 화장, 향수, 의복, 장신구 등 외부적으로 표현되는 이미지 관련 특성이다.

① 옷

옷은 직업적 차원에서 사회적 기능과 역할을 표현하는데 사용되며 전체 옷의 스타일과 청결도에 따라 개인적인 관심이나 자기표현이 가능하다. 특히 의사, 간호사, 의료기사 등의 의료전문직의 경우 각 직종별로 구별되는 유니폼이 있어서 그 직업과 기능을 표현할 수 있으며 군복이나 경찰복 같이 유니폼에 직급을 표시할 수도 있다.

또한 제복이 없는 직무 영역의 경우에도 공식적인 직업활동에는 깨끗하고 단정한 복장을 하는 경우가 많고 가벼운 청바지와 점퍼 차림은 편하고 친근한 사적인 활동을 예상할 수 있다. 개인적인 기호와 성향, 용도에 따라 옷의 스타일로 고유한 개성을 표현할 수도 있다.

② 장신구

신발, 스타킹, 스카프, 시계, 브로치, 귀걸이, 반지, 목걸이, 안경 등 옷 외의 장신구들도 옷처럼 사회적 직업, 직위, 활동내용 등을 표현할 수 있으며 개인적인 자기표현을 할 때도 활용된다. 반지를 통해 결혼 상태를 표현하거나 출신학교 등을 알 수 있으며, 십자가 목걸이나 묵주 반지는 종교를 짐작할 수 있게 한다. 또한 배지나 모자, 티셔츠 등은 소속 단체나 행사 내용을 표현하는데 많이 쓰여서 건강캠페인에서도 주제 로고를 활용한 티셔츠나 모자 등이 자주 활용된다. 또한 행사용 모자나 배지같은 집단적 장신구 사용은 공동체 의식이나 정체성을 부각하는데도 효과적이다.

장신구는 또한 개인적인 개성을 표현하는데 널리 활용되어 안경의 모양이나 테 등을 활용하면 상황에 맞는 이미지를 연출할 수 있고 고급 시계나 귀금속으로 개성 뿐만 아니라 경제적 수준을 드러내기도 한다.

③ 화장

화장은 장신구와 거의 비슷한 기능을 하지만 특정 직업이나 소속 단체 등을 가리키는데는 장신구만큼 많이 사용되지는 않으며 주로 전반적인 사회적 역할과 개인적인 자기표현 등이 많이 활용된다. 윤곽을 다듬는 수준의 옅은 화장은 단정하고 준비된 모습을 표현할 수 있어서 주로 공식적인 회의나 활동에 많이 연출되고 사적인 사교모임에 참석할 때는 색조를 많이 쓰는 짙은 화장도 많이 한다. 또한 사용하는 색이나 표현의 톤에 따라서 개인적인 성향이나 상대방에 대한 의도도 표현 가능하다.

(4) 공간(Proxemics)

사람들 간의 커뮤니케이션에서 물리적 공간거리의 활용에 대한 것으로서 도시, 건물, 사무실, 그리고 사람 간의 공간을 어떻게 구성하고 활용하느냐에 따라 다른 의미를 전달할 수 있다.

① 유형

공간 활용의 유형에는 고정형, 준고정형, 비정형적 공간이 있는데 고정형은 건물과 같은 고정된 공간의 위치나 배분에 활용되고, 준고정형은 칸막이나 가구, 소품 등의 배치로 의사를 표현할 수 있으며 사람 간의 거리와 위치로 서로 간의 관계와 소통 내용이 표현된다.

㉠ 고정형 : 건물이나 방 같은 고정된 공간이다. 예를 들어 지역보건소의 공간 사용 내역을 보면 전반적으로 보건소 내의 사입과 외부에서 하는 사업의 내용을 가늠할 수 있으며 각 방의 위치와 크기로 직위나 직급을 짐작할 수 있다.

㉡ 준고정형 : 칸막이, 가구, 소품 등은 대인 상호작용에 영향을 준다. 주로 칸막이가 있는 공간은 없는 공간에 비해 폐쇄 또는 개별적인 공간 사용이 표현되는데, 독서실이나 사무실의 개인 칸막이가 예가 된다. 일반적으로 연설자가 청중을 향해 강연할 때 단상을 사용할 경우가 많은데 청중을 한눈에 보기도 좋지만 청중과의 높이와 거리가 생기면서 연설자를 권위있게 보이도록 하는 효과가 있다. 상대방과의 사이에 여러 가지 가구나 설비가 배치된다면 권위와 전문성이 부각될 수 있는데, 예를 들어, 중후한 가구나 일정표가 빽빽이 짜여있는 경영진의 방이나 실험기기로 가득한 실험실에서 사람들을 만날 때에 그 비슷한 느낌을 받을 수 있다.

㉢ 비정형적 공간 : 사람 상호간의 거리에 관한 것으로서 상대방과의 거리가 어느 정도인가에 따라 다음과 같이 대화와 교류의 범위가 달라진다.

② 상대방과의 거리

㉠ 친밀거리 (0–45cm) : 보통 신체적 접촉이 가능하고 가까운 개인적 대화가 가능해서 비밀이나 사적인 화제가 다루어지기 용이하다. 언어적 뿐만 아니라 비언어적 표현의 작은 변화도 모두 관찰 가능하다.

㉡ **개인적 거리** (45-120cm) : 보통 손을 뻗어서 접촉 가능한 거리로서 개인적이고 친한 가족이나 친지, 친구 등과의 사이가 해당된다. 상대의 표정변화를 쉽게 관찰할 수 있고 필요한 경우 개인적인 신체 접촉을 할 수 있으며 사적인 화제를 나눌 때 적당하다.

㉢ **사회적 거리** (120-360cm) : 사회적인 공적, 형식적 관계나 만남에서 적용되는 거리이다. 공식적인 관계 사이의 거리이므로 의도적인 노력을 통해서 접촉이 가능하며 공적, 직업적 화제가 주로 다루어진다.

㉣ **공적 거리** (360cm -) : 이 거리에서 상호간의 커뮤니케이션은 주로 큰 목소리와 몸동작을 통해 이루어진다. 강의, 연설 등 공중 호소 유형의 커뮤니케이션에 주로 적용되며 사적인 관여가 극히 제한된다.

(5) 시간(Chronemics)

커뮤니케이션과 관련된 시간 선택, 변경, 약속 이행, 할애 정도 등의 시간 활용 양상에 따라 사람 간의 커뮤니케이션 의도와 의미를 파악할 수 있다. 우리나라와 같은 사회문화적 상황에서 일반적으로 연령이 높거나 상급자에게 약속시간 선택의 우선권이 주어지며 약속의 변경이나 취소에 대한 심리적 부담도 상급자나 연장자에게 덜하다. 따라서 나에게 약속시간을 정하게 해주고 시간을 충분히 할애할 경우 이 약속에 대한 상대방의 의지를 파악할 수 있다. 우리 부모님은 바쁜 전문직에 종사하시지만 내가 요청할 때마다 언제나 기꺼이 시간을 내주신다고 한다면 부모님에게 그 자녀가 얼마나 소중한 존재인지를 알 수 있으며 어떤 의사나 상담사와 면담을 예약한 사람들이 많아서 대기시간이 오래 걸려도 다른 사람으로 바꾸지 않고 기다린다면 그 전문성과 명성을 가늠할 수 있을 뿐아니라 상담 예약자의 간절함도 표현이 된다.

5) 보건의료종사자의 비언어적 커뮤니케이션의 긍정적, 부정적 사례

부정적 사례	긍정적 사례
• 검사결과를 앞두고 두려워하는 환자 앞에 전문가가 X-ray 결과 해석에 몰두하고 있을 때 • 환자가 말하는 동안 전문가가 차트를 보며 '예'나 '음'이라고 반응할 때 • 책상에서 팔장을 끼고 내담자와 대화할 때 • 관련자료를 안고 내담자와 이야기할 때 • 내담자가 이야기 하는 동안 빠르게 고개를 끄덕일 때 • 펜이나 소품으로 책상이나 모서리 등을 빠르게 두드릴 때 • 표정, 고개, 눈동자에 아무런 변동없이 내담자의 말을 들을 때 • 의자에 등을 기대고 낮은 자세를 유지할 때	• 어깨와 상체가 내담자 정면 또는 내담자 쪽으로 기울인 자세를 취할 때 • 내담자가 괴로움을 호소할 때 주의 깊게 바라보며 적절히 눈을 맞출 때 • 내담자가 이야기하는 동안 눈을 맞추며 선택적으로 고개를 끄덕일 때 • 내담자의 이야기에 맞는 적절한 반응과 표정의 변화를 보일 때 • 상체 전면을 물체나 기구로 가리지 않고 면담할 때

확인 학습 문제

1. 보건의료종사자로서 취해야 할 언어적 커뮤니케이션에 대한 설명으로 옳지 않은 것은?

① 처음 대면에서 이야기를 시작할 때 날씨와 같은 잡담을 사용하는 것도 효과적이다.
② 전문가 간에는 지시적 어조의 사용이 정확한 소통과 업무효율에 좋다.
③ 쉬운 용어를 선택하여 표준어로 표현한다.
④ 보건의료담당자로서의 역할 안에서 조언한다.
⑤ 대화 중간중간 바꾸어 말하기를 활용하여 내용을 정확히 이해했는지 확인한다.

2. 비언어적 커뮤니케이션의 주요 기능이라고 보기 어려운 것은?

① 보완 기능 ② 대체 기능 ③ 암시 기능
④ 규제 기능 ⑤ 강조 기능

3. 동작에 해당하는 비언어적 커뮤니케이션 유형이 아닌 것은?

① 표정 ② 응시 ③ 신체접촉
④ 화장 ⑤ 자세

심화 토의 문제

보건의료인이 내담자(환자)를 대할 때 사용하는 비언어적 커뮤니케이션 요소에 관한 연구논문 한편을 찾아서 읽고, 그중 비언어적 커뮤니케이션의 어떤 요소를, 어떤 도구로, 어떻게 평가하였는지 정리해 봅시다. 그리고 다른 사람들이 조사한 연구들을 같이 보면서 평가 요소나 방법에서 자주 나오는 개념이나 특성들을 정리하고 논의해 봅시다.

정답 1. ② 2. ③ 3. ④

참고문헌

전국대학보건학교육협의회. 보건의사소통(2판). 서울: 한미의학, 2012.

전국대학보건학교육협의회. 보건의사소통(3판). 서울: 한미의학, 2014.

McCorry LK, Mason J. Communication skills for the healthcare professional. Pennsylvania, PA: Wolters Kluwer Health, Inc, 2011.

제6장

보건커뮤니케이션 개발

1. 개요
2. 상황 분석
3. 전략 기획
4. 자료 개발: 메시지와 매체
5. 프로그램 수행
6. 프로그램 평가

보 건 커 뮤 니 케 이 션

제6장 보건커뮤니케이션 개발

학습목표

- 보건커뮤니케이션 개발의 주요 과정을 제시할 수 있다.
- 상황분석의 주요 내용을 나열할 수 있다.
- 목표청중 선정과 사회마케팅 전략의 주요 내용을 설명할 수 있다.
- 커뮤니케이션 채널과 매체의 주요 장단점을 구분할 수 있다.
- 메시지와 매체 개발의 주요 기준을 적용할 수 있다.
- 커뮤니케이션 프로그램 사전조사에서 점검해야 할 내용을 설명할 수 있다.

1. 개요

1) 중요성과 효과

보건커뮤니케이션 기획은 보건커뮤니케이션의 주요 특성인 '근거 기반'을 중심으로 하는 과정으로서, 프로그램이 다루는 보건문제의 주요 대상과 이해관계자의 커뮤니케이션 환경, 특성, 요구, 선호 등에 대한 심층적인 이해를 중재 프로그램 개발의 바탕으로 한다. 이러한 과정을 통해 다각적이고 체계적인 보건커뮤니케이션 중재를 창출할 수 있으며 실제적인 효과도 기대할 수 있다(Schiavo, 2014).

보건커뮤니케이션 프로그램의 개발이 효과적으로 이루어지면 프로그램 수행과 평가를 통해 여러 가지 이익과 긍정적인 결과를 도출할 수 있다. 따라서 프로그램 개발과 수행 전 과정으로 볼 때 개발 특히 기획에 비중을 두는 것은 오히려 시간, 노력, 물질 등의 실제적인 비용을 줄일 수 있으며 불필요한 업무를 경감하는데 효과적이므로 근거와 이론 기반의 체계적인 커뮤니케이션 개발은 중요하다(NCI, 2002).

먼저 커뮤니케이션 프로그램의 소재가 되는 보건문제에 대한 분석을 통해 문제해결을 위해 커뮤니케이션 접근이 기여할 수 있는 부분과 중재 범위에 대한 종합적이고 균형잡힌 시각을 정립할 수 있다. 이에 따라 합리적인 개발 내용과 절차를 수립할 수 있고, 명확한 목표와 범위를 기반으로 하는 전략적 커뮤니케이션 중재 개발이 가능하다. 프로그램 수행 중에도 계획안을 따라 각 업무에 대한 책임소재가 명확하여 신속하게 수정, 보완이 가능하여 전체적으로 예상하지 못했던 문제 발생에 대해 적절히 대처할 수 있어서 이로 인한 손해나 실패 가능성을 줄일 수 있다.

지난 20년간 우리나라를 포함하여 주요 선진국을 중심으로 보건커뮤니케이션은 사회적, 학문적 발전을 거듭해왔다. 이에 따라 보건커뮤니케이션 개발 과정이 국가 및 지역의 사회문화적 특성에 따라 다양한 형태로 개발되고 활용되어 왔으며, 통신기술과 매체의 발전과 함께 캠페인과 같은 공중을 대상으로 하는 매체 기반의 커뮤니케이션 활동이 크게 활성화되었다. 따라서 이 단원에서 제시하는 보건커뮤니케이션 개발 과정과 내용은 모든 유형의 보건커뮤니케이션 개발에 일반적으로 적용되지만 관련 참고문헌과 사례들이 공중 대상 커뮤니케이션을 중심으로 하고 있어서 캠페인과 같은 공중 커뮤니케이션 개발에 이해나 적용이 보다 용이할 수 있다. 보건커뮤니케이션의 체계적 개발로 얻을 수 있는 효과는 다음과 같다.

- 프로그램 소재가 되는 보건문제에 대한 종합적 이해
- 보건문제 해결을 위한 보건커뮤니케이션의 역할 파악
- 합리적인 프로그램 개발 절차 수립
- 명확한 목표 지향적 커뮤니케이션 중재 가능
- 참여진의 개별적인 책임 소재 파악 용이
- 과정 평가를 통한 신속한 중재 보완
- 예기치 못한 문제로 인한 실패 가능성 감소

2) 개발 과정

적절한 보건커뮤니케이션 개발 단계를 결정하기 위해서는 프로그램 개발과 관련된 주요 이론이나 연구사례들의 전반적인 검토가 필요하다. 보건커뮤니케이션 개발에 가장 보편적으로 활용할 수 있는 모형 중에 미국 국립암연구원에서 개발한 보건커뮤니케이션 개발 4단계 과정이 있다(NCI, 2002). 첫 번째 단계는 기획 및 전략 개발로서 청중과 환경분석을 시작으로 대상자, 채널, 전략, 실행에 대한 기획과정으로 구성되며, 2단계는 메시지와 자료 개발로서 1단계의 기획안에 따라 구체적인 메시지와 자료를 개발하고 사전평가를 통해 실행 전에 최종적으로 수정하는 과정으로 이루어진다. 3단계는 개발된 프로그램을 실제로 수행하는 과정이며 그 중간에 과정평가를 실시할 수 있다. 그리고 4단계는 효과평가와 프로그램 보완인데 4단계는 프로그램의 종료와 함께 프로그램 목표 달성여부를 확인하기 위한 효과평가를 실시하고 그 결과와 과정평가를 종합하여 프로그램의 미비점을 수정보완한다(그림 6-1).

미국 질병통제센터에서 사회마케팅 이론과 기법을 기초로 보건커뮤니케이션 개발 온라인 소프트웨어 CDCynergy를 개발하여 지역수준의 건강증진과 보건커뮤니케이션 활동에 활용하도록 권장하고 지원해왔다(CDC, https://www.cdc.gov). CDCynergy는 지역보건프로그램 담당자들이 자체적으로 보건커뮤니케이션 중재를 개발하고 실행하는데 실제적인 도움을 주고자 개발된 일종의 보건커뮤니케이션 기획의 길잡이 도구(tools)로서 개발과정의 각 단계별로 프로그램 개발자가 무엇을 해야 하는지와 이와 관련된 필요한 자료들을 자료집 형태로 모아 제공하고 있다. CDCynergy는 보건커뮤니케이션 개발을 7개의 단계로 나누어 단계별로 과업과 지침을 제공하고 있는데, 차례로 문제 규명, 시장 조사,

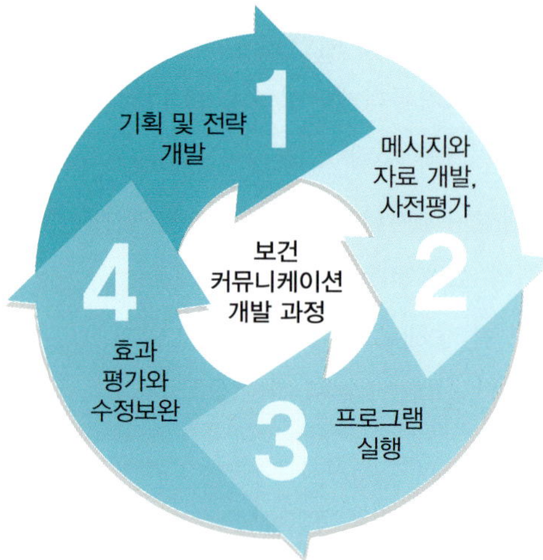

그림 6-1 미국 국립암연구원의 보건커뮤니케이션 개발 과정

출처: National Cancer Institute. Making health communication programs work: A planner's guide. U.S. Department of Health and Human Services, 2002.

시장 전략, 중재 개발, 평가(계획), 실행으로 구성되어 있다.

캐나다 토론토대학 건강증진센터에서 개발한 기획모델은 총 12단계의 개발과 수행과정으로 이루어져 있다(전보협, 2014). 크게 사전기획, 기획, 제작, 실행의 4개 영역으로 나누고 사전기획에 준비, 전략, 수용자 분석, 자원 목록화 단계를 포함하였고, 기획 영역에 목표 설정, 매체와 채널 결정, 활동계획, 메시지 전략, 정체성 개발단계가 포함되었다. 제작 영역에는 캠페인 자료 개발 단계, 그리고 실행 영역이 수행과 완료로 총 12단계로 구성된다. 보통 상황분석에 해당하는 기획을 위한 자료수집과 분석과정을 사전기획 영역으로 하여 해당 내용을 세부적으로 나누어 단계화하였다.

Schiavo(2014)는 상황과 청중 분석, 커뮤니케이션 목적과 전략 수립, 실행 계획 수립과 실행, 중재 효과 평가의 4단계 개발과정을 제시하였다. 미국 국립암연구원은 상황분석을 계획과정에 포함하고 기획과 매체 개발을 각 독립된 단계로 하여 4단계로 구성하였지만 Schiavo(2014)는 상황분석 단계를 독립적으로 두고 기획과 매체 개발을 하나의 개발 단계로 묶었으며 여기에 프로그램 수행과 평가로 구성된 4단계로 제시하였다. 특히 목적과 전략 수립을 거시적 계획으로, 실행 계획 수립을 미시적, 기술적 계획으로 나누어 지명하였다.

Parvanta 등(2011)은 보건커뮤니케이션 개발 과정을 5개의 계획단위로 나누었는데

Schiavo(2014)와 비슷하게 거시적, 기술적 개념을 사용하였다. 5개의 계획은 차례로 거시적 계획, 전략적 커뮤니케이션 계획, 실행(기술적) 계획, 평가 계획, 발표 계획 순으로 진행한다.

이상의 주요 보건커뮤니케이션 개발 과정들을 종합적으로 검토할 때 일반적인 보건커뮤니케이션 개발의 과정을 다음 5단계로 나눌 수 있다. 본 서에서는 이 5단계를 기준으로 하여 이어지는 소단원부터 각 개발 단계별 주요 내용과 방법 등을 정리하여 제시하였다.

일반적인 보건커뮤니케이션 개발 과정

1단계 상황 분석(analysis)
2단계 전략 기획(planning)
3단계 자료 개발(design): 메시지와 매체
4단계 프로그램 수행(implementation)
5단계 프로그램 평가(evaluation)

2. 상황 분석(Situation analysis)

효과적인 보건커뮤니케이션 프로그램 개발을 위해서는 먼저 대상청중과 그 환경에 관한 정보를 수집하고 분석하는 상황분석이 필요하다. 상황분석 단계의 중심 과제는 문제점을 진단하고 문제점과 관련된 청중 특성보고서(audience profile)를 구성하는데 있다(Schiavo, 2014).

상황분석 단계에서 수행해야 할 주요 추진 과제는 건강문제 파악, 주요 대상과 이해관계자 파악, 생태학적 결정요인 파악, 청중 특성과 청중 세분화, 기타 자료 검토와 보고서 작성의 5가지로 나누어볼 수 있다.

1) 건강문제 파악

청중집단에 노출된 주요 건강문제와 관심주제를 파악하는 것은 계속되는 프로그램 개발 과정에서 프로그램 주제의 우선순위 선정과 전체적인 중재의 방향을 설정하는데 바탕

이 된다.

(1) 건강문제의 필요성

건강문제 및 주요 쟁점을 파악하는 것은 다음과 같은 측면에서 필요하다(NCI, 2002).

① 청중집단에 우선적인 건강문제와 관심주제에 대해 충분한 이해를 얻을 수 있다.

② 노출된 문제에 대한 충분한 이해는 문제해결에 알맞은 접근방법 모색에 유리하다.

③ 커뮤니케이션 중재 프로그램의 우선순위를 결정하는 근거가 된다.

(2) 우선순위 선정 기준

우선순위 선정 기준에 관한 검토는 먼저 관련 자료의 수집에서 시작되는데 연구보고서와 통계자료가 주로 참고가 된다. 연구보고서는 현재 신행 중이거나 과거의 관련 사업들을 검토하면서 평균적인 효과 수준에 대해서도 파악해야 한다. 통계자료는 직접 조사로 얻을 수도 있고 간접자료를 활용할 수도 있는데 간접적인 2차 자료를 활용할 때는 가능한 청중집단의 특성을 반영하는 자료의 최신 값을 참고로 하는 것이 좋다.

청중집단에 대해 수집된 다양한 건강문제들의 우선순위를 정하는데 활용되는 주요 기준은 다음과 같다.

① **발생률**: 새롭게 발생하는 환자의 비율이 높거나 빠르게 증가할수록 우선적인 문제로 간주된다. 예년에 비해 갑자기 발생률이 높아지거나 점차적으로 상승 추세인 경우도 주의가 필요하다. 특히 해외유입 신종질환의 경우 질병에 대한 정보가 별로 없는 상황에서 발생률이 높아질 때 질병 자체적인 문제와 함께 사회적 불안을 야기할 수 있다.

② **이환율**: 이환율이 높은 경우는 일반적으로 만성적으로 이행되는 건강문제로서 사회 차원의 보편적인 서비스나 구조적 보호체계가 필요하다. 우리나라는 급격한 노령화로 노인인구가 빠르게 증가하고 있으며 이에 따라 만성질환의 이환율도 점점 높아지고 있어서 사회적 차원에서의 만성질환관리 체계를 강화할 필요가 있다.

③ **치명률**: 질병에 이환된 사람 중에서 사망이나 중대한 장애를 얻는 사람의 비율로서, 발생률과 함께 가장 우선되는 기준이다.

④ **삶의 질**: 보편적 안녕상태를 뜻하는 삶의 질은 복합적인 개념으로서 문화, 연령, 성, 가치, 기대, 관계집단과 같은 사회문화적 요인의 영향을 받는다. 치명률은 낮아서 생명에는 큰 지장이 없으나 만성적으로 불편감과 통증을 동반하는 건강문제는 삶의 질 저하와 관계가 깊다. 만성적인 관절통, 불면, 환경과 음식에 대한 알레르기, 아토피 증상, 콜센터근무자들의 감정노동 등이 고려된 바 있다.

⑤ **적절한 예방조치와 치료를 받은 사람의 비율**: 일차보건의료(primary health care) 차원에서 적절한 때에 적절한 의료서비스를 받는 정도로서 의료서비스 준비도나 의료접근도와 같은 환경적 수준 뿐만 아니라 적절한 의료이용을 위한 경제, 교육, 인지 수준 등 다양한 측면을 검토해야 한다.

2) 주요 대상자 특성 파악

주요 건강문제들에 대한 취약 대상, 관련된 이해관계자, 취약대상의 지역 분포에 대한 정보를 수집하고 특성을 파악한다. 문제를 기준으로, 중재효과의 주요 수혜자가 되는 대상을 일차 청중(primary audience)이라고 하고, 일차 청중의 인식이나 행동에 영향력을 미치는 주변의 가까운 사람들을 이차 청중(secondary audience)라고 한다. 많은 경우 이차 청중은 문제와 관련된 이해관계자 그룹으로 분류되기도 하며 문제를 가진 일차 청중의 지역 분포와 특성에 따라 지역의 보건기관과 관련 단체들도 이해관계자에 포함될 수 있다.

3) 생태학적 건강결정요인 파악

문제를 가진 청중이 노출된 환경 전반에 걸친 특성을 파악하는 것은 현재 상황과 변화 가능성를 결정하는데 유용한 자료원이 된다. 건강문제를 기준으로 영향을 미치는 사회적, 정치적, 경제적, 물리적 및 기타 다양한 측면의 요인을 그룹, 조직, 지역사회의 다양한 수준으로 파악하는 생태학적 접근을 통해 광범위하게 관련된 건강결정요인을 검토한다.

이 건강결정요인들은 대부분 문화적 속성들과 관련되는데, 건강문제에 관련된 선입견, 편견, 낙인 특성을 설명하는데 유효하여 대상자 맞춤형 전략 개발에 중요한 자료원이 된다. 이밖에 신념, 태도, 윤리나 연령, 종교에 대한 문화적 영향, 사회 규범과 법규, 의료보장 정책과 의료체계, 건강과 질병에 대한 인식, 생활과 직장에서의 서비스나 정보 접근도 등이 건강결정요인으로 자주 고려된다.

4) 청중 특성보고서 구성(Profiling)과 청중 세분화(Segmentation) 논의

건강문제와 건강결정요인 정보를 바탕으로 관련된 청중 특성에 대한 자료를 수집하여 이해관계자들 및 다른 사람들과 공유할 수 있는 형태로 청중 특성 프로파일을 구성한다(profiling). 이 정리된 청중 특성보고서는 우선적으로 청중 분류와 세분화의 기초자료를 제공할 뿐만 아니라 이해관계자들의 협조를 구할 때나 상부 조직에 보고하고 프로그램의 지속과 예산 요청을 할 때에도 유용한 근거가 된다.

청중 세분화(target segmentation)란 청중분석을 통해 규명된 청중의 특성 중에서 목표행동과 관련된 요인을 기준으로 대상집단을 더 작은 단위로 나누는 과정을 말한다. 청중특성을 수집하고 정보화, 분류, 세분화하는데 활용하는 주요 기준은 다음과 같다(NCI, 2002; Schiavo, 2014; 박동진과 이진우, 2010).

(1) 인구사회학적 특성:
연령, 성, 인종, 동거유형, 결혼상태, 소득, 교육, 직업, 사회적 지위 등

(2) 건강상태 특성:
주관적 건강상태, 질병력, 가족력, 건강위험 노출 정도 등

(3) 인지심리적 특성:
건강관련 신념, 태도, 사회규범, 건강관심도, 자기효능감, 변화 의지, 행동에 대한 태도 등 행동변화 장애 요인, 새로운 서비스 채택과 확산 관련 요인 등

(4) 행동 및 문화적 특성:
목표행동 변화단계, 의료이용, 위험행동, 건강관련 선택, 운동, 식생활, 여가생활, 일과 가정의 균형, 건강의 문화적 가치, 종교적 신념, 정보추구(information-seeking) 행동, 매체 이용 특성, 선호하는 매체 유형 등

(5) 환경 특성:
주거형태, 거주 환경(도시와 농촌), 지역의 규모, 주요 교통수단 등

(6) 의료이용 관련 생활 및 직무환경:
교통수단, 사회경제적 여유, 여가 시설, 공원, 영양 등

5) 기타 자료 조사와 보고서 작성

과거 또는 현재 진행 중인 관련된 커뮤니케이션 프로그램을 파악하는 것은 비슷한 프로그램들의 선행 경험으로부터 주요 성공요소와 교훈을 얻을 수 있어서 유익하다. 또한 기존의 사업팀이 이미 확보하고 있는 주요 사회관계와 집단, 그리고 이해관계자에 대한 정보를 얻어 파트너십이나 프로그램 규모 확대 등의 기회를 높일 수 있다(Schiavo, 2014).

기타 자료 조사와 수집 가능성을 확인하고 상황분석 결과에 대한 보고서를 작성하여 본격적인 프로그램 기획 시작을 준비한다.

3. 전략 기획

1) 프로그램 목표 수립

(1) 프로그램 목표의 조건

상황분석을 통해 수집 및 파악된 주요한 건강문제 정보를 기초로 보건커뮤니케이션 프로그램의 목표를 수립하게 된다. 프로그램 목표를 수립할 때 목표가 충족해야 할 필수적인 세 가지 조건이 있는데, 이는 커뮤니케이션 중재를 통해 달성할 수 있고, 그 달성여부가 평가 가능하며, 실제적으로 이 중재에 필요한 자원을 동원할 수 있어야 한다는 것이다(NCI, 2002).

① 달성 가능한(Achievable)

프로그램 목표는 보건커뮤니케이션 중재로 달성할 수 있는 것이어야 한다. 보건커뮤니

케이션 중재를 통해 변화가능한 범위는 자각(awareness), 지식(knowledge), 인지(perception), 태도(attitude), 의사결정(decision), 기술(skill), 행동(behavior), 옹호(advocacy)로서 개인 및 사회적 행동변화까지 가능하다. 그러나 건강상태, 의료비, 운동시설 접근도와 같은 물리적 환경, 비용 정책 등의 개선은 보건커뮤니케이션 중재를 통해 유도된 개인적 행동변화와 사회적 옹호활동의 결과로서(outcome) 보건커뮤니케이션 중재가 직접 달성할 수 있는 목표는 아니다.

또한 프로그램 중재 전략과 중재 기간 내에 변화가 가능한지 확인해 보아야 한다. 일주일에 한 시간씩 2주간의 온라인 영상교육으로 흡연기간이 10년 이상 경과된 성인 흡연자의 금연행동을 유도하기는 쉽지 않다. 선행 사례 검토를 통해 중재 기간을 염두에 두고 목표 수준을 점검할 필요가 있다.

② 평가 가능한(Measurable)

프로그램의 목표는 평가 가능한 형태로 수립되어야 한다. 일반적으로 보건커뮤니케이션을 포함하여 대부분의 프로그램 개발에서 목표의 수립과 함께 목표 달성을 확인하는 평가를 계획한다. 달성 여부 또는 달성 정도를 구체적, 가시적으로 제시할 수 있어야 한다.

③ 실제적(Realistic)

모든 프로그램에 동원 가능한 자원은 제한적이다. 따라서 프로그램을 위해 확보할 수 있는 인력, 예산, 시설, 정보, 시간 등을 파악하여 이 자원으로 주어진 목표를 실제적으로 달성할 수 있어야 한다.

(2) 프로그램 목표문의 조건

프로그램 목표가 충족해야 할 세 가지 조건을 구체적인 문장으로 작성한 것이 목표문인데, 바람직한 목표문은 프로그램 목표의 세 가지 조건을 바탕으로 SMART 조건을 충족시킨다(Schiavo, 2014; WHO, 2008). SMART는 구체적이고, 양적 지표로 평가가능하며, 청중 요구가 적절히 반영되고, 주어진 기간 안에 실제적으로 성취할 수 있는 프로그램 목표 조건을 뜻하는 각 영문 단어 첫 철자의 조합이다. 바람직한 프로그램 목표 기술의 SMART 조건은 목표문을 작성하고 점검하는 기준으로 유용하다(표 6-1).

표 6-1 바람직한 목표문의 SMART 조건

목표문 조건		의미
Specific	구체적인	누가 무엇을 해야 하는지 구체적으로 제시한다.
Measurable	평가가능한	양적 지표에 의해 효과가 규명된다.
Appropriate	적절한	청중의 요구와 기호를 반영한다.
Realistic	실현가능한	실제적, 합리적으로 성취가능하다.
Time bound	기간 제한적	주어진 기한 안에 성취할 수 있다.

2) 목표청중의 선정

(1) 청중 세분화

청중분석을 통해 완성된 청중 특성보고서(profile)는 청중 세분화를 통해 목표청중을 결정하고, 목표청중의 행동에 영향을 미치는 요인에 대한 심층적 이해를 도모하는데 결정적인 역할을 한다. 목표청중을 결정하기 위해서는 청중 특성보고서에 제시된 목표와 관련된 청중 세분화의 결과를 기초로 그 분포를 파악해야 한다. 그 세부집단 중에서 목표 청중을 선정하게 되며 이에 따라 프로그램을 통해 변화시켜야 할 목표청중의 특성과 범위가 더 명확해지고 동질성이 높아져서 결과적으로 효과적인 프로그램 개발을 기대할 수 있는 것이다.

청중 분석에 활용한 특성 중에서 프로그램 목표와 관련되는 어떤 특성을 중심으로 청중 세분화를 하여 검토하는 경우가 많다. 일반적으로 건강 캠페인 개발에 목표행동의 변화단계가 세분화의 기준으로 자주 사용되어 왔다. 예를 들어, 직장인 금연 캠페인이라면 청중집단을 흡연상태를 중심으로 범이론적 모델의 5개 행동변화단계에 따라 분석하고 세분화하여 그중 개발 중인 프로그램에 적합한 세부 청중을 목표청중으로 선정할 수 있는 것이다.

또한 분석된 인구사회학적, 건강상태, 인지심리적, 행동 및 문화적, 지리적, 환경적 청중 특성보고서와 청중 세분화 정보는 선정된 목표청중의 특성을 심층적으로 이해하고 계획하는 핵심적인 근거로서, 커뮤니케이션 목표청중 맞춤형(tailored) 메시지, 매체, 자료, 활동을 선정하고 개발하는데 유용한 자료원이 된다.

(2) 목표청중의 선정 기준

세분화된 청중들 중에서 우선순위를 정하고 그 중에서 목표청중을 선정하게 되는데, 목표청중을 선정하는 기준으로 다음과 같은 속성이 주로 활용된다(NCI, 2002; Schiavo, 2014).

① 건강문제의 심각성(Severity)

프로그램의 주제가 되는 건강문제의 세부 청중별 이환율, 발생률, 치명률 등의 건강문제 심각성 정도는 청중 선정의 중요한 기준이 된다. 넓은 지역에 걸쳐 많은 사람에게 발생하거나 이환된 사람 중에 치명적인 손상을 입는 사람이 많은 건강문제는 우선적이고 다각적인 중재가 필요하다. 이때 이 문제해결에 커뮤니케이션 활동이 기여할 수 있는가를 먼저 검토해야 한다.

② 청중의 규모(Size)

세부 청중의 규모는 모집단이 되는 청중집단의 특성을 대표할 수 있는 크기이거나 프로그램 중재 효과의 가치를 제시할 수 있는지를 파악하는데 활용된다. 세부 청중이라 할지라도 전체 중에 차지하는 비중이 큰 규모의 청중은 목표청중으로 선정되는데 유리하다.

③ 행동변화 준비도(Readiness)

목표행동을 기준으로 세부 청중의 행동변화 단계를 준비도(readiness)로 표현하기도 한다. 준비도는 중재를 통해 변화할 수 있는 정도를 예측하게 하여 목표청중을 선정하는데 주요한 정보가 된다. 범이론적 모델의 행동변화 5단계를 기준으로 할 때, 운동에 대해 고려전 단계보다는 고려나 준비 단계의 세부청중이 중재 프로그램을 실시했을 때 수용도와 참여도가 높다. 또한 행동의 변화단계에 따라 각 단계별로 효과적인 중재 방법이나 전략이 다르므로 목표청중의 행동변화 준비도에 알맞은 중재 전략을 수립하는데도 유용한 기준이 된다.

④ 도달도(Reach)

주로 매체를 선정하는 주요 기준이 되는데, 목표청중을 선정할 때 중재 프로그램이 목표청중에 접근하고 커뮤니케이션 하는데 용이한지를 의미한다. 도달도가 높으면 청중 접근이 용이하여 다양한 커뮤니케이션 메시지 전달이나 활발한 커뮤니케이션 활동이

가능하다.

⑤ 무력성(Powerlessness)

자신의 문제를 스스로 돌볼 능력이 없어서 외부적 도움이 필요한 정도를 의미한다. 일반적으로 목표청중의 선정에 세부청중의 규모, 문제의 심각성, 행동변화 준비도 등이 우선적으로 고려되지만, 규모가 작고 스스로 해결 능력이 없지만 중재가 시급하고 꼭 필요한 청중을 우선적으로 선정하는 경우도 종종 있다.

⑥ 변화가능성(Changeability)

계획된 보건커뮤니케이션 중재 기간 안에 제공되는 중재 전략으로 세부청중의 행동이 얼마나 변화할 수 있는가를 의미한다. 행동의 변화 가능성은 중재 방법과 기간에 대한 세부청중의 준비도에 따라 다양한 분포를 가진다. 계획한 중재 방법과 중재 기간 안에 변화가능성이 낮은 세부청중을 청중 선정에서 우선적으로 고려하기는 어렵다.

⑦ 중재 수용도(Acceptance)

계획한 중재 전략을 노출했을 때 세부청중이 얼마나 기꺼이 받아들이고 참여하느냐에 대한 특성으로서, 주로 세부청중의 사회적, 심리적, 문화적 특성에 따라 결정된다.

⑧ 행동변화를 위한 환경 여건

목표 행동의 변화와 관련하여 세부청중이 처해있는 물리적, 사회적 등 다양한 환경 특성을 말한다. 신체활동 증진을 위한 보건커뮤니케이션 프로그램을 준비할 때 직장이나 거주지 주변의 운동시설, 운동모임, 공원, 산책로 등은 주요한 환경 특성이 된다.

(3) 목표청중의 분류

목표청중이 선정되면 목표청중을 중심으로 일차(primary) 청중과 이차(secondary) 청중을 나누어 프로그램 개발에 반영할 수 있다. 프로그램 대상은 우선 일차 청중을 중심으로 선정하지만 목표 행동과 청중 특성을 고려하여 프로그램의 대상을 다각적으로 선정하는 경우에는 일차 청중과 이차 청중 모두를 대상으로 하여 그에 맞는 다중 중재를 개발하는 경우가 종종 있다.

어떤 경우에는 중재의 초점을 이차 청중에 맞추는 것이 목표를 달성하는데 더 효과적이다. 이 때는 이차 청중이 프로그램 중재활동의 중심이 된다. 예를 들어, 4세 어린이의 칫솔질 행동 습관화를 프로그램의 목표로 두었을 때 4세 어린이를 대상으로 칫솔질 교육이나 홍보 활동을 하는 것도 방법이지만 어린이집 교사나 학부모를 대상으로 아동의 올바른 칫솔질 습관화에 대한 교육을 실시하고 아동의 칫솔질을 장려하도록 하는 것이 목표 달성에 보다 효과적일 수 있다. 다양한 청중을 대상으로 다중 중재를 한 사례로서 미국 질병통제센터에서 실시한 VERB가 있다. 청소년 신체활동 프로그램 VERB는 청소년의 신체활동의 횟수를 늘리고 지속적, 정기적으로 강화하기 위해서 목표청중인 청소년과 함께 학부모, 교사, 운동 코치, 학교장 등 다양한 이차 청중을 대상으로 커뮤니케이션 중재를 실시하였다(Wong, Huhman, Heitzler, et al., 2004).

① **일차 청중(Primary audience)**: 보건커뮤니케이션 중재가 행동변화를 일으키려 하는 대상 당사자로서, 목표 행동 변화의 주체이다.

② **이차 청중(Secondary audience)**: 일차 청중의 생각, 행동, 의사결정 등에 영향을 미치는 일차 청중의 가까운 주변인물이나 청중이 직간접적으로 소속된 조직의 지도자들이다. 주로 부모, 형제, 친척, 친구, 동료, 상사, 교사, 코치, 학교장을 비롯하여 소속 단체나 지역의 행정가 등이 해당된다.

3) 전략 개발

보건커뮤니케이션 프로그램의 전략 개발은 사회마케팅 이론을 바탕으로 마케팅 전략이 주로 활용된다. 사회마케팅에 활용되는 대표적인 전략 특성으로 'STP' 전략과 '마케팅 믹스의 4Ps'를 들 수 있다. 이러한 사회마케팅 전략을 통해 목표청중에 알맞은 보건커뮤니케이션의 메시지, 장소, 활동, 방법, 채널 및 매체 등 프로그램 전략의 주요 윤곽이 수립된다.

(1) 목표청중 중심의 STP 전략

마케팅 전략의 주요 개념으로 포지셔닝(positioning)과 브랜딩(branding)이 있다. 포지셔닝이란 지정 서비스가 목표청중의 인식에 어떻게 위치하는지를 파악하고 원하는 위치로 이동하기 위하여 전략을 세우고 실시하는 과정이며, 브랜딩은 브랜드의 이미지와 느낌, 정체성을 수용자의 마음 속에 심어주는 과정을 뜻한다(전보협, 2014). 이 개념들을 중심으로 많은 공공캠페인에서 프로그램 고유의 로고나 상표를 개발하여 목표청중들의 인식과 기억을 높이는데 활용하고 있다.

청중 중심적 서비스를 지향하는 사회마케팅의 전략은 기본적으로 SPT 전략을 채택하고 있다. 이미 청중 분석과 목표청중 선정 과정에 반영되기 시작하여 전략 개발 과정에서 구체화된다. STP 전략은 목표대상을 세분화(Segmentation)하고 그중 프로그램의 목표집단을 선정하여 목표를 달성하는데 알맞게 목표집단의 속성에 맞추어(Targeting) 커뮤니케이션 전략과 방법을 개발하고 수행하면서 프로그램 목표에 대한 청중의 인식과 정서를 의도한 바람직한 방향으로 유도하는 방법과 활동을 말한다.

(2) 마케팅 믹스의 '4Ps'

사회마케팅 측면의 마케팅 믹스 전략은 상품(Product), 가격(Price), 장소(Place), 촉진(Promotion) 요소로 구성되는데 마케팅 믹스의 '4Ps'는 보건커뮤니케이션 프로그램 전략 개발의 핵심 조합이 된다(그림 2-12 참조). 마케팅 믹스의 '4Ps'는 목표 세부시장의 요구에 대한 이해를 바탕으로 각 P에 대한 목표청중의 거래 욕구를 높일 수 있는 요소들을 모두 조합한 전략을 구성하는 것이다. 즉 '4Ps'의 각 요소를 목표청중의 상황에 맞도록 배치(positioning)하는 과정을 통해 맞춤형 프로그램으로 개발되어 간다. 이때 모든 요소에 걸쳐 고려해야 하는 공통적 쟁점은 각 요소와 관련된 문화적 특성으로서 보건프로그램 개발자는 문화적 특성에 대한 정확한 이해와 적용을 위해 노력한다(Storey, Hess, Saffitz, 2015).

상품은 보건커뮤니케이션에서는 물리적인 실체보다 목표행동에 해당하는 경우가 많은데, 사회마케팅 개발자들은 목표행동의 이익 속성을 적절히 활용하여 목표 청중에 매력적이고 가치있게 인식되도록 하는데 주안점을 둔다. 예를 들어, 세계보건기구는 적절한 신체활동의 새 기준으로 하루에 어떠한 형태로든지 중등도 강도의 활동을 30분 이상 하는 것으로 제안하였는데 이는 운동의 생리적 효과보다는 운동을 쉽고 가깝게 느끼도록 하여 대상자들에게 일상생활에서의 실천을 촉진하고 자신감과 만족감을 느끼게 하는데 주안점을 둔다.

가격은 자발적으로 권고행동을 실천하는데 치르는 비용 또는 장애요소로서, 금전적, 사회적, 심리적 측면 등 다양하게 발생할 수 있다. 많은 지역에서 각 지역의 자연지형이나 자원을 이용하여 산책로나 공원을 조성하는 것은 지역주민들이 운동을 실천하는데 비용, 시설, 거리 측면의 장애를 줄이는 효과를 가진다.

장소는 대상자가 상품과 정보에 접근할 수 있는 곳을 말하는데, 보통 목표청중이 쉽게 자주 접근하는 곳으로 구매를 극대화할 수 있는 편의성(convenience)을 고려하여 상품을 놓아둘 공간, 가능한 시간 등 상품에 접근할 수 있는 시간과 노력이 고려된다. 예를 들어, 자궁경부암 예방백신을 홍보하는 포스터를 소아청소년과 의원에 부착하고 내원하는 환자들에게 권고할 수 있도록 지역 의사들의 협조를 얻는 것은 적절한 시기에 여자청소년과 그 부모들에게 백신의 필요성 인식을 높이고 선택하도록 하는데 효과적인 전략이 될 수 있다.

촉진은 사회마케팅 프로그램의 의사소통과 메시지 요소에 해당하는데, 프로그램의 시작과 수행을 널리 알려서 목표청중이 모이도록 하는 가시적 활동이다. 상업 영역에서는 점포를 개업할 때 점포 앞에서 화려한 개업 이벤트를 하는 것이 예가 될 수 있다. 보건커뮤니케이션 프로그램에서도 프로그램을 알리기 위한 거리 캠페인, 문화행사, 언론 보도, 경품 행사, 유명인 파트너십 등으로 목표청중 집단과 대중매체의 관심을 높이는 노력을 강구한다.

4) 채널과 매체 결정

프로그램의 전략이 결정되면 목표, 목표청중, 전략에 알맞은 채널과 매체를 결정하게 된다. 이때 매체별 특성, 유형, 장단점 등을 기초로 하여, 해당 프로그램의 목표와 청중 특성에 알맞은 매체를 선정해야 한다.

1장에서 다룬 바와 같이 커뮤니케이션 채널은 크게 대인, 집단, 조직과 지역사회, 대중매체, 상호작용 채널로 나누어 볼 수 있다. 이 중 상호작용 채널을 디지털 매체와 사회관계망 매체로 나누어 볼 수 있으며, 주요 커뮤니케이션 매체의 유형과 장단점은 [표 6-2]와 같다. 여기의 매체별 장단점은 [표 6-4]의 주요 매체 특성들을 중심으로 분석한 각 매체의 주요 특성이다.

(1) 대인

개별 지도, 교육, 상담 등이 포함되며 지지와 동기 유발에 효과적이다. 보조자료와 함께 사용하면 거의 모든 목표 수준 달성에 활용 가능하다. 그러나 소수의 대상에게만 가능하여 시간과 비용 부담이 크다.

표 6-2 커뮤니케이션 매체의 유형과 장단점

매체	유형	장점	단점
대인	그룹 토의, 지도, 전화상담, 대면상담, 소책자, 편지 등	• 당사자간의 신뢰도 기반 • 쌍방향 소통방식 • 지지와 동기유발에 효과적 • 교육, 지지, 돌봄활동에 적합 • 지식, 태도, 행동, 기술 변화에 효과적	• 시간과 비용 부담이 큼 • 제한된 소수의 대상만 가능
조직과 지역사회	공청회, 반상회, 조직내 회의, 학술대회, 직장 캠페인, 포스터, 슬라이드, 게시판 등	• 조직이나 지역 등 특정 속성을 공유하므로 상호간 신뢰와 공동체 의식을 기반 • 조직과 지역내에서는 영향력 발휘 • 대중매체 단독활동보다 효과적	• 메시지가 개별화된 특성이 강하면 공동체적 효과가 약화될 수 있음 • 경우에 따라 커뮤니케이션 활동에 대한 조직이나 지역의 사전 승인이 필요
대중 매체	신문, 잡지, 라디오, 텔레비전(인터넷, 구조화된 신매체)	• 가장 널리, 많이 활용되고 검증된 채널 • 정보추구 의도를 촉진하는데 유효 • 일반 공중에게 공신력을 가짐 • 텔레비전은 도달, 관입성, 의제설정력이 우수 • 신문과 잡지는 심도가 요구되는 메시지에 적합 • 라디오는 실시간 청중 참여와 생생한 소통 가능 • 라디오와 텔레비전은 자각, 흥미, 인식, 태도, 의지 변화에 효과적	• 라디오와 텔레비전은 지식, 기술, 행동 목표에는 상대적으로 미흡 • 신문은 음성, 입체, 운동성 표현이 제한적 • 라디오와 텔레비전은 심도 있는 내용을 다루는데 제한적 • 라디오는 코너별로 독자층이 형성되어 청중과 시각적 표현에 제한적 • 매체 접근성과 경제성 취약
디지털 매체	이메일, 웹사이트, 키오스크, 온라인 상담 등	• 광범위하고 다양한 형태의 정보와 의견 공유에 효과적 • 시간과 공간적 제약으로부터 자유로움 • TV와 라디오 기능에 인쇄매체의 장점이 융합 • 지식, 인식, 태도, 의사결정에 효과적	• 기술 지원 및 비용 문제 • 사용자가 능동적이어야 효과적 • 내용에 대한 신뢰도 확인 필요
사회관계망 매체 (social media)	스마트폰 앱, 유튜브, 트위터, 인스타그램, 블로그, 카드뉴스 등	• 개인 맞춤형, 실시간 정보 제공 • 관심이나 목표를 공유한 관계망을 통해 효과적으로 정보를 전달하며 메시지의 잠재적 영향력 증대 • 공중 참여와 상호작용성 우수 • 개인 의견과 정보 참여에 효과적 • 지식, 태도, 기술, 의사결정, 옹호 활동에 효과적 • 유형과 기능이 다양	• 기술 지원 및 비용 문제 • 개인적 사용에 기술과 인지능력 요구 • 개인의 관계망을 기반으로 하므로 주관적임 • 신뢰도 확보에 유의해야 함

출처: National Cancer Institute. Making health communication programs work: A planner's guide. U.S. Department of Health and Human Services. 2002. pp. 32-33. Available from: https://www.cancer.gov/publications/health-communication/pink-book.pdf
Silk KJ, Atkin K, Salmon CT. 13 Developing effective media campaigns for health promotion. In TL Thompson, R Parrott, JF Nussbaum. The Routledge handbook of health communication (2nd ed). New York, NY: Routledge. 2011, p. 213.

(2) 조직 및 지역사회

공청회, 반상회, 각종 조직 내의 회의, 지역 행사 등이 포함되며 특정 목적이나 특성을 공유한 공동체 내에서의 소통이므로 연대감과 친근감이 강하여 특정 조직과 지역 내에서 영향력을 발휘한다. 따라서 전달하려는 메시지가 소속 조직이나 지역사회 구성원 간에 공유할 수 있는 것이어야 하고 개별화 특성이 강하면 효과가 약화된다. 또한 경우에 따라 커뮤니케이션 활동에 조직이나 지역사회의 사전 승인과 검토가 요구될 수 있으므로 전체 프로그램 통제력이 분산될 수 있다.

(3) 대중매체

대중매체 채널은 신문, 잡지, 라디오, 텔레비전 등이 포함되는데, 주로 일정 시간을 주기로 지속적으로 불특정 다수의 공중에게 정보를 제공하는데 활용되어 왔다. Schiavo(2014)는 인터넷이나 구조화된 일부 신매체는 상호작용성 보다는 한쪽 방향으로의 정보 제공이 우세하여 대중매체 채널로 분류하기도 하였다.

보편적으로 많이 활용되어 왔기 때문에 공중 인지도가 높아서 효과가 어느 정도 보장된다. 일반의 대규모 공중에게 신속하게 정보를 전달할 때 효과적이다. 또한 정부의 공공 커뮤니케이션의 채널로 많이 사용되고 주요 언론사들은 자체적인 검열체계도 갖추고 있어서 공중에게 일반적인 공신력을 얻고 있는 편이다. 사회적으로 특정 이슈에 대한 관심이나 동기 유발에 효과적이어서 정보추구(information seeking) 의도를 촉진하는 기능을 한다. 특히 텔레비전은 인구사회학적 특성을 막론하고 전세계적으로 널리 보급되어 있고 호기심과 오락성을 강조하는 다양한 기법을 활용하기 때문에 도달도, 관입성, 의제설정력이 뛰어나다. 그에 비해 신문과 잡지는 입체적이나 동적인 표현이 제한적이지만 많은 양의 정보를 깊이 있게 처리하는 심도가 높다. 그러나 대중매체는 커뮤니케이션에 매체를 활용하기 위한 사용자의 매체 접근이 쉽지 않고 고가의 광고료를 지불하는 상업 영역과 경쟁해야 하는 경우도 생겨서 경제성이 취약하다.

(4) 디지털 매체

컴퓨터와 인터넷을 기반으로 하는 매체로 이메일, 웹사이트, 키오스크 등이 속하는데 시공간적 제약으로부터 자유로우며 광범위하고 다양한 형태의 정보 공유에 효과적이다. 시청각 표현에서는 텔레비전이 하는 모든 기능과 함께 호기심과 오락성을 자극하는 기술이 텔레비전보다 우수하다. 또한 정보추구 의지를 촉진하고 정보 요구에 대응하는 기능도 뛰어나며 다양한 정보를 다수의 청중에 빠르게 전달할 수도 있지만 이메일처럼 개인적 요구에 맞는 소통도 가능하다. 그러나 사회관계의 형성과 상호작용은 제한적이고 통신망 등 기술적 환경과 사용료 등에 대한 문제가 있으며 공유되는 내용에 대한 신뢰도 수준에 편차가 큰 편이다.

(5) 사회관계망 매체(Social media)

유튜브, 인스타그램, 트위터, 블로그, 카드뉴스, 스마트폰 앱 등의 통신기술을 기반으로 개인적 정보 교류, 참여, 상호작용 기능이 강화된 신매체이다. 유형과 기능이 다양하고, 개인 맞춤형 실시간 정보 제공과 참여가 가능하기 때문에 사용자와 상황에 따라서 공공매체보다 빠르고 생생한 정보를 제공할 수 있다. 영향력 있는 개인 관계망을 잘 활용하면 신뢰를 기반하여 효과적인 정보 공유가 가능하기 때문에 핵심 메시지의 잠재적 영향력을 기대할 수 있다(CDC, 2011).

커뮤니케이션 목표로는 매체 유형의 다양성을 바탕으로 지식, 태도, 인식, 기술, 행동, 의사결정, 옹호활동 목표 달성이 용이하며 특히, 관심 공중 간 개인적 참여, 정보 공유, 상호작용을 통해 지금 여기에(here and now) 나에게 필요한 도움을 줄 수 있어서 문제해결 능력을 향상시킨다. 또한 관심과 의견을 공유하는 사람들을 모으고 관계망을 구축하는데 장점이 크기 때문에 공통 관심 주제와 사안을 위한 사회적 옹호(social advocacy) 또는 공중 옹호(public advocacy) 활동의 주요 채널로 활용될 수 있다. 최근에는 정보 제공에 활용도가 높은 사회관계망 매체를 중심으로 공공기관에서 건강 관심 공중에 건강 관련 정보를 제공하는 채널로 활용이 늘고 있다.

그러나 대부분 개인 단위의 관계망을 기반으로 하므로 객관성을 확보하기 어렵고 모든 개인이 참여할 수 있기 때문에 공유되는 정보의 신뢰도 확보가 취약하다. 또한 신기술과 기기 등 기술적, 경제적 환경이 갖추어져야 하고 이를 적절히 활용할 수 있는 사용자의 기술적, 인지적 능력도 요구되기 때문에 대중매체에 비해 사용자 층이 아직은 제한적이다.

5) 프로그램 협력관계(Partnership) 준비

커뮤니케이션 프로그램의 주요 전략이 구상되면 구체적인 프로그램 개발과 수행을 위해 적합한 협력관계(partnership)를 구축해야 한다. 파트너는 규모에 따라 사람, 조직, 단체 등이 모두 가능하며 프로그램의 세부 자료 개발과 수행을 위해 기술이나 예산을 포함한 전문적 지원이 가능한 조직이나 단체이어야 하는데, 동시에 이 프로그램이 파트너에게도 실제적으로 협력과 지원을 할 가치가 있어야 협력관계가 성사된다. 일반적으로 협력관계를 통해 프로그램의 질적, 양적 수준이 향상되는 유익이 있지만 전체 프로그램에 대한 통제력을 파트너와 공유해야 하기 때문에 분산되기 쉽다. 따라서 프로그램 협력관계의 주요 장단점을 확인하고(NCI, 2002), 효과적인 협력관계를 이룰 수 있는 방법을 모색해야 한다.

(1) 프로그램 파트너 선정의 장단점

협력관계는 우선 가용 자원과 지원이 증가하고 우수한 인력과 전문성이 보강될 수 있으므로 메시지 개발을 포함한 전체적인 커뮤니케이션 전략과 매체의 완성도가 높아지는 장점이 있다(표 6-3). 그러나 일의 추진에 있어서 파트너와의 조정과 협력을 통한 합의가 필요하기 때문에 운영상의 통제력과 소유권이 제한되며 조정과 합의를 위한 시간이 많이 소요된다. 또한 서로의 이해와 관련되어 프로그램의 변경 가능성도 커진다.

표 6-3 프로그램 협력관계의 장단점

장점	단점
• 자원 추가 • 지원 확대 • 전문성 증가 • 메시지의 질적, 양적 수준 향상	• 파트너와의 조정과 협력을 위한 추가적인 시간 소요 • 프로그램의 변경 가능성 증가 • 프로그램 통제력과 소유권 분산

(2) 효과적인 프로그램 협력관계를 위한 방법

파트너와 조직과 상호간에 유익한 방향으로 커뮤니케이션 프로그램을 개발하고 수행하기 위해서는 효과적인 협력관계를 유지, 발전하는 것이 중요하다. 보건커뮤니케이션 수행에서 파트너와의 효과적인 협력관계를 도모하기 위해서 다음과 같은 방법을 활용할 수 있다(NCI, 2002; Schiavo, 2014).

① 공식화

조직이나 기관 간에 실제적인 협력관계가 이루어지면 조직 간의 공식적인 모임이나 행사를 통해 협력관계를 공식화하고 알려서 협력관계에 대한 상호 책임감을 공유한다. 상호 책임자나 경영진을 중심으로 하는 협약식과 협약서 작성이 공식화에 많이 활용된다.

② 책임소재 확인

이해관계를 기반으로 하는 조직 간의 협력관계에서 진행 중에 발생하는 착오를 신속히 파악하고 보완하기 위해서 업무별로 책임소재를 명문화하여 서로 확인한다.

③ 대표자의 참여 강화

상호 조직의 대표자들이 이 협력관계를 인지하고 있는 것은 상호 책임있는 협력을 수행하는데 기초가 되며 진행 중 경영진의 의사결정이나 추가적인 지원이 필요한 경우 신속한 조치와 지원을 얻는데 유용하다.

④ 평가를 위한 기준과 수준 공식화

조직간 협력관계를 맺는 의도와 각자의 목표를 중심으로 프로그램의 성취 정도를 파악할 수 있는 구체적인 평가 기준과 수준을 개발하고 상호 간에 확인하여 공식화하는 것이 필요하다.

⑤ 상호 훈련 기회 제공

협력관계는 프로그램 개발과 수행을 위해 서로 다른 전문영역을 가진 집단들 간에 형성된다. 파트너 상호 간에 각자 맡은 부분의 주요 기술과 내용을 상호 교육하고 배우는 기회를 가지면 유익하다. 이는 전체 프로그램에 대한 파트너 상호간의 이해와 소통을 원활하게 하는데 기여한다.

⑥ 지분(Stake)의 활용

협력관계에 참여한 파트너 단체들과 프로그램 결과에 대한 소유권을 공유하는 것으로서 파트너 간의 적극적인 협력활동을 유도할 수 있다. 지분의 형태로 공유하는 방법이 자주 활용된다.

⑦ 정기적인 효과 평가

프로그램을 착수하고 정기적으로 효과를 평가하여 그 변화를 확인하는 것은 적절한 때에 프로그램을 보완할 수 있어서 효과 증대에 기여한다.

4. 자료 개발: 메시지와 매체

프로그램 전략 기획이 끝나면 이를 기준으로 중재에 활용할 구체적인 메시지와 매체의 개발, 실제적인 자료의 개발로 넘어간다. 보건커뮤니케이션 프로그램 개발의 세 번째 단계인 자료 개발은 먼저 기존에 개발되어 있던 관련 자료들을 고찰하고, 고찰 결과를 참고로 메시지 내용과 개념을 구상하며 구상한 내용과 개념이 잘 표현되도록 실제적인 메시지를 개발한다. 이에 메시지를 효과적으로 표현하고 전달할 수 있는 매체를 선정하고 자료를 제작하여 사전 평가를 통해 수정보완하면 자료 개발이 완료된다.

1) 기존 자료 고찰

본격적인 메시지와 매체 개발에 앞서 자체적인 자료 개발이 꼭 필요한지 아니면 기존에 개발된 관련 자료를 일부 수정하여 활용할 수 있을지 검토해 보아야 한다. 모든 프로그램 개발과 수행을 위해 활용할 수 있는 자원은 제한적이기 때문에 시간, 노력, 비용 등을 효율적으로 사용해야 하지만 특히 조직 수준 이상의 커뮤니케이션 활동은 매체에 따라 경제적 부담이 크기 때문에 더욱 그러하다. 또한 선진 외국을 비롯하여 우리나라에도 보건커뮤니케이션 중재를 위해 다양한 전략이 수행되어 왔고 좋은 자료들도 주제별로 많이 개발되어 기 사용된 메시지와 매체를 통해 교훈을 얻을 수도 있다.

기존에 개발된 관련 자료의 고찰은 자체적인 자료 개발이 필요한지를 결정하는데 중요한 근거가 되고 전체적인 커뮤니케이션 기획과 제작에 창의적인 영감을 얻는 데도 도움이 된다. 자료 검토는 주로 문헌고찰로 이루어지며 일부 구할 수 있는 공공 및 민간단체에서 개발한 메시지와 매체를 수집하여 자료 고찰에 포함한다. 기존 자료들 중에서 계획 중인 커뮤니케이션에 적절한 자료를 선정하는데 사용되는 주요 기준은 다음과 같다(NCI, 2002).

(1) 대상자 맞춤형(Audience tailored):

개발하는 프로그램의 목표청중 특성에 알맞게 수정할 수 있어야 한다. 기존에 개발된 메시지나 매체 중에서 어느 정도의 수정보완을 통해 목표청중 맞춤형으로 수정할 수 있다면 자료의 활용을 긍정적으로 고려할 필요가 있다.

(2) 목표와의 일관성(Consistent to objectives):

기존의 메시지와 매체를 활용하여 현재 계획 중인 프로그램 목표를 달성할 수 있어야 한다. 즉 프로그램 목표와 기존 자료의 기능이 서로 일관성을 보일 때 기존 자료 활용을 구체적으로 검토할 수 있다.

(3) 내용의 정확성(Accurate):

자료에 포함된 메시지와 내용이 사실에 근거하여 정확해야 한다.

(4) 내용과 방법의 현재성(Current):

기존 자료에 포함된 내용이 현재 계획하는 프로그램에도 활용할 수 있어야 한다. 즉 시점이 현재형이고 또한 메시지와 매체를 현재 프로그램에 활용 가능해야 한다.

(5) 대상자 관련성(Relevant):

메시지와 매체의 내용이 목표청중의 특성을 잘 반영하여 그 자료를 활용할 때 메시지에 노출된 목표청중이 자신과 연관되거나 자신에게 해당되는 문제라고 인식하도록 할 수 있다면 커뮤니케이션 메시지의 대상자 관련성이 높다고 할 수 있다. 이 경우 목표청중은 권고되는 내용을 쉽게 자신의 개인적 상황에 적용하고 내재화할 수 있다. 대상자 관련성이 높은 메시지나 매체는 목표청중에게 친근감을 느끼게 한다.

2) 메시지 개발

기존 자료고찰을 통해 메시지 개발을 결정하게 되면 먼저 메시지 내용과 개념을 구상하고 구상한 내용과 개념이 잘 표현되도록 실제적인 메시지를 개발한다.

(1) 메시지 개념(Concepts) 구상

보건커뮤니케이션에서도 메시지의 개념을 구상하는 것은 전문적이고 창의적인 활동이다. 따라서 메시지의 중심 개념을 정립하고 내용을 구상하는 데에 가능하다면 보건의료 분야를 포함하여 광고나 홍보 분야 전문가와의 협력이 권고된다. 내용과 커뮤니케이션 기법의 최신 동향 뿐만 아니라 프로그램 목표에 초점을 맞추는 데에 전문성과 경력이 중요한 바탕이 되기 때문이다.

① **언론 홍보 전문가와의 협력:** 커뮤니케이션 전문가의 자문을 얻거나 공동작업을 할 경우에 몇 가지 유의사항을 참고하면 프로그램 완성도를 높이는데 도움이 된다.

㉠ 프로그램 목표와 청중을 중심으로 원하는 것이 무엇인지 전문가에게 명확하게 제시하는 것이 중요하다. 이를 위해서 전문가와 시간을 가지고 서로의 견해와 요구사항을 의논하는 과정을 통해서 서로의 의도와 관점을 정확히 파악하고 상호 확인할 수 있다.

㉡ 개발된 메시지가 목표 달성에 얼마나 효과적인지 확인할 수 있도록 구체적인 평가 방법과 기준을 선정하고 사전평가 계획을 세워야 한다. 실제 프로그램 수행 전에 소규모의 사전평가를 실시하면 메시지와 매체의 효과를 예측하고 수정보완하여 프로그램의 완성도를 높일 수 있다.

㉢ 구상하는 메시지 개념과 내용을 특정 이론적 관점으로 설명하고 검토할 수 있는지 확인한다. 반드시 필요하다고 할 수는 없지만 이론에 입각하여 해석되고 설명된다면 메시지의 평가 계획도 해당 이론을 근거로 명확하게 수립할 수 있다.

㉣ 사전평가에 다양한 창의적 집단들을 참여시켜 프로그램의 질적 향상을 유도한다. 메시지와 매체 개발에 창의성이 필요한 분야는 내용 뿐만 아니라 전략이나 표현기법 등 프로그램 전반에 걸쳐 다양하다. 따라서 전문가의 의견뿐만 아니라 목표청중과 유사한 특성을 가진 소집단, 이차청중, 내용 및 전략 분야 전문가, 이해관계자들로부터 창의적인 생각과 다양한 관점의 피드백을 받을 수 있는 기회를 충분히 가질 필요가 있다.

② **문화적 적합성 고려:** 커뮤니케이션 메시지 개념과 내용은 목표청중과 청중을 둘러싼 환경을 기준으로 친문화적이어야 한다. 메시지가 문화적으로 이질적이면 메시지 개념에서부터 청중이 이견이나 심리적 거리감을 느끼게 된다. 특히 사회경제적 특성에 차이가 많은 집단에서는 문화적 차이로 인한 의도하지 않은 효과에 각별히 유의할 필요가 있다. 문화적 특성을 고려한 커뮤니케이션 개발을 위해 다음과 같은 지침을 참고할 수 있다(NCI, 2002).

㉠ **문화적 차이에 대한 이해와 인정**: 문화의 차이는 일반적으로 가치관, 인식, 행동양식 등의 차이를 유도한다. 따라서 문화적 특성과 관련된 가치관, 인식, 행동양식 등의 특성에 대해서는 얼마든지 서로 간의 차이가 있을 수 있다는 것을 인정하고 나아가 어떻게 다르며 무엇에 의해서 다른지를 파악하면 의도한 내용을 적절한 표현으로 바꾸어 전달할 수 있을 것이다.

㉡ **목표청중의 가치와 태도 존중**: 목표청중의 가치와 태도를 존중하여 프로그램 개발에 반영하기 위해서는 목표청중의 가치와 태도에 대해 충분히 이해해야 한다. 이때 프로그램 개발 1단계인 상황분석에서 도출한 청중 특성에 관한 정보가 도움이 된다. 보건커뮤니케이션 개발에서 문화적 차이를 잘 반영하는 특성에는 가정 내에서의 성 역할이나 가족구조, 전통과 경험을 중요하게 인식하는 정도, 부의 평가 기준, 가치관, 새로운 것에 대한 선호도, 식품 선호도, 의복과 장신구의 사용 양식, 몸동작이나 스킨십 등 다양하다.

㉢ **프로그램 개발 과정에 청중 참여**: 청중집단의 일부 구성원들을 프로그램 개발 과정에 참여시키면 개발 단계별로 문화적으로 적합한 표현이나 방법을 반영하는데 효과적이다. 개발된 메시지와 매체의 사전평가에는 청중집단의 반응과 의견이 중요한 피드백이 된다.

㉣ **목표청중의 언어 사용**: 메시지와 매체가 목표청중의 모국어로 표현될 때 친근감과 이해도가 높아진다. 외국에서 한국어로 '안녕하세요~'라고 인사를 받으면 반갑고 훨씬 편안하게 느낀다. 우리나라에서도 외국인 노동자를 위한 산업안전 자료나 결혼이주여성을 위한 모자보건 안내책자를 주요 이주민 국가의 모국어로 제작하고 있으며 이미 미국 질병통제센터에서는 미국내 내국인을 위한 보건의료자료집을 영어와 스페인어 두가지 버전으로 개발하고 있다.

㉤ **목표청중에 친숙한 친문화적 용어와 표현 활용**: 같은 언어를 사용하는 경우에도 예를 들어 문화를 공유하는 집단에서 그들이 주로 사용하는 용어나 표현이 있다. 흔히 세대와 직업에 따라서 공유되는 고유한 은어, 관용구, 전문용어 등이 있는데 같은 문화권 내에서 친문화적 표현을 사용하는 것은 배려와 호의를 표현하는데 효

과적이다.

(2) 메시지 개발

메시지는 커뮤니케이션 할 내용에 대한 것으로서 목표청중에 영향을 주기 위해 사용하는 커뮤니케이션 과정을 기준으로 인지(awareness) 메시지, 지시(instruction) 메시지, 설득(persuasion) 메시지로 나눌 수 있다(Silk, Atkin, Salmon, 2011). 인지 메시지는 무엇을, 누가, 언제 해야 하는지에 대한 정보를 제공한다. 지시 메시지는 어떻게 할 것인지에 대한 정보를 줄 수 있으며, 설득 메시지는 프로그램이 권장하는 행동을 왜 채택해야 하는지에 대한 설득적인 이유를 제시한다.

이 세 가지 유형의 메시지 중에서 어떤 것을 선택할지는 프로그램의 건강 주제가 청중에게 얼마나 친숙한지, 청중이 행동방안을 잘 알고 있는지, 프로그램 목표는 무엇인지 등에 따라 다르지만 캠페인을 비롯한 대부분의 보건커뮤니케이션 프로그램이 궁극적으로 행동변화를 목표로 한다고 할 때 설득 메시지 개발의 중요성이 부각된다. 설득 메시지 개발에 활용되는 메시지 전략은 주로 메시지 구조, 메시지 프레임, 메시지 소구로 나누어 살펴볼 수 있다(백혜진과 이혜규, 2013).

① **메시지 구조**: 메시지 구조는 메시지를 구성하는 내용 범위와 특성을 조정하는 것으로서 일면 대 양면 메시지, 비논박적 메시지와 논박적 메시지 측면에서 주로 설명된다(백혜진과 이혜규, 2013).

㉠ **일면과 양면 메시지**(One-sided and two-sided messages):
일면 메시지는 자신의 주장을 지지하는 내용만으로 메시지를 구성하는 것을 말한다. 반면 양면 메시지는 동일한 내용에 대한 자신의 주장과 반대되는 관점의 내용을 함께 제시하는 것이다. 둘 중 어떤 구조의 메시지가 더 설득적인지는 청중의 학력, 찬반 입장, 내용 이해도 등에 따라 다른 양상을 보인다. 세부적인 요인들에 따라 차이가 있지만 청중의 학력이 높을수록 양면 메시지가 설득적이며 청중이 제시하는 내용에 대한 이해가 있고 호의적이라면 주장하는 면의 메시지만으로 구성하는 것도 효과적인 것으로 알려져 있다.

일면과 양면 메시지 사례

➧ 일면

니코틴패치는 금단증상을 조절하는데 유용합니다.

➧ 양면

니코틴패치는 일시적인 금단증상을 조절하는데 유용하지만 외부에서 니코틴을 공급하는 것이기 때문에 근본적인 금연방법은 아닙니다.

㉡ 논박과 비논박적 메시지(Reputational and nonrefutational messages) : 양면 메시지는 다시 논박적 메시지와 비논박적 메시지로 나누어 구성할 수 있다. 논박적 메시지는 자신의 입장과 반대 입장의 내용을 함께 제시하면서 반대하는 이유와 견해도 메시지에 포함하여 논하는 경우이다. 반면 비논박적 메시지는 서로 상반된 입장의 메시지를 포함하되 찬반이나 우열 등의 논쟁은 하지 않는다.

양면 메시지 구조에 있어서 주장하는 측면의 내용과 함께 반대 혹은 우려되는 다른 측면의 내용을 제시하면서 우려되는 상황을 만났을 때 흔들리지 않고 의지를 확고히 하여 바람직한 행동을 유지하도록 의도된 선제공격적 논박 메시지 구조가 있다. 이는 2장 메시지 관련 이론 부분에 제시되어 있는 예방접종이론이 적용된 경우이다.

논박과 비논박적 메시지 사례

➧ 비논박적

니코틴패치는 일시적인 금단증상을 조절하는데 유용하지만 외부에서 니코틴을 공급하는 것이기 때문에 근본적인 금연방법은 아닙니다.

➧ 논박적

니코틴패치는 일시적인 금단증상 극복에 도움을 줄 수 있지만 금연시도자의 근본적인 극복능력을 향상시키는 것은 아니므로 어렵더라도 처음부터 자기 의지를 활용하는 것이 좋습니다.

ⓒ 과학적(Scientific) 증거와 묘사적(Narrative) 증거

메시지 내용에 대한 증거를 제시하는 방법에 따라서 과학적 증거와 묘사적 증거가 논의될 수 있다. 과학적 증거는 주로 통계치나 연구결과와 같이 과학적, 논리적으로 명확하게 확인되는 근거를 메시지에 담아 청중에 대한 설득력을 높이는데 활용된다. 과학적 증거는 구체적인 값이나 결과를 표나 그래프 등 집약적인 형태로 제시하는 경우가 많으며 청중의 교육수준이나 주제에 대한 정보이해능력이 어느 정도 확보될 경우에 활용이 용이하다. TV 뉴스 보도나 연구논문 등에서 자주 볼 수 있다.

반면 묘사적 증거는 과학적 증거처럼 구체적 결과를 수나 양적으로 정확하게 표현하기 보다 실제 상황이나 경험사례를 이야기 형식이나 묘사적으로 제시하므로써 정도나 심각성을 느끼고 납득하도록 하여 메시지의 설득력을 높이는데 활용된다. TV 뉴스의 재난보도에서 리포터가 피해 현장에 직접 나가서 현장의 상황이나 장면을 보여주며 보도하는 경우가 묘사적 증거를 통한 메시지 전달의 예로서, 시청자들이 피해의 정도를 생생하고 입체적으로 느낄 수 있어서 메시지 내용에 따라서는 과학적 증거보다 호소력이 있다.

ⓓ 암시적(Implicit) 결론과 명시적(Explicit) 결론:

메시지 주제를 드러내는 일련의 내용들로 메시지를 제시하여 메시지의 내용과 강조점을 토대로 권고행동의 중요성을 자각하도록 유도하는 것을 메시지의 암시적

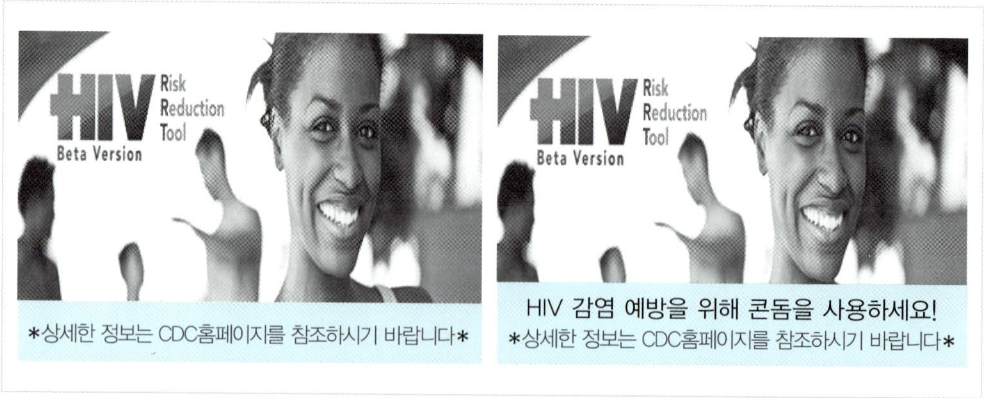

그림 6-2 HIV 예방 캠페인의 암시적 결론과 명시적 결론 사례

출처: Centers for Disease Control and Prevention. HIV Risk Reduction Tool. Retrieved in 2017 from https://wwwn.cdc.gov/hivrisk/

결론이라고 한다. 반면 명시적 결론은 암시적 구조와 같이 내용을 제시하고 청중의 자각을 유도하면서 마지막 혹은 적절한 시점에 메시지 주제를 명확하게 밝혀 강조한다. [그림 6-2]는 HIV 예방 동영상의 마지막 화면이다. 그림의 왼쪽은 에이즈의 심각성과 예방법을 동영상으로 보여주어 청중의 예방법 실천 의지를 유도하는 암시적 결론의 예이고, 오른쪽 장면은 왼쪽과 동영상 내용은 같은데 마지막 장면 다음에 'HIV 예방을 위해 콘돔을 사용하세요'라는 주제 메시지와 추가정보원을 다시 제시한 것으로 명시적 결론의 사례가 된다(백혜진과 이혜규, 2013).

어느 쪽이 메시지의 설득력이 높은지에 대해서는 의견이 엇갈리지만 대체로 암시적 메시지는 청중이 메시지 주제에 대해 좀 더 생각하도록 유도하기 때문에 더 오래, 인상적으로 기억하는데 유리하다. 주로 감정, 인식, 또는 태도 변화를 목표로 할 때 메시지 전달 효과를 높일 수 있다. 그에 비해 명시적 메시지는 메시지 주제를 명확하게 강조할 수 있어서 오해나 역반응의 가능성을 낮추기 때문에 커뮤니케이션 목표가 의사결정, 행동, 기술과 관련되면 메시지 설득력에 있어서는 명시적 결론이 효과적이라는 연구가 우세하다(O'Keefe, 1997). 구체적인 설명을 함께 제시할 때 청중은 권고행동을 더 구체적으로 인식하여 권고행동을 따를 가능성이 높다고 한다.

[그림 6-2]는 2016년 이후 미국 질병통제센터에서 제작한 HIV 예방 동영상의 마지막 화면으로 화면의 자막 부분은 메시지 제시 방법에 대한 독자의 이해를 돕기 위해 저자가 임의로 처리한 것이어서 원 동영상에는 없는 부분이다. 또한 저자가 처리한 자막 부분은 명시적 결론에 대한 개념 설명에 한하여 여기에서만 잠시 활용함을 밝힌다.

② **메시지 프레임**: 메시지 프레임은 틀짓기(framing) 이론에 근거하는데, 동일한 내용이라도 표현 방식을 다르게 하여 메시지의 틀을 구성하는 것으로서 청중이나 주제에 따라 메시지의 설득력이 달라진다. 주로 이익과 손실 프레임, 일화와 주제 프레임이 많이 활용된다.

㉠ **이익과 손실 프레임**(Gain and loss frame):

보건커뮤니케이션에는 이익 프레임(gain frame)과 손실 프레임(loss frame)이 많이 사용된다. 이익 프레임은 메시지가 권고하는 행동을 채택할 경우 얻을 수 있는 긍정적인 결과를 중심으로 메시지 내용을 구성하는 것이고, 반대로 손실 프레임은 메시지의 권고안을 채택하지 않을 때 발생할 수 있는 부정적인 결과를 강조하여 메시지 내용을 구성한다.

이익과 손실 프레이밍과 관련하여 전망이론을 기초로 사람이 행동의 방향을 선택하기에 앞서 권고행동의 결과를 예측할 때 결과가 주로 이익 상황으로 예상되는지 아니면 손실 상황이 우세하게 예측되는지에 따라 대안 선택의 방향에 경향성이 있으므로 이를 활용하여 메시지의 손실과 이익 프레이밍을 적용하는 이론적 관점이 있다. 여기에 대해서는 2장의 메시지 이론 부분을 참조하도록 한다.

이익 프레임과 손실 프레임 메시지 사례

이익

야채와 과일 위주의 식습관은 혈관과 피부 건강 유지를 돕습니다.

손실

야채와 과일 섭취를 기피하면 혈관과 피부 노화가 촉진됩니다.

㉡ 일화와 주제 프레임(Case and theme frame):

일반적으로 어떤 논제를 기사화하거나 보도할 때 관련 사건을 자주 기사화하여 공중의 인지도를 형성할 수 있는데 사건별 메시지 구성을 일화 프레이밍(case framing)이라 한다. 반복되는 일화 프레이밍으로 어느정도 여론 인식이 형성되면 개별 일화들의 공통 논제를 다루는 메시지 구성으로 주제 프레이밍(theme framing)을 활용할 수 있으며 이 경우 특정 이슈를 심층적으로 다루어 미디어 의제화할 수 있다(전보협, 2014).

③ **메시지 소구**: 메시지 소구는 청중 설득을 유도하기 위해 메시지에 사용하는 속성으로서, 보건커뮤니케이션에는 이성적 소구와 감성적 소구, 또는 긍정적 소구와 부정적 소구가 많이 사용되어져 왔다.

㉠ **이성적 소구(Rational appeal)와 감성적 소구(Emotional appeal)**:

이성적 소구는 사실적, 전문적, 과학적 정보를 근거로 하기 때문에 정보 소구라고도 한다. 이성적 소구는 명확한 근거의 정보를 활용하여 어떤 문제에 대한 심각성과 관심을 높이고자 하는 것이다. 이성적 소구에서 사용할 수 있는 정보에는 통계, 이론, 또는 전문가의 의견 등이 있다. 예를 들어, 우리나라 뇌졸중으로 인한 사망자 수와 함께 주요사망원인에서 뇌졸중의 순위를 제시하면 사망에 기여하는 뇌졸중의 심각성 인식을 높일 수 있다.

반면 감성적 소구는 메시지를 통해 청중에게 즉각적으로 어떤 느낌이나 감정적 반응을 일으켜서 행동변화를 위한 메시지 설득력을 높이는 것이다. 여기에 행복, 기쁨, 유머, 희망 등의 긍정적인 감정과 공포, 슬픔, 걱정 등의 부정적인 감정이 모두 활용 가능하다. 보건의료 분야에서는 주로 금연이나 절주와 같은 위험행동을 감소하는데 공포나 슬픔 같은 부정적 감정이 많이 활용되어 왔다.

㉡ **긍정적 소구**(Positive appeal)**와 부정적 소구**(Negative appeal) :

긍정적 소구는 권장 행동을 이행하므로써 보장받을 수 있는 긍정적인 결과를 강조한다. 예를 들어 금연을 하면 피부가 좋아진다는 메시지에는 긍정적 소구가 활용되었다.

부정적 소구는 지금까지 우리나라 보건의료관련 커뮤니케이션 중재에 많이 활용되어온 소구로서 특히 건강위험행동과 관련하여 활용도가 높다. 부정적 소구는 다시 공포 소구(fear appeal)와 죄의식 소구(guilt appeal)로 나누어 볼 수 있다. 공포 소구는 권장행동을 따르지 않을 때 얻게 되는 부정적인 결과를 강조하여 목표청중의 공포심을 유발함으로써 위험행동을 하지 않도록 하는 메시지 소구 방법으로서, 흡연, 약물남용, 음주운전 등의 심각한 결과를 연결하여 공포 소구가 많이 사용되어 왔다. 죄의식 소구는 공포심 대신 죄의식을 유발하여 위험행동을 하지 않도록 하는 방법이다. 간접흡연 예방 캠페인에 가정내 간접흡연으로 자녀들이 괴로워하는 장면을 싣는다면 죄의식 소구를 활용한 예가 된다.

3) 매체의 선정과 개발

(1) 매체의 주요 특성(Dimensions)

커뮤니케이션 활동에 매체를 적절히 활용하기 위해서는 먼저 매체의 특성을 파악해야 한다. 커뮤니케이션 프로그램에서 매체를 효과적으로 활용하기 위해서는 각 매체가 가진 특성과 의도하는 커뮤니케이션의 요구가 잘 맞아야 하기 때문이다. Salmon과 Atkin (2003)은 대중매체 커뮤니케이션을 중심으로 매체 선정 및 개발에 고려되는 커뮤니케이션 매체의 주요 특성(dimensions)을 제시하였다(표 6-4). 매체들을 이 특성별로 살펴보면 매체의 장단점이 파악되는데, 이를 기초로 의도하는 커뮤니케이션 활동에 그 매체가 얼마나 적합한지를 검토하는데 유용하다. 따라서 이 특성들은 커뮤니케이션 중재를 위해 매체를 선정할 때 활용될 수 있다.

[표 6-4]의 매체 주요 특성들을 기준으로 매체들을 분석할 수 있는데, 텔레비전의 경우에도 노출 유형에 따라 뉴스는 신뢰도와 의제설정력이 우수하고 유료광고는 비용 지원이

표 6-4 매체 선정과 개발에 고려되는 커뮤니케이션 매체의 특성(Dimensions)

매체 특성	특성의 주요 개념
도달도(reach)	메시지에 노출되는 목표청중의 범위
특수화(specialization)	특수 하위집단에 메시지가 선택적으로 전달되는 정도
관입성(intrusiveness)	선택성을 극복하고 관심을 끄는 정도. 다양한 대안 중에 비교적 단시간에 청중의 관심이나 이목을 끄는 매력으로 어떤 프로그램을 보려고 TV 채널을 돌리다가 문득 눈에 들어서 검색을 멈추는 경우
안전성(safeness)	역효과나 기대하지 않은 부정적인 감정 반응을 피하는 정도
참여도(participation)	메시지를 전달하는 동안 수용자의 적극적인 개입 정도
의미화 양식 (meaning modalities)	의미 전달에 활용되는 감각의 배열. 의미 전달을 위해 감각을 활용하는 방법이나 유형
개별화(personalization)	정보원과 수용자 간 상호작용에서의 인간적 관계 가능성
해독성(decodibility)	메시지를 처리하는데 요구되는 정신적, 인지적 수고
심도(depth)	자세하고 복잡한 내용을 전달할 수 있는 역량
신뢰도(credibility)	전달된 자료의 신뢰할 수 있는 정도
의제설정력(agenda-setting)	주제의 우선순위를 높일 수 있는 능력
접근도(accessibility)	송신자가 메시지 전달을 위해 매체를 활용할 수 있는 용이성 매체에 메시지를 쉽게 배치할 수 있는 정도
경제성(economy)	적은 비용으로 메시지의 제작과 전달이 가능한 정도

출처: Silk KJ, Atkin K, Salmon CT. 13 Developing effective media campaigns for health promotion. In TL Thompson, R Parrott, JF Nussbaum. The Routledge handbook of health communication (2nd ed). New York, NY: Routledge. 2011, p. 212.

가능하다면 접근도와 도달도가 뛰어나다. 잡지와 웹사이트는 유형은 다르지만 둘 다 일정한 분야나 계열의 정보를 제공하기 때문에 여기에 관심 있는 특정 청중에 접근하는 특수화와 관련 분야의 정보를 다양하고 깊이있게 다룰 수 있어서 심도가 우세한 특성을 파악할 수 있다(Salmon & Atkin, 2003; Silk, Atkin, Salmon, 2011).

(2) 매체의 선정과 개발 기준

커뮤니케이션 활동에 활용할 매체를 선정 및 개발하는 기준으로 Schiavo(2014)는 메시지 내용과 복잡성, 청중 도달도, 문화와 주제 적합성, 비용-효과성을 제시하였다. 또한 박동진과 이진우(2010)는 청중 도달도, 메시지 형태, 이용가능한 일정, 동원가능한 예산을 주요 매체 선정기준으로 고려하였다. 종합적으로 살펴볼 때, 공통적으로 다음 네 가지 기준을 고려할 수 있겠다.

① 청중 도달도

특정 청중에 메시지를 얼마나 잘 전달하는지는 매체 선정과 개발의 중요한 기준이 된다. 간단한 내용의 영상기반으로 표현이 용이한 메시지에는 TV의 도달도가 매우 높다. TV는 전 세계적으로 널리 보급되어 대부분의 사람들이 자주, 익숙하게 활용하고 있어서 TV를 매체로 선정할 수 있다면 목표 달성에 유리한 경우가 많다.

목표청중이 어떤 매체를 자주 이용하고 선호하는지는 청중 도달도가 높은 매체 선정에 우선적으로 고려될 수 있다. 충분히 노출된 후에 얼마나 수용되는지를 파악할 수 있기 때문에 청중에게 메시지 전달도가 높은 매체를 우선적으로 고려해야 한다.

② 메시지 내용과 형태

메시지의 내용이 복잡하고 세부적이면 텔레비전과 같은 시각 중심 매체의 활용은 부적절하다. 내용의 제시와 공유 측면에서도 그렇지만 일단 많은 양의 복잡한 내용에 대한 청중의 정보이해능력이 떨어지기 때문에 다양한 매체를 활용하여 다방면으로 메시지를 전달하여 내용 이해도를 보완해야 한다. 메시지의 내용 부분이 많고 복잡할 경우에는 많은 정보를 깊이있게 다룰 수 있는 심도(depth)가 높은 매체를 고려할 수 있다. 신문이나 잡지, 유인물, 학술지 등이 심도가 높은 매체인데 최근 컴퓨터 기반의 디지털 매체나 텍스트 기반의 사회관계망 매체도 활용이 가능하며 실제적인 사용 범위도 증가하고 있다.

메시지의 형태가 메시지 처리에 어떤 감각을 주로 사용하는지에 따라서 영상 중심, 오디오 중심, 또는 텍스트 중심으로 매체를 나누어 고려할 수 있다. 트위터와 신문은 대표적인 텍스트 기반의 매체이고 텔레비전과 유튜브는 동영상 중심의 매체이며, 라디오는 오디오 중심이다.

③ 문화적 적합성

국가나 문화권에 따라 용도가 비슷하여도 지배적으로 사용되는 매체가 서로 다른 분포를 보인다. 목적이나 의미를 공유하는 사람들 간의 우리나라에서 많이 사용하는 사회관계망 매체로 카카오톡이 있는데 같은 용도로 미국이나 중국에서 주로 사용하는 어플리케이션이 서로 다르다. 이처럼 문화적 특성을 공유하는 청중집단에 따라 커뮤니케이션 매체와 장소의 활용에 일정한 패턴을 보인다. 또한 주제나 이슈에 따라서 종교나 사회계층에 따라 주로 활용하는 채널과 장소가 다르므로 세부 청중의 매체 활용과 관련된 문화적 특성을 잘 활용해야 한다.

Bernhardt 등(2002)은 미국내 다양한 민족배경을 가진 사람들 중에서 아프리카계와 유럽계 미국인들이 인터넷 기반 보건커뮤니케이션에 대해 온라인 정보의 정확성, 신뢰도, 개인정보의 보호에 대해 우려하는 경향이 다른 대상자들에 비해 높은 경향이 있다고 보고하였다. 이에 따르면 유럽계 미국인들의 비율이 높은 청중을 대상으로 온라인 커뮤니케이션을 할 때는 개인정보 보호에 대해 보다 신경을 쓰고 청중을 안심시킬 수 있도록 계획해야 한다.

④ 경제성

예산의 지원 정도는 매체 접근도와 직접적으로 관련된 문제이기 때문에 먼저 가용 예산의 범위 안에서 매체 선정과 개발을 고려해야 한다. 또한 예산이 허용되는 범위라고 할지라도 매체 활용을 위해 소요되는 비용 대비 어느 정도 효과를 기대할 수 있는지는 매체 선정의 주요한 요인이 된다. 특히 대중매체나 디지털 매체가 일반적으로 비용부담이 크기 때문에 비용 대비 효과성 검토가 필요하다. 반드시 조사나 연구를 통한 과학적, 실제적 자료를 근거로 하는 것이 바람직하다.

4) 자료의 제작

메시지를 중심으로 한 구체적인 자료 제작의 주안점은 목표청중의 건강정보이해능력을 고려하여 정보이해를 지원하는 방향으로 이루어져야 한다는 것이다. 특히 건강정보이해능력의 취약계층인 고령자, 장애자, 낮은 교육수준, 외국인이 청중에 속할 경우에는 세심한 유의가 필요하다.

(1) 커뮤니케이션 자료 개발의 일반적 기준

목표청중의 건강정보이해능력을 중심으로 커뮤니케이션 자료 개발의 일반적인 기준은 정확성, 일관성, 통일성, 명료성, 관련성, 신뢰성, 설득성으로 설명할 수 있다(NCI, 2002; Schiavo, 2014).

① 정확성

메시지 내용에 관한 기준으로서 메시지의 내용이 과학적, 사실적 근거에 기초하여 정확해야 한다.

② 일관성

커뮤니케이션 프로그램의 목표, 대상, 방법 등과 내용과 전개 면에서 맥락 및 논리적으로 서로 일관성을 유지해야 한다.

③ 통일성

편집, 디자인, 색, 삽화, 기호 등이 자료 전체적으로 일정한 규칙이나 기능을 기준으로 통일성 있게 적용되어야 메시지의 내용을 잘 부각할 수 있다. 임의적인 색이나 기호의 사용은 메시지 전달 기능을 희석하고 때에 따라서는 오해를 유발하므로 유의한다.

④ 명료성

메시지 내용 구성이 읽기 쉽고 단순하며 구체적으로 제시될 때 메시지의 명료성이 높아진다. 내용의 사실 여부나 명확성과는 독립적으로 메시지가 무엇을 말하는지 정확하게 표현되는 것을 의미한다. 글과 그림을 함께 제시하면 내용 전달에 도움이 되는 것과 같이 여러 가지 표현방법으로 메시지를 전달하면 청중은 같은 내용에 반복 노출되는 효과를 얻어 일반적으로 명료성을 높이는데 도움이 된다.

⑤ 관련성

메시지의 주제를 기준으로 메시지의 내용이 목표청중에게 쉽게 내재화되면 메시지에 대한 청중의 관여도가 높아진다. 내용 중의 사례를 목표청중에게 익숙하고 친근한 것으로 구성하거나 자료에 내포된 사회문화적 배경이나 환경이 청중의 것과 비슷한 것, 또 목표청중의 행동단계에 필요한 내용으로 메시지를 구성할 때 메시지에 대한 청중의 관련성 인식이 향상된다. 또한 프로그램 참여 기념품을 메시지 내용을 기억할 수 있는 관련된 것으로 준비하는 것도 관련성을 높이는 방법으로 활용할 수 있다.

⑥ 신뢰성

청중이 메시지를 믿도록 하는 메시지의 설득력으로서 메시지의 내용을 신뢰도 높은 출처를 활용하여 구성하거나 메시지 전달자로 청중집단에 호감과 신뢰도가 높은 유명인이나 전문가를 활용하는 것은 모두 청중의 메시지에 대한 신뢰도 인식을 높이는데 도움이 된다.

⑦ 설득성

행동 실천의 필요성 인식과 의지를 높이는데 기여하는 메시지의 역량으로 설득성이 있다. 설득성을 높이는 방법은 상황에 따라 매우 다양하지만 일반적으로 다음의 방법을 우선 고려한다.

- 다양한 형태로 자료를 개발한다. 메시지 전달에 사회관계망 매체를 활용할 때 같은 매체 유형이라도 다양한 형태로 메시지를 전달할 수 있다. 트위터는 글 중심으로 메시지를 전달하고 유튜브는 동영상 표현이 강하며 핵심 주제를 중심으로 카드 뉴스를 활용할 수도 있다. 다양한 형태로 개발된 자료는 설득성 뿐만 아니라 청중 도달도를 높이는데 유용하다.
- 목표청중의 선호 대상이나 내용을 자료 개발에 활용하면 주의 집중에 효과적이어서 청중에 대한 메시지의 설득성을 높이는데 유리하다. 유아를 위한 편식예방 캠페인에 뽀로로 캐릭터를 활용하거나 금연성공 청소년에게 또래 청소년들 사이에서 인기있는 브랜드의 운동화를 경품으로 선정하는 것은 행동변화에 대한 동기와 설득성을 높이는 사례가 될 수 있다.

(2) 인쇄자료 개발의 주요 지침

컴퓨터 화면자료나 인쇄자료는 현재 가장 보편적인 커뮤니케이션 수단으로 활용되고 있다. 구성원리는 서로 비슷하다고 할 때, 목표청중의 정보이해능력을 고려한 인쇄자료 개발의 일반 지침은 다음과 같다(CDC, 2009; NCI, 2002).

① 일반적으로 청중의 정보이해능력은 중학교 저학년 수준을 기준으로 하여 내용, 청중, 매체 특성을 조정한다.

② 청중의 관점을 중심으로 내용을 배치한다. 전문가는 내용을 주로 학문적, 논리적 순서로 배열하는 경향이 있다. 그러나 실제 자료를 활용하는 목표청중의 관점과 읽기 순서는 얼마든지 다를 수 있다. 목표청중은 행동 실천의 주체이기 때문에 중요성을 강조하는 배경이나 통계치보다 준비된 청중일수록 무엇을 어떻게 얼마나 해야 하는지에 대한 구체적이고 실천적인 내용에 관심이 많다. 실제적인 실천 내용과 방법을 중심으로 내용을 배치하여 눈에 잘 띄도록 한다.

③ 목표청중을 존중하는 방향으로 자료를 제작한다. 보건커뮤니케이션 자료 제작에서 청중을 존중한다는 것은 청중이 이해하기 용이하도록 배려하여 제작하는 것으로서 다음의 내용을 포함한다.

㉠ **단문과 짧은 단락 구성**: 단순하고 작은 단위의 문장과 단락으로 내용을 제시할수록 이해가 용이하다. 또한 시각적 부담도 줄일 수 있고 내용을 속도감 있게 이해하는데도 도움이 된다.

㉡ **실행 동사의 사용**: 문장의 구성은 수동태와 같이 소극적인 표현보다 행동을 명확하게 제시하는 적극적인 방식으로 표현하는 것이 이해에 명료하다. 가능한 내용이 명확한 실행동사를 사용한다.

㉢ **사례나 예시의 활용**: 설명한 내용에 내용이 적용된 사례나 실제적인 관련 자료에 대한 설명을 붙여주면 명확하게 이해하는데 도움이 될 뿐만 아니라 기억도 용이하다.

㉣ **축약어, 은어, 특수어 사용 자제:** 가능한 내용은 표준어와 기본적인 표현으로 제시한다. 축약어나 은어 또는 특수어의 사용은 많은 경우 목표청중에게 자료에 대한 거리감을 유발하거나 내용에 대한 관여도를 저해하는 요인이 된다. 그러나 워크북이나 활동자료에는 필요에 따라 공감과 친근감을 높이기 위해서 목표청중 사이에서 널리 통용되는 유행어나 축약어를 제한적으로 활용하는 경우가 있다.

㉤ **그래픽과 디자인의 사용:** 같은 내용을 다양한 감각을 동원하는 서로 다른 형태로 제시하면 이해와 기억에 효과적이다. 인쇄자료의 경우 기본적으로 글로 설명한 내용 중에서 강조할 부분을 그래픽이나 사진으로 다시 제시하는 것이 예가 된다. 또 그래픽이나 삽화를 사용할 경우에 문장 부분에 제시된 주제어를 중심으로 간략한 제목이나 설명글을 붙여주면 명시성이 높아져서 내용을 보다 명확하게 전달할 수 있다.

- **상징이나 기호 사용 유의:** 상징이나 기호를 사용할 때는 목표청중에게 의미가 의도한 바와 다르게 전달될 가능성이 있는지 확인해야 한다. 상징이나 기호는 민족이나 국가 또는 직업이나 지역에 따라 다른 의미로 사용되는 경우가 많다. 예를 들어, 교통표지판의 기호는 같은 의미도 나라에 따라 다르게 표현된다. 까마귀는 우리나라에서는 일반적으로 흉조로 인식되지만 일부 서구지역에서는 좋은 소식을 가져오는 길조를 상징하기도 한다.

- **제목과 부제목 활용:** 제목과 부제목을 적절히 사용하면 일정한 기준으로 내용을 더 작은 단위로 잘라서 이해하는데 편리하고 제목과 부제목을 통해 전체적인 내용의 맥락을 따라가거나 특정 부분의 내용을 기억하는 데도 도움이 된다.

- **강조기법 활용:** 색이나 밑줄 등을 활용하면 중요 부분이 목표청중에 잘 띄어서 내용을 강조하고 기억하는데 효과적이다.

5) 전달자(Messenger)의 활용

전달자란 정보를 전달하고 메시지가 의미하는 행동을 시범적으로 보여주며 권장하는 사람으로 흔히 메신저 그대로 부르기도 한다(Atkin & Salmon, 2003). 같은 내용도 누가 전달하느냐에 따라 메시지의 설득 효과가 달라질 수 있다. 흔히 내용 영역의 전문가를 대변인으로 두거나 유명인을 캠페인의 홍보대사로 위촉하는 것은 커뮤니케이션 활동에 전달자 효과를 활용하는 사례이다.

(1) 전달자의 기능

① 주의 집중과 인식 증대

전달자는 주로 전문가나 유명인이 되는 경우가 많은데 이는 목표청중의 주의를 집중시키는 효과를 가진다. 따라서 전달자를 활용하므로써 청중의 주의를 집중하기에 용이하고 내용과 관련된 인식을 확립하고 증대시키는 역할을 한다.

② 메시지 관여도 인식 촉진과 역할 모델

청중의 행동 실천이 프로그램의 주요 목표인 경우에는 청중집단에 친근감과 호감도가 높은 대상을 전달자로 선정한다. 청중이 전달자에게 호감을 가지고 개인적으로 매력을 느끼며 친해지고 싶은 마음이 강할수록 전달자와 어떤 연결이나 공유점을 찾으려고 하기 때문에 전달자가 제공하는 메시지를 지지하고 실천하게 된다. 따라서 전달자가 전달하는 메시지를 전달자와 동일시하여 메시지에 대한 관여도 인식을 높일 수 있고 전달자가 메시지 행동을 실천하는 것은 일종의 시범 또는 역할 모델로서의 기능을 한다.

③ 긍정적인 반응 유도

목표청중은 전달자에 호감과 매력을 가지고 있어서 그가 전달하는 메시지에 대해서도 쉽게 긍정적인 인식과 반응을 보이게 된다.

④ 실행 의지 강화

전달자의 메시지 행동 시범은 청중이 전달자의 행동을 따라 하도록 하는데 설득력을 발휘하여 청중의 목표행동 실행 의지를 높이는데 기여한다.

⑤ 기억 용이

메시지 내용을 전달자의 이미지와 함께 기억하도록 하므로 쉽고 오래 기억하는데 도움을 준다.

(2) 전달자의 기준

전달자는 주로 다음의 네 가지 속성을 중심으로 목표청중에게 설득력을 발휘한다. 또한 메시지의 내용과 프로그램의 목표에 따라서 메시지 설득에 대한 전달자 효과가 달라질 수 있으므로 요구되는 전달자 속성을 기준으로 프로그램에 알맞은 전달자를 선정해야 한다(Atkin & Salmon, 2003). 다음은 전달자의 주요 속성으로서 전달자 선정의 기준으로 활용할 수 있다.

① 전문성

메시지의 주제와 관련하여 전달자가 가진 지식이 탁월하게 인정되므로 형성되는 속성으로서 주로 전달자의 교육, 자격, 경력, 경험과 관련하여 인정된다. 전문성은 주로 메시지 내용에 대한 청중의 믿음과 신뢰도를 높이는데 설득력을 발휘한다.

② 신뢰성

목표청중이 믿을 만하다고 인식하게 하는 전달자의 속성이다. 신뢰성이 있는 전달자는 메시지 내용에 대한 인식과 관여도가 낮은 청중에게 설득적이다. 의사의 금연 권고는 지인에게 받은 금연 권고와 달리 전문가로서의 신뢰를 기반으로 청중에게 진지하게 자신의 문제로 받아들이는 관여도 인식을 높이는데 설득적이다.

③ 호감, 매력

목표청중에게 긍정적인 방향으로 호소력을 발휘하는 전달자의 특성이다. 전달자가 가진 매력은 청중이 전달자를 선망하게 하여 전달자의 행동을 모방하거나 선택하도록 하는데 설득력을 발휘한다. 중학생을 대상으로 한 척추측만증 예방 캠페인의 홍보대사로 유명 아이돌 그룹을 위촉한다면 전달자의 매력을 활용한 예가 된다.

④ 유사성

주로 성, 연령, 언어, 지역 등 사회문화적 특성을 중심으로 목표청중에게 전달자가 '나와 비슷하다'고 느끼게 하는 속성이다. 친근감이나 유대감과 관련된다. 여성건강에 대한 메시지를 미혼여성들에게 전하는 전달자로서 부인과 여자 의사는 남자 의사보다 주제와 관련하여 청중과의 유사성이 높다.

6) 사전 평가(Pretest)

사전 평가는 메시지와 매체의 자료 제작 마무리 단계에서 일차적으로 만들어진 매체와 자료의 시안으로 목표청중의 일부 또는 목표청중과 유사한 특성을 가진 수용자의 반응을 평가하는 것으로서 흔히 제작테스트, 시사회 등으로 불리운다. 사전 평가의 반응과 결과는 메시지와 매체를 수정 보완하여 완성도를 높이는데 활용된다. 사전평가에서 반드시 점검해야 하는 사항들을 확인하고 자료의 활용 특성에 따라 적합한 평가 방법을 선정하여 수행한다(NCI, 2002).

(1) 사전 평가의 점검 사항

① 이해도

자료에 담긴 메시지 내용이 의도한 대로 청중에게 용이하게 이해되는지를 점검해야 한다. 표현 방법이나 유형에 따라 오해의 여지가 없이 청중이 이해하는데 적합해야 한다.

② 동기화

청중의 동기 유발에 얼마나 효과적인지를 파악해야 한다. 주요 메시지 내용에 청중의 주의를 유도하고 유지하는데 메시지, 매체 유형, 보상 등 다양한 면이 관여한다.

③ 장단점

자료가 가진 장점과 단점에 대한 것으로서, 프로그램 목표 달성을 중심으로 장단점 점검이 주로 이루어진다.

④ 개인적 관여도

목표청중이 자료가 제시하는 메시지를 얼마나 자신의 문제로 인식하는지와 관련된 특성으로서 청중의 친근성과 연관성 인식을 높이기 위해서 흔히 메시지의 구성과 내용 중의 사례나 정보를 청중의 특성과 환경 중심으로 구성한다.

⑤ 문제, 논란의 가능성

메시지의 중심 내용이나 주제는 아니지만 자료에 포함된 일부분이나 특정 표현에서 사회적 문제나 논란의 소지가 될만한 점이 있는지 확인한다. 다양한 관점을 가진 청중의 반응은 제작진이 미쳐 염두에 두지 못한 문제나 논란의 소지를 발견하는데 중요한 피드백이 된다.

(2) 사전 평가의 방법

사전 평가는 미비점이나 보완점을 찾기 위해 실시하기 때문에 주로 질적 평가 방법이 활용되며, 일부 사회조사나 가독성 검사는 정량적인 결과를 도출할 수 있지만 소수의 청중을 대상으로 하므로 의견을 표현하거나 제안할 수 있는 열린 질문이나 전반적인 의견을 듣는 방법을 같이 사용하는 것이 좋다. 사료 유형과 활용방법을 고려하여 사전 평가에 일반적으로 자주 활용되는 평가방법은 다음과 같다.

① 초점집단토의

② 심층면접

③ 사회조사, 설문조사

④ 시사회

⑤ 관찰

⑥ 가독성 검사

⑦ 전문가나 의견지도자의 자문

7) 개시 행사와 홍보 계획

프로그램을 목표청중과 대중에게 널리 알리고 홍보하기 위한 준비가 필요하다. 이를 위해 다양한 이벤트로 구성된 개시행사를 계획하고 이 활동들을 목표청중이 많이 활용하는 매체를 통해서 홍보하는 것은 청중의 프로그램 인식을 강화하여 나아가 관심과 참여를 높이는데 중요하다. 다음은 프로그램 개시 행사와 홍보를 계획할 때 실제적인 지침으로서 유용한 참고가 된다(Schiavo, 2014).

(1) 목표청중의 주의를 끄는데 적합한 핵심 그룹, 방법, 장소에 맞추어야 한다.

(2) 목표청중에게 최대한 잘 전달될 수 있는 커뮤니케이션 채널과 방법을 선택한다.

목표청중이 일반 대중인 경우 대중매체가 자주 활용되며, 전문직 종사자인 경우는 학술행사나 모임이 자주 활용된다.

(3) 목표청중에 대한 프로그램 접근도를 높이는데 도움을 주는 개인이나 그룹, 전문조직, 블로거, 언론인과 같은 의견지도자들의 관심을 끌 수 있도록 개시 행사를 창의적으로 구성한다.

(4) 목표청중의 인정을 받거나 역할모델 기능을 할 수 있도록 가능한 유명인이나 지역 지도층의 참여를 유도한다.

(5) 모든 개시 행사, 대중매체 홍보, 홍보 자료에 프로그램 주제에 대한 추가 정보를 얻을 수 있는 방법을 명시한다. 매체 홍보를 통해 관심을 얻은 청중의 정보추구 활동을 돕는데 효과적이다.

(6) 개시 행사는 목표청중과 이해관계자들의 관심을 끌만한 다른 회의나 행사와 겹치지 않게 일정을 확인한다.

5. 프로그램 수행

1) 시행 계획서 작성

보건커뮤니케이션 프로그램 계획이 준비되면 실제적인 수행을 위한 시행 계획서를 작성해야 한다. 시행 계획서에는 프로그램 수행 일정표, 예산, 협력관계 활동, 언론관계 활동의 계획이 포함된다.

수행 일정 관리를 위한 일정표 작성에 간트 차트 양식이 많이 활용된다. 프로그램 전체 과업을 시행 순서를 따라 일정 업무 단위로 나누어 언제 수행할지를 월이나 분기별로 계획하여 도표화하는 것으로 각 세부 업무들의 순서와 기간을 확인할 수 있다. 또한 각 업무별로 필요한 인적 자원의 종류와 수를 표시하는데 가능하면 참여자와 담당자 명단을 각 업무별로 기입하면 수행 중의 책임소재를 명확히 하여 신속하게 보완하는데 도움이 된다.

예산 관리도 간트 차트와 비슷한 형식으로 작성할 수 있는데 세부 업무 단위별 총 예산을 분기나 연 등 일정 기간별로 언제 집행할지를 도표화하고 실제 집행 상황을 같이 표시할 수 있도록 하면 예산 집행 상황을 파악하고 점검하는데 용이하다.

협력관계와 언론관계 활동에 대한 전체적인 수행 일정은 전체 프로그램 일정표에 포함되지만 사실상 프로그램 시작부터 종료까지 계속 유지, 관리해야 하는 활동이며 전략적인 대처가 필요하므로 별도의 계획이 필요하다. 협력관계는 각 협력단체들이 프로그램에서 담당하는 부분과 책임 소재를 상호 확인하고 계획대로 수행되는지 확인하는 활동과 프로그램 수행 경과를 협력단체와 공유하고 피드백을 받는 활동을 포함해야 한다. 언론관계 활동은 개시 행사를 통해 매체 홍보 이후 프로그램의 진행 경과를 따라 각 시기별로 필요한 홍보와 중간 보고 등의 활동을 진행하여 공중과 목표청중의 반응을 확인하면서 대두될 수 있는 이슈 관리 계획을 세워 프로그램 종료까지 목표청중의 참여를 지속할 수 있도록 계획된다.

2) 과정평가(모니터링)

과정평가는 프로그램의 시작과 종료 사이의 기간 동안 프로그램의 원만한 진행과 종료를 위해 과업 수행 경과와 목표청중의 반응에 대한 평가를 포함한다. 프로그램 모니터링이라고도 하며 과정평가에서 추적해야 하는 사항은 다음과 같다(NCI, 2002; Schiavo, 2014).

(1) 프로그램의 수준과 기능이 예상대로 목표청중에 적합한지

(2) 협력단체의 참여가 계획대로 이루어지는지

(3) 프로그램에 대한 대중매체와 이해관계자 집단의 반응은 어떤지

(4) 목표청중의 참여, 문의사항, 반응은 어떤지

(5) 시행 계획서의 일정에 맞게 수행되고 있는지

(6) 예산에 맞게 지출이 이루어지고 있는지

3) 프로그램 수정보완 및 수행 완료

과정평가의 주요 결과는 가능한 신속하게 문제점이 발견된 부분을 보완하여 프로그램 수행에 반영하는데 활용된다. 주기적인 과정평가를 통해 프로그램을 수정보완하므로써 커질 수 있는 수행 상의 문제를 최소화하고 프로그램의 효과에 긍정적인 영향을 주면서 종료에 이르게 한다.

6. 프로그램 평가

1) 프로그램 효과 평가

프로그램이 종료된 후에는 프로그램의 목표가 얼마나 달성되었는지를 확인하는 평가를 시행한다. 프로그램의 효과 평가는 시행 시점에 따라 영향(impact) 평가와 결과(outcome) 평가로 나뉠 수 있는데, 영향 평가는 프로그램의 종료와 함께 프로그램 중재의 직접적인 영향으로 얻어진 효과로서 주로 프로그램 종료 직후에 실시한다. 결과 평가는 중재 효과가 얼마나 오래 지속되는지와 프로그램 중재의 일차적 영향에 다시 영향을 받아 도출되는 결과를 평가하기 위해 실시하며 중재의 간접 효과를 파악할 수 있다.

영향 평가는 프로그램 계획시점에 수립한 목표를 기준으로 목표가 얼마나 달성되었는지를 알려준다. 예를 들어, 손씻기 행동 실천율 향상이 프로그램의 목표였다면 영향 평가는 프로그램 종료 직후 중재 이전에 비해 목표청중의 손씻기 행동 실천이 얼마나 증가하였는지를 파악한다. 또한 프로그램 종료 4주와 8주 후에 손씻기 행동 실천도를 평가하고 8주 시점에서 작년 동일 시점 대비 목표청중의 감기 발생률을 평가한다면 손씻기 실천의 결과로 유도될 수 있는 감기 발생의 감소 효과를 평가할 결과 평가에 해당한다.

2) 보완점 분석 및 프로그램 보완

프로그램의 효과 평가 외에 프로그램의 구성과 수행에 관한 목표청중의 만족도와 피드백을 종합하여 프로그램의 문제점을 분석하고 보완점을 찾아 개선방안을 도출해야 한다. 이를 위해 일차적으로 프로그램의 경과와 주요 결과를 중심으로 내부적으로 자체 평가와 검토를 통해 세부적인 개선방안을 결정한다. 이를 토대로 한 프로그램 수정, 보완을 통해 향후 효과적인 활용을 위한 프로그램 개선이 이루어진다.

3) 최종 보고서 작성과 발표

최종적으로 프로그램의 내용과 방법, 수행 경과, 주요 결과, 보완점과 제언으로 구성된 최종 보고서를 작성한다. 최종 보고서는 목표청중을 비롯한 협력단체와 이해관계자 집단에게 보고회를 통해 발표하여 주요 결과를 공유하고 협력을 유지, 발전하는데 활용된다.

확인 학습 문제

1. 커뮤니케이션 프로그램 개발을 위한 건강문제 우선순위 기준으로 가장 거리가 먼 것은?

① 분포도 ② 발생률 ③ 이환율
④ 치명률 ⑤ 삶의 질

2. 목표청중 선정 기준으로 가장 알맞은 것은?

① 의료이용도 ② 경제수준 ③ 중재수용도
④ 재발률 ⑤ 자율성

3. 사회관계망 매체의 장점으로 가장 알맞은 것은?

① 당사자 간의 신뢰도를 커뮤니케이션의 주요 기반으로 한다.
② 일정 조직이나 지역내에서 영향력이 크다.
③ 일반 공중에 보편적으로 공신력을 가진다.
④ TV와 라디오 기능에 인쇄매체의 장점이 융합되어 있다.
⑤ 개인 의견과 정보활동 참여에 효과적이다.

4. 실제 상황을 보여주거나 경험사례를 이야기 형식으로 제시하여 의도하는 내용을 전달하는 메시지 구조는?

① 일면 메시지 구조 ② 논박적 메시지 구조
③ 명시적 결론 구조 ④ 묘사적 증거 구조
⑤ 암시적 결론 구조

5. 어떤 매체 선정 회의에서 텔레비전 광고는 전달할 내용이 많을 경우에는 메시지를 충분히 담아 전달하기에는 어려움이 있다는 의견이 나왔다면 매체의 어떤 특성과 가장 가까운 의견인가?

① 도달도(reach) ② 심도(depth)
③ 접근도(accessibility) ④ 해독성(decodibility)
⑤ 특수화(specialization)

정답 1. ① 2. ③ 3. ⑤ 4. ④ 5. ②

Q 심화 토의 문제

커뮤니케이션 메시지 전달자(messenger)에 관한 이론으로 유명인 보증(celebrity endorsement)과 매치업 가설(match-up hypothesis)이 있다. 이 이론을 바탕으로 하여 전달자를 선정할 때 전달자의 주요 기능 중 어떤 기능이 가장 잘 발휘된다고 생각하는가? 서로의 의견을 나누어 봅시다.

참고문헌

박동진, 이진우. 헬스 커뮤니케이션 캠페인 이론과 실제. 서울: 소화. 2010.

백혜진, 이혜규. 헬스 커뮤니케이션의 메시지, 수용자, 미디어 전략. 서울: 커뮤니케이션북스. 2013.

전국대학보건학교육협의회. 보건의사소통(3판). 서울: 한미의학. 2014.

Atkin CK, Rice RE. Theory and principles of public communication campaigns. In RE Rice, CK Atkin. Public communication campaigns (4th ed.). Thousand Oaks, CA: SAGE Publications. 2013, 3–20.

Bernhardt JM, et al. Perceived barriers to internet-based health communication on human genetics. Journal of Health Communication. 2002, 7(4), 325–340.

Centers for Disease Control and Prevention. CDCynergy Lite: Social marketing made simple – A guide for creating effective social marketing plans. U.S. Department of Health and Human Services. Available from: https://www.cdc.gov/healthcommunication/pdf/CDCynergyLite.pdf

Centers for Disease Control and Prevention. HIV Risk Reduction Tool. Retrieved in 2017 from https://wwwn.cdc.gov/hivrisk/

Centers for Disease Control and Prevention. Simply put: A guide for creating easy-to-understand materials (3rd ed.). US Department of Health and Human Services. 2009.

Centers for Disease Control and Prevention. The health communicator's social media toolkit. US Department of Health and Human Services. 2011.

National Cancer Institute. Making health communication programs work: A planner's guide. U.S. Department of Health and Human Services, 2002. Available from: https://www.cancer.gov/publications/health-communication/pink-book.pdf

O'Keefe DJ. Standpoint explicitness and persuasive effect: A meta-analytic review of the effects of varying. Argumentation and Advocacy. 1997. 34(1), 1-12.

Parvanta C, Nelson DE, Parvanta SA, Harner RN. Essentials of public health communication. Sudbury, MA: Jones & Bartlett Learning. 2011.

Salmon CT, Atkin C. 20 Using media campaigns for health promotion. In TL Thompson, AM Dorsey, KI Miller, R Parrott. Handbook of health communication. Mahwah, NJ: Lawrence Erlbaum Associates. 2003.

Schiavo R. Health communication (2nd ed.). San Francisco, CA: Jossey-Bass, 2014.

Silk KJ, Atkin K, Salmon CT. 13 Developing effective media campaigns for health promotion. In TL Thompson, R Parrott, JF Nussbaum. The Routledge handbook of health communication (2nd ed). New York, NY: Routledge. 2011, 203-219.

Storey JD, Hess R, Saffitz G. Social marketing. In K Glanz, BK Rimer, K Viswanath (Eds.). Health behavior: Theory, research, and practice (5th ed.). San Francisco, CA: Jossey-Bass. 2015, 411-438.

Wong F, Huhman M, Heitzler C, Asbury L, et al. VERB – A social marketing campaign to increase physical activity among youth. Preventing Chronic Disease: Public health research, practice, and policy. 2004, 1(3). Available from: https://www.ncbi.nlm.nih.gov/pmc/articles/PMC1253475/

World Health Organization. Managing WHO humanitarian responses in the field. 2008. Available from: https://www.who.int/hac/techguidance/tools/full_manual.pdf?ua=1

제7장

건강상담

1. 개요
2. 과정과 기법
3. 건강상담의 실제: 금연, 절주, 운동, 영양
4. 의료상담과 의사결정

보건커뮤니케이션

제7장 건강상담

학습목표

- 건강상담의 목적과 유형을 설명할 수 있다.
- 건강상담의 일반 과정과 주요 기법을 구분할 수 있다.
- 건강 상담의 주제별 주요 특징을 설명할 수 있다.
- 의료상담에서 설명 동의와 공동 의사결정의 개념과 중요성을 설명할 수 있다.

개인 수준 커뮤니케이션으로서 건강상담은 이론적으로 상담심리에 기초를 두고 있으며 실제적으로도 심리상담 기법을 다수 활용하고 있어서 먼저 상담의 기초 이론과 상담기법을 이해하고 주제별 건강상담을 배운다. 개론에서는 심리상담이 부분적으로 포함되었지만 대부분 건강의 유지, 증진을 위한 상담 중심으로 구성되었고 의료상담과 구별하여 다루었다.

1. 개요

1) 개념

상담(counseling)은 교육, 심리, 사회복지 등 상담을 다루는 학문적 관점과 학자에 따라 다양하게 개념화되고 있지만 공통적으로 '돕는 과정(helping process)' 이라는 점에서 이해를 같이 한다. 이장호(2005)는 상담을 '도움이 필요한 사람이 전문적인 훈련을 받은 사람과의 관계에서 자기의 생활 과정상의 문제를 해결하고 생각, 감정, 행동 측면의 인간적 성장을 위해 노력하는 학습 과정' 이라고 하였다. 또 김춘경 등(2016)은 심리상담 입장에서는 상담을 '도움을 필요로 하는 내담자와 도움을 주는 전문적 상담자 간의 관계 형성을 통해 내담자의 자기 이해, 문제예방과 해결, 삶의 질 향상 등 바람직한 성장과 변화를 조력하는 과정'으로 정의하였다. 여기서 내담자의 문제는 매우 다양하고 포괄적일 수 있어서 상담을 통해서 어떻게 이러한 문제들을 해결할 수 있을지가 의아할 수 있지만, 상담의 초점은 내담자가 가진 문제 자체를 해결하는데 있다기 보다는 문제에 접근하는 내담자의 인지와 심리를 긍정적인 방향으로 유도하고 힘을 얻도록 돕는데 있다.

그에 비해 건강상담은 문제의 범위가 일반 상담보다 보건의료분야로 국한되지만 그 방향이 질병의 치료인지 건강의 유지나 증진인지에 따라 다루는 내용과 참여하는 전문가가 다양하여 일반 상담과는 다른 유형의 편차를 고려할 필요가 있다. 따라서 건강상담의 개념에는 일반 상담의 정의와 보건의료 분야의 특성이 함께 반영되어야 하는데, 이러한 조건들을 종합적으로 고려할 때 건강상담이란, 보건의료전문가(상담자)가 건강문제를 가진 내담자를 대상으로 상담기법을 활용하여 주어진 건강문제 해결에 유익한 행동변화를 유도하는 조력 과정이라고 이해할 수 있다.

2) 목적

상담의 초점이 내담자를 돕는 것이라면, 상담의 목적은 내담자가 관심과 충분한 정보를 바탕으로 능동적으로 최선의 의사결정과 바람직한 방향으로 행동변화를 이끌도록 돕는 것이다. 이와 같은 맥락에서 건강상담의 목적은 내담자의 건강문제 해결에 유익한 건강행동의 바람직한 변화이다. 또한 바람직한 건강행동 실천에 이르는데 필수적인 과정으로서 합리적인 의사결정, 그리고 바람직한 결정과 실천의 바탕이 되는 내적 자산으로서 자아존중감의 향상을 포함해야 한다. 따라서 건강상담의 주요 목적은 순차적으로 다음 세 가지로 정리된다.

(1) 자아존중감 향상
(2) 합리적인 의사결정
(3) 긍정적인 건강행동 변화

3) 유형

일반적인 상담의 유형은 분류 기준에 따라 다양하게 나뉠 수 있겠으나 일반적으로 내담자의 발달단계, 내담자의 규모, 그리고 상담 수단에 따라 아래와 같이 분류할 수 있다. 심리상담과 달리 건강상담에서는 비교적 문제가 명확하고 문제해결을 위한 대안의 폭이 좁은 편이어서 특별한 경우가 아니면 단기 상담이 많다. 반면 건강상담은 내담자가 가진 문제와 상태에 따라서 보건의료기관을 찾는 목적만큼 주제가 다양하게 나뉠 수 있어서 상담 주제에 따라 구분하기도 한다. 그중 Donelly(2003)는 내담자의 문제와 상담자의 전문영역을 기초로 건강상담의 유형을 의료상담, 환자관리상담, 건강증진상담, 건강중심 심리치료의 네 가지로 분류하였다(Donnelly, 2003; Sperry, Lewis, Carlson, Englar-Carlson, 2005).

- **내담자의 생애주기에 따라:** 아동, 청소년, 성인, 노인 상담 등
- **내담자 규모에 따라:** 개인과 집단(8-12명) 상담 등
- **상담 수단에 따라:** 대면, 전화, 서신, 온라인 상담 등
- **상담 주제에 따라:** 건강행동 상담(흡연, 음주, 영양, 운동, 비만, 스트레스, 성 상담 등), 만성질환 상담(당뇨병, 고혈압, 고지혈, 치매 상담 등), 가족계획 상담, 건강검진 상담, 호스피스 상담 등

(1) 의료상담(Medical care counseling)

의료기관에서 특정 건강문제에 대해 의사와 환자(내담자) 사이에 이루어지는 상담을 주로 일컫는다. 의사를 중심으로 대상 건강문제에 관해 간단한 질문을 토대로 필요한 정보를 제공하고 적절한 행동변화를 위해 처방을 내리는 유형으로서, 의료문제로 내원한 환자와 의사 간의 진료 중에 이루어지는 상담이다. 전문가의 전문성과 권위에 대한 신뢰를 바

탕으로 처방과 함께 필요한 권고와 지침이 제공되는데, 의료상담의 중요한 특성은 다른 상담과는 달리 의사결정의 권한이 전문가(의료인)에게 치우쳐 있는 특권적 상담(previliaged counseling)이라는 데 있다. 일반적으로 짧은 시간 동안에 이루어지기 때문에 충분한 정보제공에 제한이 있고 질병상태에 따라 다른 전문영역의 도움이 필요한 경우가 많으며 문제에 따라 절주, 운동, 영양 등과 같은 환자관리 상담을 처방 또는 병행되기도 한다.

(2) 환자관리 상담(Patient care counseling)

의료상담의 연장선상에서 의사가 환자의 건강문제 해결에 도움이 된다고 판단하여 의사 외의 보건의료전문가가 필요한 내용에 대해 상담 또는 교육을 제공하는 유형으로 흔히 환자교육이라고도 한다. 일반적으로는 의사가 환자의 건강문제 해결에 필요하다고 판단하는 분야에 대한 처방 또는 권고에 의해 해당분야 전문가에게 의뢰되는데, 환자관리 상담에 참여하는 보건의료전문가에는 간호사, 영양사, 운동처방사, 보건교육사, 사회복지사, 보건의료코디네이터 등이 있다. 예를 들어, 당뇨병으로 진단받은 흡연 환자에게 담당의사가 병원내 보건교육사에게 금연상담을 의뢰하거나 환자에게 보건소 금연클리닉을 통해 금연상담을 받도록 권고하는 것이 해당된다.

환자관리 상담의 목적은 환자의 건강문제 해결책에 관련하여 환자의 인식을 강화하여 받은 처방을 잘 이행하도록 기술을 습득하는데 있다. 의뢰받은 각 영역 전문가는 환자가 가진 문제에 따라 환자의 상황과 환경에 맞게 필요한 해결방법에 대한 정보를 제공하고 적절히 실천할 수 있도록 기술적, 정서적 지지를 제공해야 하고 알맞게 적용하는지에 대한 모니터링을 병행한다.

(3) 건강증진상담(Health promotion counseling)

건강증진 의지를 가진 사람이 건강증진 전문가와 함께 건강위험평가 도구를 활용하여 선별평가를 하고 선별된 위험요인, 개인적 욕구, 동기 수준 등을 고려하여 개인에게 알맞은 건강증진 계획을 구상하고 관리하는 유형의 상담이다. 건강증진상담의 목적은 일반적으로 현재 건강상태를 유지하거나 더 나은 수준을 위해 관련된 생활양식과 행동을 건강에 유익한 방향으로 변화시키는 것이며, 주로 건강한 사람을 대상으로 하지만 일부 질병문제를 가지고 있을지라도 질병치료에 초점을 맞추기보다 보다 나은 건강상태를 영위할 목적이 우선된다면 환자여도 가능하다.

현대인에게 건강증진과 삶의 질 향상은 비단 질병이 없는 건강한 사람들만의 문제가 아니라 질병을 가진 환자에게도 점점 중요한 관심사가 되고 있다. 특히 노년기의 연장은 사회적으로 노인인구에 대한 보건학적 건강상담의 중요성을 부각시킨다. 많은 노인들이 두 가지 이상의 다양한 만성질환에 이환되어 있어서 운동, 영양 등의 일상생활관리를 위해 지속적인 환자관리 상담과 함께 삶의 질 관리를 위한 건강증진상담이 함께 고려되어야 하겠다.

건강증진상담은 건강문제의 사정, 중재 계획의 수립과 실행 전반에 상담자와 내담자가 함께 협력적으로 진행하여 내담자가 능동적으로 참여하기 때문에 중재의 실행과 성공 가능성이 높아진다. 상담자는 계속적으로 내담자의 상황과 욕구를 고려하여 필요한 정보를 제공하고 최선의 의사결정과 행동을 실천할 수 있도록 돕는다. 건강증진상담에서는 건강에 이로운 의사결정과 행동을 어떻게 자신의 상황에 알맞게 적용하고 실천하는지가 중요하기 때문에 이와 관련된 지도와 교육적 방법을 자주 동원하며 변화된 건강행동의 습관화를 궁극적인 목적으로 한다.

(4) 건강중심 심리치료(Health focused psychotherapy)

심리치료 분야 상담 전문가에 의해 이루어지는 환자가 가진 질병문제의 치료를 위해 의사에 의해 처방의 하나로서 상담이 활용되는 경우이다. 주로 중증질병과 관련된 통증, 무능력에 대처하는데 어려움이 있는 경우, 또는 말기 암이나 갑작스런 불구와 같이 자신의 건강상태를 받아들이는데 심리적 어려움이 있는 경우에 필요하다. 심리치료는 심리정신적 문제가 직간접적으로 관여되어 있기 때문에 건강증진이나 질병 예방보다 정신 역동이나 성향에 보다 초점을 둔다.

심리치료는 상담심리 전문가와 보통 50분에서 1시간을 한 회기로 하는 일련의 공식적 상담으로 구성되며 일반적 건강상담에서 중요하게 간주되는 처방 준수, 심리 교육, 재발 방지 등의 개념보다는 내담자와 치료자 간의 신뢰와 유대를 바탕으로 내담자 자신의 내외적 스트레스 요인에 대한 대처능력을 향상시키고 심리적 문제로 오는 증상을 완화하는데 주안점을 둔다.

4) 상담의 기본 원리

상담은 문제를 가진 개인의 개별적인 문제를 해결하고 문제해결능력을 높이도록 조력하는 것으로서 얼마든지 상담 중에 내담자의 고유하고 민감한 부분이 노출될 수 있으며 이를 수용적으로 공유하여 당면한 문제를 해결하는데 근거로 활용해야 한다. 따라서 건강상담에서도 일정한 기본 원리를 바탕으로 수행할 필요가 있는데 심리상담에서 기본적으로 논의되는 상담의 기본 원리는 다음과 같다(김춘경, 2016).

(1) 개별화의 원리

내담자의 고유한 개성과 개인차를 존중하여 상담을 수행해야 한다. 개별화의 원리를 지키기 위해서 상담자는 편견이나 선입견을 배제하고 인간 행동 유형과 원리에 대해 객관적으로 이해하며 내담자의 감정과 행동변화에 보조를 맞추어 상담을 진행하도록 노력한다.

(2) 의도적 감정표현의 원리

내담자가 자신의 감정, 특히 부정적 감정을 자유롭게 충분히 표현할 수 있도록 해야 한다. 상담에서는 정당하고 잘한 일을 나눌 수도 있지만 더 많은 경우 문제와 관련된 안타까운 일을 다루게 되는 경우가 많으며 이 경우 내담자가 가진 감정을 자유롭고 의도적으로 표현할 수 있도록 분위기를 조성해주는 것이 중요하다. 상담자는 내담자의 문제에 심리사회적 지지를 보이면서 긴장을 완화시키고 부정적 감정표현을 존중하고 경청하여 내담자가 편하게 자기 표현을 할 수 있도록 해야 한다.

(3) 수용의 원리

상담자는 따뜻하고 친절하게 수용적 태도를 유지해야 한다. 내담자를 인격적으로 존중하며 그가 표현하는 모든 말과 감정을 중립적인 입장에서 그대로 받아들이는 것으로서 수용의 대상은 선하고 정당한 것이라기 보다는 진실된 것, 있는 그대로의 사실이 된다. 얼굴 표정이나 간단한 동작 같은 비언어적 표현을 통해 상담자의 입장을 내담자에게 표현할 필요가 있으며 입장은 분명하게 표현하되 온화한 태도를 유지한다.

(4) 무비판적 태도의 원리

상담자가 내담자의 문제에 대해 어떤 식으로든 판단이나 비난하는 표현은 제한되어야 한다. 내담자는 문제를 가지고 있으며 이와 관련하여 죄책감, 열등감, 불만감 등을 가지고 있어서 타인의 반응에 예민하고 쉽게 자기 방어적 태도를 취하여 마음을 닫기가 쉽다. 따라서 수용의 원리의 연장선 상에서 내담자의 문제와 관련된 사실 그대로를 존중하고 중립적으로 받아들이는 태도가 중요하다.

(5) 자기결정의 원리

상담자는 문제해결을 위해 스스로 선택하는 내담자의 자기결정을 존중하고 격려해야 한다. 보다 나은 건강수준을 지향하는 건강증진상담에서는 특히, 보건의료전문가의 권고와 정보를 토대로 내담자의 선택 여지가 상대적으로 많기 때문에 자기결정의 원리는 스스로의 결정에 책임감을 가지고 실천하도록 하는데 유용하다. 상담자는 내담자와의 상담을 진행하면서 수집한 면담내용을 토대로 문제와 관련된 원인들을 파악하고 전문가적 입장에서 해결방안을 도출하며 도출한 해결방안을 내담자에게 정보제공이나 교육의 형태로 제안하고 제안받은 정보를 토대로 자신에게 알맞은 해결책을 스스로 결정할 수 있도록 유도하고 격려한다. 최근 의료영역에서도 만성질환 관리에서 환자의 자기관리 중요성이 높아지고, 존엄사와 같이 환자의 선택영역이 차츰 넓어지면서 환자 스스로의 선택 의지와 의사결정을 지지하고 돕는 동기면담(motivational counseling)에 관심이 높아지고 있다.

(6) 비밀보장의 원리

상담자와 내담자 사이에 있었던 상담 내용은 예외적인 경우를 제외하면 반드시 비밀이 보장되어야 한다. 상담자와 내담자 사이의 신뢰를 바탕으로 내담자의 개별적인 문제가 다루어지는 경우가 대부분이기 때문에 내담자의 개인적 사항에 대한 비밀보장에 각별히 유의해야 한다.

2. 과정과 기법

1) 상담 과정

심리상담은 다루는 문제와 유형에 따라 차이가 있지만 보통 주 단위로 50분에서 1시간을 1회기로 하며 상담기간이 6개월 이상 장기적으로 진행되는 경우도 많다. 그러나 건강상담에서는 금연상담을 기준으로 보면, 대체적으로 30분 이내를 1회기로 하여 6–10회 면담을 통해 6개월 금연상태를 유지하면 금연 성공으로 보고 상담을 종결하며 재발 방지를 위한 추구관리로 넘어간다(이광자 등, 2012; 한국건강증진개발원, 2015). 특히 건강증진상담은 상담 주제와 내담자에 따라서 기본 상담 회기와 시간에 약간씩 차이가 있지만 일반적으로 심리상담보다는 시간과 회기가 짧다. 또 병의원에서 진료의 연장선에서 의사에 의해 이루어지는 금연상담은 금연클리닉에서 금연문제만을 중점으로 다룰 때보다 상담시간이 짧은 경우가 많다.

건강상담에 적용되는 일반적인 심리상담의 과정을 네 단계로 정리할 수 있는데 참여와 관계형성, 문제 진단, 중재 시행, 그리고 유지의 순이다(Donnelly, 2003; Sperry et al., 2005).

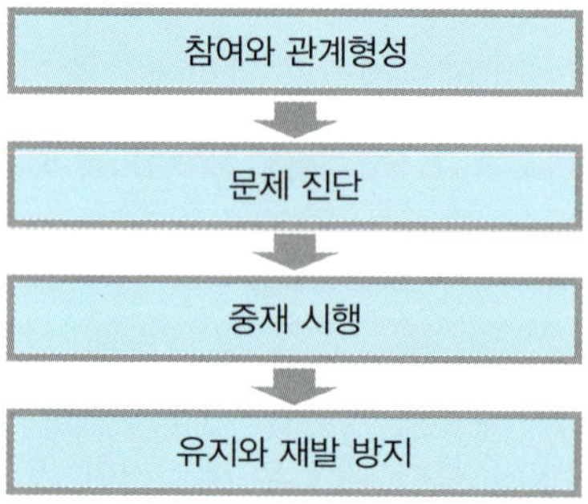

그림 7-1 건강상담의 기본 과정

(1) 1단계: 참여와 관계 형성(Engagement)

내담자가 상담에 참여할 것을 의지적으로 동의하고 문제해결을 위해 상담자와의 협력 관계 형성을 결정하는 단계이다. 보통 첫 1-2회기에 일어나므로 전체 상담 중 첫 회기가 매우 중요하다. 상담자와 내담자 사이에 협력 관계를 수립하고 서로 협의 하에 행동변화 계획을 시작하는데 내담자를 참여하게 하는 것이 목적이다. 따라서 개선에 대한 확신을 가질 수 있도록 신뢰와 존중 관계 형성과 내담자 동기화가 중요하다. 참여에 대한 동기가 낮은 경우 본격적인 상담 계획에 대한 저항이나 거부 또는 결정 지연과 같은 반응을 보일 수 있다.

동기면담(motivational counseling) 기법이 내담자 참여결정과 동기 강화를 위해 활용될 수 있다(Sperry et al., 2005). 예를 들어 흡연에 대한 내담자의 인지부조화를 구체화하여 행동변화가 필요함을 절실히 인지하도록 유도하는데 목적을 둔다. 자신이 바라는 체형이 불건강행동과 병행될 수 없다는 사실을 받아들이도록 하여 행동변화를 결심하도록 돕는 원리이다. 일반적으로 상담자는 3가지 유형의 질문을 중심으로 하는데 첫 번째는 당면한 문제가 일상생활에 어떤 어려움을 초래하는가에 대한 것으로서 일, 가정, 관계, 경제, 건강 등의 측면에서 얼마나 잘해가고 있는지 점검하여 변화에 대한 수용과 인지를 파악할 수 있다. 두 번째 질문은 문제와 관련된 자신의 상태와 원인에 대한 것으로 문제 행동의 이유를 묻는다. 먼저 자신의 문제행동이 어떤 상태인지를 반성하고 관련된 물리적, 심리사회적 원인을 찾아보게 되는데 이 정보는 상담 중재과정에서 해결책과 관련된 정보를 제공하고 교육하는데 중요한 지침이 된다. 세 번째 질문은 상담과정과 결과에 대한 기대로서 어떤 변화를 기대하는지, 어떤 방법으로 참여하겠는지, 상담자에게 기대하는 것은 무엇인지 등으로 제시될 수 있으며 과거 시도 실패 경험에 대한 질문도 자기효능감에 대한 기대를 예측하는데 중요한 참고가 된다. 이 세 가지 유형의 질문에 활용하는 5가지 요소를 관련성(relevance), 위험(risk), 보상(reward), 장애요인(roadblock), 반복(repetition)의 5Rs로 구성하여 지역사회 금연상담 등에서 활용된다(한국건강증진개발원, 2015).

(2) 2단계: 문제 진단(Assessment)

여기서 진단이란 내담자의 건강문제를 유발하고 유지하게 한 생리적, 심리적, 사회문화적 요인을 파악하는 것으로 이해할 수 있다. 건강문제와 관련하여 스트레스를 받는 상황, 그 행동과 관련하여 자기 스스로에 대한 인식, 대처 양식 등에 대한 평가가 포함되며 예상되는 중재에 대한 장애와 촉진 요인 진단도 고려해야 한다. 장애요인에 대해서는 개인적, 사회적, 문화적 특성이 다각적으로 검토되어야 한다. 문제 진단 과정에 이루어지는 질문과 응답을 통해 상담자는 내담자에 대한 정보를 수집하고, 내담자는 질문에 대해 대답하면서 자신의 문제를 깨닫고 그에 대한 이해를 시작하게 된다.

일반적으로 심리상담에 비해 건강상담은 시간과 회기가 짧고 문제 중심으로 집중적으로 이루어지므로 진단 과정에 문제와 관련된 성격 유형, 건강신념, 일반적 건강상태와 증상, 이와 관련된 이익과 손해에 대한 인식 등의 행동변화 중심의 기본적 진단이 필요하다. 대부분의 건강행동은 가까운 가족이나 친지의 경험이나 이들의 기대와 사회적 규범이 영향을 줄 수 있으므로 함께 염두에 두어야 한다.

(3) 3단계: 중재 시행(Intervention)

중재의 목적은 내담자가 가진 문제에 대한 건강행동의 부적응 패턴을 적응 패턴으로 수정 또는 변화하도록 돕는 것이다. 예를 들어 흡연이라는 내담자의 부적응 패턴을 금연이라는 적응 패턴으로 전환하도록 하는 것을 말한다. 여기에는 집중적인 부적응 패턴 중지 전략과 부적응 패턴을 계속 유지하고 싶은 심리를 버리도록 하는 인지의 재구성이 수행되어야 한다.

임상적으로 건강문제의 부적응 패턴은 괴로운 증상과 기능 저하로 나타나므로 이를 완화하는 것을 목표로 할 수 있으며 중재 수준은 개인 수준과 가족 수준 두 가지로 고려할 수 있다. 개인 수준에서는 격려를 기초로 패턴 중지와 관련된 구체적인 정보 제공, 인지 재구성, 역할모델, 모니터링, 자극 통제와 강화 등의 행동주의적 기법이 주로 동원된다. 체계적인 중재는 내담자에게 적응 패턴을 실천하도록 강화하고 재발을 낮추는데 효과적인데 가족이나 동료, 친구와 같은 사회적 지지 체계의 도움이 의미있게 활용된다. 중재가 이루어지면서 내담자는 자신의 문제점을 인정하고 외부적인 중재나 도움이 필요하다는 사실을 수용하는 자기수용으로 인식을 발전시키기 시작한다.

(4) 4단계: 유지와 재발 방지(Maintenance)

유지 단계의 목적은 변화된 적응 패턴의 유지와 재발 방지이며 내담자가 상담관계에 의존하는 것을 줄이고 책임감을 가지고 스스로의 행동을 조절하고 통제하는데 있다. 모니터링(monitoring)이 이 단계의 주요 전략으로서, 상담자는 공식적인 상담을 줄이고 전화나 온라인 같은 간접적인 방법을 통해 모니터링과 질의응답을 수행하며 추가적인 정보를 제공할 수 있다(Sperry et al., 2005).

중재단계의 후반부부터 내담자가 가진 위험요인과 재발가능성을 파악하여 중재전략과 함께 재발방지 전략을 통합하여 시행한다. 음주와 같이 중독 성향이 강한 행동의 재발방지 전략이 실제적, 이론적으로 개발되어져 왔는데 일반적인 건강행동에 관련된 건강상담에서는 내담자의 개인적 환경과 여건을 유형화하여 시기적, 상황적 위험요인에 대해 기억하고 경계하며 상황별로 대처하는 기술을 익히는 생활기술 훈련이나 건강기술 훈련 등이 제안되어져 왔다.

중재부터 유지 단계로 넘어오면서 내담자는 외부적 중재와 도움을 적극적으로 받아들이고 문제해결을 위해 협력하는 자기개방에 접어들고, 나아가 변화된 행동의 지속과 재발 방지를 위한 중재 계획에 대해 자신의 의견을 제시하고 결심을 다짐하는 자기주장에까지 이를 수 있다.

2) 건강상담의 기법

상담의 대화기법은 일반적으로 인간중심적 상담심리 이론에 기반하여 내담자에 대한 상담자의 태도로서, 비지시적, 비판단적, 개방적 자세를 기본으로 한다. 일반적으로 내담자는 해결해야 할 문제를 가진 대상이지만 고유한 개성과 가치기준을 가진 인격체로서 내담자가 가진 문제와 관련된 어떤 이야기도 상담자와 개방적으로 소통되어야 하며 이에 대해 신뢰의 형성과 깊이있는 소통을 막는 지시적, 판단적 접근은 자제되어야 한다. 그러나 심리상담과는 달리 건강상담은 문제해결 방법이 특히, 의학적으로 선택의 여지가 거의 없이 명료한 경우가 많이 있으며 이런 경우에는 내담자의 문제해결 의지를 확인하면 바로 해결을 위한 구체적인 정보 제공과 교육이 이루어진다. 이러한 특성 때문에 의료상담이나 건강상담이 일반적으로 다른 심리나 문제상담보다 한 회기 상담시간이 짧고 특권적 근거중심으로 진행되는 경향이 강하다. 건강상담에서 활용되는 상담 대화 기법은 참관 기법, 관찰과 반응 기법, 영향 기법으로 나누어 이해할 수 있다(Blonna & Watter, 2005).

(1) 참관 기법(Attending skills)

참관 기법은 주로 내담자의 이야기에 관심을 기울이는 상담자의 태도에 관한 대화 기법이다. 상담을 시작하는 첫 회기 상담, 매 회기 상담의 도입부분, 또는 상담 전체적으로 활용되는 기법으로서 언어적 격려, 수용, 경청이 이에 속한다.

① 언어적 격려(Verbal encouragement)

내담자의 이야기를 주의 깊게 들으면서 적절한 말로 관심 반응을 보이므로써 대화의 깊이를 심화하거나 문제와 관련된 보다 구체적인 내용을 다룰 수 있도록 유도하는 대화법이다. 언어적 격려는 다양한 방법으로 이루어질 수 있지만 어디까지나 내담자가 편안하게 느끼면서 이야기를 계속할 수 있도록 하는 범위에서 최소한으로 활용되어야 한다. 내담자와 상담자의 상담 중 대화 점유율로 보면 상담자는 내담자가 이야기하는 부분의 1/4 정도가 바람직하며, 특히 상담 초기에는 격려를 목적으로 한 질문이나 대화 전환 시도도 내담자의 말이 한 소재 끝난 후에 하는 것이 좋다. 내담자가 편하게 깊이 있는 이야기를 충분히 할 수 있도록 돕는 언어적 격려에는 다음과 같은 방법이 많이 쓰인다.

㉠ **말문 열기**(Broad opening): 내담자가 개방적 대화를 할 수 있도록 격려하는 역

할로서 자기의 문제일지라도 먼저 이야기를 꺼내기가 어색하거나 부담스러운 상황에 대해 상담자가 먼저 날씨나 가벼운 시사적인 내용으로 말을 시작하거나 문제와 관련된 가벼운 질문을 시작으로 내담자가 이야기를 주도할 수 있도록 돕는다.

㉡ **리드하기**: 말문 열기와 비슷하지만 보다 내담자의 문제와 관련된 내용을 중심으로 내담자가 하고 싶은 말을 시작하도록 기회와 책임감을 주는 역할을 한다.

㉢ **표현 격려**: 내담자가 이야기를 진행하는 과정에 어떤 부담감 없이 문제에 대하여 생각하고 느낀대로 표현하도록 격려하는 언어적 표현을 의미한다.

㉣ 정상화 진술(Normalization): 내담자가 가진 비정상적인 또는 부담스러운 문제를 대화 안으로 이끌 때 내담자가 가지게 되는 심리적 부담을 감안하여 문제와 관련한 내담자의 경험이나 상태가 있을 수 있는 혹은 이해할 수 있는 수준임을 암시하는 말을 상담자가 먼저 꺼내어 내담자가 보다 편하게 문제에 대한 이야기를 할 수 있도록 하는 대화법이다.

㉤ 증상기대와 과장(Symptom expectation & exaggeration): 정상화 진술과 비슷한 맥락에서 타인에게 좀처럼 꺼내기 어려운 개인적인 문제나 경험을 내담자가 이야기할 수 있도록 상담자가 말로 격려하는 방법이다. 증상기대는 내담자가 가진 문제에 대한 상담자의 전문적 지식이나 경험에 비추어 내담자의 상태를 어느 정도 짐작하고 있으며 이에 대해 비난할 의사가 없음을 표현하여 내담자의 심리적 부담을 낮추어 주는 것이다. 과장은 내담자가 고백한 개인적인 경험이나 상태에 대해 상담자의 전문가적 경험상 더 심각한 경우가 있음을 들어 내담자의 상태가 '그리 나쁘지 않은 것'으로 느끼도록 하는 방법으로 내담자가 자신의 상태에 대해 수치심이나 죄의식을 느껴 구체적인 단계로 이야기를 전개하지 못하는 것을 막기 위해 사용한다.

② 경청(Active listening)

경청이란 내담자의 이야기를 주의 깊게 듣는 태도로서 말의 내용 뿐만 아니라 표현하려는 의도와 심정을 성실하게 정성 들여 듣는 것이다. 언어적 격려와 함께 경청은 내담자가 자신의 감정이나 생각을 자유롭게 표현할 수 있도록 복돋우며 상담에 대한 책임감을 가지게 한다. 나아가 적극적 경청은 내담자가 하는 이야기 내용을 파악하는 것뿐만 아니라 그의 몸짓, 표정, 음성 등에서 나타나는 미묘한 변화를 알아차리고 그 심층적 의미와 감정을 감지하여 그에 대해 반응하는 과정을 포함한다. 내담자에 대한 상담자의 반응은 비언어적 요소를 자주 사용하는데 이야기 맥락에 맞는 표정, 미소, 눈맞춤(eye contact), 몸동작, 음색, 음성적 경청 반응(음, 아, 예, 저런 등)이 그 예가 되며 음성적 경청의 반응을 장단 맞추기라고도 부른다(김춘경 등, 2016). 상담자는 적절한 언어적 격려와 경청 반응으로 내담자에게 이해(understanding)와 공감(empathy)을 표현할 수 있다(Sperry et al., 2005).

③ 수용하기(Acceptance)

상대방의 현재 상황을 비평없이 그대로 받아들임으로써 하고 싶은 이야기를 충분히 할 수 있도록 한다. 모든 행동에는 그 주체만의 목적과 동기가 있음을 염두에 두고 내담자의 상황을 인격적으로 받아들일 때 진지한 대화가 유도된다(이광자 등, 2012). 그러나 이는 상담자가 개인적으로 내담자의 말에 '동의' 하는 것을 뜻하지 않으며 문제해결을 위한 전문가적 해석과 의사결정을 위해 관련 정보를 내담자로부터 충분히 끌어내기 위한 무비판적 대화 유도법이라고 하겠다.

(2) 관찰과 반응 기법(Observational and responding skills)

어느 정도 상담이 진행되면서 내담자가 마음을 열고 문제와 관련된 자신의 이야기를 털어놓기 시작하면 관찰과 반응 기법이 많이 활용된다. 이는 내담자의 말과 행동을 주의 깊게 듣고 관찰하며 정확한 관찰을 위해 필요한 반응을 하므로서 내담자의 문제를 이해하고 분석하는데 필요한 기회를 만드는 상담자 기술이다.

① 질문하기(Questioning)

상담자가 말하기를 시작하겠다는 표현으로 사용할 때가 많으며 내담자와의 대화 중에 문제와 관련된 진단과 사정의 방법으로 필수적으로 활용된다. 적절한 질문의 사용은 내담자 이야기를 풍부하고 상세하도록 유도하며 내담자의 내적 장단점을 파악하는데 도움이 된다. 그러나 질문 형태에 문화적 차이가 존재하거나 다문화적 상황에서 경우에 따라 질문은 불신을 조장할 수 있음을 유의해야 한다. 특히 'Why' 형 질문은 자칫하면 취조당하는 느낌을 주어 내담자에게 방어적 태도를 형성하게 하여 상담의 깊이있는 진전을 저해할 수 있다. 단답식이나 이분법식 대답이 예상되는 질문이나 특정 대답을 끌어내려는 듯한 유도질문(forced question) 등은 내담자의 심리적 부담과 경계심을 높일 수 있으므로 자제해야 한다.

② 다시 말하기(Restating)

내담자가 한 말을 그대로 반복하므로써 확인하는 기술로서 실제로 활용할 때는 짧은 한두 마디의 말에 해당한다. 내담자가 이야기하는 동안 상담자는 들은 내용을 속으로 해석하면서 의미있는 부분을 자신의 말로 내담자에게 반응해보는 것인데 대화를 의미있고 진지하게 이끄는데 기여할 수 있다.

상담 중간 중간 상담자가 하는 '다시 말하기'는 혹 잘못 알아들었거나 오해가 생긴 부분을 내담자와 확인하며 바로잡는 기회가 되며 대화의 내용을 잘 기억하는데도 용이하다. 내담자에게도 '다시 말하기'는 상담자가 자기 말을 주의 깊게 들어주었다는 느낌을 가지게 하므로 일종의 인정 욕구를 충족시키는 역할을 한다.

- 내담자: '흡연 욕구가 생각보다 자주 생겨서 짜증이 났어요. 또 그때마다 내 의지로 참아야 하니까 화가 났구요'
- 상담자: '흡연 욕구 때문에 짜증과 화가 나셨군요~'

③ 바꾸어 말하기(Paraphrasing)

내담자가 말한 내용을 같은 뜻을 가진 다른 표현으로 내담자에게 확인하는 것으로 '다시 말하기'보다 긴 문장이나 전체적 내용 확인이 가능하다. '다시 말하기'와 원리는 비슷한데 내용이 어느 정도 되는 경우는 상담자가 중요한 부분을 중심으로 이해한 것을 요약하여 바꾸어 말하면 혼란한 내용을 간결하게 요약하여 주제를 부각하고 상담자의 이해가 맞는지 내담자와 함께 확인이 가능하다. 또한 내담자 입장에서도 자신이 한 이야기를 다시 한번 정리하고 다른 사람의 시각에서 어떻게 이해되는지를 인지할 수 있어서 자기가 한 이야기를 보다 명확하고 균형 있게 자각하게 된다. 흔히 문제와 관련하여 특별한 순서없이 생각나는대로 내담자가 말한 내용을 상담자가 이야기 속 사건의 때와 순서를 중심으로 정리해서 말하면 내용에 대한 현실감각을 높이고 관련된 인과관계 이해에도 도움이 된다.

바꾸어 말하기와 비슷한데 약간의 해석을 추가하여 대화내용을 정리하는 방법으로 요약하기가 있다. 요약하기(summarizing)는 내담자가 한 말 중에서 내담자가 가진 문제상황 중심으로 상담자가 요약하여 말하므로써 문제에 대한 인식을 더욱 초점화하고 구체적으로 탐색하도록 돕는다.

- **내담자:** 스트레칭이 나이가 들어서 그런지 생각만큼 안돼요. 그래도 하고 나면 몸이 게운해지는 느낌이 들고 허리 아픈 것도 좀 덜하니까 또 가곤해요. 다른 사람들은 다 되는 거 같은데, 강사에게 눈치 보이기도 하구요.
- **상담자:** 시작하신 스트레칭 프로그램이 관절 건강에 효과가 있나보군요.

④ 명료화하기(Clarifying)

내담자의 말 중에서 불분명한 부분을 확인하는 것으로서 주로 명료하지 않은 부분에 대해 질문하는 형태로 이루어진다. 다시말하기나 확인하기를 하다보면 내담자의 말을 잘못 이해했거나 정확히 이해하지 못한 것을 발견하게 되는데 이는 같은 내용을 다루더라도 서로의 경험과 사고방식이 달라서 서로 다른 의미로 해석하기 쉽기 때문이다. 모호한 또는 서로 다르게 인식한 부분을 중심으로 구체적으로 질문하고 그 과정에 내담자는 자기 감정을 구체적으로 표현함으로써 자기인식을 높일 수 있으며 모호했던 내용을 서로 동일한 내용으로 이해하도록 보완할 수 있다. 이때 상담자는 부드러운 말투의 사용에 주의해야 하는데 의미를 명료하게 확인하기 위한 질문은 자칫 취조나 비난의 말투로 들릴 수 있기 때문이다.

- **내담자:** 지난 주에 흡연하는 친구들이 많은 송년 모임이 두 개나 있다고 걱정했었잖아요. 뭔가 불안하고 허둥대는 제가 느껴지면서 정말 기분이 엉망이었어요.
- **상담자:** 기분이 엉망이었다는 게 무슨 뜻이에요? 그 느낌을 좀 더 자세히 말해주시겠어요?

⑤ 확인하기(Verifying)

명료화하기가 모호한 정보를 온전하고 정확하게 구성하기 위한 확인이라면, 확인하기는 내용의 해석이 달라질 수 있는 경우 그 해석을 동일하게 하는지 여부를 확인하는 것이다. 주로 내담자가 말한 내용을 짧게 요약해서 말하므로써 상담자가 내담자의 말을 같은 의미로 이해했는지 확인할 수 있으므로 정확한 의사소통에 유용하다. 대화를 진행하면서 중간중간 확인하기를 통해 내용의 정확성에 대해 내담자에게 확인하고 정정할 수 있다. 이때 억양과 말투에 유의해야 하는데 같은 내용이라도 내담자의 말을 상담자가 자신의 말로 바꾸어 말하는 과정에서 자칫 비꼬거나 부정적으로 인식한 느낌을 줄 수 있기 때문에 내담자의 말을 상담자가 올바로 이해했는지를 물어보는 태도를 견지하는 것이 중요하다.

- **내담자:** 방금 말씀 때문에 제가 혼란스러워요. 전 선생님 권고를 따르려고 무리를 해서 술 마실 기회를 모두 피했다구요.
- **상담자:** 제 말을 오해하지 마세요. 당신의 건강문제 상으로는 술은 절대 금물이에요. 다만 그것 때문에 너무 스트레스를 받았는지 해서 물어본 거예요. 심리적으로 심한 불안이나 우울한 느낌이 한동안 계속되지는 않았나요?

⑥ 반영하기(Reflecting)

내담자가 이야기한 내용 중에 직접적으로 말하지 않거나 가볍게 처리한 내용 중에 내포되어 있는 느낌, 경험, 사실을 상담자가 주요 특징을 중심으로 정리하여 내담자에게 다르게 표현하는 것으로서, 상담자가 자신의 개인적 생각을 섞지 않고 전문가적인 관점에서 파악한 내담자의 말에 담긴 느낌이나 의도를 다시 말해주는 것이다. 내담자는 상담자에 의해 반영된 표현에 담긴 느낌이나 경험을 다시 자신의 것으로 깨닫고 받아들이는 기회를 가질 수 있다. 무엇에 초점을 맞추어 반영하느냐에 따라 감정반영, 경험반영, 내용반영 등으로 나눌 수 있으며 실제 대화에는 여러 가지 유형의 반영이 동시에 섞여서 사용되는 경우가 많다.

- **내담자:** 지난 주에 있었던 저녁 식사 자리는 흡연하는 분들이 많아서 은근히 부담이 되었어요. 누가 물어보면 어떻하나 신경도 쓰이고 금연한다고 하면 비꼬지는 않을까 걱정도 되구요.
- **상담자:** 대하기 어려운 분들이 많았나 보네요. 많이 불안하셨나봐요.

⑦ 대화 전환하기

상담을 진행하면서 상황에 따라 다양한 주제를 함께 다루거나 새로운 주제로 전환해야 할 때가 생긴다. 이야기하는 중에 어떤 방향으로 대화를 전환해야 할 때 자칫하면 내담자의 기분을 상하게 하거나 상담에 대한 신뢰나 의욕을 떨어뜨릴 수도 있으므로 적절한 때를 따라 암시적으로 자연스럽게 진행해야 한다.

(3) 영향 기법(Influencing skills)

상담이 어느 정도 진행되면 그동안 축적된 내담자 문제 관련 정보를 토대로 상담자는 전문가적 시각으로 내담자 문제를 분석하고 해결점을 제안하는 방향으로 상담을 발전시켜 간다. 이때 내담자의 협조 내에서 상담자가 활용하는 기법이 영향 기법이다. 따라서 영향기법을 사용하는 목적은 상담 전기와 중기를 거치면서 드러난 문제와 관련된 내담자의 태도와 행동을 확인하여 내담자의 의사결정 과정을 수정하고 나아가 문제에 대한 대처능력을 향상시키는데 있다.

건강상담에서는 심리상담에 비해 참관과 관찰 과정보다 영향 과정이 비중있게 다루어진다. 이는 건강관련 문제는 심리적 문제에 비해 그 원인과 관련 요인의 임상적, 행동적 근거와 해결방법이 명확해서 내담자의 개선의지가 확실하면 곧 문제해결을 위한 영향 과정을 수행할 수 있기 때문이다. 그러나 어떤 경우라도 영향 기법은 참관이나 관찰 기법에 비해 내담자가 가진 문제와 해결점을 구체적으로 다루기 때문에 상담자의 역할이 적극적이고 주도적일 수 있으므로 상담자가 제기하는 원인과 대안에 대해 내담자가 받아들일 심리적 준비가 되어있는지를 확인하며 진행해야 한다.

① 의혹 말하기

내담자의 이야기가 비현실적이거나 합리적이지 않을 때 내담자가 생각하거나 믿는 것이 사실 또는 전부가 아님을 알리는 역할을 한다. 같은 상황이라도 얼마든지 다르게 인지할 수 있다는 것을 깨달을 수 있도록 유도하기 위해 상담자 자신의 인식을 말하기도 하면서 내담자가 생각하는 것과 다른 면을 알려준다. 의심스러운 어조의 질문이 많이 사용되는데 이것이 논쟁을 통해 내담자가 잘못을 인정하는 식으로 유도되지 않도록 해야 한다.

- **내담자:** 지난 주부터 운동시간을 매일 1시간씩 더 늘렸는데도 살이 빠지지 않아요
- **상담자:** 최근 식사량은 어땠나요? 혹시 평소보다 식사량이 늘지 않았을까요?

② 직면하기(Confronting)

내담자에게 직접적으로 문제를 지적하고 인식하도록 하는데 활용된다. 내담자에게 도전이나 위협적 효과를 줄 수 있는데 직면하기에 노출된 내담자는 도전적 불안을 느낄 수 있지만 한편으로 자신의 문제에 대한 직접적이고 구체적인 견해를 인정하고 받아들이는 기회이기 때문에 문제해결을 위해 반드시 필요한 과정이다. 내담자에게 심리적 저항을 유도하기도 하여 위험부담이 있으므로 상담자는 전문가적 상담 경험을 기초로 내담자의 심리적 준비도를 판단하여 직면을 적용할 적절한 시기를 정해야 한다.

직면하기는 구체적으로 자기노출(self-disclosure)과 피드백으로 표현된다. 참관이나 반응기법에는 상담자가 전문가적 관찰이나 해석을 제외하고 자신의 생각이나 느낌 표현을 자제한다. 그러나 영향 기법부터는 필요에 따라 상담자의 생각이나 느낌을 활용하는데 직면하기에도 활용된다. 자기노출과 피드백 모두 상담자가 내담자에 대한 자신의 느낌이나 생각을 말하므로써 내담자가 새로운 통찰을 가질 수 있도록 돕는 역할을 하며 내담자 자신이 다른 사람의 눈에 어떻게 보이는지에 대한 자기인식을 강화하는데 도움을 준다. 자기노출은 주로 느낌 인식하기와 나누기로 진행된다. 느낌 인식하기는 상담자가 내담자의 심리적 변화를 감지하고 인지하는 능력에 달려 있다. 그리고 상담자는 내담자에 대한 자신의 느낌을 내담자에게 노출하여 나누게 된다. 느낌 나누기는 상담자의 느낌을 분명하게 해주며 이러한 상담자의 감정표현과 자기노출은 내담자가 자신의 느낌을 인식하고 표현하는데 하나의 롤모델이 될 수 있으며 내담자에게 상담자가 느낌을 나누고자 하였다는 의미에서 신뢰감 형성을 촉진할 수 있다.

상담자의 피드백은 내담자 문제에 대한 객관적인 정보가 되는데, 요약이나 바꾸어 말하기와 달리 내담자의 이야기가 아니라 내담자가 다른 사람의 눈에 어떻게 보이는지와 관련하여 상담자의 생각을 표현하는 것이다. 효과적인 직면술 중 하나는 상담자가 내담자에 대한 느낌을 공감적으로 피드백하는 것이다. 신뢰하는 사람으로부터 받는 효과적인 피드백은 내담자의 자기인식을 교정하는데 중요하다. 주로 상담자는 자신이 들은 내용을 명료화하면서 내담자의 이야기에 대한 자신의 내적 경험을 함께 나누어 공감적으로 반응할 수 있다. 이때 즉각적, 동의적, 지지적 태도는 상담자의 피드백 효과를 높이는데 중요한 역할을 한다.

- 상담자: 재작년 이후 다시 금연을 시도할 시간적 여유가 없었다고 하셨는데요, 어쩌면 더 결정적인 이유가 있었던 것은 아닐까요? 이를테면 어떤 부담이나 두려움

같은 것 말이지요. 사실은 이게 금연 계획을 세우는데 중요한 기초가 될 수도 있습니다.

③ 집중적 묘사(Focusing the narrative)

상담자가 어떤 문제를 내담자, 문제, 가족, 타인, 상담자, 상호, 문화나 환경 등 특정 관점에서 설명하므로서 내담자가 다양한 다른 관점에서 자신의 문제를 볼 수 있도록 돕는데 영향을 준다. 사용되는 관점으로 개인적 관점은 문제에 관한 내담자의 느낌과 생각이 주가 되는데 특정 문제가 어떻게 내담자의 삶에 영향을 미칠지에 초점이 맞춰진다. 가족 관점은 문제가 가족들에게 어떤 영향을 미칠지를 주로 다루며, 타인 관점은 문제가 다른 주요 타인들에게 어떤 영향을 미칠지에 대해 집중적으로 논해진다. 상호적 관점은 문제해결을 위해 협력관계에 있는 내담자와 상담자 사이에서 본 관점이 주가 되며 상담자 관점은 문제와 관련하여 내담자와 함께 경험한 것에 대한 상담자의 느낌과 생각에 대한 일종의 자기노출에 해당한다. 문화 및 환경적 관점은 문제가 가지고 있는 문화 및 환경적 근간이 묘사의 주요한 대상이 된다.

④ 해석하기(Interpreting)

내담자가 피하거나 일부 깨닫지 못하고 있는 어떤 점을 직면하여 새로운 시각을 가지고 바라볼 수 있도록 돕는데 사용된다. 내담자 스스로 자신의 문제를 해석하고 직면할 수 있도록 하는데 목적이 있다. 상담자가 내담자의 문제가 내담자에게 어떤 의미이고 어떤 영향을 주는지 객관적으로 해석해주는 것으로 상담자 주도적이라는 면에서 의미화 유도와 차이가 있다. 다른 시각에서 내담자 이야기를 재구성하고 정리하는 것으로서 내담자는 이를 통해 문제에 직면하게 되고 해석이 이루어지는 방향으로 생각을 환기하는 기회를 얻게 된다.

- **상담자**: 당신의 지난 3일간 식사일지를 살펴본 결과, 현재의 고지혈증과 관련하여 몇가지 중요한 문제가 보입니다. 먼저 탄수화물 섭취가 권장량 이상이고, 찌개류를 많이 먹는 것으로 나트륨 섭취 과다 문제가 있어요. 그리고 식습관이 불규칙적이지는 않지만 야식 빈도가 높습니다. 고칼로리의 짠 음식을 저녁시간대에 치우쳐 섭취하는 것은 대사문제를 일으키기 쉬워서 당뇨병으로 이행되기 쉽습니다.

⑤ 의미화 유도하기(Eliciting)

의미화 유도는 내담자가 자신의 건강문제에 대한 깊은 생각과 감정을 노출할 수 있도록 돕는 것과 관련된다. 자신의 문제에 대한 느낌과 생각의 의미화는 내담자에게 자신의 문제를 해석하고 그 문제가 자기에게 어떤 의미인지 결정하는데 도움을 준다. 내담자 문제에 대한 내담자의 해석과 의미화라는 면에서 상담자 해석이나 재해석과 차이가 있다. 의미화 유도는 어떤 측면에서 의미화 하느냐에 따라 인지적, 정의적, 행정적 의미화 등으로 활용될 수 있다.

의미화 유도하기는 해석하기와 함께 재구성하기(reframing)로 표현되기도 하는데, 의료상담이 대표적인 사례가 된다(Sperry et al., 2005). 의사가 객관적인 검사 결과를 토대로 환자의 상태와 호소하는 증상들이 어떤 의미인지를 풀어서 설명해줄 때 환자는 그동안 짐작하고 있던 질병에 대한 생각으로부터 관점을 바꾸어 의사의 설명을 따라 자신의 질병상태에 대한 이해를 재구성한다. 또한 이와 함께 이 상태가 자신의 삶에 미치는 의미와 앞으로 어떻게 대처해야 할지에 대한 개인적인 해석에 이르게 되는데 이것이 의미화 유도하기와 유사하다.

- **상담자:** 들으셔서 아시겠지만 바로 식습관 관리를 시작하는게 좋은데요. 어떠세요?
- **내담자:** 사실 제가 아버지와 식성이 비슷한 점이 많아요. 저의 아버지가 당뇨병과 고혈압이 있으셔서 은근히 부담을 가지고 있었는데 고지혈증에 대한 말을 듣고 보니 부쩍 걱정이 되었습니다. 아직 아이들이 어려서 일도 많이 해야하는데 직장에서 밤샘작업이 많아 염려되긴 합니다만, 그래도 잘 관리할 수 있겠지요, 선생님?

⑥ 정보제공과 교육(Information, directives, and instructions)

정보제공과 교육은 일반 상담과 건강상담이 다른 점에서 주요한 특성이 된다. 건강상담은 내담자의 문제가 밝혀지면 그 건강문제 해결을 위해 해야 할 관리, 치료, 대처 방법의 대안을 제시하여 충분한 정보와 이해를 토대로 의사결정과 문제해결에 이르도록 유도한다. 상담자 주도적으로 객관적인 정보를 제공하고 설명하며, 내담자가 취해야 할 행동을 지시하고 교육하는 특성에 가깝다.

⑦ 논리적 귀결(Logical consequences)과 격려하기(Encouragement)

논리적 귀결이란 내담자가 상담을 통해 상담자의 지시와 교육을 따랐을 때 얻게 되는 결과로서, 내담자가 기대하는 측면과 상담자가 기대하는 측면으로 해석될 수 있지만 결국 이 둘이 비슷한 기대를 형성하는 바람직한 방향으로 유도된다. 상담의 초기는 감성적인 면에서 시작하더라도 종결에 가까울수록 합리적, 이성적, 객관적 논의에 이르는 것이 바람직하다. 내담자가 가진 문제의 해결을 위해 상담자가 제공한 정보와 교육을 바탕으로 내담자에게 어떤 방법이 가장 적합한지를 상담자의 전문가적 유도와 내담자의 합의를 통해 찾아가는 것이다. 이때 지시적인 어조로 진행되기도 하지만 가능한 상담자의 권장과 추천 의견을 따라 내담자 스스로 결정하는 것이 바람직하며 나아가 상담자는 내담자의 결정사항에 대해 내담자가 주도적으로 계획할 수 있도록 유도하고 격려해주는 것이 중요하다.

- **상담자:** 물론이에요. 발견된 식습관 문제 중에서 우선 뭐부터 시작하실 수 있을까요?
- **내담자:** 야식은 오랜 습관이고 밤샘 작업이 많아서 당장은 어렵지만, 먼저 식사량을 조금씩 줄이고, 국물보다 반찬을 많이 먹는 방향으로 노력해 보겠습니다.(논리적 귀결)
- **상담자:** 네. 좋은 생각입니다. 먼저 매끼 밥량을 20% 정도 줄이고 그 대신 심심한 채소반찬을 충분히 드시는게 도움이 됩니다. 또 막연히 국물을 적게 먹는 것보다 한번 먹을 국물을 미리 덜어 그 만큼만 먹고 물을 많이 섭취하는 방법이 있어요. 여기 칼로리와 나트륨 함량이 높은 식품에 대한 소책자를 한부 드릴게요. 평소 많이 먹는 음식을 확인해보세요. 식사관리에 도움이 되실 겁니다.(격려, 정보제공과 교육)

3. 건강상담의 실제: 금연, 절주, 운동, 영양

1) 금연상담

흡연은 인간의 기호행동 중 하나로서 수정 가능한 사망원인 중 가장 우선적인 요인이다. 흡연자 자신 뿐만 아니라 간접흡연에 노출되는 주변 사람들에게까지 건강상의 해를 끼쳐서 현대사회의 주요 공중보건 문제가 되었다. 이에 따라 세계 각국에서는 사회와 문화적 특성에 따라 다양한 방법으로 흡연율을 감소시키고 있으며 우리나라에서도 대국민 금연 교육과 홍보사업, 공공장소에서의 흡연금지 등의 정책을 수행하면서 전국 보건소에 금연 클리닉을 운영하여 금연상담서비스를 제공하고 있다.

(1) 금연행동의 변화 과정

금연행동의 변화 과정은 금연상담에 있어서 실제적인 진단과 상담 계획에 도움을 준다. 인간의 행동변화를 연속적인 단계이론으로 소개한 Procheska와 DiClemente(1983)는 흡연자가 금연에 이르는 과정을 고려전, 고려, 준비, 실천, 유지의 5단계로 설명하였다.

① 고려전(Precontemplation) 단계

아직 담배를 끊고 싶은 생각이 전혀 없는 단계이다. 금연에 대한 조언이나 교육, 캠페인 등에 불만을 표하거나 주위의 건강을 염려하는 소리를 의도적으로 피하려는 경우가 많다. 이 단계의 사람에게는 흡연으로 인한 심각성을 개인적으로 자각하고 금연의 필요성을 인정하도록 하는 것이 우선적으로 필요하다. 막연하게라도 금연에 부담을 느끼는 수준으로 변화해가도록 유도하는 것이다.

② 고려(Contemplation) 단계

흡연의 해로움을 인정하고, 흡연행동 자체에 부정적인 태도를 가지게 되는 단계이다. 그러나 아직 막연한 상태로서 흡연에 미련이 많이 남아 있다. '언젠가는 담배를 끊어야겠다. 그러나 당분간은 ...' 과 같이 구체적인 고려는 회피하는 단계이다. 이 단계에는 금연의 필요성과 이익을 강조하고 금연을 시도할 경우 지원을 받을 수 있는 내용들을 부각하여 금연 의지와 확신을 굳히도록 용기를 북돋우어 주는 것이 필요하다.

③ 준비(Preparation) 단계

가까운 시일 내에 금연하려고 구체적으로 준비하는 상태이다. 즉, '앞으로 한달 이내에 금연을 시도하겠다'와 같이 구체적인 금연 계획을 진행하는 단계이다. 이 단계부터는 금연에 필요한 구체적인 정보를 수집하고 의지를 다지게 된다. 따라서 상담자는 내담자의 구체적인 금연계획을 도와주고 필요한 정보들을 충분히 제공하며, 상담자를 포함하여 주변사람들이 어떻게 내담자를 도울 것인지 등의 지원과 지지기반을 확충하고 알린다.

④ 실천(Action) 단계

금연을 시작하여 새로운 습관을 형성하는 단계이다. '금연을 시작했고 불편을 감수하며 계속하고 있는' 상태로서 일반적으로 금연 개시일로부터 6개월까지를 실천단계로 보고 있다. 중도에 포기하지 않고 금연상태를 유지하도록 계속 확인하고 지원하며 자존감과 자기효능감을 격려하며 지지한다. 특히, 실천 단계의 초기는 금단현상에 적응하지 못해서 어려움이 심한 시기이므로 이에 대한 배려가 중요하다.

⑤ 유지(Maintenance) 단계

6개월 이상 금연을 유지하고 있는 단계이다. 일반적으로 금연 개시일부터 6개월이 지나면 유지단계에 접어든 것으로 본다. 새로운 습관이 어느정도 편안해져서 재흡연의 가능성이 크게 줄고 안정화되는 시기이지만 재흡연의 가능성은 여전히 있으므로 주의하여야 한다.

금연에 실패하고 다시 흡연을 시작하면 재발(relapse) 단계로 돌아간 것이다. 실천단계에서 바로 재발단계로 돌아갈 수도 있고 유지단계에 접어들어서도 재발로 돌아갈 수 있다. 유지단계가 계속 지속되어 재발단계를 거치지 않도록 해야 한다.

(2) 의료기관에서의 금연 진료 과정: 5As 전략

의료기관에서 의사에 의해 진료 중에 수행되는 금연상담은 주로 금연 진료로 불리운다. 흡연이 유해한 요인이 되는 의료문제를 가진 환자에게 의사는 치료법으로 금연을 권고하는 경우가 종종 있다. 우리나라에서는 의료인에 의해 이루어지는 금연상담에 건강보험을 적용하고 있으며 일반 의료행위 중에 이루어지므로 한 회기 상담시간이 일반적으로 지역사회 상담보다 짧을 수 있다. 상담의 과정과 절차는 기본적으로 지역사회 금연상담과 같은 맥락으로 상담과 교육을 통한 인지행동적 접근방법을 주로 사용하고 필요에 따라 약물처방이 보조되는 것이 바람직하다. 미국 보건복지부에서 병의원 금연 진료시 적용해야 할 '5As' 전략을 제안하였는데 핵심내용 중심으로 우리나라 병의원 금연진료에도 적용되고 있다(CDC, 2008).

① Ask: 흡연행동 질문하기

방문한 환자에게 최근 흡연행동을 '흡연하시나요?'와 같이 질문한다. 그리고 그 내용과 특성에 대한 환자의 말을 토대로 흡연행동에 대한 정보를 정리하여 중재전략을 고려한다.

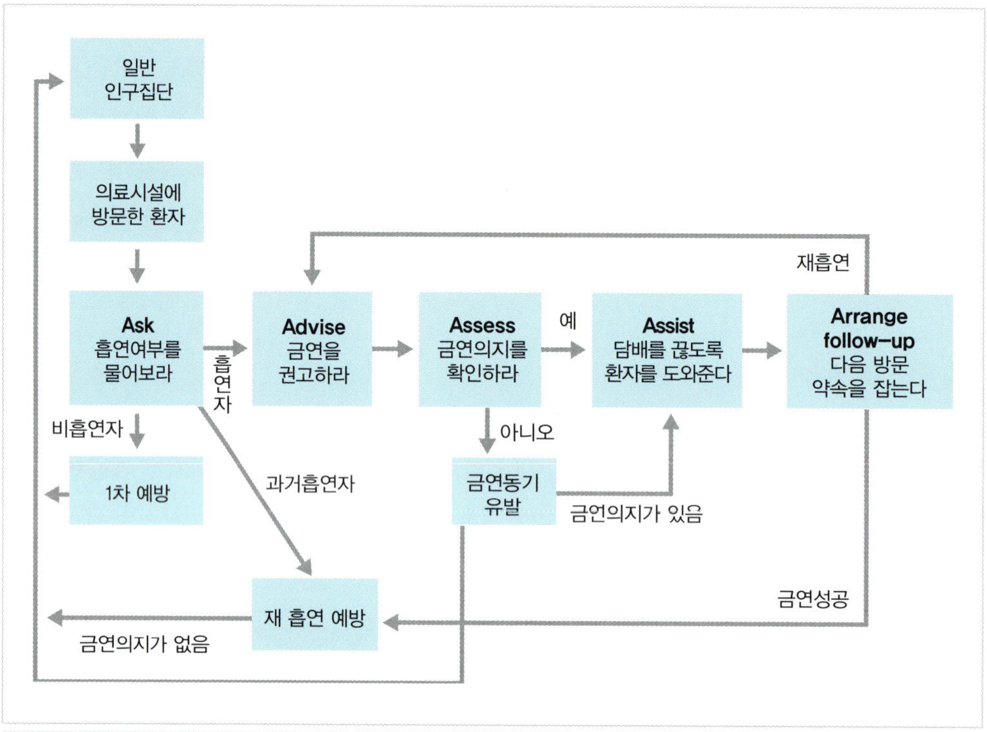

그림 7-2 미국정부가 권고하는 의료기관 금연진료의 5As 과정

출처: Centers for Diseases Control and Prevention. Treating tobacco use and dependence; Clinical practice guideline. US Department of Health and Human Service. 2008.

② Advise: 금연 권고하기

환자에게 금연을 시도하도록 충분히 동기부여한다. 명확하고 단호하게 환자의 건강상태와 관련하여 개별화되게 권고하는 것이 중요하다. 예를 들어 환자가 계단을 오를 때 숨이 차는 것을 호소한다면 이 증상과 관련된 질병가능성을 소개하고 금연이 가져다줄 수 있는 폐기능 향상 정도를 구체적으로 설명하여 금연동기를 높인다.

③ Assess: 금연의지 파악하기

금연 의사를 사정한다. 금연행동 변화단계를 기준으로 이번에 또는 2-3주 내에 금연을 시도할 생각이 있는지를 질문한다. 만일 긍정적으로 반응한다면, 시도 계획에 착수하도록 한다.

④ Assist: 금연 지지하기

환자의 금연행동을 적극적으로 돕는다. 환자와 구체적인 금연계획을 세우고 그의 금연개시일을 가까운 사람들에게 알리도록 한다. 금단증상에 대해서 충분히 숙지하도록 하고 특히, 흡연에 대한 유혹이 심한 조건과 환경에 대한 설명도 충분히 해야 한다. 필요에 따라서는 니코틴 껌이나 패치와 같은 약물사용도 미리 준비하고 계획하는 것이 좋다.

⑤ Arrange: 조정하기

실제적인 금연상담과 지원을 제공하면서 금연평가와 상담을 이어간다. 금연개시로 인해 변화하게 되는 주변상황, 감정, 활동에 대해 실제적인 사례를 점검하고 흡연유혹이 높은 사례에 대한 자각을 높이며 이에 대한 적절한 대처방법을 구체적으로 제공한다.

(3) 지역사회 금연상담 과정

지역사회 일반주민들을 대상으로 하는 금연상담은 금연진료에서의 상담과 그 과정과 내용은 비슷하지만 금연만을 중점적으로 다루기 때문에 일반적으로 병의원의 금연상담보다 회기별 상담 시간, 상담 횟수, 관련 내용들을 보다 충분히 다룰 수 있다. 보건소 금연클리닉 금연상담 과정을 기초로(한국건강증진개발원, 2015), 지역사회 금연상담 과정과 내용을 정리하면 다음과 같다.

금연상담은 처음 6회기까지는 1-2주 간격으로 상담을 진행하고 그 이후부터는 내담자의 일정에 따라 전화나 온라인을 통해 상담을 이어가도 좋은데, 상담자의 주요 과업을 중심으로 금연상담은 크게 흡연관련 정보수집, 금연계획, 금연 시작과 지속, 모니터링과 평가로 나누어 살펴볼 수 있다.

금연상담 첫 회기에 내담자의 흡연관련 정보를 수집해야 하며 이 정보를 토대로 금연계획을 세울 수 있다. 일반적으로 수집해야 할 내용을 미리 항목별로 정리해두고 수집하면 규모있게 정보관리를 할 수 있다. 또한 의미있게 정리된 자료는 내담자에게 알맞은 금연계획 수립에 활용하기 편리하고 금연 시작 이후 금연성공률과 관련 요인을 평가하는데도 유용하다. 금연계획이 완료되면 1-2주 간격으로 상담을 병행하면서 금연을 시작하고 유지하는데 금연 개시 이후부터는 금연상태 유지 여부, 금단증상, 호기 일산화탄소 확인을 통해 모니터링하며 필요한 지지를 이어간다. 여기서 모니터링은 일종의 금연평가로서 각 상담 회기별로 금연상태를 평가하고 6개월 계속 금연을 유지하면 금연성공으로 간주하여 상담을 종결한다. 종결상담에서 잠재적 재흡연 가능성에 대한 각오를 다지고 대처전략을 확인하면서 혼자 금연을 이어가도록 격려하는데 도움이 필요한 경우 언제든지 지원을 요청하도록 당부한다. 지역사회 금연상담의 내용별로 다루어야 할 구체적인 내용은 다음과 같다.

① 흡연관련 정보수집

금연상담의 시작과 함께 먼저 내담자의 흡연관련 정보를 수집해야 한다. 흡연관련 정보는 보통 금연상담 처음 1-2회기에 주로 수집하며 그중 일부 정보는 금연을 유지하는 동안 지속적으로 또는 어느 정도 경과 후에 반복 수집한다. 수집한 정보는 구체적인 금연 중재 계획과 관리에 활용해야 하므로 주요 정보의 내용과 내용별 용도를 이해하고 그에 맞게 정보를 수집하고 관리하는 것이 필요하다. 수집하는 주요 흡연관련 정보와 활용 특성은 [표 7-1]과 같다.

표 7-1 금연상담시 수집하는 흡연관련 정보의 내용과 활용

특성	세부 내용	활용
일반적 특성	이름, 성, 나이, 연락처, 주소, 학력, 직업, 경제수준 등	상담 진행과 연락의 기본 정보
금연지지자	가족, 친지, 동료 등 내담자의 금연을 지지하는 가까운 주변인	금연유지를 위한 모니터링과 지원자로 협력 가능
만성질환과 건강위험행동	고혈압, 당뇨병, 고지혈증 관련 – 신체계측: 키, 체중, 복부둘레, 혈압, 비만도 – 질문: 음주, 운동, 비만, 혈압(평균), 공복혈당, 고지혈 등	흡연이 만성질환에 미치는 영향을 강조하여 금연동기를 강화하는데 활용
흡연력	흡연시작연령, 총흡연기간, 하루 흡연량, 니코틴패치 금기증 여부 등	누적 흡연량 확인 금단증상 예상
금연시도 경험	과거 금연시도 횟수, 지난 1년간 금연 시도 여부, 과거에 활용한 금연방법, 본인이 생각하는 금연실패 이유 등	과거 실패경험, 금연에 대한 자기효능감 등을 금연계획에 참고
호기일산화탄소	호기일산화탄소량	혈중 일산화탄소 농도 확인(흡연 여부와 흡연량 확인 지표)
금연 이유와 흡연유혹 상황	금연하고 싶은 이유, 하루 중 흡연을 참기 어려운 시기 등	금연해야 하는 이유를 바탕으로 금연목표 설정
금연 동기, 자신감, 준비도	금연 동기, 금연 자신감, 금연 준비도	내담자의 금연 의지, 금연 준비도 확인
니코틴의존도	니코틴 의존 정도(설문)	금연성공 예측과 약물요법 적용 결정에 참고

㉠ **일반적 특성**: 내담자에 대해 참고할 기본적인 개인정보이다. 첫 번째 방문일을 포함한 간단한 인구사회학적 특성들을 조사하며 상담을 진행하는 동안 내담자 기본 정보로 활용한다.

㉡ **금연지지자**: 가족, 친지, 동료 등 내담자의 주요 생활영역에서 내담자의 금연을 지지하는 사람을 파악하는 것으로서 주변에 금연지지자가 많을수록 금연성공 가능성이 높다. 금연 전략 수행시에 내담자나 상담사를 도와 금연 협력과 지지자의 역할을 할 수 있다. 같은 맥락으로 주변에 흡연자가 있으면 금연에 방해가 되므로 주변 흡연자에 대해서도 파악한다.

㉢ **만성질환과 건강위험행동**: 흡연은 주요한 만성질환의 이환 및 진행과 관련이 깊기 때문에 성인 이후 금연시도자에게는 금연 유지를 위한 주요한 동기로 활용할 수 있다. 특히 내담자가 만성질환이 있거나 이환 가능성이 높을 때 만성질환과의 관련성을 강조하여 금연동기와 의지를 강화하는데 유용하다. 고혈압, 당뇨병, 고지혈증을 중심으로 관련정보를 수집하는데 먼저 신체계측(키, 체중, 복부둘레, 혈압, 비만도)을 실시하고 음주, 운동, 비만, 혈압, 공복혈당, 고지혈에 대한 질문으로 정보를 수집한다. 또한 관련하여 복용 중인 약도 함께 조사한다.

㉣ **흡연력**: 흡연량과 흡연기간 등의 흡연관련 정보는 금연시도시 금연의 어려움이나 금단증상 등을 예상하고 금연계획을 하는데 참고가 된다. 흡연 시작연령, 총 흡연기간, 하루 흡연량, 니코틴패치 금기증 여부 등을 포함한다. 금연을 위해 약물요법을 계획할 때 최근 2주간 불안정한 협심증이나 심근경색 증상, 중증 부정맥, 뇌졸중, 만성 피부염이나 알레르기, 임신, 수유 등은 니코틴 패치 사용의 주요한 금기 조건으로 고려되며, 경구용 보조제는 여기에 소화장애, 식사장애, 경련, 정신과적 문제를 함께 고려해야 하므로 확인해 둔다.

㉤ **금연시도 경험**: 과거 금연실패 경험은 금연에 대한 부담감과 두려움을 높이고 자존감을 낮추는 역할을 할 수 있다. 그러나 전체적으로는 금연시도 경험이 많고 오랜 기간 시도해온 경우에 장기간 금연 유지 가능성이 높은 것으로 알려져 있다. 또한 실패했던 금연방법과 전략에 대해서도 알아두면 새로운 금연계획을 세

울 때 참고할 수 있다. 금단증상으로 인한 금연 실패 경험이 있는 경우는 금단증상에 대한 심리적으로 두려움이 클 수 있어서 초기에 약물요법을 함께 실시하는 것을 고려할 수 있다. 과거 금연시도 횟수, 지난 1년간 금연 시도 여부, 과거에 활용한 금연방법, 본인이 생각하는 금연실패 이유 등이 포함된다.

ⓗ **호기일산화탄소:** 호기일산화탄소는 담배연기에 포함된 일산화탄소가 혈액내 헤모글로빈과 산소 대신 얼마나 결합하였는지 즉, 흡연량을 나타내는 지표로서 호기일산화탄소량이 높을수록 흡연정도가 심하다. 이 농도는 단 1주간의 금연에도 변화가 생겨서 감소를 확인할 수 있으므로 금연의 단기 성과로서 금연동기를 높이고 지속하는데 가시적인 피드백 자료로 활용된다. 금연 시작 직전에 측정하여 금연 시작 이후 상담 때마다 확인하며 활용한다.

ⓢ **금연 이유와 흡연유혹 상황:** 금연하고 싶은 이유, 하루 중 흡연을 참기 어려운 시기를 조사하여 금연을 원하는 이유를 감안하여 금연목표를 정하고 흡연유혹 정도에 따라 금연 전략을 계획할 때 참고한다. 조사한 금연의 우선적 이유 2-3가지를 중심으로 금연 지속을 격려하고 지지할 때 주요한 강화 요소로 활용할 수 있다.

ⓞ **금연 동기, 자신감, 준비도:** 금연 동기, 금연 자신감, 금연 준비도를 전혀 아니다에서 매우 그렇다까지 10단계로 정도를 조사하는 것으로서 점수가 높을수록 금연 동기, 자신감, 준비도가 높다고 본다. 그 정도에 따라 내담자의 금연 의지와 금연시도 결심을 확인하고 언제쯤 금연계획을 세울 수 있을지 검토할 수 있다.

ⓙ **니코틴 의존도:** 파거스트롬의 니코틴 의존도 평가도구를 활용하여 니코틴 의존도를 평가한다(표 7-2). 평가된 니코틴 의존 정도와 과거 금연실패 경험 등을 종합하여 금연성공 예측과 약물요법 적용에 참고자료로 활용한다.

② 금연계획

금연동기, 금연자신감, 금연준비도가 높을수록 금연의지가 강한 것이므로 금연의지가 확인되면 내담자와 함께 바로 금연계획을 세운다. 금연계획은 주로 다음 네 가지를 중심

■ 표 7-2 파거스트롬의 니코틴 의존도 평가도구

항 목	응답범주	
1. 하루에 보통 몇 개피를 피웁니까?	① 10개비 이하 ③ 21-30개비	② 11-20개비 ④ 31개비 이상
2. 아침에 일어나 얼마 만에 첫 담배를 피웁니까?	① 5분 이내 ③ 31분-1시간 이내	② 6-30분 이내 ④ 1시간 이후
3. 금연구역(도서관, 병원 등)에서 담배를 참기가 어렵습니까?	① 예	② 아니오
4. 하루 중 담배 맛이 가장 좋은 때는 언제입니까?	① 아침 첫 담배	② 그 외의 담배
5. 오후나 저녁시간보다 오전 중에 담배를 더 자주 피웁니까?	① 예	② 아니오
6. 몸이 아파서 종일 누워있을 때도 담배를 피웁니까?	① 예	② 아니오

〈평가방법〉 10점 만점으로 6개 항목 점수를 합산한다.
〈판정방법〉 0-3점: 낮음, 4-6점: 중등도, 7-10점: 매우 높음
출처: Heatherton TF, Kozlowski LT, Frecker RC, & Fagerstrom K. (1991). The Fagerstrom test for Nicotine dependence: A revision of the Fagerstrom tolerance questionnaire. British Journal of Addiction, 86, 1119-1127.

으로 구성할 수 있다.

㉠ 금연동기 확인과 금연 시작일 결정하기: 금연의지가 확인되면 내담자와 함께 바로 금연 시작일을 정하고 구체적인 계획을 시작하는데 일반적으로 금연상담 처음 1-2번째 회기에 해당한다. 금연의지를 확고히 하기 위해서 금연해야 하는 이유 목록을 잘 보이는 곳에 붙여두는 것도 유용하다. 금연 시작일은 대체로 금연 결심 이후 일주일 이내로 가깝게 정하는 것이 좋은데 사정이 있는 경우를 고려할 때 15일 이내로 정한다. 많은 사람들과 만나는 일정, 술자리, 업무마감, 시험 등 흡연욕구를 자극할 수 있는 날은 금연시작일에서 피한다. 개인적으로 의미있는 숫자나 날짜를 활용하면 금연의 개인적 가치를 높일 수 있다. 금연서약서는 흡연과 이별하는 결심을 다지는데 많이 활용된다.

㉡ 금연시작을 주위의 가까운 사람들에게 알리기: 가정과 직장/학교, 친지/친구 등 주요 생활영역별로 내담자의 금연시도를 지지해줄 금연후원자 목록을 만들고 이들에게 연락하여 금연 결심과 금연시작일을 알리고 필요한 도움과 격려를 요청하도

록 한다. 어떤 일을 할 때 혼자가 아니라 주변의 많은 사람들에게 알리고 그들이 이것을 가치있고 중요하게 여길수록 책임과 부담을 가지게 되어 변경이나 중도에 포기하는 일이 훨씬 줄어든다. 후원자들이 보내준 격려 메시지나 글이 있다면 모아서 잘 보이는 곳에 붙여놓는 것도 좋은 방법이다. 상담사도 후원자들의 연락처를 받아두어 금연기간이 지속됨에 따라 강화와 격려가 필요할 때 후원자들에게 협력을 요청할 수 있다.

금연 후원자가 도와줄 수 있는 방법은 지속적으로 관심을 가지고 금연 유지에 적극적으로 칭찬과 격려를 해준다. 금단증상을 표현할 때 금연시도자가 차츰 자신의 증상을 자각하면서 그에 맞는 대처방법을 찾아 시도하도록 도우며 함께 해준다. 작은 실패에 좌절하지 않도록 계속적으로 용기를 주고 격려한다. 흡연욕구를 자극할 만한 상황이나 물건을 치우거나 자제한다.

ⓒ **금단증상 대처방법 계획하기**: 흡연력과 니코틴의존도 등을 미루어 금단증상을 어느 정도 예상할 수 있다. 금단증상으로는 공격성, 신경질, 우울감, 불안정, 집중력 저하, 식욕 증가, 두통, 불면증, 입마름, 흡연욕구 등이 있는데 금연시도자가 알고 대비할 수 있도록 금단증상의 종류와 대처방법에 대한 구체적인 정보를 제공하고 충분히 설명해 준다(표 7-3). 특히 신경질, 우울, 집중력 저하 등의 심리적 스트레스 증가와 일시적인 체중 증가에 대해 동요되지 않고 흡연욕구를 억제할 대처방법을 미리 정하고 함께 있어줄 후원자를 정해두는 것이 필요하다.

가능한 금연자 스스로 자각하여 의지적으로 대처하는 것이 권장되므로 금단증상별로 금연기간 동안 체내에 일어나는 긍정적인 변화를 상기하며 극복할 수 있도록 충분히 정보를 제공해주는데, 관련된 정보원으로 비슷한 처지의 금연성공자들로부터 상황별 금단증상에 대한 실제적인 대처에 대해 문의하고 지지를 받을 수 있도록 연결해주는 것도 방법이 된다.

ⓓ **주변 환경 정리하기**: 금연준비의 마지막으로 금연 시작일 전에 자신과 자신의 주변환경을 금연하는데 도움이 되는 방향으로 정리하고 필요한 것을 준비해 둔다. 머리도 단정하게 자르거나 다듬는 것으로 새로운 마음을 가질 수 있다. 또한 물을 충분히 마시는 것은 흡연욕구나 금연으로 인한 식욕 대처에 도움이 되므로 생수나 물병을 충분히 준비해 둔다. 또한 담배나 라이터 등은 모두 없애고 당분간 흡연자

표 7-3 주요 니코틴 금단증상과 극복방법

금단증상	인체변화	대처방법	지속기간
기침, 입마름, 목 아픔	폐 안의 타르가 제거되고 있다.	• 기침을 한다. • 물을 마셔서 기관지 점막을 부드럽게 한다. • 입이 마를 때 껌을 씹는다.	장기흡연자에서 더 오래 지속된다.
투덜대고 신경이 날카로워짐	뇌에서 흡연 욕구와 싸우고 있다.	손으로 무언가 일을 하도록 한다.	흡연충동은 한번에 2-3분 정도 지속됨을 상기
두통, 피로감, 어지러움	인체가 산소를 전보다 더 많이 공급받고 있다.	운동을 하거나 잠깐 낮잠을 잔다.	며칠동안 지속
우울함	• 담배없는 생활에 익숙치 않아서 발생한다. • 차츰 익숙해지고 있다.	• 친구와 이야기 나눈다. • 우울함을 잊는 다른 활동을 한다.	며칠동안 지속
뭔가 먹고 싶음	손과 입이 뭔가 움직이고 싶어한다.	해바라기씨, 당근, 오이 등을 먹거나 무가당껌을 씹어본다.	새로운 습관이 형성될 때까지 지속

출처: 한국보건사회연구원. 금연절주교육 가이드. 보건복지부, 2006.
재인용: 한국건강증진개발원. 2015년 보건소 금연클리닉 상담매뉴얼. 보건복지부, 2015.

와 만나는 기회를 피하는 방향으로 일정을 조정해 둔다. 집안을 깨끗이 청소하고 이불이나 커튼도 세탁하여 분위기를 새롭게 한다. 또 일정 기간 금연 지속에 대해 스스로 원했던 것을 정해서 상을 주는 보상체계도 활용할 수 있다.

③ 금연시작과 지속

금연계획에 따라 내담자가 금연을 시작하면서 금연상담을 병행한다. 금연클리닉을 기준으로 금연상담은 회기별로 20-30분 내외이고 금연시작일부터 6개월 동안 금연을 유지하면 성공으로 간주하고 상담을 종결한다.

보통 정보수집, 금연계획, 금연시작일 상담까지 처음 2~3회기 상담을 포함하여 1주, 2주, 4주, 6주, 8주, 12주, 24주차에 금연상담을 실시하고 금연 평가를 한다. 중간에 재흡연을 하지 않고 계속 금연을 유지한다면 보통 10회기 이내에 종결상담을 할 수 있고, 6주 이후 상담부터는 온라인이나 전화를 통한 간접상담으로 진행할 수 있다.

금연상담의 내용은 첫 회기의 흡연관련 정보수집 이후부터 금연 진행에 따라 금연시작일 상담, 이후 회기별 상담, 종결 상담으로 나누어 볼 수 있다(한국건강증진개발원,

2015).

㉠ 금연시작일 상담

- 첫날 느낌을 물어보고 걱정하고 있다면 안심시키면서 담배를 모두 버렸는지 확인한다.
- 호기 일산화탄소를 측정한다.
- 약물요법이 필요한지 의논하여 결정한다.
- 완전한 금연이 중요함을 강조한다.
- 대처기술에 대해 추가적인 정보나 지원을 제공한다.
- 일주일 후로 다음 상담일을 정한다.

㉡ 이후 회기별 상담

- 지난 상담 이후 금연 상태를 확인한다: 완전 금연상태이면 칭찬과 격려 피드백을 한다. 금연을 중단했다면 다시 금연시작일을 정한다.
- 금단증상과 그에 따른 불편감을 확인하며 곧 사라짐을 인식시킨다.
- 호기 일산화탄소를 측정하여 개선정도를 확인한다.
- 완전금연의 중요성을 강조한다.
- 다음 상담일정을 정한다. 금연시작 이후 6주까지는 1-2주 간격으로 대면상담을 한다.

㉢ 종결 상담

- 니코틴 보조제 사용 여부를 확인한다.
- 재흡연 유혹 상황에 대한 대처전략을 제안해준다.
- 향후 지원에 대해 안내한다. 추구관리에 들어가도 필요한 또는 추가 정보가 생기면 계속 제공해 준다는 것과 혼자 금연 유지가 어렵다고 생각하면 추구관리가 가능함을 알려준다.

④ 금연 모니터링과 평가

금연상담을 통한 금연 유지 모니터링과 금연성공 평가는 기본적으로 금연시작 4주, 6주, 8주, 12주, 24주 전후의 시점에서 실시하며 금연성공 여부를 확인한다. 대표적인 금연 평가방법은 자가보고, 호기일산화탄소, 소변 코티닌 검사가 있다.

㉠ **자가 보고**: 내담자의 자가보고에 의해 이루어진다. 보고자의 금연 인식에 따라 6개월간의 가벼운 흡연시도나 경험을 무시하고 성공적이라고 생각하여 금연했다고 응답하는 경우도 있고 상담자의 관심과 기대를 의식하여 실패 경험을 말하지 않는 경우 등이 생길 수 있어서 생리적 검사 결과와 함께 확인하는 것이 좋다.

㉡ **호기일산화탄소 측정**: 4주나 6주 금연성공은 대면상담을 통해 자가보고와 호기일산화탄소 농도를 함께 고려해서 본다. 금연 시작부터 6주 정도까지는 비교적 개선의 정도가 명확하므로 긍정적 강화로 활용할 수 있다. 그러나 호기일산화탄소 농도는 반감기가 짧아서 이전 24시간 동안의 금연만 확인이 가능하며 금연상태와는 독립적으로 간접흡연이나 주변의 매연 등에 의해 측정값이 영향을 받을 수 있으므로 유의한다.

㉢ **소변 코티닌 검사**: 소변 코티닌은 반감기가 길어서 신뢰성이 높은 지표로서 지난 1주일간의 금연 확인이 가능하다. 그러나 니코틴 보조제의 약물요법을 사용할 경우 실제 흡연과 외부 니코틴 보조를 구분할 수 없기 때문에 사용에 유의해야 한다.

(4) 금연 중재 방법

금연시 활용할 수 있는 중재 방법은 크게 행동요법과 약물요법으로서 금연상담시에 상담사의 도움을 받아 내담자의 상태와 욕구를 고려하여 구체적인 금연 중재 방법을 계획하고 실시한다. 공통적으로 흡연욕구와 금단증상을 극복하고 조절하기 위한 방법들이다.

① 금연 행동 요법

상담과 교육을 통한 행동요법은 주로 담배를 끊도록 설득하는 것과 담배를 끊은 사람이 그 결정을 유지하도록 설득하는 것으로 흡연에 대한 자신의 대처 정도를 자각하고 스스로 대처능력을 길러 실천하는데 목적을 둔다. Shiffman(1985)은 금연상담의 주요 기능으로 내담자의 동기 변화를 일으키는 강화를 들었다. 따라서 자기관찰 기술을 향상시켜 적절한 대처행동을 실천하도록 하고 스스로 실천하고 조절할 수 있다는 내적 신념인 자기효능감을 높이는데 주안점을 둔다. 금연시도자의 인지와 의지를 이용한 인지행동치료가 가장 근본적이고 안정적인 효과를 내는 것으로 보고된 바 있다(서홍관 등, 2002).

주로 흡연욕구를 효과적으로 대처하는 방법들로서 금연진행경과에 따라 흡연충동 대처, 금연지지, 재흡연 예방 요법으로 나눌 수 있다. 공통적으로 흡연과 금연에 대한 정보를 충분히 제공하여 일반적 이해를 바탕으로 해야 하는데, 최소 4주 또는 6회기에 걸친 지속적인 인지행동적(cognitive behavioral) 상담의 주요 내용은 다음과 같다.

㉠ **흡연충동 대처**: 흡연욕구를 충동하는 자극 상황들에 대한 일반적 이해와 함께 자신이 민감한 상황을 금연시작 전에 조사하여 가능한 피할 수 있도록 대처방법을 마련해두는 것이 효과적이다.

- 흡연 충동상황 인지하기: 금연일기, 흡연유혹 일지 쓰기
- 대처 기술 개발하기: 주요 흡연충동 상황별(스트레스, 무료, 긴장, 욕구) 대처 전략 마련하기
- 자극상황 피하기

㉡ 금연지지

- 금연서약서 작성하기: 가까운 지인들에게 금연 시작 알리기
- 흡연의 부정적 결과 적어보기: 사회측면, 건강측면, 수명측면, 경제측면 등
- 자기 보상하기: 정해진 기간까지 금연 유지시 좋아하는 일 하기(쇼핑, 외식 등)
- 흡연 손익계산서 작성하기: 담배구입 비용, 흡연으로 인한 의료비, 흡연 시간 등

㉢ 재흡연 예방

- 자기통제능력 경계하기: 얼마간 금연 성공한 것으로 모든 상황에서 조절가능하다고 자만하지 않기
- 자기연민 경계하기: 가끔은 예외와 위로가 필요하다는 자기연민으로부터 벗어나기

② 금연 약물요법

금연을 위해 사용되는 약물 요법은 니코틴보조제와 경구용 금연약물이 있는데, 금단증상과 흡연충동을 약화시키는데 효과가 있다. 니코틴보조제에 효과가 없거나 부작용이

있는 경우에 2차 약제를 쓰는 것이 일반적이다(보건복지부, 2005).

㉠ **약물요법에 필요한 정보수집**: 니코틴의존도(파거스트롬 평가표)와 일일 흡연량을 함께 고려한다.

㉡ **대상자 선정과 금기증**: 니코틴의존도 점수가 4점 이상, 3점 이하여도 여러번 금연 실패 경험이 있는 경우, 실제 금단증상 또는 흡연충동 강도와 횟수에 따라 약물요법을 고려한다. 일일 흡연량이 하루 20개비 이상이거나 하루 중 첫 흡연이 기상 후 30분 이내인 경우는 약물요법을 우선 고려할 수 있다.
신체적 건강상태에 따라 약물요법이 부적절하거나 의사 확인이 필요한 금기사항이 있다. 최근 2주 이내에 중증 심혈관질환(심근경색, 협심증, 부정맥, 뇌졸중 등) 소견, 임신, 또는 피부 알레르기가 있는 경우는 니코틴보조제 사용을 금한다. 이 밖에 경련, 정신과적 질환, 식사장애(대식증, 신경성 식욕부진 등), 간기능 이상의 경우는 경구용 금연보조제 사용이 어려우므로 의사 확인이 필요하다(한국건강증진개발원, 2015).

㉢ **약물 유형별 사용 설명**: 니코틴 보조제(패치, 껌, 트로키 등)는 금단현상을 일시적으로 완화하기 위해서 담배의 유해성분을 포함하지 않은 순수 니코틴을 외부에서 공급해주는 방법이다. 패치, 껌, 트로키 등이 우리나라에서 많이 사용되는데 껌보다는 패치의 효과가 좀더 높은 것으로 보고되고 있다(West & Shiffman, 2001). 일반적으로 처음 8-12주 동안 사용을 권장한다.
경구용 금연약물(바레니클린, 부프로피온)은 의사처방이 필요하다. 부프로피온은 니코틴을 포함하지 않은 약물로서 본래 항우울제로 개발되었으나 우울증과 무관하게 금연에 효과가 있음이 밝혀져 금연보조제로 사용된다. 경구용으로 복용이 편리하고 금연 이후의 체중증가를 억제하는데 도움이 되는 것으로 알려져 있다. 바레니클린과 동일하게 금연시작 1-2주 전에 미리 복용을 시작한다.

㉣ **약물요법의 적용과 부작용 모니터링**: 사용법을 안내하고 1-2주치 보조제를 제공하여 사용해 본 뒤에 상담을 통해 효과와 약물사용의 불편감이나 부작용을 모니터링한다. 경구용 약물의 부작용이 심할 경우 즉시 사용을 중단하고 상담하도록

지도한다. 주요 부작용으로 니코틴 보조제는 피부자극이나 수면장애가 있고 바레니클린은 구역과 이상한 꿈이 주요 부작용이며, 부프로피온은 불면증과 입마름이 주요 부작용으로 알려져 있다(한국건강증진개발원, 2015). 과거 여러번 금연실패 경험이 있었거나 금연시도에 어려움이 많았던 경우는 더 세심한 관찰과 지지가 요구된다.

ⓜ **약물요법 평가:** 대상자가 약물요법을 제대로 적용하는지와 계획대로 사용하는지 확인하고 사용자의 생각대로 사용을 중단하거나 조정하지 않도록 한다. 남은 보조제는 반납하도록 협조를 구한다. 또한 약물요법이 대상자의 금연에 도움이 되는지 모니터링한다. 매 회기 상담마다 금단증상과 흡연충동의 조절 정도를 확인하고 조설에 효과가 있다면 격려하며 나음 상담을 지지한다.

2) 절주상담

지역이나 문화마다 술의 종류나 용기의 크기가 다양해서 적정 음주량에 대해 통일된 기준을 찾기가 어렵다. 우리나라에서는 주로 남자는 하루 2잔 이하, 여자는 1잔 이하를 음주의 적정량이라고 보고 있다(이광자, 박승하, 박경옥, 2012).

문제 음주는 음주자 당사자에게 신체적, 정신적, 사회적 문제를 야기하여 신체적으로는 먼저 간기능에 심각한 영향을 미치고 고혈압이나 심근경색, 심장마비와 같은 심혈관기능을 악화시키며 성기능에도 영향을 미친다. 정신적으로 음주는 불면이나 우울을 심화시키고 자살과 관련이 깊으며 다른 향정신성 약물 사용의 관문(gateway) 역할을 하는 것으로 알려져 있다. 문제음주는 사회적으로도 관계 불화나 갈등을 심화시키고 음주운전이나 폭행, 성범죄 등 사회적 범죄와 자주 연루된다. 음주와 약물남용 예방을 위한 상담은 다른 상담과는 달리 중독이라는 독특한 특성과 결부되어 있으며, 가족을 비롯한 사회적 관계가 상담과정에 중요한 영향을 미치기 때문에 다각적인 접근과 훈련이 필요하다.

(1) 알코올 의존의 개념

음주나 흡연을 비롯하여 각종 약물사용이 문제가 되는 이유는 공통적으로 처음에는 자의적으로 사용하지만 점차적으로 스스로 그 사용에 대한 통제능력을 상실하는 '중독(addiction)' 증상을 야기하기 때문이다. 음주에 있어서 중독과 관련하여 사용하는 용어에는 문제 음주, 알코올 남용, 알코올 의존, 알코올 중독 등이 있다.

① 문제 음주(Problem drinking)

중독은 아니지만 자신과 다른 사람에게 문제를 일으키는 음주를 말한다.

② 알코올 남용(Alcohol abuse)

술을 적당한 정도로 통제하여 마시지 못하는 상태이며, 더 심해지면 의존으로 진행된다.

③ 알코올 의존(Alcohol dependence)

알코올 중독과 같은 의미로서 알코올을 끊었을 때에 금단현상이 생기는 것의 의학적 표현이다. 알코올 의존은 일차적, 진행적, 만성적, 치명적, 그리고 가족집적(family aggregation)의 특성을 띤다.

④ 알코올 중독(Alcoholism)

알코올 의존의 일반적 표현으로 습관성 음주로 인해 조절능력을 상실하여 일상생활이나 대인관계, 직업수행능력이 손상되고 주요 생활기능장애를 일으키는 만성적인 질환이다.

(2) 알코올 의존의 과정

내성과 금단증상을 경험하고 음주나 약물사용을 스스로 조절하지 못하여 사회적, 직업적 활동 및 여가활동을 줄이거나 못하게 되면 의존 과정이 진행되는 것인데, 알코올을 비롯한 약물의존은 크게 다음의 4단계로 진행된다.

① 1단계: 기분변화의 학습

약물과 그 영향을 '믿는' 것을 습득하는 단계이다. 사용할 때마다 도취감과 같은 일시적인 기분변화가 발생한다는 것을 학습하고 약물 사용량 조절을 통해 도취감을 조절하는 법을 익힌다.

② 2단계: 기분변화의 추구

때와 장소를 '적당히 가려' 사용량과 그 결과를 조절하며 약물사용에 대해 자기 나름의 규칙을 가지고 그에 따라 행동한다. 차츰 과용으로 인한 신체적 부작용을 겪는 경험을 종종 하게 되지만 아직 죄책감을 느끼지는 않는다.

③ 3단계: 유해한 의존

약물 사용에 대한 통제력을 상실하여 자신이 정한 규칙을 더 이상 지키지 못하고 마음을 빼앗기는 정도가 점점 심해진다. 자신에 대한 실망감과 정서적 혼란이 가중되어 합리화, 심리적 고통, 죄책감에 시달린다. 건강, 정서, 영적인 생활, 가정 생활 등이 악화된다.

④ 4단계: 정상유지를 위한 복용

생활 유지와 생존을 위해 약물을 사용하는 단계로서 목적이 흥분 도달이 아니라 '정상기분 유지'이다. 내성이 한층 강해지며 약물에 대한 통제력 상실과 기억력 상실이 잦아진다. 편집증적인 사고가 많아지며 행동을 예측하기 힘들어진다.

(3) 음주 평가

알코올 상담을 위한 음주 평가는 평가 내용에 따라 음주 프로파일(drinking profile)과 알코올 의존도(addiction severity) 평가가 있으며, 평가방법에 따라 면접이나 자가 평가와 전문의에 의한 진단 평가로 나누어 볼 수 있다. 이 외에 개인의 음주의지와 관련된 인지행동적 요인 조사를 통해 개인의 음주행동을 부추기는 인지상황적 요인과 이러한 상황에 대한 개인의 반응을 통해 음주와 관련된 상황 및 환경 요인과 자아존중감에 대한 정보를 얻을 수 있다. 조사에 따라 인지행동적 요인 문항들은 음주 특성 영역에 포함하여 조사하는 경우도 많다. 기본적으로 음주 특성과 의존도 평가를 하는데 의존도 평가 도구로 자가평가 유형의 AUDIT이 있다.

① 음주 프로파일(Drinking profile)

절주 상담을 위해 필요한 기본 음주 특성은 일반적 특성, 음주력, 음주의지 정보로 나눌 수 있다. 미국에서 일반 음주 특성 조사에 널리 활용된 도구로 알코올과 약물중독센터(Centers for Alcoholism, Substance Abuse, and Addictions)가 활용하는 'Comprehensive Drinker Profile(CDP)'이 있다(CASAA web site: http://casaa.unm.edu; Sperry et al., 2005).

일반적 특성으로 연령, 가족, 직업, 수입, 교육 등을 포함하였고, 음주력 관련 내용으로 과거 음주력(음주시작 연령, 가족력, 문제음주 경험 등), 현재 음주패턴(상태, 빈도,

양 등), 문제음주행동, 음주관련 생활문제가 포함되었다. 음주의지와 관련하여서는 음주 이유, 음주의 효과, 절주시도 경험, 현재 절주 의지와 기대정도를 포함하였다. 우리나라 국민건강영양조사의 음주행태 설문도 이와 비슷한 음주력 질문이 포함되어 있다.

② Alcohol use disorder identification test(AUDIT)

표 7-4 문제음주 평가 도구 AUDIT(자가평가판)

문항	점수				
	0	1	2	3	4
1. 술을 마시는 횟수는 어느 정도입니까?	전혀 안 마신다	한달에 1번 이하	한달에 2-4번	일주일에 2-3번	일주일에 4번 이상
2. 술을 마시는 날은 보통 몇 잔을 마십니까?*	2잔 이하	3~4잔	5~6잔	7~9잔	10잔 이상
3. 한번의 술좌석에서 6잔(또는 맥주 2,000cc) 이상을 마시는 횟수는 어느 정도입니까?	전혀 없다	한달에 1번 이하	한달에 1번 정도	일주일에 1번 정도	거의 매일
4. 지난 1년간 일단 술을 마시기 시작하여 자제가 안된 적이 있습니까?	전혀 없다	한달에 1번 이하	한달에 1번 정도	일주일에 1번 정도	거의 매일
5. 지난 1년간 음주 때문에 일상생활에 지장을 받은 적이 있습니까?	전혀 없다	한달에 1번 이하	한달에 1번 정도	일주일에 1번 정도	거의 매일
6. 지난 1년간 과음후 다음날 아침 정신을 차리기 위해 해장술을 마신 적이 있습니까?	전혀 없다	한달에 1번 이하	한달에 1번 정도	일주일에 1번 정도	거의 매일
7. 지난 1년간 음주후 술을 마신 것에 대해 후회한 적이 있습니까?	전혀 없다	한달에 1번 이하	한달에 1번 정도	일주일에 1번 정도	거의 매일
8. 지난 1년간 술이 깬 후에 취중의 일을 기억할 수 없었던 적이 있습니까?	전혀 없다	한달에 1번 이하	한달에 1번 정도	일주일에 1번 정도	거의 매일
9. 당신의 음주로 인해 본인이 다치거나, 또는 가족이나 타인이 다친적이 있습니까?	전혀 없었다	과거에는 있었지만 지난 1년 동안은 없었다(2점)		지난 1년 동안 그런적이 있었다(4점)	
10. 가족이나 의사가 당신의 음주에 대해 걱정을 하거나 또는 술을 끊거나 줄이라고 권고를 한 적이 있습니까?	전혀 없었다	과거에는 있었지만 지난 1년 동안은 없었다(2점)		지난 1년 동안 그런적이 있었다(4점)	

* 소주, 양주 구분없이 각각의 술잔으로 계산함. 단, 맥주는 작은 병맥주 1병, 캔맥주 하나 또는 생맥주 350cc를 한잔으로 계산함.

출처: Barbor TF, Higgins-Biddle JC, Saunders JB, Monteiro MG. AUDIT, The Alcohol use disorders identification tests: Guidelines for use in primary care (2nd ed.). World Health Organization, 2001.

세계보건기구가 개발하여 활용하고 있으며 미국과 우리나라의 국가수준 건강조사에도 활용되는 대표적인 문제음주 평가 도구이다(Barbor et al., 2001; 질병관리본부, 2016). 주로 알코올 의존도(addiction severity)와 의존 특성을 파악하는데 활용한다. 총 10문항으로 구성되어 문제별로 5점이나 3점 척도로 이루어져 있는데 각 문제의 응답별 배점이 표시되어 있어서 응답과 평가가 쉽다(표 7-4 참조). 총점이 12점 이상이면 문제음주로 판단하고, 15점 이상은 알코올사용장애 의심자, 26점 이상인 경우는 알코올의존의심으로 간주한다. 총점이 15점 이상의 알코올사용장애 의심 수준부터는 반드시 의사상담을 할 것을 권고하고 있다.

(4) 절주상담의 과정과 내용

① 행동변화단계에 따른 절주상담의 과정

Procheska와 DiDlemente의 변화단계이론의 행동변화 5단계를 기준으로 절주 행동변화 단계에 따라서 문제음주자 또는 일반인을 대상으로 하는 절주 상담을 계획하고 진행할 수 있다.

㉠ 1단계 : 고려전 단계(Precontemplation)

- 특성: 가까운 미래에 어떤 변화 의지를 가지고 있지 않은 단계이다. 문제를 인식하지 못한 상태로 특징은 '부정'으로 문제의 부정적인 측면을 외면하고 긍정적 측면에 비중을 둔다.
- 개입: 자신에 대한 의구심을 유발하고 심각성을 인식하는데 중점을 둔다. 현재 행동의 문제점과 위험도에 대해 인식하도록 돕는다. 문제음주에 대한 지식을 제공하고 이와 함께 자신의 행동의 결과를 탐색하게 함으로써 의식을 증진시키는데, 술이 자신과 환경에 어떤 영향을 끼쳤는지를 깨달을 수 있도록 동기화하는데 힘쓴다.

㉡ 2단계 : 고려 단계(Contemplation)

- 특성: 자신의 문제에 대해 인식하고 그것을 극복할 방법에 대하여 심각하게 고민하지만 아직 어떠한 행동도 취하지 않는 단계이다. 문제의 해결책에 대해 진지하게 고민하는 것이 이 단계의 특징이다.

- 개입: 변화를 위한 정보를 제공하고 문제해결방법을 찾을 수 있도록 돕는다. 문제음주를 통제하고 음주량을 스스로 조절하는데 대한 자기효능감을 높일 수 있도록 유도해야 한다.

ⓒ 3단계 : 준비 단계(Preparation)

- 특성: 의도와 행동이 결합되는 단계로서 가까운 미래에 변화할 수 있도록 준비하는 단계이고 행동을 취하기 직전 단계에 있다.
- 개입: 선택한 행동방침을 따라 실행에 옮기도록 굳게 약속해야 하며 이러한 변화의 결심을 주변에 공개하도록 한다. 구체적인 계획과 변화과정을 구상한다.

ⓔ 4단계 : 실행 단계(Action)

- 특성: 음주 문제를 극복하기 위하여 자신의 행동, 경험 및 환경을 조정하는 단계로서 자신의 행동과 주변환경을 바로잡으려고 시도한다. 가장 큰 태도상의 변화가 나타나며 다른 단계에 비하여 훨씬 가시적인 변화가 일어난다. 시간과 에너지를 투여하게 되는 단계이다.
- 개입: 변화를 위한 시도를 하도록 돕는다.

ⓜ 5단계 : 유지단계(Maintenance)

- 특성: 재발을 방지하고 실행단계에서 얻은 변화를 안정화시키는 단계로 변화가 계속되는 특징이 있다.
- 개입: 재발 방지를 위한 전략을 파악하도록 돕는다. 재발로 인해 마음이 상하거나 의기소침해지지 않고 고려, 결정, 행동 단계의 과정을 다시 시작할 수 있도록 지원한다.

② 정보수집과 절주계획

절주상담을 진행하기 위해서는 음주와 관련된 정보를 수집하여 내담자의 의지가 확인되면 이를 바탕으로 절주계획을 세울 수 있다(Sperry et al., 2005; 보건복지부, 2006).

ⓐ 음주관련 정보수집

- 혈압, 체중 등 기본적인 신체 계측 및 활력치 측정

- 과거 병력 확인: 특히 간질환 중심으로 최근 질병과 복용 중인 약물 파악
- 필요시 혈액(간기능) 검사 의뢰
- 음주력과 절주의지 평가: 음주 시작연령, 음주 기간, 평균 1주간 음주량, 1일 최대 음주량, 절주이행 의지 등
- 음주관련 문제 경력 조사: 알코올 문제 가족력, 임신 여부, 스트레스 수준과 최근 경험하는 스트레스 생활사건, 가족관계의 어려움, 음주관련 법적 문제(음주 운전, 취중 폭력 등) 여부
- 문제음주 및 알코올의존도 평가: (AUDIT)

㉡ 절주계획

- 내담자의 절주 동기와 의지 확인
- 목표 설정: 개인적인 절주 이유를 바탕으로 목표 설정
- 상담 및 중재 방법 결정:
  - 직접 서비스 제공 또는 임상적 치료 의뢰 여부를 결정
  - 직접상담 서비스 제공시 관리목표 설정: 절주와 단주의 두 가지 중에 선택하는데, 알코올 의존 가족력, 본인의 알코올 의존성, 알코올 관련 폭력 등 법적 문제가 있는 음주자는 반드시 단주를 목표로 설정
  - 가족상담이나 부부상담이 필요한지 판단
  - 다른 전문가(정신과, 내과, 산부인과 등) 진료 협력이 필요한지 확인
  - 대처기술, 미술, 운동 등 기타 치료요법 연계의 필요성을 판단

- 금주일 결정: 내담자의 의지를 중심으로 지지와 격려를 통해 행동변화 시작일을 결정한다.

(5) 절주상담의 주요 중재 기법

① 음주행동 자가-통제 훈련

내담자가 어떻게 자기 스스로의 행동변화를 시작하고 유지할 수 있는지 가르치는 교육적 중재이다. 음주나 약물 사용 완화 또는 절제를 목표로 하는 내담자에게 적합하다. 내담자 스스로가 작성하는 자기 행동과 경험에 대한 '일일 모니터링' 또는 '생활일기' 방

법이 바람직한 행동과 위험한 행동의 변화를 자각하는데 자주 활용된다.

② 기술 개발 프로그램

㉠ 스트레스 관리기술: 스트레스 관리기술을 개발하는 것은 매우 효과적인데, 실제로 문제음주나 약물을 사용하는 상당한 이유가 스트레스나 불안에 대한 도피이다. 근육이완 기법이나 명상은 신체의 긴장을 완화하면서 결과적으로 음주나 약물에 대한 유혹을 약화시킬 수 있다.

㉡ 거절을 위한 사회기술 훈련: 사회기술 훈련, 특히 '단정/거절' 훈련이 필요하다. 이는 음주나 약물의 사용이 많은 경우 사회적 압력 때문에 시작되거나 재발되기 때문이며 사회생활이 많은 성인에게도 필요하지만 음주를 시작하는 청소년들에게도 필요하다. 잘 거절하지 못하는 대상자들에게 꼭 필요한데, 내용 교육, 모델링, 리허설, 피드백 등의 방법을 통해 단정적 문장 사용을 연습한다.

㉢ 문제해결 훈련: 문제해결능력을 기르는 기술훈련이 도움이 된다. 내담자가 음주나 약물사용의 유혹에 잘 빠지는 상황이나 피하기 어려운 문제들을 기록하고 상담하면서 나름대로 효과적인 대책을 함께 고민하고 미리 준비하면서 피하기 어려운 상황의 폭을 점점 줄여가는 것이다.

③ 가족상담과 지지

가족 중 한 명이 음주에 문제가 있으면 가족 모두가 영향을 받고 또 가족들에게 음주문제를 가진 사람의 행동이 영향을 준다. 절주시도자의 노력이 우선적이지만 가족 구성원들이 바람직한 행동변화에 저해요인이 되어서는 안된다. 따라서 배우자와 가족들과의 관계와 행동 특성들을 조사하고 절주시도자의 행동변화를 위해 필요한 행동과 지지 요령을 가족구성원들과 공유하여 일상생활에서의 절주 지지가 적용되도록 해야 한다.

④ 자조조직(그룹) 가입 및 활동

자조조직 내에서는 서로 도움을 받고 도움을 줄 수 있는 상호적인 지지관계를 형성할 수 있으며 특히 알코올 중독 치료를 비롯한 알코올 의존이나 문제음주 회복과 관련하여 자조그룹 관계망이 전 세계적으로 구축되어 활동하고 있다. 비슷한 문제를 가진 자조조직 내에서는 회복 단계에 따라 서로 도움을 주고 도움을 받는 이중적 보상(dual reward)이 효과적으로 이루어져서 혼자서는 할 수 없는 일들에 도움을 받을 수 있어서 내담자의 자기효능감을 강화시킨다.

3) 운동상담

(1) 운동의 효과와 목적

규칙적인 운동은 신체적, 정신적, 사회적 측면 전반에 걸쳐 긍정적이고 지속적인 효과를 나타낸다. 신체적으로는 신체기능과 체력 향상을 통해 노화를 지연할 뿐만 아니라 규칙적인 운동을 통한 적정 체중 유지는 만성질환 예방 및 관리에 필수적인 역할을 한다. 심리적으로 피로나 긴장 완화와 같은 일시적 효과와 함께 불안이나 우울을 감소하는 긍정적 정서 증대에 효과적이다. 운동은 자기개념에도 긍정적인 영향을 미치는데, 운동을 통한 체중조절, 외모 및 체력의 향상은 자신감과 자존감을 높이는데 도움을 준다. 또한 운동은 여가생활과 스트레스 관리의 대표적인 방법으로 삶에 즐거움을 주며 여가활동으로 다른 사람들과 함께 하는 운동을 통해 사회성을 향상하고 긍정적인 관계를 넓힐 수 있다(이광자, 박승하, 박경옥, 2012).

사람들이 운동을 시작하거나 운동 프로그램에 참여하는 목적은 운동의 효과와 그 이해를 같이 한다. 이에 따라 운동 참여의 목적을 다음과 같이 정리할 수 있다.

① 건강과 체력 향상

운동은 신체적 건강과 체력을 유지, 증진하는 우선적인 방법으로서 사람들이 운동을 시작하는 가장 큰 이유이다. 규칙적인 운동을 통해 체력이 향상되면서 고혈압, 심장병, 골다공증, 당뇨병, 뇌졸중과 같은 만성질환의 위험이 낮아진다.

② 체중조절과 외모 관리

운동은 일차적으로 체중조절을 통해 건강향상을 유도하고 체중조절의 성공경험은 자신감을 높여서 자기개념에 긍정적인 영향을 준다. 또한 운동을 통한 체중조절과 외모 향상은 자기존중감과 효능감 등 자기개념 전반에 긍정적인 영향을 미친다.

③ 스트레스 관리와 심리적 안정

운동은 단기적으로 정서적 기분 전환이나 긴장과 불안을 감소하는 효과가 있으며 규칙적인 운동은 정서적 활력과 심리적 안정을 도모하여 정신적 건강을 증진하는 힘이 된다. 따라서 운동은 스트레스 관리에 효과적인 방법이다.

④ 즐거움과 여가생활

신체활동은 많은 사람들에게 즐거움을 준다. 특정 운동이나 활동을 취미생활로 하는 사람들이 많은 이유도 그 때문인데 연구에 의하면 즐거움을 경험하지 않고 단지 건강관리를 목적으로 운동을 장기간 지속적으로 하기는 어렵다고 하였다(Wankel, 1985). 이처럼 운동은 많은 사람들에게 그들의 여가생활을 구성하는 주요한 내용이 된다.

⑤ 사회관계 형성 및 유지

운동 프로그램에 참여하거나 특히 집단운동을 시작하게 되면 사람을 만날 수 있는 기회가 늘어 사회관계가 넓어지고 활발해진다. 실제로 파트너 또는 그룹 운동을 하는 사람들에게서 운동을 지속하는 비율이 높다는 연구결과가 지속적으로 보고되었다(Willis & Campbell, 1992; Berger, Pargman, Weinberg, 2007).

(2) 적정 운동 권장량

미국스포츠의학원(American College of Sport Medicine)이 제시한 심폐지구력 관리와 건강증진 목적의 적정 운동량은 일주일에 3-5회의 운동 빈도, 최대심박수 60-90%의 운동 강도, 하루 최소 20-90분 운동 시간이다(이광자, 박승하, 박경옥, 2012).

이후 미국 질병통제센터(Centers for Disease Control and Prevention)와 함께 공동으로 건강관리를 위한 적절한 신체활동량 권고안을 발표했는데 이는 중등도의 활동을 하루에 30분 이상 일주일에 5일 이상(거의 매일) 실시하는 것이며, 여기서 30분은 하루 중에 15분씩 2회나 10분씩 3회와 같이 나누어 실시해도 무방하다(Pate et al., 1991).

중등도 수준의 대근육을 사용하는 리듬감 있는 활동이 권장되며 이러한 활동에는 빠르게 걷기, 자전거 타기, 에어로빅 댄스, 수영, 테니스, 조깅, 청소 등이 속한다. 이 권장량은 앞서 미국 스포츠의학원이 제시한 것보다 강도가 낮지만 어떠한 형태로든 운동 실천율을 높이는데 주안점을 둔 권고안 형태이다(US DHHS, 1996). 따라서 일반적인 건강관리를 목적으로 할 때는 이 권장량을 기초로 할 수 있고, 체중조절이나 특정 체력 강화를 목표로 할 때는 운동상담을 통해 강도나 시간을 그에 맞게 조절할 필요가 있다.

(3) 운동중재의 일반 원리

운동의 목적에 알맞은 효과를 높이기 위해서는 강도, 빈도, 지속시간 등의 운동방법을 목적에 맞게 적용해야 한다(이광자, 박승하, 박경옥, 2012). 운동지도 진행상황에 따라 대상자에게 다음의 운동중재의 일반 원리를 설명해주면 이해를 도모하는데 효과적이다.

① 과부하의 원리

목적을 따라 효과를 보기 위해서는 평상활동보다 긴 시간과 무거운 부하로 운동해야 효과가 있다. 예를 들어, 자신이 움직일 수 있는 관절 범위보다 더 크게 스트레치해야 유연성이 향상된다.

② 점진성의 원리

대상자의 체력수준에 따라 점차적으로 적용해야 한다. 특히 평소 활동량이 적었던 사람이 운동을 시작한 경우 짧은 시간에 일어나는 신체적 변화가 근육 통증 유발이나 상해 등 무리를 일으킬 수 있으므로 운동 강도나 시간을 점진적으로 늘려가야 한다.

③ 특수성의 원리

운동프로그램의 효과는 사용된 신체 부위에서만 나타난다. 따라서 개인의 운동 목적에 따라 상체 근력 발달을 원한다면 조깅보다는 상체 운동에 중점을 두어야 한다. 근력운동을 하면서 근지구력이나 유연성 향상을 기대하는 것은 무리가 있다.

④ 가역성의 원리

운동의 효과는 저장되는 것이 아니며 꾸준한 관리를 통해 유지, 향상되는 것이다. 따라서 운동을 하다가 멈추게 되면 체력이 저하되는데 특히 근력보다 근지구력이나 심폐지구력의 저하 속도가 더 빠르다.

(4) 운동참여와 동기유발

운동상담에서 운동참여 및 지속과 관련된 특성을 파악하고 대상자에 알맞게 활용하는 것은 운동 목적 달성을 위해 중요하다. 개인적 특성으로 연령이 증가하면서 운동참여가 감소하고, 교육수준이 높을수록 규칙적 운동 참여율이 높다. 과거 운동참여 경험이 있을수록 계기가 주어지면 운동참여 가능성이 높고 운동목적에 대한 자아동기가 높을수록 운동 실천과 지속 가능성이 높다.

생리적 특성에는 운동과 관련하여 상해경험이 있는 경우, 장애가 있는 경우, 심폐계통이 약하거나 질병이 있는 경우는 운동을 시작하는데 심리적 부담이 크다. 상황적 특성으로 운동참여와 지속에 대한 사회적 지지가 높을수록, 운동시설 이용이나 접근이 용이할수록 운동 참여도가 높다. 운동에 대한 자아동기는 스스로 강화하는 내적 동기로서 목표 수립과 자기 관리에 긍정적인 힘이 되므로 자아동기 강화 및 유지에 주력할 필요가 있다.

다음은 운동상담과 모니터링 과정에서 상담자가 개인의 운동 동기유발을 위해 활용할 수 있는 방법이다(Donnelly, 2003; 이광자, 박승하, 박경옥, 2012).

- 예상되는 효과를 설명해준다.
- 쉬운 것부터 점진적으로 지도하여 작은 성취감을 느낄 수 있도록 한다.
- 지루하지 않게 다양한 활동을 구성하고 재미있게 지도한다.
- 운동계약서를 작성한다.
- 구체적인 목표를 정해준다.
- 출석과 향상에 대해 피드백 해준다.
- 일지를 기록한다.
- 동반자나 타인과 함께 운동하도록 한다.
- 포스터나 슬로건을 붙여둔다.
- 좋은 시설과 장비가 도움이 된다.
- 음악을 틀어준다.
- 좋은 인간관계를 유지한다.
- 지도자의 긍정적 리더십이 도움이 된다.
- 시간적, 재정적 투자가 도움이 된다.

(5) 운동상담의 과정과 내용

실제적인 문제나 욕구를 가진 개인의 건강과 체력 수준, 운동에 참여하는 목적에 따라 운동 형태, 강도, 빈도, 시간 등을 개인에 알맞게 정하여 실천하도록 하는 것을 운동처방이라 한다. 운동처방은 적절한 신체활동을 습관화하여 운동부족으로부터 발생하는 문제를 해소하고 생리기능을 회복, 유지, 증진하는 효과가 있다(Pate, 1991).

앞서 다룬 금연이나 절주상담과 같은 건강상담의 맥락에서 볼 때 운동상담은 일종의 개인별 운동 중재로서 운동을 통해서 달성할 수 있는 구체적인 목표를 가지고 건강행동을 시작, 유지, 관리하기 위해서 건강관리 전문가 또는 전문가로 구성된 팀에 의해 이루어지는 건강증진 조력 활동이다(Carron, Hausenblas, Estabrooks, 2002). 운동상담과 같은 지지적 운동중재를 통해 운동 목표 달성이나 운동지속률이 50%에서 80% 이상까지 향상된다고 하였다(Dishman & Buckworth, 1996).

운동상담의 주요 과정은 내담자 정보수집, 운동검사, 운동처방, 운동프로그램 적용, 모니터링과 지지의 순서로 정리할 수 있으며 그 내용과 함께 살펴보면 다음과 같다.

① 내담자 정보수집

일반적으로 첫 번째 상담에서 주로 이루어지며 크게 내담자의 일반적 특성, 생활습관 특성, 의학적 특성으로 구성된다. 의학적 특성 중에서 특히 심장부위 통증 경험, 심장질환, 고혈압, 관절질환, 당뇨, 천식 병력, 사고로 무릎이나 허리를 다친 경험, 또는 고도비만 여부를 꼭 확인하고 이중 하나 이상에 해당되는 경우에는 병의원 검사나 의사 소견을 의뢰한다(Sperry et al., 2005).

정보는 주로 구두 질문, 구조화된 질문지, 자기기입식 설문을 통해 수집한다. 이때 개인의 운동실천 목적과 운동실천 의지를 확인해야 한다. 실천의지가 확인되면 뒤이어지는 상담과 검사과정을 통해 구체적인 운동 프로그램과 시작일을 정하도록 한다.

㉠ **일반적 특성**: 성, 연령, 학력, 직업, 생활수준 등

㉡ 운동실천 목적과 운동실천 의지

㉢ **건강관련 생활습관**: 음주, 흡연, 식생활, 신체활동, 스트레스 관리, 취미 등

㉣ **의학적 특성**: 주요 질병력, 현재 가지고 있는 질병, 인지하는 건강상태와 자각증상, 가족력, 복용 중인 약물 등

② 운동검사

운동검사는 운동부하 검사와 체력 검사로 구성되며 내담자 정보와 함께 운동검사 결과를 종합하여 전문가에 의해 일차적인 운동처방 내용을 결정할 수 있다.

㉠ **운동부하 검사**: 운동 전 안정시부터 운동 후 회복기까지의 전 과정에서 나타나는

혈압, 심박수, 심전도의 변화 등을 측정하여 운동을 통해 발생할 수 있는 잠재적 질환 가능성을 판단하고 심혈관계 기능을 평가한다.

㉡ **체력 검사**: 근력, 지구력, 심폐지구력, 유연성, 순발력, 민첩성, 평형성 등의 현제 체력상태를 측정한다.

③ 운동처방과 운동계획

내담자 면담 정보와 운동검사 결과를 종합하여 개인의 건강상태와 운동 목적에 알맞은 운동 형태, 강도, 빈도, 시간, 기간 등의 전문가적 운동처방을 한다. 운동처방은 개인의 건강상태를 고려하고 건강을 유지, 증진하는 방향으로 구성되며 개인의 의지를 바탕으로 하는 것을 기본으로 한다.

운동처방의 내용을 내담자에게 알기 쉽게 설명하면서 또한 가장 바람직한 권장사항임을 알리고 실천 동의를 확인해야 하는데 이 과정에서 개인의 형편, 기호, 요구도에 따라 일부 조정되거나 다른 영역의 방법을 병행할 것을 고려하면서 구체적인 운동계획을 수립한다. 외모나 미용에 대한 요구도가 높을 경우 일부 의료적, 약리학적 처치의 병행이 고려될 수 있으며 개인의 특성에 따라서 다른 방법들이 병행될 수 있는데 일반적으로 가장 흔히 병행되는 방법이 식이요법이다. 내담자와의 운동처방 내용에 대한 세부적인 상담을 통해 일부 내용을 조정하여 개인에게 알맞은 운동계획을 수립하는데 운동계획은 다음의 내용을 포함한다.

㉠ **운동 목표 설정**: 상담사의 전문적 운동처방 내용과 개인의 욕구와 필요성을 근거로 목표를 설정한다. 자신에 대한 전문적 진단을 근거로 자신에게 적합한 신체활동을 결정하는 것이다. 목표는 일정기간 동안 운동을 지속하는 동기를 제공한다는 면에서 중요하며 상담자는 이 기간 동안에 운동에 즐거움과 성취감을 느낄 수 있도록 목표 설정에 고려한다. 지속적이고 규칙적인 운동습관 형성과 동기가 개인의 운동생활에 주안점이 있다면 그룹운동을 계획하는 것도 방법이다. 현실적으로 개인이 쉽게 접근, 활용 가능한 방법으로 힘써 노력해서 달성할 수 있는 정도의 약간 높은 목표가 바람직하다.

㉡ **운동계획**: 한 회 동안의 운동계획과 최종 목적 달성을 위한 장기적 운동계획을 함께 고려한다. 한 회 운동은 준비운동, 본운동, 정리운동 부분으로 나누어 가벼운

달리기나 스트레칭을 위주로 5-15분 정도의 준비운동을 구성하는데 몸의 기능을 안정상태로부터 운동에 적합한 상태로 이끌어가는 과정이며 이를 통해 건강상의 무리를 막고 운동상해를 예방한다. 본운동은 운동목적에 따라 근력, 근지구력, 심폐지구력, 유연성 등 개인에 알맞게 구성한다. 정리운동도 준비운동과 같이 5-15분 정도로 운동강도를 서서히 낮추면서 스트레칭으로 마무리하도록 한다.

장기적 계획도 한 회기 운동계획과 맥락이 비슷해서 초기단계는 운동을 시작하면서 근육통이나 피로감 등 신체적 적응증을 보이는데 이때 운동을 그만두지 않고 점차 강도를 높여가며 적응하도록 하는데 초점을 둔다. 이 시기를 지나면서 차츰 적응할 뿐만 아니라 운동 효과도 나타나기 시작한다. 유지단계는 어느 정도 운동목적을 달성하여 유지하는 단계로서 규칙적이고, 지속적으로 체력을 유지, 증진하도록 한다.

ⓒ **평가계획**: 운동목적이 무엇이냐에 따라 달성여부를 확인할 수 있는 평가계획을 세워야 한다. 운동의 효과를 확인하는 것은 운동을 지속하는데 중요한 동기요소이다. 운동목적에 따라 체력 검사, 신체 계측, 체중 측정 등의 평가방법을 사용할 수 있으며 개인의 규칙적 운동이나 운동량, 심리사회적 변화 등을 확인하고자 할 때는 일기나 일지를 쓰는 방법도 있다.

ⓓ **발생할 수 있는 문제와 대처법 안내**: 운동 시작과 함께 발생할 수 있는 문제와 그에 대한 대처방법을 안내해서 미리 예상하도록 한다. 실제 운동을 하면서 느끼는 변화에 따라 생각보다 빈도나 강도가 벅차거나 일시적 건강악화로 운동이 무리가 될 수도 있어서 부분적으로 조정하면서 적응해가야 한다.

흔히 올 수 있는 문제로 육체적 피로와 상해 위험이 있다. 평소보다 활동량이 많아지면서 피로가 쌓이게 되는데 신체가 적응하는 과정 중에 쉽게 피로가 풀리지 않으면 몸에 무리가 오기도 하고 조절능력이 떨어져서 상해 위험도 높아진다. 이때는 운동을 잠시 쉬면서 피로를 어느 정도 회복한 후에 운동을 다시 시작하도록 한다.

국소 부위나 신체 전체적으로 통증이나 근육통이 올 수 있다. 체력이 약하고 평소 활동량이 적었던 사람이나 고연령층에서 통증관련 문제가 생길 수 있다. 운동을 쉬기보다는 강도를 낮추어 운동하거나 두 가지 이상의 다른 운동을 번갈아 실시해 보도록 한다. 그러나 국부적으로 통증이 심할 때는 운동을 멈추고 전문가의 진료를 받도록 한다.

④ 운동 실시 및 모니터링

운동프로그램을 시작하여 계획한 내용을 적용하면서 진행상황을 모니터링한다. 즐겁게 운동을 실천하면서 자신의 목적을 성취할 수 있도록 지도하는 것이 바람직하다. 운동상담은 금연이나 절주상담과는 달리 상담사 또는 시범자가 전문가로서 운동 자세나 방법을 시범 보이거나 자세를 교정해 주는 직접적인 지도와 함께 즉각적 피드백이 가능하다.

운동을 하면서 생길 수 있는 문제점을 확인하면서 개인이 느끼는 변화나 질문에 대해 수시로 문의하도록 권한다. 따라서 초보자일수록 운동에 대한 전문가 상담과 모니터링이 필요하며 이러한 과정을 통해 개인의 특성, 목적, 기호와 수준에 알맞은 운동을 수행할 수 있다.

(6) 대상자 특성별 운동상담의 일반 지침

① 체력요소별 운동상담

㉠ 근력 및 근지구력 운동: 점진성의 원리를 따르는 것이 중요하다. 근력 향상은 무게의 양을 점차로 증가하는 것이 효과적이고 근지구력 운동에는 횟수와 무게를 모두 활용할 수 있다. 목표로 하는 특정 신체부위가 있다면 특수성의 원리가 적용되므로 그 부위에 알맞은 운동방법을 선택해야 한다.

㉡ 심폐지구력 운동: 일주일에 3-5회, 운동강도는 최대심박수의 70-90% 수준에서 연령을 고려하여 정하며 시간은 20-60분 이내에서 정한다.

㉢ 유연성 운동: 다른 운동에 비해 부상위험이 적으며 주로 스트레칭으로 이루어지는데 점진적으로 늘려가도록 하여 근육의 가동범위에 무리를 주지 않도록 한다. 스트레칭도 일주일에 2-5회, 하루에 10-30분 정도가 적당하다.

② 생애주기별 운동상담

㉠ 어린이와 청소년: 일반적으로 성인 운동 지침을 따를 수 있는데 성장발달이 진행

되는 시기이므로 몇가지 유의해야 한다. 체격은 어른과 비슷할 수 있지만 심리적으로 미성숙하고 통합적 사고가 부족하므로 속도, 횟수, 부하를 통제하면서 진행하도록 한다. 근력운동이 필요하지만 중량운동의 과부하가 뼈나 관절의 성장을 방해할 수 있기 때문에 무리하지 말아야 하며 주로 신체 전 범위의 다관절 운동을 통해 체력 전반을 향상시키는 것이 권장된다.

어린이는 체온조절이나 발한능력이 낮으므로 수중운동시 주기적으로 물 밖으로 나와서 따뜻하게 휴식하도록 하며 강도 높은 운동을 할 때 자주 수분을 섭취하도록 한다. 특히 더운 날씨에는 야외 운동은 유의해야 한다. 어린이와 청소년은 어른과 달리 신체활동에 대부분 충분한 욕구를 가지고 있어서 운동을 하기가 용이하다. 운동을 통해 재미와 즐거움을 느낄 수 있도록 하는 것이 지속적인 운동습관을 가지도록 하는데 중요하다.

㉡ **임산부**: 태아가 함께 운동하는 효과를 낸다. 그러나 장시간의 고강도 운동은 태아에 산소부족을 초래할 수 있으므로 10-20분 단위로 저강도 운동을 하는 것이 좋다. 임산부에게 좋은 운동에는 걷기, 체조, 수영이나 수중 에어로빅 등의 수중운동이 있으며, 특히 수중운동은 운동 중 체온 상승을 조절하는 측면에서 임산부에게 좋다. 임산부의 운동은 반드시 주치의와 상담을 통해 진행해야 하는데 평소보다 낮은 강도의 운동을 하며 수분 섭취를 충분히 한다. 균형 유지가 중요한 운동이나 5분 이상 등을 대고 누워야 하는 운동, 빠른 움직임이 요구되는 운동이나 더운 상황의 운동은 피한다.

㉢ **갱년기**: 골다공증 예방을 위해 운동이 필요하다. 뼈에 자극이 가해질 수 있도록 중량부하운동을 하는 것이 좋으며 낙상예방을 위해 자세와 균형 유지, 유연성 등을 향상하는 운동을 병행하는 것도 좋다. 골다공증의 경우는 운동으로 인해 무리를 주지 않아야 하므로 특히 전문가에 의한 운동처방을 받는 것이 안전한데 수영과 같은 수중운동은 골다공증 치료에 도움이 되지 않고 테니스와 같이 갑작스런 움직임이 요구되는 운동도 골격에 충격을 줄 수 있어서 유의해야 한다.

㉣ **노인**: 다양한 질병이나 건강문제 위험도를 낮추는데 운동은 매우 효과적이다. 노인의 근력강화 운동은 오랫동안 일상생활수행능력을 유지하는데 도움을 주고 낙

상에 의한 골절 위험을 낮춘다. 노인은 특히 심폐기능을 유지하는 유산소운동이 필요한데 성인보다 가벼운 강도와 짧은 시간으로 여러번 나누어 운동하는 것이 효과적이며 무엇보다 부상 위험을 고려하여 운동하는 것이 필요하다. 체중이 많이 실리는 운동을 피하여 골격계 부상이 생기지 않도록 유의한다.

③ 주요 질환별 운동상담

㉠ **당뇨병**: 건강생활 지침으로 식이요법과 운동이 권장된다. 운동은 당뇨병 환자에게 체내 인슐린 요구도를 낮추고 체중조절과 심장질환 예방 효과를 주며 심리적으로 자신감과 활력을 준다. 일반 성인과 비슷하게 운동할 수 있지만 갑자기 저혈당증이 올 수 있기 때문에 반드시 다른 사람과 같이 운동하도록 하고 운동 1-3시간 전에 음식을 섭취하며 늦은 저녁시간에는 운동을 하지 않도록 한다.

㉡ **고혈압**: 식사관리와 함께 운동이 중요한데 특히 운동은 고혈압 치료 효과가 높은 것으로 알려져 있다. 혈압조절을 위해서 중강도의 유산소운동을 일주일에 3-5회, 매회 20-60분 실시하는 것이 권장된다. 웨이트 트레이닝과 같은 중량운동은 피하고 유산소운동 중에 잠깐씩 중간강도 정도의 중량운동을 포함하는 것이 적당하다.

4) 영양상담

우리나라의 영양상담 및 교육은 국가건강증진사업의 4대 주요 건강생활실천 영역 중 하나인 영양사업을 중심으로 활성화되기 시작하였다. 최근 빠르게 진행되는 노령화로 인한 만성질환관리의 중요성이 대두되면서 고혈압과 당뇨병 같은 지역사회 주민들의 개인 질병관리를 위한 맞춤형 영양상담에 대한 관심이 높아지고 있다(서정숙 등, 2018).

(1) 영양상담의 과정

영양상담의 과정은 친밀관계 형성, 내담자 정보수집, 영양 판정, 목표 설정, 실행, 효과 평가, 상담 종료의 순으로 이루어진다(서정숙 등, 2018). 개념상의 흐름도는 금연이나 절주를 목적으로 하는 건강상담의 일반적인 과정과 비슷한 맥락을 따른다.

상담의 친밀관계(rapport)로 알려진 상담자와의 신뢰관계 형성을 시작으로 상담 회기마다 목표설정부터 효과평가가 조정, 반복되면서 상담이 진행된다(그림 6-3). 일반적으로 내담자가 영양상담의 의지가 충분한 경우, 친밀관계 형성, 내담자 정보수집, 그리고 일부의 영양 판정까지 1회기 상담에서 다룰 수 있다. 영양 판정을 위한 일부 내용은 내담자가 일상에 돌아가서 관찰하거나 수집해 와야 하는 정보가 필요할 수 있어서 다음 상담까지 숙제로 주어질 수 있다. 정보를 종합하여 영양 판정을 완료하면 이를 기준으로 목표 설정과 실행을 계획한다. 식이관리에 대해 수행 중의 문제를 확인하고 격려하면서 변화에 대한 평가를 실시한다(박영숙 등, 2013).

① 1단계: 친밀관계 형성

영양상담을 의뢰한 내담자와 상담자 간에 내담자의 문제를 솔직하고 진지하게 의논할 수 있는 친밀한 신뢰관계의 형성은 상담의 진행과 효과에 필수적인 바탕이 된다. 신뢰관계 형성을 위해서 상담자는 내담자의 방문 전에 상담실 환경을 가능한 편하고 따뜻한 분위기로 조성하고 내담자와 대면할 때 심리적, 전문적 측면에서 신뢰감을 형성할 수 있도록 침착하고 공감적 어조를 표현하면서 전문가적 태도와 입장을 유지한다. 또한 처음 만남에서 상담 내용에 대한 비밀보장을 언급하여 내담자가 자신의 문제에 관해 이야기를 충분히 할 수 있도록 유도한다.

② 2단계: 내담자 정보수집

상담을 통한 질의응답, 관찰, 설문조사 또는 다른 기록자료 등을 통해 필요한 내담자 정보를 수집한다. 효과적인 영양상담을 위해 필요한 주요 정보는 내담자의 건강상태, 영양상태, 그리고 식행동이며 특히 식행동과 관련된 요인을 찾아내는 것이 중요하다. 식행동과 식습관 파악을 위해 내담자의 회상에 따르는 회상법이나 내담자 스스로 일정기간 동안의 식행동을 관찰하는 관찰기록법 등을 사용할 수 있다. 또한 임상적 정보로 키나 체중 같은 신체계측과 함께 영양상담의 목적에 따라 혈액이나 소변검사와 같은 임상검사가 이루어질 수 있다. 그 수집해야 하는 내담자 정보는 주로 다음과 같다.

㉠ **일반적 특성**: 성, 연령, 직업, 결혼상태, 생활수준 등
㉡ **건강습관**: 음주, 흡연, 신체활동, 간식, 식습관 등
㉢ **질병력**: 과거 질병력, 현재 가지고 있는 질병, 자각하는 건강상태, 복용 중인 약물 등
㉣ **신체계측**: 키, 체중, 복부둘레, 비만도 등

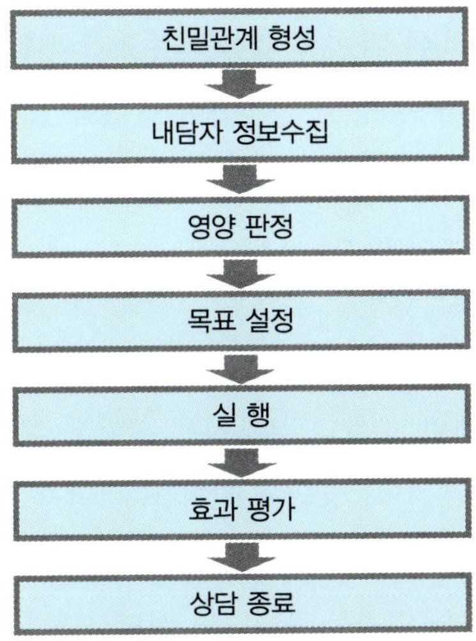

그림 7-3 영양상담의 과정

출처: 박영숙 등. (2013). 영양교육과 상담(5판). 파주: 교문사.

ⓜ **의학적 검사:** 혈액검사, 소변검사, 활력치 등의 신체검사 결과, 소화기 관련 증상

ⓑ **식품 및 영양관련 식사력:** 식사관련 경험 및 환경, 식품 및 수분 섭취, 에너지와 주요 영양소 섭취량, 식생활에 대한 지식/태도/신념, 복용 중인 식품 및 영양보조제 등

③ 3단계: 영양 판정

상담을 통해 적절한 영양중재 계획을 세우기 위해서 내담자의 영양상태에 대한 정보가 필수적으로 필요하다. 종합적인 영양상태를 의미하는 영양판정은 구체적인 식단과 같은 해결책 수립에 앞서 개인이 가진 주요한 영양문제와 향후 문제 가능성을 파악하는 데 중심을 둔다.

영양상태 정보는 식품 섭취에 대한 정보와 섭취 후 신체 반응 정보로 나뉜다(서정숙 등, 2018). 내담자 정보수집에 포함된 내용으로 식품 섭취에 대한 정보는 24시간 회상법, 식사기록법, 식품섭취빈도 조사법, 식습관 조사법 등의 섭취 조사를 통해 수집된다. 신체 반응 정보는 신체계측치, 신체증상에 대한 임상적 관찰, 혈액과 소변 성분 검사 등을 통해 수집된다.

영양정보를 토대로 식생활과 영양상의 문제가 전문가에 의해 파악되는데, 영양불균형뿐만 아니라 만성질환이나 비만 관리를 위한 체중조절 계획의 중요한 근거가 된다. 영양판정은 문제-원인-관련 징후/증상을 연결하여 근거와 함께 정리하고, 영양 섭취 특성과 식행동을 대상자의 질병력과 비만도에 따라 분석하여 전문가적 관점으로 대상자의 영양상의 문제와 개선점을 평가한다.

④ 4단계: 목표 설정

영양판정의 전체적인 결과와 도출된 문제점을 상담을 통해 내담자에게 알기 쉽게 설명해주고 중재의 목표 설정을 위해 상담을 이어간다. 먼저 식행동 관리의 필요성을 인식하도록 유도하는 것이 중요하며 상담사의 도움을 받아 영양관리를 할 의지가 있는지 확인해야 한다. 내담자가 분명한 의지를 표명하면 상담사와 함께 식행동 관리 목표를 설정하고 구체적인 계획을 세우게 된다. 중재의 목표는 내담자의 생애주기, 질병상태, 체중조절 정도를 함께 고려하여 설정하게 되는데, 이때 내담자 개인적인 사정이나 기호도 고려하면서 구체적이고 실현가능한 목표를 설정하는 것이 중요하다.

⑤ 5단계: 실행과 영양상담

목표 달성을 위해 필요한 관련 정보를 제공하고 내담자의 이해와 동의를 구하며 본격적으로 상담을 실행한다. 정보 제공은 영양상담에서 중요하고 긴 부분으로서 내담자가 지루해하거나 흥미를 잃지 않도록 상담자는 가능한 쉽고 간단한 표현을 사용하며 전문용어나 내용은 풀어서 설명해주어야 한다. 중요한 내용은 반복해서 천천히 설명하는데 시간이 경과하면서 집중도가 떨어질 수 있으므로 정보를 간략하게 정리한 유인물이나 시각자료를 준비하여 밑줄이나 표시를 하면서 설명하는 것도 유용하다. 사례를 들어주거나 질문을 받는 것도 이해를 높일 수 있는 방법이 된다.

정보의 제공은 지식, 인식, 자각 등을 유도할 수 있으며 그 다음 단계로 상담자는 내담자의 문제에 정보를 적절히 적용하여 내담자가 자기의 문제로 인식하는 개별화를 촉진해야 한다. 전문적, 심리적 호소를 활용하여 내담자의 태도, 의사결정, 실천의지를 바람직한 방향으로 유도할 수 있도록 설득한다. 이때 내담자의 영양상태 및 관련 자료가 내담자를 설득하는 근거로 활용될 수 있다.

이에 따라 내담자가 상담 후 개인의 일상생활 중에 실천할 목표 달성을 위한 중재 전략과 방법을 이해하고 성공에 대한 효능감을 얻어 실제 식행동에 변화를 실천한다. 계획을 따라 실시하면서 불편한 점이나 어려운 점 등 보완이 필요한 사항이나 내용들을 적어두었다가 다음 상담에서 의논하여 필요한 부분을 조정하도록 한다. 상담자는 어떤 중재효과를 어떻게 평가할지도 함께 결정해야 하며 이를 내담자와 확인한다.

⑥ 6단계: 효과 평가

설정한 목표에 따라 내담자의 지식, 태도, 행동의 변화가 가장 보편적인데 자기기입식이나 면대면 면접을 통해 효과평가를 할 수 있다. 결과에 따라 변화된 식행동을 습관화할 수 있도록 지지와 격려를 통해 추구관리하는 것이 필요하다. 이 외에 만족도 조사나 프로그램을 진행하는 동안 식생활 일지를 기록하는 기록법을 통해 변화를 평가할 수도 있다.

체중조절이나 체력 향상에 관한 목표의 경우는 체력검사나 신체계측의 직접적인 방법을 통해 평가할 수 있다. 특정 질병을 가진 환자의 경우는 질병의 징후나 정도를 나타내는 지표값을 확인할 필요가 있으므로 혈액이나 소변검사가 효과평가에 필요하다.

효과평가 결과를 근거와 함께 내담자에게 설명해주어야 하는데, 내담자의 관심이나 지식수준에 따라 기본적으로 목표 달성, 일부 달성, 변화없음, 부정적 결과 등으로 나누어 향상된 점을 칭찬하고 보완이 필요한 부분에 대해 피드백 해주도록 한다.

(2) 영양 중재 방법과 체중조절

영양상담에서 활용하는 주요 영양중재는 식품/영양소 제공, 교육, 상담, 다분야 협력이 있다. 영양상담기록표에 내담자의 영양상태 정보를 영양 판정의 근거를 따라 기록하고 필요한 중재방법을 도출한다. 특정 영양소나 식품이 결핍인 경우 일부 영양소를 처방하여 직접 제공할 수도 있다. 당뇨병이나 고혈압과 같은 만성병 관리의 일환으로 개인의 의지에 의한 지속적인 식이요법이 목적이면 지식과 동기를 높이기 위해 영양교육과 모니터링을 우선적으로 계획할 수 있을 것이다. 임산부, 청소년, 노인 등 내담자의 주요 생애주기 특성에 따라 영양소 제공, 교육, 전문의와의 협력이 복합적으로 이루어지는 경우도 있다. 또한 체중감량이 목표인 경우에는 내담자의 비만도에 따라 운동, 약물, 외과적 처치 등 다양한 중재방법이 복합적으로 활용될 수 있으며 이 경우에 다분야 협력은 중요한 이슈이다.

현대 성인들에게 적정 체중 관리는 건강관리의 필수 요소이다. 영양상담의 주요 목적이 체중조절인 경우에 영양상담의 내용은 식단수정과 행동수정을 중심으로 진행하고 다른 전략들도 함께 병행되는 경우가 많다(Donnelly, 2003; Sperry et al., 2005). 체중조절 영양상담에 활용하는 중재 방법은 일반적으로 다음과 같다.

① 식단수정

식이요법은 체중관리를 위해 기본이 되는 중재전략이며 적절한 영양상태 유지를 위해 지속적으로 필요하다.

② 신체활동

체중관리를 위해 식단수정과 함께 가장 흔히 병행되는 중재전략으로서 심혈관운동과 근력 운동이 대상자의 건강 특성에 알맞게 이루어지면 효과적인 성과를 얻는다.

③ 행동수정

계획된 식이나 운동요법 외에 생활 모니터링을 통해 관찰된 일상생활 환경과 행동 요인을 의도적으로 조정하여 불건전한 습관을 줄이는 방법이다. 예를 들어, 지방함량이 낮은 식품을 선택하기, 저녁 7시 이후 먹지 않기, 탄산음료 마시지 않기, 물을 많이 마시기, 5층까지는 계단으로 올라가기 등 개인의 습관에 따라 다양한 행동수정이 이루어질 수 있다.

④ 약물치료

체질량지수가 30 이상이거나 특별한 건강관리가 필요한 경우 식단수정이나 신체활동과 함께 약물요법을 사용한다. 약물은 뇌를 통해 식욕 억제, 신진대사 증가, 지방흡수 방해 등의 효과를 내는데 약물치료는 의사와의 상담을 통해 수행하는 것이 필요하다.

⑤ 외과적 수술

체중관리 중재방법으로는 가장 나중에 고려하여야 하며 보통 비만과 관련된 건강상의 문제가 심각하거나 체질량지수가 40 이상일 때 사용할 수 있다. 수술 전후의 의료적 모니터링과 함께 식단수정이 이루어져야 효과적이다.

(3) 영양상담의 보조자료

효과적인 영양상담을 위해 상담사는 다양한 자료를 활용할 수 있는데, 영양소 섭취기준, 식품교환표, 영양상담기록표, 식사일기, 식생활지침 등이 있다(서정숙 등, 2018).

① 영양소 섭취기준

하루에 섭취해야 할 각 영양소의 양에 대한 기준으로서 만성질환 관리와 영양소 과다 섭취 조절을 위한 행동수정에 유용하다. 국민건강관리법에 제시된 영양소 섭취기준은 집단 자료를 통해 도출되었기 때문에 개인 단위의 섭취량 표준치로 활용하는 데는 제한이 있지만 식사 섭취에 대한 구체적인 방법이나 방향을 설정하는데 중요한 기준으로 활용된다.

② 식품교환표

식품이나 식사의 에너지원이 되는 영양소량을 빠르게 계산할 수 있는 도구이다. 식품 영양소량을 일일이 찾아보지 않고 매일의 식단을 계획할 수 있어서 영양상담을 통해 사용법을 배워서 내담자가 일상생활에서 매일의 식단과 섭취량를 확인하고 조절하는데 활용할 수 있다.

③ 영양상담기록표

영양상담 중에 수집한 정보와 진행상황을 지속적으로 기록하는 것은 상담을 효과적으로 관리하는데 꼭 필요하므로 상담 회기별로 영양상담기록표를 작성한다. 양식은 상담 목표나 상담기관에 따라 차이가 있을 수 있으며 내담자의 영양상태와 문제에 따라 상담 목표를 달성하는데 유용한 형태로 기록하는 것이 중요하다. 영양판정, 영양진단, 영양중재, 영양 모니터링 및 평가의 네 개 영역과 내용을 중심으로 영양상담기록표를 관리한다(그림 7-4).

이름:	병록번호 : ○○○○○○○○	성별/나이

【1차 방문일】 ______________________

영양판정	
환자과거력	• 주진단 및 주증상 : • 병력 : • 약물처방 : • 기타 특이사항 :
신체계측	Ht_______cm, Wt_______kg, IBW_______kg, PIBW_______% BMI_______kg/m², Usual Wt_______kg, Wt change_______kg(%)/기간 : _______ TSF_______mm(%ile), MAC_______mm, MAMC_______cm(%ile) Body fat_______kg(%), Waist circumference_______cm
생화학적 자료, 의학적 검사와 처치	Labs : (일시)
영양관련 신체 검사 자료	• 소화기 관련 증상 : • 활력 증후 • 기타 :
식품/ 영양소와 관련된 식사력	• 식사처방 및 식사 관련 경험 및 환경 • 식품 및 수분/음료 섭취 • 에너지 및 영양소 섭취량 에너지_______kcal, C:P:F ratio = _______ 단백질_______g, 당질_______g, 지방_______g • 지식/신념/태도 : • 약물과 약용 식물 보충제, 생리활성물질: • 알코올 섭취 및 흡연 : • 신체적 활동 및 기능 :
영양필요량	에너지_______kcal, (기준체중 , 산출근거) 단백질_______g (기준체중 , 산출근거)

영양진단		
문제	원인	징후/증상

영양중재				
영양처방				
영양중재	▫ 식품/영양소 제공	▫ 영양교육	▫ 영양상담	▫ 다분야 협의
	영양진단	중재내용	목표/기대효과	
제공 교육자료				
Follow up 일정				

그림 7-4 영양상담 기록표 양식

출처: 서정숙, 이보경, 이혜상, 이수경. 영양교육과 상담(6판). 파주: 교문사, 2018, 157-160.

4. 의료상담과 의사결정

1) 의료상담의 개념

의료상담은 환자의 질병에 대한 진단과 치료를 목적으로 의료적 결정을 돕고, 질병에 관련된 정보를 주며, 보다 개선된 건강수준을 위해 필요한 교육과 동기부여를 하는 의사에게 부여된 의사와 환자 간의 특권적 의사소통(privileged communication)이다(한국의과대학·의학전문대학원장협회, 대한의료커뮤니케이션학회, 2012).

의료상담은 보건의료 영역에서의 커뮤니케이션 기본 단위로서 국내외적으로 보건커뮤니케이션의 발전은 사실상 의료상담에서부터 시작되었다. 1980년대부터 의사와 환자 간의 의사소통의 중요성 인식이 높아지면서 연구활동이 활성화되었는데, 관련연구들에 의하면 환자들의 보건의료서비스에 대한 만족도는 단지 높은 수준의 의료서비스에 기인하지 않고 의료진과의 원활한 커뮤니케이션이 이루어질 때 얻어진다는 것이다. 또한 보건의료전문가의 일방적인 의사소통은 환자의 만족도와 진료효과를 저하시키는 반면, 효율적인 환자상담은 환자의 진료만족도와 치료순응도에 긍정적인 영향을 미쳐서 나아가 건강증진에도 도움을 주는 것으로 알려져 있다(Beach et al., 2006; 이영희와 이영미, 2010).

2) 의료상담의 효과

의료인과 환자 간에 커뮤니케이션이 원활히 이루어지므로써 얻어지는 긍정적인 효과는 다음과 같이 의료인과 환자간의 신뢰관계 뿐만 아니라 의료서비스의 성과 전반에 걸쳐 다양하다(Silverman, Kurtz, Draper, 2013; 한국의과대학·의학전문대학원장협회, 대한의료커뮤니케이션학회, 2012).

(1) 의사와 환자 간의 긍정적인 신뢰를 기반으로 한 친밀한 치료적 관계(rapport)가 형성된다.
(2) 의사의 진료에 대한 환자의 순응도가 높아진다.
(3) 의사와 환자 상호간의 충분한 이해는 관련 검사결과와 환자진료 결과 간의 차이를 좁힌다.

(4) 정확한 진단과 처방에 도움을 주어 치료의 정확도와 효율성이 높아진다.

(5) 전체적인 의료서비스의 결과를 향상시킨다.

(6) 의료서비스와 의료진에 대한 환자 만족도가 높아진다.

3) 의료상담에 활용되는 주요 상담 기법

환자상담을 위한 보건의료전문가의 커뮤니케이션 기술은 의과대학 교육과정의 필수영역으로서, 교육과 훈련을 통해 충분히 습득하고 향상시킬 수 있다.

의료상담은 정확한 진단과 치료를 목적으로 하므로 다른 상담보다 명료하고 단답형태의 질의응답이 많으므로 맥락에 유의해야 한다. 의료인이 환자와의 효율적 커뮤니케이션을 위해 갖추어야 할 기술 영역은 크게 내용, 과정, 인지의 세 가지로 나누어 볼 수 있다(Silverman, Kurtz, Draper, 2013). 내용(content) 영역은 보건의료전문가가 실제로 이야기하는 내용을 의미하며, 대상자의 이해수준에 적합하게 설명하고 적합한 언어를 사용하는 기술들이 여기에 속한다. 과정(process) 영역은 보건의료전문가가 커뮤니케이션하는

표 7-5 의료상담에 주로 활용되는 상담 기법과 기능

기법 구분	세부 상담 기법	기능
참관	경청, 언어적 격려(말문열기, 리드하기, 표현격려)	• 의사로부터 배려와 존중받는 느낌을 받아 의사에 대한 신뢰관계 형성을 촉진하고 편하게 자신의 이야기를 할 수 있도록 돕는다.
관찰과 반응	질문(증상관련 경위, 시간) 다시말하기, 바꾸어말하기, 명료화하기, 확인하기	• 의사가 임상적 검사결과와 함께 환자의 호소를 종합하여 정확한 진단과 해결책 도출을 위해 환자 정보를 수집한다. • 관련 증상의 발현시간이나 빈도와 같은 증상관련 경위 파악을 위해 질문이 필요한데 추궁하는 인상을 주지않도록 유의한다. • 환자의 표현과 의사의 이해 사이에 차이가 발생하지 않도록 중간중간 대화 내용을 명확히 확인 하는 상담기법이 필요하다.
영향	의혹말하기, 직면하기, 해석하기, 의미화유도하기, 정보제공과 교육, 논리적 귀결	• 임상적 검사결과와 환자의 호소 정보를 종합하여 의사가 전문가적 해결책을 결정하고 이 내용과 보조 정보를 환자에게 설명하고 권고하는 과정에 영향기법을 활용한다. • 추가 정보제공이나 교육을 통해 이해를 도모한 환자는 스스로 의사의 권고에 동의하고 순응하는 논리적 귀결에 이른다.

방법을 의미하며, 적절한 순서로 면담을 구조화하고 진행함을 통해 환자의 이해와 상담의 효과를 높일 수 있다. 인지(perception) 영역은 의사가 환자가 가진 문제와 관련된 상황에 대해 어떻게 이해하고 느끼는가에 관련된 부분이다. 환자의 문제에 대한 의료진의 내면적 결정과정, 임상적 사고, 문제해결 능력 등이 포함된다. 이 세 가지 영역 기술은 서로 상호 작용하며 연계성을 가진다.

의료상담에서 의사가 갖추어야 할 커뮤니케이션 기술은 타고난 개인 성향정도가 아닌 학습과 훈련을 통해서 습득되는 중요한 기술이라는 인식을 가지고 반복해서 훈련하는 것이 중요하다. 의료상담에서 주로 활용되는 대화 기법을 건강상담의 기법 분류를 기준으로 정리해보면 [표 7-5]와 같다. 심리상담보다 전체 상담시간 중에서 영향기법이 차지하는 비중이 큰데, 심리상담은 내담자의 자기 표현 과정을 통해 치유가 도모되지만 의료상담에서는 의료진이 얼마나 적절히 검사결과와 처방을 설명하고 환자가 정확히 이해하여 순응하느냐에 따라 치료 효과에 영향을 미치기 때문이다.

4) 의료상담의 과정과 내용

의료상담의 과정에 대해 자주 활용되는 이론으로 SEGUE 모델과 Calgary-Cambridge 지침을 중심으로 환자상담의 과정과 내용을 살펴본다.

(1) SEGUE 모델

SEGUE 모델은 의료진과 환자간의 커뮤니케이션을 총 5개의 단계로 나누고 각 단계별로 주요 과업 내용들을 구성하여 의료진의 환자상담 시 각 단계별 과업을 완료하였는지 확인할 수 있는 체크리스트 형태로 개발되었다.(Makoul, 2001). 환자상담 각 단계의 영문 표기의 앞 글자를 따서 SEGUE로 모델명이 만들어졌다. 이 모델은 미국과 캐나다 등에서 의과대학생의 환자상담 교육 및 훈련을 위해 널리 활용되어 왔는데, 환자와의 커뮤니케이션 과정을 과업중심의 보편적인 형태로 구성하여 다양한 보건의료 상황에 적용될 수 있는 장점이 있다.

① 시작(Set the stage)

환자와 인사하기, 방문이유 확인하기, 질병관련 주요 쟁점 윤곽잡기, 개인적 관계 형성하기, 비밀 보장하기의 과업 내용들로 구성된다. 상담기법으로는 환자가 믿음을 가지고 자신의 문제를 편하게 이야기할 수 있도록 유도하고 격려하는 참관기법을 주로 활용한다.

② 정보 수집(Elicit information)

주로 환자가 의사를 방문한 목적인 건강문제에 대해 환자 자신의 생각이나 관점을 듣고, 신체적, 생리적 증상이나 요인들에 대한 정보를 수집한다. 건강문제와 진행에 대한 환자의 생각, 증상이나 징후, 방문 전에 한 처치(자가관리, 이전 병의원 치료 등), 건강문제가 환자의 생활에 미치는 영향, 주거환경, 가족관계, 스트레스 등과 같은 심리사회적, 정서적 요인들, 생활양식과 예방 행동들에 대한 정보를 수집한다. 직접적인 질문을 자제하고 중간에 끊거나 하지 않으며 환자가 이야기할 수 있는 충분한 기회와 시간을 주어야 한다. 환자에게 집중하면서 경청하고, 정보를 확인하고 명료화하는 관찰 및 반응관련 기법들을 주로 활용한다.

③ 정보 제공(Give information)

검사나 테스트와 같은 진단과정에 관한 근거를 설명해주고 그 결과와 환자상태를 설명해준다. 또한 관련하여 환자가 궁금한 내용이 없는지 확인하고 답변한다. 환자의 이해수준에 맞추어 설명하되 전문용어의 사용을 가능한 자제하고 필요한 경우 보충설명을 한다.

④ 환자의 관점 이해(Understand the patient's perspective)

진료가 진행되면서 환자가 잘 수행한 것, 건강상태의 진행상황, 앞으로의 도전점 등을 환자와 함께 확인하고 인정하도록 한다. 또한 치료를 위해 시간이 필요한 점을 이해시키는데 관심과 공감을 표현하며 존중하는 어조를 유지한다.

⑤ 상담 종료(End the encounter)

환자가 추가로 논의하고 싶은 것이 있는지 확인하고, 치료와 관련하여 앞으로 진행할 것들을 환자와 함께 검토한다. 만일 치료나 처방에서 변경이 필요하거나 새로 계획해야 할 경우, 이와 관련된 환자의 관심사나 기대감, 목적 등 환자의 의견을 반영하여 결정하도록 한다. 또한 논의한 선택사항들의 유익, 부작용, 위험요인 등을 설명해주고 진료계획에 대한 전체적인 안내를 제공한다. 마지막으로 태도, 시간, 자원 등 치료과정에 요구되는 환자의 능력을 논의하면서 환자 역할의 중요성을 알려준다.

(2) 캘거리–케임브리지 지침(Calgary–Cambridge guide)

캘거리–케임브리지 지침은 환자와의 커뮤니케이션에 관한 수많은 연구결과들에 대한 체계적인 문헌고찰을 통해 근거기반 의료상담의 지침을 제시한 것으로, 각국의 의료상담 교육에 널리 활용되고 있다(Kurz, Silverman, Draper, 1998). 의사뿐만 아니라 보건의료 현장에 있는 다양한 직종의 보건의료전문가들이 환자상담 시에 활용할 수 있도록 개발된 것이 특징이다.

이 지침은 총 5단계의 순차적 과업과 상담 전반에 걸쳐 필요한 2개 과업으로 구성되어 있다. 5개의 기본 과업은 상담시작하기, 정보수집하기, 신체검진, 설명 및 계획하기, 상담 종료하기로 구성된다. 이러한 5단계의 절차와 더불어 면담 전반에 걸쳐 유지되어야 하는 과업으로는 면담구조화와 관계형성이 있다(그림 7–5).

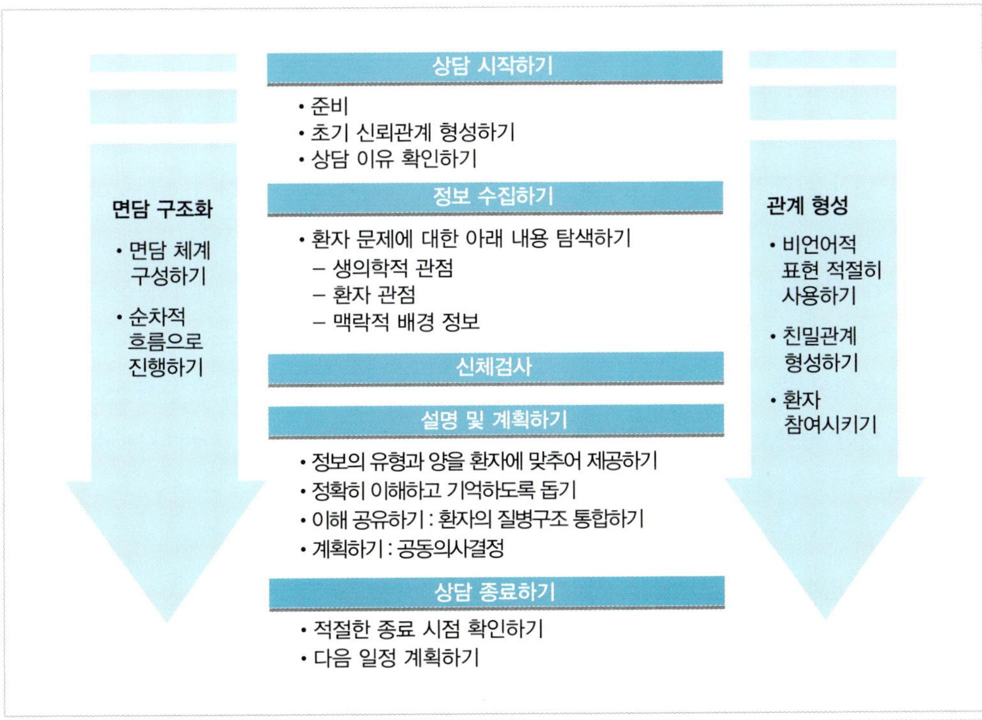

그림 7–5 의료상담의 캘거리–케임브리지 지침 구조

출처: Kurtz SM, Silverman JD, Draper J. Teaching and learning communication skills in medicine. Radcliffe Medical Press, 1998.

① 상담 시작하기(Initiating the session)

환자와의 인사와 소개를 시작하며 초기 신뢰관계를 형성하고, 상담의 목적과 이유를 확인한다. 환자가 가지고 있는 문제들을 정리하면서 또 다른 문제는 없는지 확인하고 함께 논의할 논제를 협의한다.

② 정보 수집하기(Gathering information)

환자의 문제에 대한 생의학적 관점과 환자 본인의 관점, 그리고 배경 정보를 수집하기 위해 환자의 문제를 좀 더 집중적으로 탐색한다. 이 단계에서는 환자가 스스로 자신의 문제를 이야기하도록 격려하기 위해 개방형과 폐쇄형 질문을 적절하게 활용하는 것이 필요하다. 무엇보다도 집중하며 경청하고 언어적, 비언어적 반응(격려, 침묵, 반복, 바꾸어 말하기, 해석 등)을 함으로써 환자의 대화 참여를 촉진해야 한다. 환자의 몸동작, 말, 얼굴표정, 감정 등을 살피면서 언어적이고 비언어적인 단서들을 포착하는 것이 중요하다. 환자로부터의 정확하고 명료하게 정보수집을 하기 위해서 중간중간 명료화하기, 요약하기, 다시 말하기, 바꾸어 말하기 등의 상담 기법을 사용한다.

환자가 가진 주요 문제나 증상과 관련된 날짜, 순서, 경과 등을 기억해두면서 환자의 문제에 대한 원인, 신념, 걱정과 기대, 그리고 그 문제들이 환자의 삶에 미치게 되는 영향들에 대한 환자의 생각을 적극적으로 살펴보고 환자가 감정을 잘 표현하도록 격려해 준다.

이 단계에서 보건의료전문가는 환자의 질병에 대해 생의학적 관점에서 증상과 사건들을 분석하여 정보를 파악할 뿐만 아니라, 환자가 겪은 아픔(illness)의 관점에서 정보를 수집하는 것이 중요하다. 질병과 아픔에 관한 정보들과 더불어 이러한 문제들이 생기는 배경에 관한 정보, 즉, 과거병력이나 가족력, 개인 및 사회력 등을 파악하는 것이 도움이 된다.

③ 신체검사(Physical examination)

환자를 진료하는 과정에서 수행하는 환자의 문제와 관련된 임상적 검사 과정이다.

④ 설명 및 계획하기(Explanation and planning)

적절한 정보의 제공을 통해 환자와 함께 치료를 위한 의사결정을 하는 과정이다. 보건의료전문가는 필요한 정보를 환자에게 알맞게 적절한 분량과 유형으로 제공해야 한다.

환자가 기존에 가지고 있는 정보를 확인하고, 어떤 정보가 필요한지를 물으면서 간결하게 설명한다. 필요한 경우 시각적 도구를 활용하여 중요한 것은 강조하고 반복해서 설명해준다. 이러한 과정에서 환자가 잘 이해하는지를 계속해서 질문하고 요약해주는 것이 필요하다.

이 단계에서는 정보수집하기 단계에서 파악한 환자의 관점에 비추어 그에 상응하는 설명을 해주고, 제공된 정보에 대한 환자의 반응을 들으면서 적절한 치료계획을 결정하는 것이 중요하다. 일방적인 정보 전달이 아니라 정보의 공유가 이루어져야하는 것이며, 이를 통해 함께 앞으로의 계획에 대한 공동의사결정을 한다. 앞으로의 계획에 대해서 선택 가능한 옵션과 관련 정보를 제공하고, 이에 대해 환자가 자신이 원하는 대안이나 의견을 표현하도록 유도한다. 무엇보다도 환자가 앞으로의 치료계획에 대해 함께 결정하고, 책임감을 가지고 실행할 수 있도록 격려하면서 계획 실행에 환자의 염려나 문화적 특성, 생활양식 등을 고려한다.

⑤ 상담 종료하기(Closing the session)

앞으로의 진료 일정을 잡는다. 함께 계획한 것을 수행하면서 예상과 달리 효과가 없거나 적절하지 않을 경우에 어떻게 할지에 대한 대안을 미리 염두에 둔다.

⑥ 면담 구조화하기(Providing structure)

전체 면담의 과정을 적절하게 조절하고 단계에 맞게 구조화하는 것을 뜻하며, 각 단계를 진행하면서 계속해서 전체적인 면담과정과 구성을 인식하며 조절하는 것이다. 면담과정과 각 단계가 순차적이고 논리적으로 진행되도록 요약정리하면서 시간을 조절하고 관리해야 한다.

⑦ 관계 형성하기(Building the relationship)

그 자체로 면담의 목적이 될 수도 있는 중요한 과업으로서 면담 전반에 걸쳐서 늘 염두에 두고 진행해야 하며 성공적인 상담의 핵심적인 열쇠가 되는 것이다. 적절한 비언어적 행동(눈 맞춤, 거리, 위치, 표정, 움직임 등)을 활용하여 관계형성과 신뢰감을 촉진해야 한다. 또한 환자의 관점을 수용하고 공감하며 지지해줌으로써 의사-환자 간의 치료적 신뢰관계를 형성한다.

5) 의료상담에서의 의사결정

(1) 설명 동의(Informed consents)와 동의서 받기

보건의료 영역에서 환자가 참여할 수 있는 의사결정의 기회와 선택의 폭은 계속 늘어가는 추세이다. 여기에는 질병 치료 방법, 보건의료서비스 이용, 응급상황에서의 의사결정 등과 함께 향후 죽음의 과정에 관한 것까지 다양하다. 최근에는 일명 웰다잉(well-dying) 법인 '호스피스·완화의료와 임종과정에 있는 환자의 연명의료결정에 관한 법률'이 시행되어 사전에 향후 자신의 임종과정의 보건의료서비스에 대해 스스로 결정할 수 있도록 하였다. 이를 위해서 공식적으로 사전연명의료의향서를 작성 보관하는 절차를 거치는데, 보건의료에서의 의사결정은 대부분 동의서 작성이라는 구체적인 근거물과 함께 이루어지며 이러한 해당 의사결정을 위해 필요한 정보를 충분히 제공받고 이에 동의한다는 의미로 '성보에 근거한 동의 또는 설명 동의(informed consent)'라는 용어가 사용되고 있다.

동의서 작성은 의사결정의 최종 결과를 확인하는 작업으로 중요한 점은 동의서 작성에 이르기까지의 의사결정 과정에 있다. 동의서 작성의 과정에 포함되는 구성요소는 크게 다음의 다섯 가지로 정리된다(한국의과대학·의학전문대학원장협회, 대한의료커뮤니케이션학회, 2012).

① 의사결정능력

의사결정능력이란 정상적인 인식력과 예지력으로 자기 행위의 의미나 결과에 대해 결정을 할 수 있는 능력을 말하는 법률적 용어이다. 환자는 스스로 결정할 수 있는 역량을 가지고 있어야 한다. 그러나 의사결정능력은 질병이나 연령 등에 따라 약화되거나 소멸될 수 있다.

② 정보의 제공

의료진은 환자가 이해할 수 있는 방식으로 정보를 충분히 제공하고 구체적으로 설명해야 한다.

③ 이해

환자가 의료진의 설명을 이해할 수 있도록 전문적인 용어를 피하고 일상적 언어를 사용해야 한다.

④ 자발성

환자는 타인의 강요나 압력에 의해서가 아닌 자발적으로 동의해야 한다.

⑤ 동의

동의한다는 것은 단순히 동의서에 서명을 하는 것을 넘어서 의료진에게 일정한 권한을 위임하는 것이 될 수 있다. 이는 선택한 결정내용을 수행하는 중에 환자가 의사결정에 참여할 수 없는 상황에서 혹이라도 발생할 수 있는 문제들을 염두에 둔 것으로 이 경우 의료진이 그 상황에 맞게 최선의 자율적 결정을 하도록 맡기는 것이다.

(2) 공동의사결정(Shared decision making)

① 개념

최근에는 설명 동의의 개념에서 나아가 공동의사결정(shared decision making)이라는 보다 포괄적인 개념이 도입되고 있다. 공동의사결정이란 의사결정 과정에 환자와 의사가 가장 유용한 근거들을 공유하고, 정보에 입각하여 여러 선택사항들을 환자 자신의 처지와 함께 고려하여 가능한 환자가 선호하는 것을 선택할 수 있도록 지원하는 접근법이다(Elwyn et al., 2010). 환자의 자율성을 증진시킴으로써 의사와 환자간의 파트너쉽을 만들어내는 협력적인 접근법으로 설명된다.

환자의 입장에서는 근거에 기반하여 여러 선택사항에 관한 구체적인 정보를 바탕으로 선택할 수 있도록 하는 것이며, 의사의 입장에서는 환자가 생각하는 가장 가치있고 중요한 것에 근거하여 결정할 수 있게 지지하는 것이다. 공동의사결정은 환자중심 의료서비스의 대표적인 특징이면서 현대 의료의 특징이기도 하다(Mulley, Trimble, Elwyn, 2012). 의료상담의 공동의사결정은 건강증진 중심의 건강상담의 의사결정 원리와 비슷한 특성을 가진다.

② 중요성

㉠ 환자의 자율성을 증진시킴으로써 의사와 환자간의 파트너쉽을 활성화한다. 의사는 환자의 상태와 위험요인, 선택가능한 치료방법들에 관한 전문지식을 환자와 공유하고 환자는 그들이 추구하는 목표나 가치, 선호하는 방법에 관해 보건의료전문가와 공유함으로써 의사결정의 과정에 능동적으로 참여하여 결정하는 것이다.

㉡ 장기적인 건강관리가 필요한 사람들의 건강행동을 개선하고, 위험요인을 감소시키는 등 환자의 건강관리 역량을 강화시키는 성과를 거둘 수 있다.

㉢ 환자가 적극적으로 개입하게 됨으로 자신의 건강관리에 대한 주인의식을 높이게 된다. 실제로, 보건의료제공자로부터 더 많은 정보를 얻고 자신의 건강관리에 대한 의사결정에 더 적극적으로 개입하는 것이 건강수준 및 삶의 질과 긍정적인 관련성이 있다고 보고되었다.

③ 공동의사결정 촉진 방법

공동의사결정을 실천하는 데 있어서 중요한 장애물이 되는 것은 환자와 의료진의 태도이다. 공동의사결정이 성공적으로 이루어지기 위해서는 환자들의 자기효능감을 높여주어야 하고 의료진은 환자가 중요하게 여기는 것이 무엇인지 파악하려는 태도가 요구된다.

공동의사결정을 돕는 다른 방법은 환자에게 미리 정보를 제공하는 것이다. 이러한 정보 중재(information interventions) 사례로는 환자에게 의사결정과 관련된 선택사항들을 미리 제시해주거나, 의사와의 면담시에 환자가 적극적으로 질문할 수 있도록 돕는 질문리스트를 제공하기도 한다. 예를 들어 영국에서 시행된 'ASK 3 Questions' 캠페인에서는 의사와의 면담에서 환자가 할 수 있는 우선적인 질문으로 '제가 선택할 수 있는 것은 무엇인가요?', '장점과 위험요인은 무엇인가요?', '저에게 적합한 결정을 하려면 제가 어떻게 해야 하나요?'의 세 가지를 환기시키고 있다(UK National Health Services: https://www.nbt.nhs.uk/patients-carers/coming-hospital/ask-3-questions). 이 질문들은 환자들이 자신이 받을 의료서비스에 관한 의사결정에서 자신이 중요하게 여기는 것들을 고려할 수 있도록 돕는다.

④ 공동의사결정 모델

보건의료 현장에서 공동의사결정을 실천하는 구체적인 과정에 대한 유용한 지침으로 Elwyn 등(2012, 2016)이 제시한 'Three talk 모델'이 있다. Three talk 모델은 보건의료전문가가 팀 대화(team talk), 대안 대화(option talk), 결정 대화(decision talk)의 3단계 대화 과정을 통해 환자의 의사결정을 지원할 수 있도록 지침을 제공하고 있다. 이 모델의 핵심은 환자가 자신의 건강문제를 위한 해결책을 찾는 과정에서 기존에 가지고 있던 초기 선호내용이 정보에 근거하지 않는 것이었다면, 의료인으로부터 충분한 정보를 제공받아 그 정보에 근거하여 자신의 선호사항들을 점검하고 조정하는 대화와 숙의과정을 거치면서 설명선호(informed preference)를 형성하여 더 나은 양질의 의사결정을 내릴 수 있도록 돕는 것이다(Elwyn, Edwards, Thompson, 2016). Three talk 모델의 대화단계와 숙의과정을 바탕으로 각 단계의 내용과 의료진의 역할을 이해할 수 있다(그림 7-6).

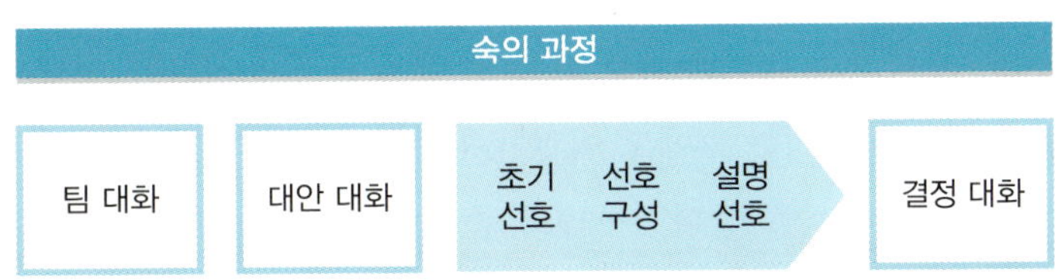

그림 7-6 공동의사결정을 위한 Three-talk 모델

출처: Elwyn G, Frosch D, Thompson R, et al. Shared decision-making: A model for clinical practice. Journal of General and Internal Medicine. 2012, 27(10), 1361-1367.

㉠ **팀 대화**(Team talk): 자신의 건강문제에 대해 해결책을 선택해야 하는 어려운 결정에 직면한 환자에게 의료인이 이 의사결정을 환자 혼자서 감당하는 것이 아니고 최선책을 찾을 수 있도록 의사가 계속해서 지원해 줄 것임을 확신시키면서 선택 가능한 대안들을 알려주는 단계이다. 여러 대안들을 신중하게 검토하는 이유는 각 대안에 대한 정확한 정보에 근거하여 환자에게 허용되는 대안들 중에서 자신이 선호하는 것을 선택하는 것이 중요하기 때문이다. 환자가 더 대화하기를 원치 않거나, 의료진이 결정해줄 것을 요청할 때에도 서둘러 결정하거나 종료하지 않고 구체적 설명을 들어볼 것을 권하는 것이 좋다. 이 단계에서 의료진의 주요 과업은 협력관계 형성하기, 가능한 대안들 제시하기, 검토의 필요성 설명하기, 환자의 반응 확인하기로 정리된다.

㉡ **대안 대화**(Option talk): 환자가 기존에 알고 있던 정보가 있는지 확인한 후 선택 가능한 대안들을 제시하고 각 대안별 장단점을 설명해주면서 환자가 선호하는 것을 탐색한다. 환자의 의사결정에 도움이 되도록 설명한 내용을 정리한 카드나 메모를 제공하는 것도 유용하다. 설명한 후에는 잘 이해했는지 확인하는 것이 좋다. 따

라서 의료진은 대안 대화를 통해 환자의 기존 지식 확인하기, 선택가능한 방법에 대해 설명하기, 선택가능한 방법들의 장단점 검토하기, 환자의 의사결정 지지하기 등을 수행한다.

㉢ **결정 대화**(Decision talk) : 환자의 선호내용을 이끌어내고 적합한 대안과 통합하면서 알맞은 결정을 하는데 초점을 맞추는 단계이다. 환자가 선호하는 것이 무엇인지 확인하고 명료화하면서 환자의 선호와 가능한 가까운 적합한 대안을 연결하여 결정하도록 도와준다. 무엇보다도 환자가 내린 결정이 정확한 정보에 근거한 것인지 확인해야 하며 결정한 후에도 이것이 최종적인 결정이 아니라 앞으로 변경할 수 있는 여지가 있음을 알려준다. 이 대화 중에 의료진은 선호특성에 초점 맞추기, 선호특성을 끌어내어 통합하기, 의사결정 유도하기, 검토와 확인 제안하기의 과업을 수행한다.

6) 나쁜 소식 전하기

환자와의 커뮤니케이션에는 긍정적인 내용도 다루지만 부정적인 소식을 다루어야 하는 경우가 많이 있다. 나쁜 소식이란 '현재나 미래에 대한 개인의 기대에 부정적인 변화를 가져오게 하는 정보'를 말한다(한국의과대학·의학전문대학원장협회, 대한의료커뮤니케이션학회, 2012). 보건의료인의 나쁜 소식 전하기에서 중요한 점은 환자의 정보요구에 진실되고 희망을 가지도록 하면서 동시에 비현실적 기대를 주지 않는 것이다. 이를 위해서 질병에 의한 심리적 변화를 토대로 적절한 내용과 과정을 거쳐 전달하는 나쁜 소식 전하기는 의료인의 필수적인 기술이다(국립암센터, 2012).

나쁜 소식은 내용뿐만 아니라 전달되는 과정에 따라서 충격이 달라질 수 있으므로 유의가 필요하다. 나쁜 소식 전하기에 자주 사용되는 커뮤니케이션 모델로 SPIKES가 있다. SPIKES 모델은 나쁜 소식을 전하기 위한 6단계 지침인데, 실제 상황에서 순환적으로 반복되는 과정으로 진행될 수 있다. 나쁜 소식이 효과적으로 전달될 때 환자들은 정보를 더 정확히 전달받을 수 있고 향후의 치료계획에 대한 동기부여에 긍정적이다. 또한 감정적 스트레스가 완화되어 향후 의사결정에 대한 준비도가 높아질 수 있다. SPIKES 모델의 6단계 과정과 내용은 다음과 같다(Baile et al., 2000; 한국의과대학·의학전문대학원장협회, 대한의료커뮤니케이션학회, 2012).

(1) 1단계: 준비(Setting)

환자에 관한 정확한 정보를 확인하고 어떤 말을 할지 미리 계획한다. 사생활을 보호하고 방해받지 않을 별도의 방과 함께 화장지나 물을 준비하는 등 적절한 환경을 준비한다. 가능한 앉아서 말하는 것이 서두르지 않는 인상을 주며 충분한 시간을 확보해두는 것이 좋다. 환자가 원하면 가족이나 가까운 사람도 함께 하도록 한다.

(2) 2단계: 환자의 이해 정도 평가(Perception)

소식을 말하기 전에 먼저 환자와 가족이 환자의 상태에 대해 얼마나 알고 있는지를 개방형 질문으로 확인한다. 이러한 질문에 대한 답변을 기초로 환자가 나쁜 소식을 이해할 수 있는 준비가 어느 정도 되어있는지를 평가할 수 있다.

(3) 3단계: 환자가 얼마나 알고 싶어하는지 평가(Invitation)

환자가 무엇을, 그리고 얼마나 많은 것을 알고 싶어하는지를 확인한다. 이는 인종, 문화, 종교, 사회경제적 배경에 따라 다를 수 있다. 어떤 환자는 모든 것을 자세히 알기 원하지만 듣기를 거절하는 경우도 있다. 환자가 자세한 것을 알고 싶어하지 않는다면 다음 기회로 미룰지 아니면 가족에게 전달할지를 결정하도록 제안한다. 검사를 시행하기 전에 미리 환자에게 결과를 어떻게 전달받기 원하는지를 물어보고 그에 따라 전할 수도 있다.

(4) 4단계: 환자에게 지식과 정보 제공(Knowledge)

솔직한 태도로 소식을 전하는 것이 중요하다. 잠깐씩 멈추어 환자나 가족이 반응할 시간을 주도록 한다. 예를 들어 “소식이 좋지 않아 유감입니다. 우리가 원했던 결과가 아닙니다”로 시작할 수 있다. 모든 소식을 한꺼번에 전달하는 것보다 정보량을 잘게 쪼개어 전하면서 환자의 이해 정도에 보조를 맞춘다. 전문용어를 피하고 이해하기 쉬운 간단한 언어를 사용한다.

(5) 5단계: 환자의 감정에 대한 공감(Empathy)

환자와 가족은 나쁜 소식에 대해 침묵, 분노, 부인, 비난, 눈물 등 다양한 방법으로 반응한다. 환자와 가족이 감정적 반응을 할 수 있도록 시간을 주고 주의깊게 들으며 그들의 감정에 공감하고 인정해준다. 물이나 음료수를 주며 마음을 가라앉히도록 할 수 있다. 감정적 반응이 정상적인 것임을 인식시켜준다. 일단 감정을 표현하기 시작하면 어느 정도 표현하도록 하면서 감정을 정리할 수 있도록 돕는다. 그 다음 앞으로의 의사결정과 계획에 대해 논의를 시작한다.

(6) 6단계: 계획과 요약(Subsequent)

다음 단계를 위한 계획을 세운다. 미래 계획이 생기면 불안이 감소될 수 있다. 먼저 논의할 준비가 되었는지 물어보고 이야기를 시작한다. 여러 가지 치료 선택을 제시하고 지원 가능한 자원에 대해 의논하며 가능한 환자의 요구를 반영하고자 한다는 뜻을 전한다. 궁금한 사항을 질문할 수 있도록 연락을 취할 수 있는 방법을 알려주고 적극적으로 도울 것이라는 것을 말해주어 환자를 안심시킨다. 환자가 절망적이거나 힘들어할 경우 혼자서 집에 갈 수 있는지, 도움이 필요한지를 확인한다.

Q 확인 학습 문제

1. 의사가 환자의 건강문제 해결에 도움이 된다고 판단하여 다른 보건의료분야 전문분야에 환자상담을 의뢰하는 상담으로 가장 알맞은 것은?

① 환자관리 상담
② 의료상담
③ 건강중심 심리치료
④ 건강증진상담
⑤ 심리상담

2. 다음 상담 기법 중 관찰과 반응 기법에 속하는 것은?

① 수용하기(acceptance)
② 해석하기(interpreting)
③ 정상화 진술(normalization)
④ 정보제공하기(information)
⑤ 반영하기(reflecting)

3. 금연상담에서 수집하는 흡연관련 정보 중에서 내담자의 금연 의지를 확인할 수 있는 내용은?

① 금연 시도 경험
② 금연 이유와 흡연유혹 상황
③ 금연 동기, 자신감, 준비도
④ 니코틴 의존도
⑤ 금연지지자

4. 5단계의 순차적 진행과업과 상담 전체에 걸쳐 유지하는 2개의 과업으로 구성된 의료상담 모델은?

① SEGUE 모델
② Calgary-Cambridge 지침
③ ASK 3 Questions
④ Three talk 모델
⑤ SPIKES 모델

정답 1. ① 2. ⑤ 3. ③ 4. ②

Q 심화 토의 문제

의료상담에서 활용하고 있는 공동의사결정을 지역사회 건강상담에 적용할 수 있다고 생각하는가? 만일 가능하다고 생각한다면 금연, 절주, 운동, 영양 상담의 어떤 부분에 적용될 수 있는지 검토해보고 의견을 나누어 봅시다.

참고문헌

국립암센터. 완화의료 팀원을 위한 호스피스완화의료개론. 국립암센터. 2012.

김춘경, 이수연, 이윤주, 정종진, 최웅용. 상담의 이론과 실제(2판). 서울: 학지사. 2016.

박영숙 등. 영양교육과 상담(5판). 파주: 교문사. 2013.

서정숙, 이보경, 이혜상, 이수경. 영양교육과 상담(6판). 파주: 교문사, 2018.

이영희, 이영미. 의대상을 위한 환자-의사 커뮤니케이션 모델 개발. 한국의학교육. 2010. 22(3), 185-195.

보건복지부. 2005년도 국가 흡연예방 및 금연사업 안내. 2005.

보건복지부. 2006년도 주민건강증진센터 시범사업 안내. 2006.

서홍관 등. 흡연자 대상 건강검진 및 설문조사. 보건복지부. 2002.

이광자, 박승하, 박경옥. 건강상담심리(개정판). 서울: 이화여자대학교출판부. 2012.

이장호. 상담심리학 (4판). 박영사. 2005.

질병관리본부. 국민건강영양조사 제7기 1차년도-건강설문조사표. 보건복지부. 2016.

한국건강증진개발원. 2015년 보건소 금연클리닉 상담매뉴얼. 보건복지부. 2015.

한국보건사회연구원. 금연절주교육 가이드. 보건복지부. 2006.

한국의과대학, 의학전문대학원장협회, 대한의료커뮤니케이션학회. 의료커뮤니케이션. 학지사. 2012.

Baile WF, Buckman R, Lenzi R, et al: SPIKES-A six-step protocol for delivering bad news: application to the patient with cancer, Oncologist. 2000, 5, 302-311.

Barbor TF, Higgins-Biddle JC, Saunders JB, Monteiro MG. AUDIT, The Alcohol use disorders identification tests: Guidelines for use in primary care (2nd ed.). World

Health Organization, 2001.

Beach MC, Roter DL, Wang NY, Duggan PS, Cooper LA. Are physicians' attitudes of respect accurately perceived by patients and associated with more positive communication behaviors?. Patient Education Couns. 2006, 62, 347–354.

Berger BG, Pargman D, Weinberg RS. Foundations of exercise psychology (2nd ed.). Fitness Information Technology. 2007.

Blonna R, Watter D. Health counseling: A microskills approach. Sudbury, MA: Jones and Bartlett Publishers. 2005.

Carron AV, Hausenblas HA, Estabrooks PA. The psychology of physical activity. McGraw–Hill Education. 2002.

Centers for Disease Control and Prevention. Treating tobacco use and dependence; Clinical practice guideline. US Department of Health and Human Service. 2008.

Centers for Alcoholism, Substance Abuse, and Addictions. Comprehensive Drinker Profile: Manual supplement. US Department of Health and Human Service. : https://casaa.unm.edu/inst/CDPmana.pdf

Dishman RK, Buckworth J. Increasing physical activity: A quantitative synthesis. Medicine and Science in Sports and Exercise. 1996. 28, 706–719.

Donnelly J. Health counseling: Application and theory. Belmont, CA: Thomson Learning. 2003.

Elwyn G, Edwards A, Thompson R. (Eds.). Shared decision–making in health care: Achieving evidence–based patient choice (3rd ed.). New York, NY: Oxford University Press. 2016.

Elwyn, G., Laitner, S., Coulter, A., Walker, E., Watson, P., & Thomson, R. Implement–ing shared decision making in the NHS. 2010.

Elwyn G, Frosch D, Thompson R, et al. Shared decision–making: A model for clinical practice. Journal of General and Internal Medicine. 2012, 27(10), 1361–1367.

Gauntlett, R., & Laws, D. Communication skills in critical care. Continuing Education in Anaesthesia, Critical Care & Pain. 2008, 8(4), 121–124.

Heatherton TF, Kozlowski LT, Frecker RC, & Fagerstrom K. The Fagerstrom test for Nicotine dependence: A revision of the Fagerstrom tolerance questionnaire. British

Journal of Addiction. 1991, 86, 1119–1127.

Kurtz SM, Silverman JD, Draper J. Teaching and learning communication skills in medicine. Radcliffe Medical Press, 1998.

Makoul, G. The SEGUE framework for teaching and assessing communication skills. Patient Education and Counseling. 2001, 45(1), 23–34.

Mulley AG, Trimble C, Elwyn G. Stop the silent misdiagnosis: Patients' preferences matter. British Medical Journal. 2012, 345, e6572.

Pate RR. Guideline for exercise testing and prescription: American College of Sport Medicine (4th ed.). Lea & Febiger, 1991.

Prochaska JO, DeClemente CC. Stages and processes of self-change of smoking: Toward an integrative model of change. Journal of Consulting and Clinical Psychology. 1983, 51, 390–395.

Shiffman S. Behavioral assessment In GA Marlatte & JR Gordon (Eds.). Relapse prevention: Maintenance strategies in the treatment of addictive behaviors. (pp. 139–187). New York: Guilford. 1985.

Silverman J, Kurtz S, Draper J. Skills for communicating with patients (3rd ed.). Boca Raton, FL: CRC Press, 2013.

Snyder JJ. Health psychology and behavioral medicine. Englewood Cliffs, NJ: Prentice-Hall. 1989.

Sperry L, Lewis J, Carlson J, Englar-Carlson M. Smoking cessation. In Health promotion and health counseling: Effective counseling psychotherapeutic strategies (2nd Ed.). Boston, MA: Pearson Education Inc. 2005.

UK National Health Services. Ask 3 Questions. Retrieved on 19/10/15 from https://www.nbt.nhs.uk/patients-carers/coming-hospital/ask-3-questions

US Department of Health and Human Services. Physical activity and health: A report of the surgeon general. Atlanta, GA, 1996.

Wankel IM. Personal and situational factors affecting exercise involvement: The importance of enjoyment. Research Quarterly for Exercise and Sport. 1985, 56, 275–282.

West R, Shiffman S. Effect of oral nicotine dosing forms on cigarette withdrawal symptoms and craving: A systematic review. Psychopharmacology. 2001, 155(2), 115–122.

Willis JD, Campbell IF. Exercise psychology. Champaign, IL: Human Kinetics. 1992.

제8장

보건조직 커뮤니케이션

보 건 커 뮤 니 케 이 션

제8장

보건조직 커뮤니케이션

학습목표

- 보건조직의 유형과 특성을 구분할 수 있다.
- 조직 갈등의 주요 원인과 대처방법을 설명할 수 있다.
- 보건의료서비스에서 팀 커뮤니케이션의 주요 목적을 이해할 수 있다.
- 보건의료 팀 커뮤니케이션 주요 유형과 특성을 연결하여 말할 수 있다.
- 보건의료 팀 커뮤니케이션 과정의 투입, 과정, 산출 요소의 주요 특성을 설명할 수 있다.
- 보건의료 팀 커뮤니케이션의 기법을 적용 상황별로 구분할 수 있다.

1. 보건조직과 커뮤니케이션

1) 보건조직의 유형과 특성

(1) 보건조직의 유형

보건조직이란 개인 또는 여러 사람들의 질병 치료, 건강 보호, 건강 증진을 목적으로 필요한 관련된 인적자원들을 모아 체계화한 집단을 의미한다(김한중 등, 2014). 보건의료조직의 유형에는 필요한 사람들에게 보건의료서비스를 직접 제공하는 서비스 조직과 인구단위로 보건의료 문제 개선을 위한 사회적 활동이나 정책관련 업무를 다루는 사업관리 조직이 있다.

보건서비스 조직에는 지역의 의원, 병원, 종합병원, 지역 보건소, 국공립의료기관 등이 포함된다. 보건 사업관리 조직은 보건의료서비스를 직접 제공하지 않고 보건의료관련 정책, 행정, 관리 등을 수행하는 기관으로서 공공기관에는 보건복지부와 질병관리본부나 보건사회연구원 등과 같이 보건의료 공공 행정, 정책 개발, 연구 및 모니터링 등을 수행하는 조직이 있으며 민간조직으로 보건의료관련 협회들과 비영리단체들이 있다. 민간조직들은 기부나 자체 수익사업을 통해 재원을 마련하여 특정 보건의료분야의 사회적 문제를 공론화하고 사회적, 정책적 해결책을 찾는 옹호활동을 하며 조직의 주요 업무와 관련된 정부사업을 위탁받아 수행하기도 한다.

(2) 보건조직의 특성

보건조직의 주요한 특성은 업무의 내용과 인적자원의 구성 측면에서 살펴볼 수 있다. 먼저 보건조직에서 다루는 업무의 내용은 직간접적으로 모두 사람의 건강이나 생명과 관련된 문제를 다룬다는 것이 특징이다. 이는 인간의 삶에서 기본적이고 소중한 일인 동시에 업무수행 중의 실수나 윤리적 수행 측면에서 일반적으로 다른 영역보다 엄격한 기준이 적용되고 사회적 쟁점에 연루되기 쉬워서 유의가 필요하다.

또한 보건조직의 인력 구성과 체계에서 이중구조(dual structure)의 특성을 가진다. 보건조직은 다양한 보건의료 분야의 전문가들로 구성된 전문직 인력(professional staff)와 조직의 관리와 운영을 중심으로 하는 관리직 인력(management staff)이 함께 공존한다. 전문직 구조는 업무수행이 각 직종의 전문성 중심으로 이루어져서 일반적으로 직급구성이 간단하고 수평적 관계가 위주인 반면 관리직 구조는 일관성 있는 조직관리를 위해 위계가 명확하고 직급이 다양하며 수직적 상하관계가 보다 중요시 된다. 서로 다른 특성을 가진 인적 구조가 한 조직 내에서 균형을 이루면서 사람의 생명과 건강을 다루는 일을 조화롭게 수행해야 한다는 것은 보건조직의 특성이면서 조직관리의 중요성이 강조되는 부분이다.

2) 보건의료 조직문화

(1) 조직문화의 개념

조직문화란 조직구성원이 공유하는 기본 믿음과 가정으로 가치, 신념, 인지, 행동규범 등을 통해 구성원의 생활양식을 통제한다(이현길, 2012). 조직의 하위 체계이며 작은 단위인 팀(team)을 기준으로 영국 국립의학원은 보건의료 팀의 문화를 사람들이 상호간에 그리고 환자와 교류하는 방식을 결정짓는 표면적으로 인지되지 않는 기저의 규칙과 신념으로서 조직이 '일하는 방식'이라고 하였다(Royal College of Physicians, 2017). 보건의료 팀의 성과를 극대화하기 위해서는 긍정적이고 효과적인 조직문화를 조성하는 것이 중요하다(Wolfe, Hinds, Sourkes, 2011).

(2) 효과적인 조직문화의 원리

보건의료 조직문화에 대한 연구들을 참고할 때 효과적인 보건의료 조직문화는 관계중심의 위계관리와 관련성이 깊으며 조직구성원간 커뮤니케이션 방식이 중요한 방법이다. 관련 연구들을 바탕으로 한 다음 효과적인 보건의료 조직문화의 주요 원리는 각 보건의료 조직문화를 점검하고 보완점을 찾는데 참고할 수 있겠다(Chou & Cooley, 2018; Royal College of Physicians, 2017).

① 도움을 요청하도록 격려하는 문화

효과적인 조직은 모든 구성원들이 도움을 요청할 수 있도록 격려하며 예기치 못한 문제에 대응하기 위해 역할을 통합하거나 수정하는 등 민첩하고 탄력적인 대응을 할 수 있다. 문제발생 초기에 그것을 논의할 수 있는 개방적인 환경이 조성된다면 부정적 영향을 줄이는데 효과적이다. 업무 추진 과정에서의 문제에서도 필요하지만 업무 외 조직생활에서도 필요하며 오히려 업무 외 부분이 결과적으로 조직의 문화와 효율에 많은 영향을 미칠 수 있다. 관련된 사례로 직장내 성희롱 담당관 제도를 운영하거나 인권센터를 설치하여 무력이나 위계와 결부된 부당한 위협이나 위해에 대해 도움을 구할 수 있도록 하는 방안이 있다. 이 경우 문제를 의뢰한 구성원의 비밀보장과 관련된 부분이 함께 논의되어야 한다.

② 인정과 감사를 표현하는 문화

보건의료분야에서 특히 의료기관에서의 성과는 상당 부분 가시적이며 명료하게 확인될 수 있다. 목표를 달성하거나 우수한 성과에 대해 공식적으로 축하하고 격려해주는 기회를 자주 만드는 것은 조직관리에 긍정적이다. 빠른 시일 내에(분기 내) 달성할 수 있는 단기목표를 설정하여 자주 확인하고 포상하는 방법이 있는데 구성원 개인의 성과에 대해 사내 소식지나 직원게시판에 알리는 방법을 많이 쓴다. 연구에 의하면 개별보상 보다 팀 전체에 보상이 주어졌을 때 긍정적인 효과가 더 크다고 하므로 팀 중심의 보상을 통해 보건의료전문가들의 팀웍을 더 강화시킬 수 있다. 단기목표 달성을 축하하는 것은 팀이 장기적으로 어렵고 도전적인 과정을 진행하는데 힘이 된다.

구성원 서로 간에 격려와 감사를 표현하는 인사말을 자주 주고받도록 환기하는 것도 좋은 방법이다. 특히 의료서비스기관에서는 생명과 질병에 관한 의료문제를 수행하는 계속되는 압박과 긴장 속에서 일하기 때문에 서로의 가치와 고마움을 잊어버리기가 쉽다. '고맙다'와 같은 인정해주는 말은 사람에게 긍정적인 느낌을 주므로 구성원의 강점을 부각시킬 수 있다.

③ 구성원의 참여와 의견을 존중하는 문화

커뮤니케이션의 형태와 모임의 구성 및 빈도는 성과에 영향을 준다. 그리고 개방적으로 구성원의 참여와 의견을 존중하는 태도가 중요하다. 구성원들이 조직으로부터 지지적인 반응을 기대하기 어렵다고 느끼면 부정적인 반향에 대한 두려움으로 참여와 의견개진에 폐쇄적인 특성을 보인다. 구성원 간의 의견존중은 구성원 서로간의 자존감을 키우는 좋은 방법으로 솔직한 대화를 격려한다. 의견의 불일치와 다양성, 목표에 대한 비판적인 평가를 서로 받아들여 개선의 기회로 삼을 수 있기 때문에 개인적, 조직적 성공에 있어서 필수적이다. 부서별 커피타임을 가진다거나 정기적으로 모임을 갖는 등의 공유 기회의 활용은 동료 간에 동지애, 즐거움, 우정과 같은 긍정적인 경험을 공유할 수 있으므로 개방적인 문화 형성에 효과적이다.

보건의료팀의 개방적이고 지지적 문화는 실수나 과실을 정직하게 다루어 문제를 확인하는 동시에 비난보다는 공감적인 방향으로 해결할 수 있도록 유도하여 조직차원의 교훈으로 삼아 관련 문제가 다시 발생하지 않도록 노력한다. 이는 향후 잠재적 위해를 줄이고 환자안전을 도모하는데 기여할 수 있다.

④ 피드백과 상호적 소통이 활발한 문화

피드백을 권장하고 일방향식 위계를 완화하는 것은 개방적이고 원활한 커뮤니케이션을 돕는다. 구성원들 간의 일상적인 피드백은 개방적인 팀 문화를 만들고 협력을 향상하는데 효과적이다. 자주 그리고 반복적으로 피드백 하는 것은 오류를 줄이고 성과를 높이는데 유익하다. 피드백은 사람이 아닌 행동과 사건에 초점을 두고 정확하게 한다. 구체적인 행동의 사례 또는 조직에 미치게 될 영향을 알려주면 좋은데 활발한 상호작용과 피드백을 통해 문제를 미연에 방지하고 위해를 최소화할 수 있다.

보건의료조직은 일반적으로 위계질서가 강한 전문영역에 속한다. 이 특성이 자칫하면 중요한 관점을 막는 경우가 생길 수 있는데 효율적인 조직은 협의와 우선순위 설정을 통해서 다양한 관점을 활용하며 합의점을 찾는다. 상급자 중심으로 전달되는 엄격한 정보의 흐름이 아니라 융통적인 소통을 지향하는 것이다. 수직적 위계가 강한 집단은 팀원의 만족도가 덜하고, 동기부여가 잘 되지 않으며, 이직률이 높은 경향이 있다. 모든 구성원들이 개인적인 의견을 개진하면서 자신감을 가지고 서로 간에 피드백하는 문화는 간과될 수 있는 결정적인 문제를 찾거나 창의적인 착상을 발견할 가능성을 높인다.

⑤ 일정 부분의 권한을 위임하는 문화

보건의료조직에는 다양한 문제나 응급상황이 자주 발생할 수 있다. 건강과 생명을 다루는 일이 많기 때문에 위계와 권한을 엄격하게 다룰 필요가 있지만 위급한 상황에 대해 어느 정도 상황을 통제, 관리할 수 있는 여지 또는 권한을 허용하는 것은 다양한 돌발 사고를 유연하게 대처하고 문제를 최소화하는 방법이 될 수 있다. 보건의료 문제와 관계된 만큼 위임할 수 있는 권한의 범위와 상황을 정하는데 유의할 필요가 있지만 구성원들에게 일정부분 권한을 위임하는 것은 구성원들의 능동성과 책임의식을 높이는데 긍정적으로 작용한다.

3) 보건조직 갈등관리

(1) 개념

조직의 효율성을 저해하는 주요한 요인 중에 구성원 간의 갈등이 있다. 조직 차원의 갈등해결능력은 다양한 전문 직종으로 구성된 보건조직에서는 특히 업무 중 오류를 줄이고 효율을 높이는데 결정적이다. 일반적으로 전통과 규모가 크고 위계가 강한 조직에서 조직 갈등은 연령이 어리거나 직급이 낮은 구성원들에게 취약한 부분으로서 중장기적으로 조직의 저해요인으로 작용한다.

갈등해결이란 갈등을 종결하는 과정을 말한다. 갈등 관리는 더 넓은 의미로 팀이 목적을 향해 더 전진하기 위해서 갈등을 최적으로 활용하는 것으로 해석할 수 있어서 갈등을 해결한나는 의미만이 아니라 생산적 갈등의 촉진을 함께 고려한다. 갈등의 역기능을 최소화시키고 갈등의 순기능을 증진시켜서 조직의 효율에 기여하도록 개입하는 것이다(Mosser & Begun, 2014).

조직내 갈등은 크게 네 가지로 분류할 수 있다(Garmel, 2008). 개인 내 갈등, 개인 간 갈등, 그룹 내 갈등, 그룹 간 갈등이다. 개인 내 갈등은 개인 내에 상충된 가치나 행동으로 인하여 발생하는 갈등이며, 개인 간 갈등이란 구성원 사이에 의견이나 신념, 소통 방식의 차이로 인하여 발생하는 갈등이다. 그룹 내, 그리고 그룹 간의 갈등은 적어도 팀 단위 내 또는 팀 간에 주로 이해관계와 관련된 의사결정이 필요할 때 발생한다.

(2) 원인

보건조직 내 갈등의 주요 원인은 대략적으로 다음과 같이 요약된다(Patton, 2014).

① 개인 성향의 차이(Different personalities)

모든 사람은 태도, 신념, 문화, 정서적 안정성, 교육, 성, 언어 등에 있어서 서로 다른 개성을 가지고 있으며 각자 고유한 특성을 지닌다. 따라서 같은 상황에 대해서도 다른 관점과 반응을 보일 수 있으며 경우에 따라 상대방에게 자신의 가치관을 과소평가하거나 차별하는 것으로 오해를 불러일으킬 수도 있다.

② 다양한 가치(Diverse values)

보건의료조직에는 각 전문분야에서 주로 다루는 것에 따라서 분야별로 윤리적, 도덕적 가치의 차이가 존재하여 공통적이고 핵심적인 이슈인 대상자나 환자 관리에 있어서도 서로 다른 견해 차이를 보일 수 있다.

③ 직무모호성(Job ambiguity)

한 가지 문제를 해결하는데 여러 분야의 전문가들이 상호의존적으로 서비스를 제공하게 되면 분야 간에 서로 겹치는 부분이나 경계가 애매한 역할이 생기면서 이 부분의 일을 배분하는데 견해 차이가 발생할 수 있다. 직무모호성은 주로 기대한 업무내용과 실제 맡겨진 업무내용 간에 차이가 커질 때 높아지며 적응이 힘들수록 직무 불만족을 높이고 직무 갈등이 심화된다.

④ 한정된 자원(Limited resources)

한정된 자원으로 보건조직 내의 분야 간에 각자 서로에게 유리하게 자원이나 예산 배정을 받고자 하므로 구성원 간 또는 그룹 간의 갈등이 유발된다.

⑤ 제한된 직무통제력(Limited job controllability)

해당 직종에 주어진 업무를 수행하는데 직무통제력이 낮으면 내외부적 상황 변화에 적절히 대처하여 위해를 최소화하거나 성과를 높일 수 있는 가능성이 줄어든다. 직무통제력은 구성원 또는 팀 단위의 업무수행 방법이나 일정 활용의 자율성에 가까우며 모든 직무영역에서는 가능한 많은 의사결정능력을 확보하기 위해서 노력하기 때문에 이로 인해 부문간 갈등이 심화되기도 한다.

⑥ 서로 다른 커뮤니케이션 방식(Different communication style)

보건조직은 환자와 생명을 다루기 때문에 긴장감이 높아서 환자관리에서 사소한 표현이 갈등을 유발하기도 한다. 커뮤니케이션 방식의 차이, 커뮤니케이션 부족, 사무적인 언어적·비언어적 표현이 심리적 불안이나 갈등을 얼마든지 고조시킬 수 있다.

⑦ 부서간의 경쟁(Competition between teams)

보건조직 내의 활력 강화와 업무 동기 유발을 위해서 분야 간 선의의 경쟁을 활용하기도 하는데 부문 간의 과도한 경쟁이나 경계는 자칫하면 부정적이고 소모적인 대립을 야기시키므로 유의해야 한다.

⑧ 직무기대(Job anticipation)의 차이

보건의료기관을 방문한 환자도 서비스를 제공하는 서로 다른 전문가들에게 기대하는 직무나 서비스가 다양하다. 이와 같이 서로 다른 전문직 상호 간에 교류, 신뢰, 전문성, 돌봄의 질 등에 대한 기대가 다를 수 있으며 이에 따라 현실과 기대 간의 차이가 커지게 되면 서로에 대한 기대와 관련하여 갈등이 유발될 수 있다.

⑨ 조직적 복합성(Organizational complexity)

조직의 목적 달성을 위한 조직업무가 가진 보편적 특성으로서의 복잡성을 말하는데, 보건의료조직은 복잡성이 높은 조직으로서 관련된 복잡성에는 시간적 제약(골든타임이 있는 보건의료서비스 등), 삶과 죽음의 결정, 예기치못한 응급상황, 생명과 관련된 막중한 업무부담 등이 있다.

(3) 관리 및 대처

조직 내 갈등에 대한 관리와 대처방법에는 여러 가지 견해가 있을 수 있지만 그 중에서 자신의 욕구를 만족시키려는 정도인 자기주장(assertiveness)과 타인의 욕구를 충족하려는 관점의 협조(cooperativeness) 정도에 따라 다섯 가지로 대처방법을 나누어 볼 수 있다(Garmel, 2008; Thomas, 2008; 이현길, 2012)

① 회피(Avoiding)

갈등상황으로부터 멀리 도망치거나 미루는 것으로서 자기주장과 협조성 정도가 모두 낮은 경우이다. 이러한 방식은 양쪽 모두의 욕구가 충족되지 못한다.

② 수용(Accommodating)

한쪽에서 일방적으로 양보하는 방법이다. 자신의 욕구를 무시하고 상대방의 뜻을 따르는 것으로서 자기주장 정도는 낮고 협조성은 높은 경우이다. 이 경우 선의를 나타낼 수 있고 별로 중요하지 않는 문제일 경우에는 유용한 해결책이 될 수 있다. 그러나 수용받은 타인들에게 양보가 아니라 당연한 권리로 인식되면 효과가 없을 수 있다.

③ 타협(Compromising)

협상하는 것으로서, 양쪽 모두가 어느 정도 잃는 것이 있고 얻는 것이 있는 방법이다. 이 방법은 자기 주장이나 협조성이 보통 수준정도이다. 서로 양보하여 신속하게 타협안을 만들어 내는 것이 유용한데, 특별히 시간의 제약이 있거나 중요한 사안일 경우 유용한 방법이 된다.

④ 경쟁(Competing)

승자와 패자가 있는 방법이다. 자기주장 정도가 높고 협조성은 낮은 경우이다. 대개 특정 의견이 명백하게 옳다고 확신하는 경우 활용되는 방법이다.

⑤ 협력(Collaborating)

가장 복합적인 유형의 해결방법으로 우선적으로 고려해볼 수 있는 방법이다. 일반적으로 양쪽 모두 이기는 방법(win-win)으로서 높은 자기주장과 높은 협조성을 나타내며, 관점을 병합시키고 해결책을 통합하는 과정에서 교훈을 얻는다. 문제를 깊이 탐색하고, 서로의 차이점을 직면을 통해 갈등을 관리한다. 서로에 대해 충분히 이해하고 신뢰를 쌓으며 관계가 개선되는데 시간이 많이 소모될 수 있기 때문에 긴급한 경우에는 적절하지 않다.

2. 보건의료 팀 커뮤니케이션(Team communication)

1) 개요

(1) 개념

팀이란 소수 정예의 구성원들이 서로 간에 원활한 상호작용을 통해 공통의 목표를 이루어 나가는 사회적 집합체를 뜻한다. 보건의료조직에서는 다양한 전문직종이 함께 일하며 특히 현대 의료서비스에 있어서 한 환자나 한 가지 문제를 다루는데도 다양한 영역의 전문가들 간의 협력과 협진이 보편화되면서 팀의 역할에 대한 관심이 높아졌다.

보건의료 팀이란 두 사람 또는 그 이상의 보건의료제공자들이 환자 또는 대상자 돌봄을 위해 함께 일하는 것으로서, 각 팀원은 특별한 역할과 책임을 갖고 상호의존적인 과업을 수행하며 환자의 필요를 위해 노력한다. 전통 의학에서는 환자 돌봄의 책임이 전적으로 의사에게 달려있는 것으로 여겨졌지만 현대에는 의료서비스 뿐만 아니라 건강증진과 예방을 위한 서비스에서도 응급의료팀, 호스피스완화의료팀, 지역사회 일차보건의료팀, 방문건강관리사업팀 등 다양한 형태의 팀 단위로 활동한다. 따라서 팀 커뮤니케이션은 팀 단위로 주어진 보건 문제와 목적을 달성하기 위해 구성원 간에 주고받는 언어적, 비언어적 정보의 교류 활동이라고 이해할 수 있다.

(2) 특성

팀은 기본적으로 두 사람 이상이 전제되지만 구성원이 두 사람 이상이라고 해서 자동적으로 팀이 되는 것은 아니며, 상시적으로 함께 협력하기도 하지만 자신의 업무를 하면서 정기적 또는 일시적으로 함께 팀이 되어 활동하는 경우도 많다. 팀의 주요 특성은 다음과 같이 설명할 수 있다(Canadian Patient Safety Institute, 2011).

① 두 사람 이상의 개인으로 구성된다.
② 각 팀원은 특정한 역할과 과업을 수행하고 다른 구성원들과 상호협력 및 조정하며 공통의 목표나 성과를 이루기 위해 활동한다.
③ 공동 의사결정을 한다.
④ 전문화된 지식과 기술을 포함한다.
⑤ 업무 흐름에 있어 상호의존성을 띤다.
⑥ 더 큰 조직구조의 일부이다.

(3) 중요성

사회경제수준과 의료서비스가 향상될수록 보건조직의 보건의료관계자 간 커뮤니케이션으로서의 팀 커뮤니케이션의 중요성은 더욱 부각되고 있다. 보건의료서비스 측면과 보건의료문제 측면으로 팀 커뮤니케이션의 중요성을 살펴볼 수 있다(WHO, 2012).

① 보건의료서비스의 복잡성과 전문성 증가

삶의 질에 대한 욕구가 높아지면서 단순히 질병의 치료 뿐만 아니라 예방이나 조기 발견부터 재활과 호스피스까지 서비스의 범위가 확대되고 있으며, 서비스 유형에서도 문제 자체 뿐만 아니라 그에 따른 통증이나 심리적 불안과 같이 환자가 느끼는 안녕감에 대한 충족도 점점 비중있게 간주되면서 보건의료서비스의 복잡성과 전문성이 심화되고 있으며 이는 팀 커뮤니케이션의 중요성을 증가시켰다. 한 두 분야의 영역 내에서 문제를 다룰 경우 한 전문가가 보완하면서 대부분 자체적으로 조정하여 관리할 수 있지만 분야를 세분화하고 새로운 분야가 늘어나서 서비스의 수가 많아지면 다수의 담당자 간에 상호 조정과 협의의 필요성이 증가하면서 팀 접근과 팀 커뮤니케이션은 필수적인 과정이 된다. 게다가 필요한 서비스를 통합적이고 연속적으로 제공하는 것이 양질의 보건의료의 중요한 기준이기 때문에 보건의료조직 차원에서도 팀 단위의 서비스는 실제적으로 중요하게 되었다.

② 인구 노령화와 만성질환의 증가

인구 노령화로 인해 노년기가 길어지면서 만성질환 이환이 증가할 뿐만 아니라 이환 기간도 길어진다. 또한 만성질환의 특성상 다른 만성질환 발생가능성을 높이며 뇌졸중이나 당뇨병은 다양한 합병증 위험도 높다. 즉 만성질환의 이환과 이와 관련된 동반질환이나 합병증 발생은 질병의 복합성을 심화시켜서 복합적인 서비스가 필요한 대상자들이 늘어나고 있어서 원활한 팀 서비스 제공을 위한 대비가 중요한 과제이다.

③ 인력구성 복합성에 따른 업무수행의 부담 증가

제공되는 보건의료서비스의 종류와 양이 다양해지면서 필요한 전문인력의 구성도 다양해지고 복잡하고 까다로워졌다. 필요한 구성인원이 다양하고 복잡한 만큼 미충족이나 교체 가능성도 높으며 그만큼 업무 전달과 소통을 차질없이 운영하는데 부담이 크다. 이 부담을 줄이기 위해서는 실제적인 팀 커뮤니케이션 효율성 제고가 중요하다.

④ 안전한 근무시간 보장

서비스의 복잡성 뿐만 아니라 서비스의 계속성 측면에서 팀 커뮤니케이션은 중요한 쟁점이다. 적절한 서비스를 24시간 계속 제공하기 위해서는 한 영역 안에서도 적정한 범위로 시간을 나누어 구성원들이 인수인계를 통해 팀 단위로 운영되어야 한다. 즉 서비스 제공자가 최적의 업무수행을 할 수 있도록 적정 근무시간을 보장하기 위해서 효율적인 팀 커뮤니케이션이 필요하다. 간호팀의 서비스가 대표적인 예가 되는데, 이러한 유형의 서비스가 늘고 있어서 지속적이고 복합적인 서비스가 동시에 원활히 공급되려면 부문

내와 부문 간 커뮤니케이션의 효율성 제고는 중요한 문제이다.

(4) 목적

팀 커뮤니케이션의 중요성을 토대로 볼 때, 보건조직에서 팀 커뮤니케이션의 궁극적인 목적은 크게 세 가지로 연결된다.

① 의료과실 감소

보건의료서비스 제공의 과실을 최소화하는데 있다. 조직내 서비스 조건과 환경이 까다롭고 복잡하며 다각적으로 변화되면서 실수나 사고의 위험이 증가하는 것에 대해 개별 전문인의 단위가 아니라 관련서비스 담당자를 팀으로 묶어서 유기적으로 확인하고 소통하므로써 가능한 위험을 줄이고 다양한 서비스를 효율적으로 제공하고자 하는 것이다.

② 환자안전 증진

보건의료서비스 오류나 과실의 감소는 곧 환자안전 증진으로 연계되어 의료기관내 치료와 관련된 환자 사망률이나 합병증과 같은 부정적 결과의 가능성을 감소시킨다.

③ 보건의료서비스의 질 향상

의료과실의 위험이 감소한다는 것은 또한 보건의료서비스의 정확도나 완성도가 높아진다는 것을 의미하므로 이에 따라 서비스 성과를 유지, 증진하는데 효과적이다. 합병증이나 병원 내 감염 가능성이 감소하므로 그만큼 치료와 회복 정도와 속도에는 긍정적인 영향을 준다.

(5) 유형

보건조직 내의 업무수행과 관련된 커뮤니케이션을 기준으로 보건의료 팀의 유형을 살펴보는 것은 팀 커뮤니케이션의 특성을 이해하는데 유용하다. 여기서는 Poole과 Real (2003)은 조직내 커뮤니케이션과 관련하여 [표 8-1]과 같이 보건의료 팀을 6개 유형으로 분류하였다. 뒤로 갈수록 참여하는 구성원과 영역의 상호작용이 복합적이고 복잡하며 향상된 서비스의 특성을 보인다. 팀 유형 중 다부문과 간부문 팀은 많은 경우 호환적으로 활용되어 일시적으로 혼동될 수도 있으나 참여한 전문부문들이 전체를 위해 어떻게 역할 수행을 하는지 볼 때 팀의 유형이 명확해진다.

① 부수적 팀

가장 간단한 유형으로서 조직 내에 상시로 체계화된 하위 조직에서 특별한 필요에 의해 한시적으로 팀을 구성하고 목적을 달성하면 해산한다. 상시 운영하는 기존 팀들에서 관련 인력을 차출하여 구성하므로 구성원들이 2개 이상 부서의 규율이나 전달체계에 소속된다. 실제적 개선을 목적으로 조직내 다양한 부문의 협력이 요구될 때 필요하다.

표 8-1 보건의료 팀의 유형

팀 유형	주요 개념	주요 사례
부수적 (Ad hoc)	특정 문제나 활동을 위해 한시적으로 형성되었다가 목적이 달성되면 해산	환우들을 위한 직원콘서트 팀, 환자가족 서비스개선 팀 등
명목적 관리 (Nominal care)	일차의료진의 지도하에 처방을 따라 의뢰영역의 전문가가 독립적으로 서비스를 제공하고 서비스 내용과 결과가 의사에게 전달되어 환자 진료에 종합적으로 활용	의사의 처방과 지시에 따라 영양, 운동처방, 보건교육, 혈액검사, 방사선검사 등 지도, 처치, 검사 실시
일부문 (Uni-disciplinary)	독립된 하나의 보건의료 영역 또는 하나의 기준과 규율을 따라 조직화된 유형으로 보통 보조적 역할을 담당	간호부, 수술팀, 간병팀 등
다부문 (Multi-disciplinary)	서로 중복되는 부분이 있지만 기능적으로는 독립된 서로 다른 다양한 전문영역이 개입하여 구성되며 위계적으로 구조화되는 경우가 많음	암환자 관리에 있어서 경과에 따라 예방, 치료, 수술, 호스피스 케어, 회복, 재활 등 필요한 전문영역이 순서대로 치료에 개입되는데 모두 암치료 과정에 속함
간부문 (Inter-disciplinary)	대상자가 처한 상황을 기준으로 같은 장에서 상호의존적으로 업무를 수행하는 둘 이상 부문의 실무자들로 구성하여 상호 교류와 협력	고령의 당뇨환자 돌봄을 위해 의사, 간호사, 간병인, 영양사, 보건교육사, 사회복지사 등이 환자 문제해결을 위해 각 부문의 역할을 다른 부문의 역할을 고려하며 수행
횡부문 (Trans-disciplinary)	다른 계열이나 분야의 지식이나 기술의 필요한 일부를 어떤 분야에 도입하여 미약한 점을 보완하므로써 효과를 높이는 팀 활동	뇌혈관질환 환자관리를 위해 한의사가 양의학의 진단방법인 MRI를 활용하여 한의학적 진단의 취약점인 표적진단의 정확성을 보완

출처: Poole MS, Real K. Chapter 17. Groups and teams in healthcare: Communication and effectiveness. In TL Thompson, AM Dorsey, KI Miller, R Parrott (Eds). Handbook of health communication. Mahwah, NJ: Lawrence Erlbaum Associations. 2003, pp. 369-402.

② 명목적 팀

의사의 의뢰에 의해 팀의 유형을 띄지만 실제로는 영역 간 협의나 교류는 거의 없이 독립적으로 이루어진다. 주로 의사가 환자에게 도움이 된다고 생각하는 특정 처치나 교육을 의뢰하는 경우로 예를 들어, 의사 의뢰에 의한 보건교육이나 영양상담, 운동처방 등으로 구성될 수 있다. 전형적인 '바퀴' 구조의 팀으로서, 일차의료진이 바퀴의 중심이 되어 필요한 서비스를 처방하면 휠의 해당전문 부문에서 서비스를 제공하고 결과를 중심의 의료진에 전달하여 종합적으로 활용한다.

③ 일부분 팀

간호부나 수술팀과 같이 한 영역 안에서 동일한 규칙을 가지고 정해진 역할을 지속적으로 수행할 수 있도록 구성된다. 보통 자체적인 직급 구조를 가지고 지속적, 공식적 업무집단 형태를 띤다. 일부분 팀으로 운영되는 전문영역이 정해져 있으며 관리자에 의해 조절, 통제된다.

④ 다부문 팀

서로 간에 약간씩 중복되는 부분이 있을 수도 있지만 기능상 구별된 여러 부문이 함께 구성되어 보건의료 문제와 경과 단계를 기준으로 일련의 지속적인 서비스가 제공된다. 업무내용의 중복성은 동시에 일어나는 횡적 측면이라기보다 많은 경우 연속적인 계열로 존재하는데, 예를 들어 가족계획, 산전관리, 분만관리, 산후관리는 모두 건강한 출산을 위한 일련의 연속적인 보건의료서비스이다.

⑤ 간부문 팀

환자가 처한 문제와 상황을 중심으로 건강문제 해결을 위한 교류를 포함하여 환자의 안녕수준을 높이기 위한 적극적 개입이 가능하다. 업무수행과 관련된 정보 공유를 위해 공식적, 비공식적 커뮤니케이션을 수행하며 전체 중 전문영역 부문의 보건의료 문제해결에 기여하면서 일련의 종합적인 계획에 협조한다. 예를 들어, 심장이식 수술이 필요한 환자의 경우 간부문 팀의 구성은 질환과 직접 관련된 의사와 간호사를 기본으로 대상자의 의료비 문제와 관련하여 사회복지사나 원무팀 직원, 거동이 불가능한 경우 간병인, 심리적 지지가 필요한 경우 종교지도자나 정신과 의사 등이 포함될 수 있으며 치료를 위해 전문영역의 서비스를 제공하는 각자의 역할을 하면서 동시에 서로의 경과정보를 교류하며 환자의 전체적인 안녕을 높이기 위해 적극적으로 협력한다. 커뮤니케이션 측면에서 간부문 팀의 장점은 지속적 커뮤니케이션이 진행되고 각 영역의 전문성이 바탕이 되며, 환자가 가진 현재의 보건의료 문제해결이라는 공통 목적 하에 서로의 전문성을 가지고 서로 다른 부분을 맡기 때문에 팀 내에서 모두 평등하다는 관점을 견지할 수 있다.

⑥ 횡부문 팀

고도로 전문적인 팀 유형으로 주로 복합적인 문제에 대해 취약한 점을 보완하고 개선하는데 많이 활용된다. 서로 다른 영역의 원리와 처치법에 대해 교차훈련(cross-training)을 통해 환자 치료 및 관리에 필요한 복합적 기술을 창의적으로 개발 또는 개선하여 환자를 돌보면서 각 영역별 서비스도 함께 수행한다. 독립된 한 부문의 지식만으로는 제한적일 수 있는 치료효과를 높이는데 효과적이며, 환자의 불편과 수고를 덜 수 있고 짧은 시간에 많은 환자를 보거나 환자가 가진 보다 많은 문제를 한 영역 안에서 해결할 수 있는 역량이 늘어난다. 예를 들어, 척추전문 정형외과 의사가 디스크 비수술 치료를 위해 물리치료사 및 운동처방사와 팀을 이루어 디스크 치료를 위한 물리치료 요법과 체조를 개발하여 적용하므로써 처치 효과 개선과 수술 부작용 부담을 개선할 수 있다. 그러나 각 독립된 전문영역이기 때문에 일부분이라도 사실상 완벽한 교차훈련은 쉽지 않고 이러한 융합적 접근방법 모색이 전문영역의 지식과 기술 경계를 흐리게 할 수 있다는 우려가 지적되기도 한다.

2) 팀 효과성과 커뮤니케이션

보건의료 팀은 팀 내 구성원 간의 원활한 팀웍(team work)을 통해 업무수행 효과를 높인다. 그중 팀 커뮤니케이션은 협력적인 팀웍의 수행 과정에서 핵심적인 역할을 하여 팀 효과에 기여하게 되는데, 이는 관련 연구를 통해 보고된 효과성이 높은 보건의료 팀의 특성과 조직 효과성을 높일 수 있는 보건의료 팀의 핵심 기술에서 공통적으로 확인된다 (Lemieuz-Charles & McGuire, 2006; Salas & Frush, 2013).

(1) 효과성이 높은 보건의료 팀의 특성

보건의료 팀의 효과성에 대한 문헌고찰과 이론, 모델 등을 종합적으로 살펴볼 때, 보건의료서비스 영역에서 팀 효과성과 관련된 요소는 커뮤니케이션, 결속력, 목적과 역할의 명확성, 리더십으로 도출할 수 있으며 여기서 커뮤니케이션은 팀 효과성 창출의 핵심적인 과정 요소이다.

① 효과적인 보건의료 팀의 특성

Michan과 Rodger(2000)는 체계적 문헌고찰을 통해 효과적인 보건의료 팀의 특성을 조직 구조, 구성원 개인, 팀 과정(team processes) 측면으로 나누어 분석하였다.

㉠ **조직 구조 특성**: 명확한 목적, 적절한 조직문화, 구체적 과업, 명확한 역할, 알맞은 리더십, 역할에 맞는 구성원, 충분한 자원 등

㉡ **구성원 개인 특성**: 자기 이해, 신뢰, 헌신, 유연성

㉢ **팀 과정 특성**: 조정력, 커뮤니케이션, 결속력, 의사결정, 갈등관리, 사회관계, 성과 피드백 등

Chou와 Cooley(2018)는 높은 성과를 내는 보건의료 팀의 주요한 특성으로 결속(cohesion), 커뮤니케이션(communication), 역할 명확성(role clarity), 목적과 수단의 명확성(goals and means clarity)을 제시하였다. 평소의 팀 결속은 예상치 못한 조직 상황에서 신뢰를 기반으로 팀의 효과성과 직결되므로 신뢰가 형성될 수 있도록 정기적인 모임을 운영하고 회의 안건을 사전에 공지하여 준비할 수 있도록 해야 한다. 팀 목표에 대한 달성도를 가시화하며 서로 인정하고 격려하는 분위기 활성화가 권장되는데, 팀원의 잦은 교체를 유의해야 한다.

팀 결속을 높이는 커뮤니케이션을 위해서는 팀 내의 정보, 다양성, 갈등을 어떻게 처리하는지에 초점이 맞춰진다. 개방적이고 양방향적 소통, 과정과 성과에 대한 피드백, 참여와 친근감을 높이는 팀 회의 등이 주요한 팀 커뮤니케이션 강화 방법으로 제안되었다.

② ITEM 모델

Lemieuz-Charles와 McGuire(2006)는 보건의료 팀 효과성 모델인 'ITEM (Integrated (health care) Team Effectiveness Model)'을 제시하였다. ITEM의 전체 맥락을 통해 보건의료 팀 수행과정의 커뮤니케이션이 팀 효과성에 어떻게 기여하는지를 보여주고 있다. 'ITEM'은 사회 및 정책적 맥락, 조직의 업무관련 여건, 과업 설계(task design), 팀 과정(team processes), 그리고 팀의 심리사회적 특성(team psycho-social traits)이 팀의 성과에 어떻게 서로 영향을 미치는지를 복합적으로 설명하는 모델로서, 보건의료분야의 연구에서 주로 다루어져온 팀의 속성을 잘 보여준다. ITEM에서 팀 효

과성은 팀 과정과 심리사회적 속성의 직접적 영향을 받는데, 팀 과정과 팀의 심리사회적 특성은 서로 상호작용하며 과업설계에 의해 영향을 받고 팀의 효과성에 영향을 미친다. 여기서 팀 과정은 과업설계와 팀 효과성을 연결하는 매개 과정인데 팀 과정의 구성요소에 커뮤니케이션, 협력, 조정, 갈등, 리더십, 의사결정, 참여가 포함된다. 즉 팀의 커뮤니케이션은 팀 효과성을 창출하는 과정 상의 주요한 요소로 작용한다.

(2) 보건의료 팀의 핵심 기술

보건의료조직에서 환자 및 고객관리를 위해 팀 단위의 수행에 필요한 핵심 기술을 Salas와 Frush(2013)는 리더십, 커뮤니케이션, 상황 모니터링, 상호지지의 네 가지로 제시하였다. 이 핵심 기술들은 앞서 다룬 보건의료팀의 효과성과 관련된 요인들과 함께 살펴볼 때에도 비슷한 맥락임을 알 수 있다.

Salas와 Frush(2003)의 팀의 핵심기술은 미국 보건의료질관리연구원(US Agency for

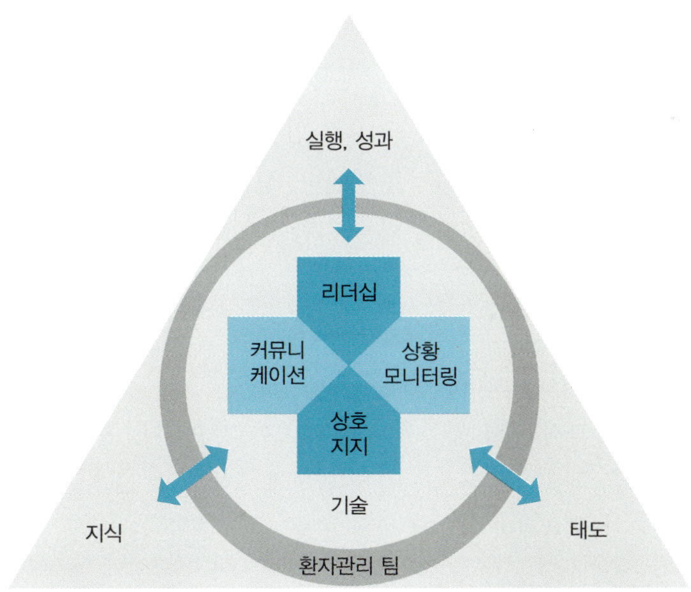

그림 8-1 TeamSTEPPS의 팀기술 삼각형

출처: US Agency for Healthcare Research and Quality, TeamSTEPPS Rapid Response Systems Module. Rockville, MD. Content last reviewed July 2018. http://www.ahrq.gov/teamstepps/rrs/rrs_slides/rrsslides.html

Healthcare Research and Quality, AHRQ)이 환자안전과 질 향상을 위해 보건의료전문가들을 대상으로 제공하고 있는 팀웍 교육과정인 TeamSTEPPS(Team Strategies & Tools to Enhance Perfornace & Patient Safety)의 이론적 기초로 활용되었다. TeamSTEPPS의 팀기술 삼각형(team skills triangle)에 의하면 팀의 효과는 지식, 태도, 수행(성과) 형태로 도출되며, 이 세 유형의 결과는 팀기술 삼각형의 세 개 꼭지점으로 드러나는데 팀이 핵심기술들을 향상하므로써 그 기능을 온전히 발휘하게 된다(그림 8-1).

① 리더십(Leadership)

팀 리더십이란 팀원의 활동을 지시하고 조정할 수 있는 능력을 말한다. 팀의 수행 평가, 과업 배정, 역량 개발, 동기부여, 기획 및 조직화를 포함하는 능력으로 긍정적인 분위기를 구축하는 능력을 말한다. 효과적인 팀 리더는 팀원들이 정보 공유를 포함하여 나머지 핵심기술인 상황적 단서 모니터링, 갈등관리, 상호 지지를 원활하게 하는 바탕이 되며 책임감을 갖는다. 팀의 수행을 지원할 수 있도록 자원을 관리하고, 일상적인 커뮤니케이션을 원활하게하여 팀의 활동을 촉진해준다.

② 상황 모니터링(Situation monitoring)

팀이 활동하는 상황을 정확하고 지속적으로 인지하고 이해하기 위해서 '상황' 요인에 대해 적극적으로 살피고 평가하는 과정을 말한다. 성공적인 상황 모니터링은 상황에 대한 인지도를 높이고, 이러한 상황인식을 다른 사람들과 효과적으로 공유하여 상호간의 이해를 도모하게 된다.

③ 커뮤니케이션(Communication)

커뮤니케이션은 효과적인 팀 활동을 위해 중요한 기술이다. 훌륭한 커뮤니케이션 기술을 가진 팀원들은 다음과 같은 일들을 원활하게 수행할 수 있다.

㉠ 분명하고 간결한 자세의 정확한 정보 소통

㉡ 가능한 모든 출처를 통한 정보 검색과 수집

㉢ 다른 팀원들에게 필요한 정보를 신속하게 예측하고 공유

㉣ 진행 상황 업데이트

㉤ 주어진 정보 검증

④ 상호지지(Mutual support)

상호지지란 팀원들의 임무에 관한 명확한 이해를 통해 다른 팀원들의 필요를 예측하여 돕는 능력이다. 업무량이 증가하거나 시간적 압박이 심할 때 팀원간에 업무량을 조정하여 균형을 이루도록 하는 것과 같이 단순하게 과업을 지원하는 지지뿐만 아니라 갈등을 해결하도록 도와주는 등 다양하고 복잡한 지지를 포괄한다. 업무 지원, 갈등 관리, 언어적 피드백 등 팀원 상호간의 지지를 포함한다. 또한, 팀원이 경험이나 역량의 부족, 과로, 과실 등 다양한 원인으로 자신의 업무를 원활히 수행하기 어려울 때 가능한 구성원이 업무를 나누어 맡아주는 보충 행동(backup behavior)도 상호지지의 일환이다. 상호지지가 잘 이루어지기 위해서는 상황에 대한 정확한 모니터링이 전제되어야 한다.

3) 팀 커뮤니케이션의 과정과 기법

(1) 팀 커뮤니케이션의 장애요인

보건의료 팀의 커뮤니케이션 기술은 환자안전과 서비스 효과를 결정하는 중요한 요소이다. 세계보건기구는 보건의료서비스 과정에 발생하는 환자 안전사고의 주요한 요인 중 하나는 관계자 간의 비효율적 커뮤니케이션이라고 하였다(Flin, Winter, Cakil, 2009). 미국 종합병원인증위원회의 최근 조사에 따르면 의료조직내 치명적 사고(sentinel events)의 70% 이상이 커뮤니케이션 오류와 관련된다고 하였는데 비효율적인 팀 커뮤니케이션은 검사나 치료 상의 혼란, 오류, 지연 등의 가능성을 높이고 환자 상태와 안전을 위협할 수 있다(Royal College of Physicians, 2017). 세계보건기구(2012)에서 제시한 보건의료 팀의 주요한 커뮤니케이션 장애요인은 다음과 같다.

① 전문 직종 간 커뮤니케이션 이해 부족

전문 직종별로 수행하는 업무내용이나 상황에 따라 커뮤니케이션 방식이 다르며 그에 맞게 훈련받아왔기 때문에 직종 간 소통에서 메시지에 대한 오해나 잘못된 해석이 생길 수 있다. 예를 들어, 의사들은 사실과 과업 중심의 간결한 커뮤니케이션 방법을 위주로 하고 간호사들은 환자의 호소, 심리, 환경 등 좀 더 다양한 과정과 질적 특성을 고려하기 때문에 서로의 말에서 부족하거나 불필요하다고 느낄 수 있다.

② 실수의 영향력과 그에 대한 두려움

보건의료에서 실수는 사람의 생명과 건강을 다루기 때문에 허용의 폭이 극히 제한적이고 그 영향력과 인식이 민감하게 작용하는 경우가 많다. 또한 담당자 개인의 치명적인 실패 및 부정적 성과로 인식되기 때문에 상황에 따라 누구나 실수하기 쉬운 사례나 경험에 대해 서로 소통하는 것이 쉽지 않아서 전문가들이 개인적인 실수를 공유하는 것을 꺼리는 경우가 많다. 서로의 실수나 과실 경험을 재발 방지를 목적으로 서로 교류하고 나눌 수 있도록 지지적인 환경을 조성하는 것은 환자와 전문가 팀 모두에 유익하다.

③ 스트레스와 피로

보건의료인들의 업무가 사람의 몸과 마음을 다루는 일이기 때문에 심리적 스트레스와 업무부담이 크다. 기억력의 한계, 스트레스와 피로 등의 인적 요인은 효과적인 커뮤니케이션 역량에 부정적인 영향을 미칠 수 있다. 아무리 기술이 뛰어나고 경력이 많은 사람일지라도 스트레스가 가중되면 커뮤니케이션에서 실수할 가능성이 높아진다.

④ 팀의 불안정성

팀의 안정성은 동료와의 효율적인 관계와 이해를 구축하게 하고 커뮤니케이션의 질을 향상시킬 수 있다. 그러나 업무의 전환이나 보건의료전달체계의 변화 등으로 인해 팀 구성원들이 바뀌게 되면 변화가 생기게 되는데 보건의료 분야는 다양한 전문영역으로 구성되어 이직이나 교체 등으로 인한 결원이 생기기 쉬워서 팀 수행이 불안정해질 가능성이 높다. 실제로 업무의 전환과 구성원 교체로 인한 잦은 인수인계가 서비스 제공과정에서 실수를 야기할 가능성을 높인다고 한다.

⑤ 서로 다른 수준의 통신기술 활용

통신기술은 커뮤니케이션을 향상시키는 데 활용될 수 있지만, 다양한 분야에 걸쳐 구성되는 보건의료 팀 수행에 일관된 통신기술의 활용은 쉽지 않다. 이것은 보건의료 팀 수행에 있어서 도전점이기도 한데, 이는 전문 영역 간에 업무와 관련하여 주로 활용하는 커뮤니케이션 수단이 다르기 때문이기도 하다. 전자의무기록과 같은 공통된 기술 시스템의 공유를 통해 팀 내의 커뮤니케이션 기술 차이를 줄이는 노력이 필요하다.

⑥ 위계(Hierarchy)

보건의료에서의 경직된 위계질서는 정보의 원활한 흐름을 방해하는 심각한 장애요인이 될 수 있다. 팀원이 개인적 의견을 내는데 부담이 큰 조직 분위기에서는 오류가능성이 있는 의혹을 거리낌 없이 말하기가 힘들다. 환자안전을 옹호하기 위해 거리낌없이 말하는 조직문화가 상황에 따라 중요하다.

(2) 팀 커뮤니케이션 과정: 투입–과정–산출 모델

보건의료 팀의 활동과정 중 커뮤니케이션에 관심이 집중되는 궁극적인 이유는 커뮤니케이션이 환자안전 및 의료성과와 관련되기 때문이다. Real과 Poole(2011)은 집단 역동 관점에서 보건의료조직 내의 팀 커뮤니케이션 과정을 설명하는 투입–과정–산출 모델(Input–Process–Output, IPO model)을 제시하였다(그림 8–2). IPO 모델은 보건의료 상황에서 어떻게 집단과 팀이 상호작용하며 역할을 수행하는지를 이해하는데 유용한 틀을 제공하는데 특히 역할 수행에 발생하는 커뮤니케이션을 중심으로 구성되어 있다.

① 투입(Input)

조직이 가지고 있는 팀 수행활동과 관련된 커뮤니케이션 체계와 구성으로서 공식적인 회의, 보고, 환자 인계체계, 커뮤니케이션 채널 유형, 업무확인 커뮤니케이션 체크리스트 등과 비공식적인 면에서 말이나 글로 하는 소통 유형을 포함한다.

② 과정(Process)

투입 특성은 업무수행과 관련된 구성원간 커뮤니케이션 과정(process)을 형성하여 정보의 요청과 제공, 필요한 도움 요청, 커뮤니케이션 실패, 피드백, 팀 갈등 관련 소통, 의견 소통, 비언어적 커뮤니케이션, 비공식/비밀 커뮤니케이션, 팀 불화와 관련된 과정 특성을 유형화한다. 구조적 특성에 따라 팀 업무수행과 관련하여 감지된 팀 갈등을 얼마나 효과적으로 서로 소통하여 해결하는지, 정보나 피드백의 요청과 제공은 어떤 유형으로 진행되는지, 업무수행과 관련된 의견을 얼마나 자유롭게 주고받는지 등이 과정상에 드러나는 것이다.

③ 산출(Output)

환자 돌봄의 품질에 해당하는 적절한 돌봄 내용과 시간과 자원 소모, 위급상황이나 사고의 발생 정도, 과정적 오류 발생, 긍정적인 팀 정체성, 커뮤니케이션 향상, 그리고 팀의 응집력이나 도덕성 등의 수준으로 표면화 된다. 산출은 곧 보건의료 조직의 주요한 목적과 직결된 결과(outcome)로서 환자의 안전을 나타내는 지표, 이환율이나 치명률과 같은 의료 성과에 영향을 준다(Real & Buckner, 2015).

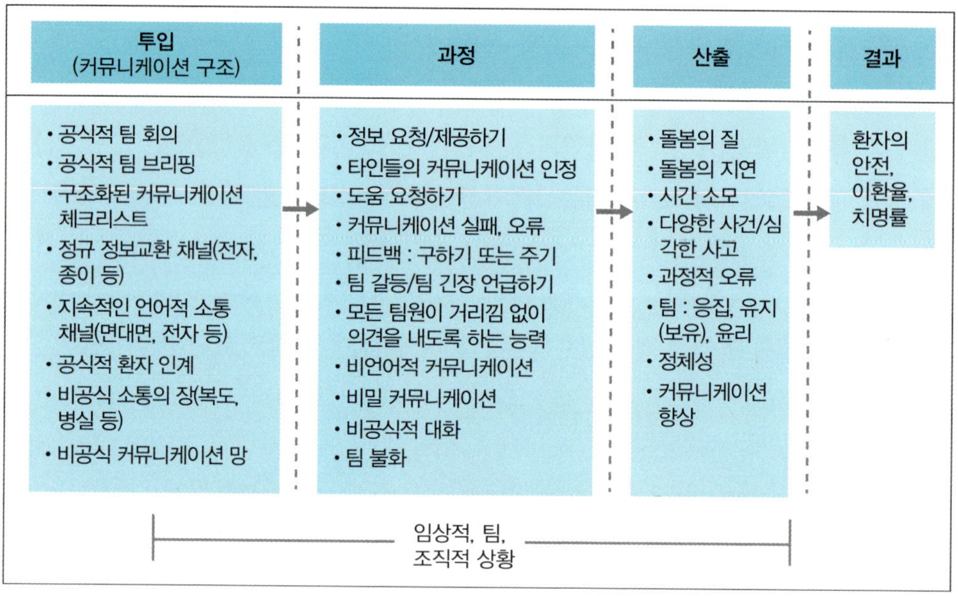

그림 8-2 보건의료 팀의 커뮤니케이션 투입-과정-산출 모델(IPO model)

출처: Real K, Poole MS. Chapter 7. Health care teams: Communication and effectiveness. In TL Thompson, R Parrott, JF Nussbaum (Eds.). The Routledge handbook of health communication (2nd ed.). New York, NY: Routledge. 2011, p. 112.

IPO 모델에 의하면 조직의 커뮤니케이션 구조인 투입 조건이 조직내 팀 커뮤니케이션의 과정을 결정하고 여기에 영향을 받은 과정 진행에 따라 보건의료 팀의 산출 실적과 결과에 영향을 미친다. 따라서 팀 수행과정 중의 커뮤니케이션 활동과 진행은 조직내 커뮤니케이션 구조에 의해 형성된다는 점에서 커뮤니케이션 구조적 점검 측면으로 IPO 모델은 유용한 교훈을 제공한다.

IPO 모델의 팀 커뮤니케이션 과정을 바탕으로 Haynes 등(2009)이 실시한 미국 하버드 대학과 세계보건기구의 협력 연구가 있다. 이 연구는 전세계 8개 종합병원 수술팀 커뮤니케이션을 평가하였는데 19개 항목으로 구성된 세계보건기구의 수술장 체크리스트를 활용하여 공식적 팀 회의, 브리핑, 환자 인계활동 등 주요 보건의료 팀 커뮤니케이션 기법을 적용하여 수술 팀 커뮤니케이션 활동 개선과 수술 결과(수술 합병증과 치료율) 간에 유의미한 양의 관련성을 보고하였다.

(3) 팀 커뮤니케이션 기법

보건의료 팀 커뮤니케이션을 강화하는 궁극적인 이유는 환자안전 증진에 있다. 환자 안전이란 보건의료와 관련된 불필요한 위해를 가능한 최소한으로 줄이는 것으로서(WHO, 2012), 우리나라 '환자안전법'에 의하면, '환자안전사고란 보건의료인이 환자에게 보건의료 서비스를 제공하는 과정에서 환자안전에 보건복지부령으로 정하는 위해가 발생하였거나 발생할 우려가 있는 사고'를 말한다. 실제로 조건에 따라 차이가 있지만 사망으로 이어진 환자안전사고의 40% 이상은 예방가능했던 것으로 추정된다는 보고가 있다(De Vries et al, 2008). 환자안전사고를 일으키는 원인은 여러 가지가 있지만 그중 팀웍과 커뮤니케이션 오류 등 보건의료 팀 커뮤니케이션 관련 요인이 환자안전사고의 최소 50% 이상을 설명하는 것으로 보고되면서 관련 커뮤니케이션 기법의 개발과 적용에 관심과 노력이 지속적으로 기울여져 왔다(Royal College of Physicians, 2017).

보건의료 영역의 주요 팀 커뮤니케이션 기법은 크게 일반 기법, 중단 기법, 합의 기법, 외치기 기법 등 상황에 따라 다양하다. 일반적으로 적용할 수 있는 대표적인 기법으로 SBAR, 중단 기법으로 CUS words, 갈등 상황시 합의 기법으로 DESC Script, 그리고 수술시 커뮤니케이션 기법으로 브리핑과 디브리핑이 있으며 많이 알려져 있는 타임아웃(time-out)은 브리핑 기법에 포함된다. 이와 같은 팀 커뮤니케이션 기법은 모두 '단호한 언어의 사용'과 '반복확인 소통' 원리를 공통적으로 강조하고 있다.

① 공통 원리

㉠ 단호한 언어(Assertive language): 보건의료 영역에는 전문가 간의 위계와 권력에 따른 차이가 엄격한 편이다. 그러나 필요한 경우에 관계된 구성원이 정중하지만 단호하게 우려되는 환자의 안전문제를 제기할 수 있어야 한다. 효과적인 자기주장(assertion)은 예의바르고, 끈질기며, 시기적절하고 명확하게 문제와 해결책을 제시하는 것이다(Teamwork and Communication Working Group, 2011). 평상시의 위계라는 장벽을 극복하고 문제가 우려되는 상황에서 단호한 언어로 필요한

메시지를 명확하게 전달하는 것이다. 조직 차원에서 팀 구성원들에게 자기주장 커뮤니케이션 기술 훈련을 제공하는 것이 필요하다.

㉡ **반복확인 소통**(Closed communication loops): 환자안전과 관련된 문제를 소통할 때는 반드시 들은 것을 다시 반복하여 말함으로써 상대방이 이야기한 것을 내가 명확하게 이해하였는지를 확인하여 커뮤니케이션의 신뢰도를 높이는 방법이다. 수술 시나 위험한 환자를 인계하는 등의 중요한 상황에서의 정보 전달을 정확한 과정을 따라 수행할 수 있는 방법으로 유용하다. 일반적으로 다음 네 가지 행동을 통해 표현할 수 있다(Teamwork and Communication Working Group, 2011).

- 나는 상대방에게 간결하게 정보를 이야기한다
- 상내방은 들은 것을 나에게 다시 반복하여 말한다
- 나는 상대방이 이해한 것이 맞는지를 확인해준다
- 정확하게 이해가 될 때까지 반복한다

② SBAR

SBAR은 두 사람 이상의 보건의료전문가 간의 일반 업무수행시 소통과정을 구조화한 표준화된 커뮤니케이션 기법이다(WHO, 2012). SBAR는 'Situation', 'Background', 'Assessment', 'Recommendation'의 알파벳 첫 글자로 구성된 두문자어로서, SBAR를 구성하는 각 단어의 주요 내용은 아래와 같다. SBAR은 표준화된 정보공유 방법을 제공함으로써 팀 효과성 증대에 기여한다. 주로 임상적인 상황에서 간호사와 의사 간의 대면상황에서 유용하다. SBAR을 통해 명확하게 환자의 상태와 문제에 대한 생각을 전달하고 공식적인 회의나 토론 전에 미리 잠재적 행동계획을 구상할 수 있다(US AHRQ, 2014).

㉠ Situation(**상황**): 현재 환자상태와 관련된 상황을 구체적으로 전달(보고자 소개, 환자 확인, 문제 상황 보고)

㉡ Background(**배경**): 의사결정을 위해 필요한 기본 정보와 배경 설명(경과, 활력치, 결과 등)

㉢ Assessment(**사정**): 보고자가 생각하는 환자의 상태와 상황 평가 내용 전달(관찰된 사항, 심각도-생명 위협 등)

㉣ Recommendation(**권고, 제안**): 보고자가 판단하는 지금 해야 할 일에 대한 권고 의견

③ CUS words

미국 보건의료질관리연구원의 TeamSPEPPS에 제시된 CUS words는, 치료나 돌보는 과정에서 환자 상태와 관련하여 중대한 안전상의 문제가 감지되었거나 의심될 때 활동을 중단하도록 하는 기법이다(US AHRQ, 2014). CUS는 'Concerned', 'Uncomfortable', 'Safety' 각 단어의 머리글자로 구성된 두문자어이다. 업무수행 중에 종종 이런 경우가 생기지만 여러 가지 상황상 그냥 넘기게 되어 우려되는 점이 무시되거나 미미한 일로 간주될 경우를 대비하여 최소 두 번의 경고 대화가 대두되는 것을 확인하여 '중단'을 언급할 수 있다. 두 번의 시도는 같은 사람이 또는 다른 두 사람이 할 수도 있다.

㉠ Concerned(**걱정된다**): 이 환자상태가 걱정되어요!

㉡ Uncomfortable(**꺼림직하다**): 이 환자상태가 꺼림직하게 느껴져요!

㉢ Safety(**안전의 위협을 느낀다**): 나는 환자안전이 위협받고 있다고 생각돼요! 멈춰요!

④ DESC Script

DESC는 보건의료 팀의 전문가 간에 이견이 생겨서 갈등이 발생할 때 긍정적으로 갈등을 해결하고 합의를 이끄는 커뮤니케이션 기법이다. DESC도 CUS처럼 'Describe', 'Explain', 'Suggest', 'Consequence' 각 단어의 머릿글자로 이루어진 두문자어이며, 각 단어가 의미하는 내용은 다음과 같다.

㉠ Describe the situation(**상황 설명**): 이견이 있는 내용에 대한 구체적인 상황이나 행동을 설명하고 정확한 근거나 데이터를 제시한다.

㉡ Explain concerns(**염려 표현**): 갈등 상황에 대한 염려와 걱정되는 점을 표현한다.

㉢ Suggest alternatives(**대안 제시**): 상대방이 동의하지 않는 방법을 제외한 다른 대안을 제시하고 동의를 구한다.

㉣ Consequences stated(**예상되는 결과 진술**): 팀 목표와 환자안전 측면에서 대안이 미칠 영향과 예상되는 결과를 말한다.

⑤ 브리핑(Briefings)

보건의료 팀 활동 시작 전에 팀 구성원이 함께 모여 짧은 회의를 통해 수행하는데 수술 전에 실시하는 '타임아웃(Time-out)'이 대표적인 예이다. 이번 팀 수행의 목표, 성과, 역할, 책임, 안전 문제들을 함께 논의하고 확인하는 것으로, 팀 브리핑이 효과적으로 이루질 때 환자안전은 더욱 보장된다. 브리핑은 환자안전을 위한 중요한 절차로 다루어져서 종합병원 수술팀을 중심으로 그 활용이 정례화되고 있다. 세계보건기구가 수술팀 커뮤니케이션 체크리스트를 개발하여 특히 수술 직전 'time-out' 브리핑 절차 활용을 권장하였다(WHO, 2012). 환자가 한 팀에서 다른 팀으로 전달되는 인계(hand-off) 상황에서도 정확한 확인 소통이 필요하다.

브리핑은 구체적으로 마취 전 'Sign-in', 수술부위의 피부절개 전 'Time-out', 환자 인계상황인 수술장 퇴장 전 'Sign-out'으로 나뉘며 수술팀 구성원이 모두 같이 듣고 구두로 확인하는 절차를 따른다. 그중 'Time-out'은 정확한 수술환자, 정확한 수술부위, 정확한 수술절차를 확인하기 위한 프로토콜로서 다음과 같은 원리로 구성된다.

㉠ 수술실에서 환자가 함께 있는 상황에서 실시한다.

㉡ 전체 수술팀 구성원이 적극적으로 소통에 참여한다.

㉢ 설명된 동의서(informed concent)를 소지하고 있는 코디네이터(간호사나 기타 요원)가 주도한다.

㉣ 'time-out' 동안 모든 다른 활동을 멈추고 정확한 환자, 절차, 부위 등 중요한 안전요소들의 검증에 집중한다.

㉤ 'time-out'에서 확인되어야 할 최소한의 사항들은 다음과 같다.

- 정확한 환자 확인
- 정확한 수술부위 확인
- 수술절차에 대한 동의
- 정확한 환자 위치
- 정확한 장비나 필요사항들 확인

㉥ 'time-out'은 어떠한 질문이나 불일치, 염려도 제기되지 않을 때까지 실시한다.

㉦ 이상의 내용들을 체크리스트로 문서화한다.

⑥ 외치기(Call-out)

보건의료 업무수행 중의 응급상황에서 중요 정보를 소통할 때 사용하는 기법이다(WHO, 2012). 의료진은 모든 팀원들이 동시에 상황변화를 인지하고 앞으로의 절차를 예측할 수 있도록 외치기와 명령을 할 수 있다. 이 기법은 동시에 함께 외치기를 통해 팀원들 모두가 현재 상태에서 앞으로 해야 할 일과 절차를 예상하고, 앞으로의 절차에 참여해야 하는 팀원에게 어떤 일을 해야 하는지를 상기하여 준비하도록 촉진하는 역할을 한다.

⑦ 디브리핑(Debriefings)

업무가 완료된 후에 어떤 일이 진행되었는지, 얻게된 교훈은 무엇인지, 보완 및 개선점은 무엇인지를 밝히는 중요한 상호작용 기법이다(WHO, 2012). 디브리핑의 효과는 브리핑의 질과 밀접한 관련이 있다. 디브리핑을 통해서 팀원들은 체험적으로 얻은 경험과 교훈을 정리하고 앞으로의 개선이나 교육의 필요성을 인지할 수 있으며, 문제해결의 새로운 해답을 얻는 효과적인 실마리를 제공한다.

디브리핑은 과업 종료 후의 정리 커뮤니케이션이므로 팀 공동의 목적에 초점을 맞추어 긍정적인 어조로 진행한다. 팀 리더는 디브리핑을 촉진시키기 위해서 가장 나이가 어리거나 직급이 낮은 구성원의 의견부터 들으면서 가능한 구체적이고 세세한 것을 모두 다룰 수 있도록 유도하여 향후 업무수행의 개선에 반영할 수 있도록 해야 한다. 디브리핑에서 논의된 내용과 제안사항들은 회의록의 형태로 문서화하여 정리한다.

Q 확인 학습 문제

1. 조직 내 갈등상황에 대한 대처방법으로 양쪽 모두가 어느 정도 잃는 것과 얻는 것이 있는 방법은?

① 회피 ② 수용 ③ 타협
④ 경쟁 ⑤ 협력

2. 보건의료서비스에서 팀 커뮤니케이션의 목적으로 가장 알맞은 것은?

① 안전한 근무 보장 ② 보건의료서비스의 질 향상
③ 보건의료서비스의 복합성 증대 ④ 보건의료조직의 안전 증진
⑤ 보건의료 비용 감소

3. 둘 이상의 보건의료전문가 간의 업무수행 중 소통과정을 구조화한 표준화된 커뮤니케이션 기법은?

① DESC script ② 브리핑(briefing)
③ 타임아웃(time-out) ④ SBAR
⑤ CUS words

Q 심화 토의 문제

[표 8-1]에 제시된 보건의료 팀의 유형에서 커뮤니케이션 측면에서 그 활용이 증가할 것으로 예상되는 유형은 무엇입니까? 의료서비스와 건강증진서비스로 나누어 생각해보고 함께 토의해 봅시다.

정답 1. ③ 2. ② 3. ④

참고문헌

김한중, 신의철, 조병희, 박종연, 이기효, 김양균, 김광점, 유명순(역)/Lawton Robert Burns & Elizabeth H. Bradley & Bryan J. Weiner(저). 병원조직관리론. 서울: 박영사. 2014.

이현길. 병원조직관리론(핵심), 서울: 현문사. 2012.

Canadian Patient Safety Institute. Teamwork and communication in the healthcare: A literature review. Edmonton (AB). 2011.

Chou C, Cooley L. Communication Rx: Transforming healthcare through relationship-centered communication. New York, NY: McGraw-Hill. 2018, 125-147.

De Vries EN, Ramrattan MA, Smorenburg SM, Gouma DJ, Boermeester MA. The incidence and nature of in-hospital adverse events: a systematic review. BMJ Quality & Safety. 2008, 17(3), 216-223.

Flin R, Winter J, Cakil SMR. Human factors in patient safety: review of topics and tools. World Health Organization. 2009.

Garmel GM. Conflict resolution in emergency medicine. In Emergency medicine (pp. 2171-2185). Saunders, Philadelphia, PA. 2008.

Haynes AB et al. A surgical safety checklist to reduce morbidity and mortality in a global population. The New England Journal of Medicine. 2009, 360(5), 491-499.

Lemieux-Charles L, McGuire WL. What do we know about health care team effectiveness? A review of the literature. Medical Care Research and Review. 2006, 63, 263-300.

Michan S, Rodger S. Characteristics of effective teams: A literature review. Australian Health Review. 2000, 23(3), 201-208.

Mosser, G., & Begun, J. W. Understanding teamwork in health care. McGraw-Hill. 2014.

Patton, C. M. Conflict in health care: A literature review. The Internet Journal of Healthcare Administration. 2014, 9(1).

Poole MS, Real K. Chapter 17. Groups and teams in healthcare: Communication and effectiveness. In TL Thompson, AM Dorsey, KI Miller, R Parrott (Eds). Handbook of health communication. Mahwah, NJ: Lawrence Erlbaum Associations. 2003,

369-402.

Real K, Buckner MM. Chapter 6. Interprofessional communication: Health care teams and medical interpreters. In Harrington NG (Ed.). Health communication: Theory, method, and application. New York, NY: Routledge. 2015, 147-178.

Real K, Poole MS. Chapter 7. Health care teams: Communication and effectiveness. In TL Thompson, R Parrott, JF Nussbaum (Eds.). The Routledge handbook of health communication (2nd ed.). New York, NY: Routledge. 2011, 100-116.

Royal College of Physicians. Building effective teams. British Journal of Healthcare Assistants. 2017, 11(12), 610-615.

Salas E and Frush K. Improving patient safety through teamwork and team training. New York: Oxford University Press, 2013.

Teamwork and Communication Working Group. Improving patient safety with effective teamwork and communication: Literature review needs assessment, evaluation of training tools and expert consultation. Edmonton (AB): Canadian Paient Safety Institute, 2011.

Thomas, K. W. Thomas-Kilmann Conflict Mode. TKI Profile and Interpretive Report. 2008, 1-11.

US Agency for Healthcare Research and Quality. TeamSTEPPS Rapid Response Systems Module. Rockville, MD. Content last reviewed July 2018. http://www.ahrq.gov/teamstepps/rrs/rrs_slides/rrsslides.html

US Agency for Healthcare Research and Quality. Appendix. Example of the SBAR and CUS Tools. Rockville, MD. Content last reviewed October 2014, https://www.ahrq.gov/professionals/systems/long-term-care/resources/facilities/ptsafety/ltcmod2ap.html

Wolfe, J., Hinds, P., & Sourkes, B. Textbook of interdisciplinary pediatric palliative care E-book: Expert consult premium edition. Elsevier Health Sciences. 2011.

World Health Organization. Multi-professional patient safety curriculum guide. Geneva: WHO. 2012.

Wright KB, Sparks L, O'Hair HD. Health communication in the 21st century. Victoria, Australia: Blackwell Publishing. 2008, 262-284.

제9장

공중커뮤니케이션

1. 개념과 목적
2. 특성
3. 구성요소
4. 공중스피치의 개발과 수행

보 건 커 뮤 니 케 이 션

제9장

공중커뮤니케이션

학습목표

- 공중커뮤니케이션의 개념과 목적을 설명할 수 있다.
- 공중커뮤니케이션의 특성을 대중커뮤니케이션과 비교하여 제시할 수 있다.
- 공중스피치 발표문 작성에 유용한 표현 방법을 적절히 적용할 수 있다.

1. 개념과 목적

1) 개념

같은 장소에서 주로 한 사람 또는 소수의 사람이 다수의 공중을 상대로 공식적으로 말하는 의사소통 형태를 '공중스피치' 또는 '공중연설'이라고도 하는데, 화술이나 화법을 중심으로 스피치 커뮤니케이션으로도 불리운다(전보협, 2012, 2014). 마이크나 스피커 등의 기계적 도움을 받는다고 해도 청중 규모로는 송신자와 수신자가 같은 공간에서 커뮤니케이션 할 수 있는 가장 큰 유형이다. 연설자가 커뮤니케이션을 주도하여 언어적 메시지를 주로 보내는데 대체로 제한된 시간 안에 다수의 공중을 설득할 목적으로 비언어적 표현이 자주 사용된다. 또한 청중들도 연자의 말에 대한 반응을 주로 비언어적인 형태로 표출한다. 설명회, 사회, 연설, 웅변, 토론, 토의, 좌담, 공연, 오락회, 거리 캠페인 등의 형태로 표현될 수 있다.

2) 목적

보건학적 측면에서 공중 커뮤니케이션의 목적은 대상 주민에게 건강에 관한 정보를 전달하고 설득하며 나아가 이 정보를 다른 주민에게 확산하는데 있다. 따라서 공중 커뮤니케이션의 목적은 다양한 방법을 동원하여 대상 청중에게 필요한 보건정보를 전달하고, 이 정보를 실제적으로 받아들이고 기억하도록 청중을 설득하며, 나아가 청중이 해당 정보를 기꺼이 주변 사람에게 알리고 실천하도록 청중을 격려하고 활성화하는 것이다.

2. 특성

1) 공중커뮤니케이션과 대중커뮤니케이션 특성 비교

공중 커뮤니케이션에서는 커뮤니케이션 결과에 대한 송신자의 부담이 크며 송신자의 역할이 상대적으로 부각된다는 의미에서 대중 커뮤니케이션과 유사하다. 그러나 개념상 공중 커뮤니케이션은 얼굴을 마주하는 적어도 같은 장소에서의 소수 송신자와 다수 수신자 간의 커뮤니케이션이며, 실제로는 공중커뮤니케이션에 대중매체를 연결하면 시공간을 달리하는 불특정 다수로 청중을 확장할 수 있어서 대중 커뮤니케이션과 같이 활용되기도 한다. 따라서 실제적으로 공중 커뮤니케이션은 대중 커뮤니케이션보다 적은 규모의 수용자를 대상으로 동일 공간의 대면 상황에서 이루어지므로 대중 커뮤니케이션보다 수용자 도달도와 참여도가 높다(오미영과 정인숙, 2008).

공중 커뮤니케이션은 대인이나 대중 커뮤니케이션보다 구조화되어 있고 계획적인 특성을 띤다. 어느 정도 예상되는 청중의 특성을 고려하여 연설이나 활동을 미리 계획하고 준비하여 실제상황에서 실수없이 한 번에 연설하여 같은 공간 안에 있는 청중의 이해와 설득을 구해야 한다. 반면 대중 커뮤니케이션은 일반적으로 미리 고안된 매체를 통해 대규모 청중에게 메시지를 전달하는 것으로 대부분 재촬영이나 편집 같은 매체 전문가의 작업을 통해 완성도 높은 형태로 송출한다. 공중 커뮤니케이션은 짧은 시간에 많은 사람과 같은 공간에서 커뮤니케이션 할 수 있는 것이 장점이지만 다수의 청중이 소수의 연자와 할 수 있는 상호작용은 제한적이고 청중으로 수용 가능한 범위도 대중커뮤니케이션보다 적은 것이 단점이다.

2) 공중스피치의 특성

공중 커뮤니케이션의 대표적인 유형으로서 공중스피치의 주요 특성을 다음의 네 가지로 요약할 수 있겠다(전보협, 2014).

(1) 충분한 사전 준비를 통해 실제에서 완성도 있게 이루어져야 한다.

스피치의 사전 준비와 이를 통한 수행의 완결성이 강조된다. 대화와 같은 비공식적 말하기는 즉흥적 전개나 변동의 폭이 커서 진행이 유동적이지만 공중스피치와 같은 공식적인 말하기는 그 목적이 분명하고 한번의 정해진 세팅에서 이루어지므로 그 목적에 맞게 미리 준비하여 실수없이 수행해야 목적을 충분히 달성할 수 있다.

(2) 화자와 청자의 역할이 고정되어 있는 공식적인 말하기이다.

연설이나 발표 등의 공중스피치에서는 시작부터 끝까지 발표자로서의 역할이 고정되어 있으며 말한 내용이 공식적인 근거로 남는 것이 특징이다.

(3) 시간과 공간의 제약을 받는다.

주어진 시간과 공간 안에서 이루어지므로 공중스피치는 시간과 공간 활용이 제한적이다. 완결성 높은 스피치를 하려면 사전 답사와 계획을 통해 주어진 시간과 공간에 맞도록 준비하고 연습해야 한다.

(4) 비공식적인 말하기보다 비언어적 요소가 의미있게 활용된다.

공중스피치는 공식적인 말하기로서 주어진 조건에서 다루어야 할 목적과 내용이 많기 때문에 공식적인 말하기를 통한 내용 전달과 함께 비언어적 요소가 보조적으로 많이 활용되며 실제로 내용 전달의 보조적 기능뿐만 아니라 감정, 태도, 의지 등을 전달하는데 중요한 역할을 한다. 예를 들어, 메시지의 전달 외에 전달자의 긍정적인 이미지를 홍보하고 싶다면 내용을 전달하는 스피치 동안 전달자의 겸손하고 진지한 태도를 부각할 수 있는 복장, 표정, 자세, 동작 등이 다양하게 활용될 수 있을 것이다.

3. 구성요소

공중 커뮤니케이션의 목적을 달성하는데 필요한 공중 커뮤니케이션의 구성요소는 크게 세 가지로서 전달자, 방법, 내용 측면으로 설명할 수 있다(전보협, 2012).

1) 전달자의 신뢰성

스피치의 설득성을 높이는 중요한 요소로 전달자의 신뢰성을 들 수 있다. 전달자의 신뢰성이란 전달자의 말을 대상청중이 믿고 따르도록 이끄는 능력으로, 카리스마와 비슷한 속성이다. 어떤 내용이냐도 중요하지만 누가 전달하느냐에 따라서 다수의 청중들이 얼마나 주목하는지와 믿는지가 결정된다. 카리스마는 전달자의 의견이나 말을 청중들이 믿고 따르도록 유도하는 능력이 있어서 현장에서 단회성으로 이루어지는 공중 커뮤니케이션의 경우는 더욱 영향력이 있다.

2) 방법의 호소성

전달 내용이 대상청중에게 인상적이고 감동적으로 인식될 수 있도록 이성적, 심미적, 또는 심리적 측면의 다각적인 호소 방법을 활용하는 것이다. 활용하는 방법에 따라서 자극적, 선동적 측면이 부각될 수 있는데 주제 메시지를 담은 거리 공연, 노래, 춤, 홍보 활동들에서 그 예를 찾을 수 있다.

3) 내용의 논리성

내용의 논리성은 대상청중을 설득하는데 효과적인 형태로 전달 내용을 고안하는 것으로 대상청중의 지성과 이성에 호소적인 방향으로 메시지를 구성한다. 기본적으로 내용의 구성이나 전개가 논리적이고 실제적으로 합리적이어야 한다. 다루는 내용이 양적 특성이 강하다면 내용의 논리성을 우선 고려할 수 있는데 일반적으로 이론적 원리나 명확한 근거를 기반으로 내용을 구성하면 전문성이 부각되어 대상청중이 인식하는 내용의 신뢰성을 높일 수 있다.

4. 공중스피치 개발과 수행

공중커뮤니케이션의 가장 보편적인 유형인 공중스피치를 중심으로 볼 때, 개발 과정은 발표 준비 → 발표문 작성 → 발표 수행의 세 단계로 나눌 수 있다.

1) 발표 준비

(1) 청중 분석

청중 분석은 스피치 전체적인 주제, 내용, 방법의 선택을 좌우한다. 청중의 호응과 이해는 스피치의 목적을 달성하는데 필수적이므로 청중의 긍정적인 이해에 효과적인 청중분석이 필요하다. 청중분석에서 주요 고려사항은 다음과 같다.

① 청중의 태도

기존에 청중이 가지고 있는 연설자와 주제에 대한 태도를 의미한다. 청중이 연설자나 주제에 대해 우호적인 인식을 가지고 있다면 청중의 호응과 공감을 얻는데 긍정적이므로 내용 구성이나 전개 상에 심리적, 감정적으로 공유할 수 있는 부분을 부각할 수 있다. 반면 그다지 우호적이지 않은 경우에는 논리적 소구가 자주 활용된다. 이 경우 청중의 오해나 반감의 소지를 줄이는 측면에서 합리적, 과학적 근거 바탕으로 청중이 이성적으로 납득할 수 있도록 유도한다.

② 청중의 지식 정도

청중의 일반적인 지식 정도와 스피치 주제에 대한 지식 정도로 나누어 파악할 수 있다. 일반적인 지식 정도는 주로 교육수준과 관련성이 높은데 이에 따라 내용의 수준과 표현을 맞추어야 한다. 청중 대부분이 이해하기 용이한 소재와 용어의 선택에 유용하다. 스피치 주제에 대한 지식 정도는 청중의 주제 관련 경험과 교육수준이 영향을 줄 수 있으며 전문적인 용어나 주제는 대상 청중에 필요한 정도에 따라 수준이나 양을 조절해야 한다.

③ 청중의 욕구

대상 청중이 주제와 관련하여 원하는 것이 무엇이고 어디에 흥미를 가지고 있는지를 파악하는 것은 청중의 스피치 참여 동기를 정확하게 파악하고 그에 맞는 스피치 주제와 방법을 계획하는데 유용하다.

④ 청중의 구성적 특성

주로 청중 내의 동질성과 조직성에 대한 특성이다. 주로 성이나 나이에 편차가 크면 청중 간 이질성이 높은 경향이 크고 이에 따라 내용이나 주제에 대한 관점이나 이해도가 다를 수 있다. 청중의 직업이나 소속 특성은 조직성과 의도를 파악하는 중요한 소재가 된다. 이에 따라 청중의 동질적 특성을 파악하고 다루는 내용이나 방법이 그에 맞게 고르게 안배될 수 있도록 해야 한다.

⑤ 청중의 물리적 특성

청중의 크기, 나이, 성, 스피치 장소나 배치 등에 따라 다루는 내용이나 방법을 확인해야 한다. 청중과 발표 장소의 크기에 따라 청중 배치와 내용의 전달 방법을 그에 맞게 조정하고 확인해야 한다. 내용에 있어서도 대부분의 청중이 사춘기 청소년이라면 아이돌 스타와 관련된 정보를 화제나 사례에 연계하면 청중에게 친근하고 흥미롭게 다가갈 수 있다.

(2) 목적 선정

스피치의 목적은 크게 정보전달, 설득, 오락으로 나눌 수 있다. 스피치의 주목적이 정보전달인 경우 해당 정보분야에 전문적인 경력과 지식을 가진 발표자와 근거를 바탕으로 하는 것이 효과적이므로 객관적, 과학적 입장을 중심으로 한다(전보협, 2014). 설득 목적의 스피치는 의도에 맞게 청중을 설득하는 것이 과정상의 중요한 과제이므로 발표자의 논증 전략이 중요하다. 그에 비해 오락 목적의 스피치는 청자에게 오락적, 유희적 호소를 통해 발표자의 입장을 청자에게 이해시키고 동질적 정서를 형성하는 것이 중요한 과제이다. 따라서 발표 과정 중에 청자의 공감을 얻을 수 있는 적극적인 소통과 상호과정을 계획해야 한다.

(3) 여론 리더십과 공신력 확보

공중 커뮤니케이션에서 스피치는 다수의 청중 앞에서 실시간으로 수행되므로 발표 내용

자체뿐만 아니라 누가 발표하느냐 또 어떻게 발표하느냐에 따라 청중의 반응이 달라질 수 있다. 따라서 발표 내용에 따라 알맞은 발표자를 선정하고 청중의 신뢰와 호감을 얻을 수 있는 방법을 활용할 수 있다면 효과적이다. 이와 같이 전달하는 내용에 대해 청중의 긍정적인 인식과 신뢰를 유도하는 발표자와 전략의 속성은 여론 리더십 및 공신력과 관련되어 있다.

① 여론 리더십(Opinion leadership)

한 개인이 의도한 방향으로 다른 사람의 태도나 행동에 비공식적으로 영향을 행사할 수 있는 정도로서 여론지도자들의 의견과 행동은 주어진 사회 체계 안으로 새로운 행동양식이나 사고방식이 채택되는 속도에 결정적인 영향을 미치는 것으로 알려져 있다(전보협, 2012). 공중스피치에서 발표자가 가진 여론 리더십에 따라 발표자가 전달하는 주제와 내용을 청중이 수용하고 받아들이는 정도가 달라질 것이다.

② 공신력(Public confidence)

㉠ 개념: 여론 리더십에 비해 공신력은 커뮤니케이션 맥락에 보다 직접적으로 관련되어 커뮤니케이션 과정에서 청중으로 하여금 송신자가 전달하는 정보와 메시지를 믿게 하는 화자의 속성을 의미한다. 공중스피치 준비에 적용하자면 주제 분야에 공신력을 가진 발표자를 찾는 것과 공신력을 부각하는 방향으로 발표 내용과 전략을 계획하는 것이 고려될 수 있다.

㉡ 구성 요소: 공신력의 구성요소는 전문성, 신뢰성, 선의, 유사성, 매력, 호감도 등 다양하게 연구되어져 왔는데 Gass와 Seiter(1999)는 전문성, 신뢰성, 선의를 공신력의 주요 구성요소로 제시하였다. 전문성은 발표자의 학력, 지위, 경력, 사회적 배경 등에 의해 좌우되는데, 송신자의 주장이 타당하고 그 주장이 해당분야의 전문적 지식에 근거한다고 수용자들이 지각하는 정도를 말한다. 신뢰성은 화자의 성격, 외모, 말하는 방식이나 의도 등에 의해 영향을 받는데, 송신자가 어떤 주제에 대해 객관적으로 자신의 생각이나 의견을 제시하고 있다고 청중에게 인식되는 정도를 의미한다. 전문성이 훌륭하다 하더라도 연설자의 의도가 치우쳐 있다고 생각될 때 청중의 신뢰도가 떨어질 수 있다. 선의는 상대방을 염려하고 진심으로 관심

을 가지고 있는가에 대한 송신자의 태도로서 다른 사람의 생각, 감정, 욕구에 대한 이해와 배려 행위를 포함한다.

2) 발표문 작성

발표문의 작성은 크게 서론, 본론, 결론 부분으로 구성하며 1시간을 기준으로 할 때 서론은 5-8분, 본론은 40-45분, 결론은 8-10분 정도로 안배하는 것이 일반적이다.

(1) 발표문 구성과 내용

① 서론

전체 발표 중 서론이 차지하는 부분은 적지만 발표 주제에 대한 흥미 유발과 주의집중을 높이는 것이 이 단계에서 중요하다. 서론의 기능은 청중의 관심과 흥미를 유발하고 발표 주제에 대한 발표 및 발표자의 공신력을 확보하며 본론에서 다루게 될 주요내용을 소개하는 것이다.

발표 초기에 주의를 환기하고 청중들의 관심과 흥미를 끌 수 있도록 주제와 관련된 적절한 화제로 시작하는 것이 좋다. 이때 흥미유발을 위해 인상적이고 자극적인 표현을 활용하기도 하며 주의집중을 위해 청중에게 질문하는 방법을 쓰기도 한다.

발표자에 대한 공신력 확보가 동기유발에 중요한 역할을 한다. 주로 주제와 관련된 발표자의 교육 및 경력의 전문성을 활용하며 발표내용에 대해서도 신뢰도가 높은 출처를 확보하도록 노력하고, 전문성과 함께 선의에 관련된 중립적이고 성실한 태도를 견지하는 것이 바람직하다. 서론의 끝부분에 본격적으로 다루게 될 주요 내용과 구성을 소개하는 것은 청중이 발표 내용을 기대하고 집중하도록 하는데 도움을 준다.

② 본론

주제와 관련하여 발표자가 의도한 방향에 맞게 내용을 제시하고 필요한 주장을 본격적으로 다루게 된다. 목적과 내용, 청중의 특성에 알맞게 구성할 때 내용에 대한 청중의 이해도와 공감도에 많은 영향을 미친다.

본론은 다루는 내용이 서론이나 결론에 비해 많기 때문에 일정한 기준을 따라 정리하여 발표한다. 시간적 흐름에 따른 내용을 다루게 된다면 시간적 순서를 중심으로 내용을 구분하고, 지역이나 국가간 비교에 관련된 내용은 공간별로 나누어 내용을 제시하고 특정 기준을 따라 내용을 비교할 수 있다. 또는 인과관계적 구성이 있는데 원인과 결과 간의 관계를 논리적, 과학적 근거를 바탕으로 제시하기 때문에 청중의 주의와 관심을 끄는데 효과적이다. 주로 주제를 논리적, 사실적으로 다루는 연구발표에 자주 활용된다.

해결방안적 구성은 문제의 심각성을 제시하고 이에 대한 해결방안을 주요 내용으로 발표하는 구성이다. 해결방안이 주된 내용이므로 제시하는 해결방안이 실제적으로 실현가능하고 효과적인지가 중요하다. 소재별 구성은 포함된 내용들 안에 시간적, 공간적, 인과적 순서가 특별히 없을 때 보편적으로 받아들여지는 학문적, 실제적 체계를 기준으로 내용을 구성하는 것이며, 보건학 분야의 대학교재가 많은 경우 소재별 구성을 하고 있다.

③ 결론

본론을 통해 발표한 내용을 정리하고 중요점을 강조하면서 발표의 종료를 알리는 기능을 한다. 이때 발표자의 핵심적인 주장이 제시되기도 한다.

(2) 발표문 작성의 효과적인 표현 방법

연설의 발표문은 제한된 시간에 청중의 이해와 공감을 얻을 수 있도록 쉬운 표현을 호소력 있게 전달할 수 있게 작성되어야 한다(전보협, 2012, 2014).

① 명확하게 표현한다. 의도와 사실을 정확하게 전달할 수 있도록 한다.

② 직접적이고 감각적인 표현은 쉬운 이해를 도와서 주의집중이나 이해를 높이는데 효과적이다.

③ 구체적으로 표현한다. 해결책이나 행동 방안에 대한 설명을 구체적으로 표현하는 것은 청중에게 명료한 행동방향을 제시할 수 있다.

④ 간결하게 표현한다. 접속사나 동사가 여럿인 복문 보다는 최소한의 내용 단위로 단문 형태의 짧은 문장을 활용하면 요점을 강조하고 생동감있게 표현하는데 효과적이다.

⑤ 수치화하여 표현한다. 청중의 이해수준을 고려하여 간략하고 명료하게 수치로 표현하면 이해도 쉽고 오랫동안 기억에 남는다.

⑥ 어법에 맞게 표현한다. 언어의 사용은 문화적 특성을 반영하여 같은 표현도 청중의

나이나 말하는 상황과 동기에 따라 얼마든지 다른 표현이 있을 수 있다. 각 상황과 의도에 맞는 적절한 어법의 사용은 청중의 호감과 공감을 얻는데 유리하다.

⑦ 개인적인 표현을 활용한다. 인칭의 사용에 있어서 3인칭보다 대화 상황에서 사용하는 1, 2인칭을 사용하면 청중과의 거리감을 줄이고 친밀감을 형성하는데 도움이 된다. '여러분', '제 생각은', '우리는' 등의 표현은 청중으로 하여금 발표자에 대한 거리감을 줄이고 동질감을 느끼도록 도와준다.

⑧ 능동적인 표현을 사용한다. 발표는 제한된 시간 내에 필요한 내용을 전달하고 청중의 공감을 얻어내야 하기 때문에 수동적 표현보다는 능동적인 동사를 활용하여 힘있게 표현하는 것이 주제나 강조점을 인상적으로 전하는데 도움이 된다.

3) 발표 수행

(1) 발표 연습

다수의 청중 앞에서의 발표는 누구에게나 부담이고 불안이 유발되지만 효과적으로 조절하지 못하면 준비한 역량을 제대로 발휘하지 못하게 되므로 대비가 필요하다. 충분한 연습은 자신감을 가지게 하는데 효과적이다. 연습과 훈련은 발표내용을 주어진 시간 안에 효과적으로 전달하는 발표자 자신의 자기확신을 높여주어 발표불안증에 대한 대처능력을 향상시킬 수 있다. 또한 연습을 통해서 음색, 말의 속도, 발음 등을 보완하면서 보다 준비된 발표가 가능하다.

(2) 발표 중 유의해야 할 비언어적 표현

다수의 청중을 대상으로 하는 공중스피치에서는 발표 뿐만 아니라 복장이나 표정, 동작 등의 비언어적인 표현이 중요한 역할을 한다. 적절히 활용하면 공신력을 확보하거나 청중의 공감을 얻어내는데 긍정적으로 작용할 수 있지만 때로는 본의 아니게 청중에게 부정적으로 비추어질 수 있으므로 유의해야 한다.

서서 하는 발표를 기준으로 할 때 정자세로 상체를 약간 앞으로 기울이면 성실하고 열의있는 태도로 보일 수 있다. 내용 전달을 위해서 팔이나 손을 사용할 때는 전달내용과 관련된 동작을 명확하고 크게 하는 것이 효과적이다. 발표자가 유의해야 할 주요한 비언어적 표현의 대부분은 상체와 사지(팔과 다리)를 발표내용과 무관하게 움직이는데 있는데, 발표 중의 부정확하거나 의미 없는 사지의 동작은 발표를 산만하게 할 수 있다. 이 외에 몸을 앞뒤 또는 좌우로 흔들거나, 다리의 무게 중심을 자꾸 바꾸는 행동, 장신구나 신체의 일부를 만지작거리는 행동, 또 상지의 일부(팔, 팔꿈치, 손가락)를 의미 없이 움직이는 행동(탁자 두드리기, 문지르기, 주머니에 손 넣기, 소매 걷기 등) 등에 유의해야 한다.

확인 학습 문제

1. 공중커뮤니케이션에 대한 설명으로 가장 알맞은 것은?

① 시간과 공간의 제약을 받는다.
② 공식적 말하기이므로 비언어적 요소의 사용을 절제해야 한다.
③ 청중 규모가 대중커뮤니케이션과 거의 같다.
④ 화자와 청중이 있는 공간이 일반적으로 서로 다르다.
⑤ 화자와 청중의 역할이 상황에 따라 상호 교환적이다.

2. 공중스피치의 청중분석에 포함되는 내용으로 가장 거리가 먼 것은?

① 청중의 지식 정도
② 청중의 요구도
③ 청중의 구성적 특성
④ 청중의 보건의료 수준
⑤ 청중의 태도

3. 송신자가 전달하는 정보와 메시지를 믿게 하는 송신자의 속성을 뜻하는 것은?

① 여론 리더십
② 공신력
③ 신뢰도
④ 전문성
⑤ 권위성

심화 토의 문제

담배와 술에만 적용되던 미성년 유명인의 광고 모델 금지에 대한 규정을 온라인 게임에도 확대 적용해야 하는 필요성에 대해 지역사회 공중스피치 행사를 준비하려고 한다. 스피치 연설자 선정에 가장 중요하게 고려해야 할 속성은 무엇이라고 생각하는가? 그 이유에 대한 자신의 생각과 의견을 정리해보고 서로 논의해 봅시다.

정답 1. ① 2. ④ 3. ②

참고문헌

오미영, 정인숙. 커뮤니케이션 핵심 이론. 서울: 커뮤니케이션북스. 2008.

전국대학보건관리학교육협의회. 보건의사소통(2판). 서울: 한미의학, 2012.

전국대학보건관리학교육협의회. 보건의사소통(3판). 서울: 한미의학, 2014.

제10장

건강 캠페인

1. 개념
2. 이론의 적용
3. 기획 및 평가
4. 건강 캠페인과 매체의 활용
5. 건강 캠페인과 브랜딩

보 건 커 뮤 니 케 이 션

제10장

건강 캠페인

학습목표

- 건강 캠페인 개발에 활용되는 주요 커뮤니케이션 이론의 적용점을 소개할 수 있다.
- 효과적인 건강 캠페인의 기획 원리를 설명할 수 있다.
- 건강 캠페인의 주요 매체 선정 기준을 설명할 수 있다.
- 건강 캠페인에서 대중매체 활용 사례를 보고 장단점을 논의할 수 있다.

캠페인은 지역 및 공중 수준에서 어떠한 바람직한 변화를 유도하는데 널리 활용되어온 현대사회의 대표적인 커뮤니케이션 방법이다. 보건커뮤니케이션에서도 캠페인은 지난 30년간 공중의 건강인식과 행동변화를 위한 주된 전략으로 활용되어 왔는데 특히 사회전반에 걸쳐 웰빙에 대한 인식이 강해지고 그 주요 통신매체의 발전이 뒷받침되면서 실제적, 학문적 측면에서 발전을 거듭해왔다. 본 장에서는 건강 캠페인의 이론, 개발, 그리고 캠페인의 주요 수단인 매체를 중심으로 학습한다.

1. 개념

캠페인은 민간 차원으로 공중의 실제적 변화의 요구가 사회적으로 표출되고 확산되는 주요한 수단이 되어왔고 국가 및 공공 차원에서 필요하다고 결정한 변화를 공중에 확산, 정착하는데 활용되기도 한다. 우리나라에서도 환경보호 시민단체들을 중심으로 지구온난화 예방과 자원 재활용과 같은 논제로 민간수준의 캠페인이 활발하게 진행되어온 예가 있으며 금연이나 절주 캠페인은 국가주도적인 공공 건강 캠페인의 대표적인 예가 되었다. 두 경우 모두 다수의 사람들에게 건강상의 유해한 영향을 인식시키고 관련된 건강 신념, 태도, 행동을 바람직한 방향으로 변화시키는데 목적을 두고 있다. 이를 토대로 건강 캠페인의 개념을 종합해 보면 건강 캠페인은 '일정기간 동안 특정한 목적으로 정해진 다수의 수용자들에게 건강정보를 제공하고 태도나 행동에 영향을 주기 위해 여러 채널을 활용하여 메시지를 전달하는 조직화된 커뮤니케이션 활동'이라고 하겠다(Rice & Atkin, 2013; Rogers & Storey, 1987).

개념을 통해 도출할 수 있는 건강 캠페인의 주요한 특징 두 가지는 다수의 수용자, 즉 공중을 대상으로 한다는 것과 공중과의 원활한 소통을 위해 다양한 방법과 매체를 활용한다는 것이다. 건강 캠페인은 지역사회 수준 이상의 공중을 대상으로 할 때 유용한 방법으로 민간 단위의 옹호활동이 활발한 미국이나 유럽 국가들에서는 이미 3세기가 넘는 역사를 가지고 있다. 우리나라의 건강 캠페인 활동은 1990년대 담배세에 의해 조성된 건강증진기금의 활용으로 본격화되어 현재는 우리나라 공중 수준의 보건사업에 가장 활발히 활용되는 전략이 되었다(전보협, 2014). 캠페인은 또한 다수 수용자들에게 메시지를 동시에 전달해야 하기 때문에 매체의 활용이 필수적으로 고려되는데, 대중매체가 대표적인 채널로 활용되어 왔으며 특히 최근 인터넷과 사회관계망매체의 사용이 사회적으로 빠르게 확산되면서 대중매체와 함께 건강 캠페인의 주요한 채널로 관심이 모아지고 있다.

2. 이론의 적용

캠페인은 다수의 공중을 대상으로 수행되므로 사회 규범 및 문화적 특성이 개발과정에 많이 반영되고 캠페인 전략과 디자인이 실제적인 메시지 전달 채널인 대중매체 속성에 영향을 받는다. 따라서 사회, 문화, 대중매체 속성과 관련된 이론들이 캠페인 기획 및 실행에 적용이 용이하여 도움이 되는 경우가 많다. 특히 청중의 특성과 캠페인 목적을 중심으로 캠페인 효과에 영향을 주는 요인을 규명하고 활용하는데 이론적 도움이 크다. 따라서 프로그램 대상과 목적에 알맞은 적절한 이론의 적용은 유의미한 관련 요인을 예측하고 중재전략을 개발하는데 중요한 길잡이 역할을 한다(Atkin & Rice, 2013; 전보협, 2014). 건강 캠페인이 활용되는 주요 이론들의 적용점과 특성을 다음과 같이 정리할 수 있다.

1) 의제설정이론(McCombs, 2004)

대중매체가 특정 주제를 강조하는 메시지를 노출시키면 공중들이 이 주제를 중요하게 인식하는 특성과 관련하여 특정 문제를 목적을 가지고 공중 의제로 발전시키는 대중매체의 영향력에 대한 이론이다. 따라서 먼저 공중의 인지를 강화하기 위한 목적으로 대중매체를 채널로 활용하는 것은 이론적으로 유효하며, 시기적으로 언론에 중요하게 부각되는 건강문제로 캠페인을 진행할 때 언론을 통해 노출되는 사회적 이슈가 개인의 생각과 행동에 영향을 미치는 것과 관련하여 캠페인 효과를 증대시킬 것이다. 따라서 공중의 대중매체를 매개할 때 건강캠페인 효과를 크게 향상시킬 수 있음을 설명한다.

2) 혁신의 확산이론(Rogers, 2003)

혁신의 확산이론은 사회생태학적 입장에서 지역사회 내로 어떻게 새로운 인식과 정보가 진입하고 확산될 수 있는지를 설명하는데 유용한 이론이다. 새로운 관점, 신기술 또는 신상품을 어떤 조직이나 사회 안으로 확산하는데 기존 경쟁대상보다 우월한 장점을 강화하는 것, 선택 전에 시도해볼 수 있는 기회를 제공하는 것, 사용법과 접근이 용이한 점 등 확산에 유효한 특성을 제시하고 있으며 이것이 건강 캠페인의 내용과 전략을 구상하는데 유용한 기준이 된다. 또한 혁신의 채택 속도에 따라 청중을 구분하는 기준을 제시하였는데, 새로운 것에 대한 호기심과 선택의지가 높은 혁신자부터, 초기수용자, 초기 다수수용자, 후기 다수수용자, 수용지체자의 다섯 집단으로 나누어 건강 캠페인 개발에서 공중 세분화와 목표청중 선정에 유용한 기준을 제공한다. 특히 혁신자와 초기수용자를 지역사회 확산을 위한 중요한 리더십으로 설정하여 그들의 요구에 맞게 관련 자료와 메시지를 개발하고 이들에게 관련 자료를 우선 제공하면 장내 확산을 촉진할 수 있다고 권고한다.

3) 확장병행과정모델(Stephenson & Witte, 2001)

금연, 절주, 약물예방 등 보건의료분야의 캠페인에 자주 활용되어온 모델이다. 많은 공익 캠페인이 위험행동 통제를 위해서 공포소구를 활용할 때 효과적인 결과를 도출하는 과정과 요인들 간의 관계를 설득적으로 설명한다. 목표행동에 대해 수용자의 태도와 의지가 어떠하느냐에 따라 공포소구 메시지의 처리방향이 어떻게 달라지는지와 공포소구 메시지 구성 방법을 설명해준다. 지나친 공포감 조성이 오히려 목표 공중의 빠른 포기나 거부를 조장하는 점을 설명하며 공포감을 활용하되 수용자에게 이에 대한 대처능력을 갖출 수 있도록 자기효능감과 지지 요인을 보강, 개발하면서 중재에 활용하도록 제안하였다.

4) 범이론적 모델(Prochaska & Velicer, 1997)

목표행동을 기준으로 행동의 변화 과정을 따라 행동의 수준을 다섯 단계로 분류하여 각 단계별로 그에 맞는 변화 요소와 중재 전략이 있음을 설명하는 모델이다. 목표행동 중심의 청중 세분화 개념과 목표청중에 알맞은 행동단계별 맞춤형 중재전략 개발에 구체적인 지침을 제공하고 있다. 필요에 따라 실제 중재나 프로그램에 적용하기 용이하고 구체적인 중재방향과 속성도 단계별로 제시하고 있어서 캠페인 중재에 경험이 많지 않은 지역의 보건사업 참여자들도 비교적 활용과 해석이 용이하다.

5) 사회인지이론(Bandura, 1997)

행동, 인식, 환경 요인이 상호영향을 미치며 변화해가므로 사람의 인식과 행동은 주변의 환경요인에 의해 변화, 조정된다고 하였다. 특히 어린이와 청소년 등 또래와 주변환경에 대해 민감한 대상자를 중심으로 이들의 행동변화에 유효한 요인을 규명하면서 이론적 발전을 이루어 왔다. 필요한 목표청중에게 역할모델과 같이 바람직한 행동을 명확하게 볼 수 있도록 하여 인식과 행동을 변화시키는데 활용된다. 사회적 환경으로서 교사, 부모, 친구 또는 잘 알려진 유명인들의 권고와 행동을 따르고 모방하려는 사람들의 경향성을 설명하는데 설득적이며 또한 이러한 특성을 중재 전략으로 활용할 수 있도록 돕는다. 건강증진 중재에 많이 사용되는 역할모델이나 유명인의 시범행동이 목표청중의 자기효능감(self-efficacy)을 강화시키는데 효과적으로 작용하여 행동변화를 유도하는 면을 강조하고 있다.

6) 사회마케팅이론(Kotler & Lee, 2008)

건강 캠페인 개발의 프로그램 기획에 고려해야 할 주요 속성과 전략적 방향 설정에 유용한 지침을 제공해주어 가장 보편적으로 활용되어온 이론이다. 목표공중의 특성에 맞는 시장기능을 개발하는데 상업마케팅의 주요 개념을 도입하여 이익의 수혜자를 사회와 공중으로 돌리는 공익 구조에 적용한 이론으로 주로 공공, 사회 서비스 활성화 전략에 활용된다. 사회마케팅 이론은 프로그램 전체를 보는 거시적 관점을 제공하며 청중 세분화, 정책 변화, 경쟁과 같은 다양한 요소를 고려하고 시장활성화를 위한 주요소 4Ps(Product, Price, Place, Promotion)의 다중적 활용을 제시하고 있어서 건강 캠페인 전략 개발의 유용한 지침을 제공하고 프로그램 개발 과정을 안내하는 역할로 유용한 이론이다(Atkin & Rice, 2013).

7) 커뮤니케이션 설득이론(McGuire, 2013)

커뮤니케이션 설득이론은 대중매체 커뮤니케이션 프로그램 개발에서 매체 정보에 노출된 목표청중의 정보 인지 및 처리과정을 기반으로 커뮤니케이션의 목적 달성에 알맞은 전략을 개발하도록 구체적인 조합의 틀을 제공한다. 투입-산출 매트릭스(input-output matrix)가 캠페인 전략 개발에서 목표 수준에 부합하는 커뮤니케이션 구성요소별 전략을 구상할 수 있도록 돕는다. 캠페인의 목표 수준을 메시지 수용 정도에 따라 12단계로 나누어 어느 정도의 메시지 수용도를 목표하는지에 따라 그에 맞는 투입 요소별(자료원, 메시지, 채널, 청중) 전략을 구상하는데 투입-산출 매트릭스를 활용할 수 있다.

3. 기획 및 평가

1) 효과적인 건강 캠페인 기획 원리

효과적인 건강 캠페인에 대한 연구는 건강주제를 포함하여 다양한 영역에서 활발히 진행되어져 왔다. 건강 캠페인은 다수의 공중에게 일정기간에 걸쳐 일련의 계획된 커뮤니케이션 활동을 수행하는 것이어서 매체, 특히 대중매체 활용이 중요하다. 따라서 대중매체를 중심으로 건강 캠페인의 효과성 검토와 그 관련 요인에 대한 연구가 활발히 이루어져 왔는데, 그중 Noar(2006)는 매체를 활용한 건강캠페인에 대한 체계적 문헌고찰을 통해 성공적인 효과를 거둔 건강 캠페인들의 공통적인 특성을 종합적으로 분석하여 효과적인 건강캠페인 기획 원리 7가지를 제시하였다(Noar, 2006; 박동진과 이진우, 2010).

(1) 형성 평가(Formative research)

효과적인 캠페인 개발을 위한 기본적인 조사로서, 캠페인 개발 과정 중에 기획에 필요한 자료의 수집, 조사, 평가를 포함한다. 캠페인 수행과 관련된 내외부적 문제, 목적, 목표 청중의 특성에 대한 충분한 정보를 수집하고 분석하는데, 내외부적 상황의 장단점을 분석하여 문제해결의 방향을 설정하는데 참고하는 SWOT 분석도 형성평가 과정에 자주 활용된다. 이를 토대로 캠페인의 목적, 대상, 메시지와 채널을 선택하고 개발하게 된다.

(2) 이론의 적용(Use of theory)

적합한 이론의 선택과 적용은 캠페인의 체계적 개발을 도와서 캠페인 수행과 평가 전반에 걸쳐서 신뢰도를 높이는 길잡이의 역할을 한다. 적합한 커뮤니케이션 관련 이론을 선정하고 적용점을 찾는 것은 효과적인 캠페인 개발의 중요한 바탕이 되는데, 적절한 이론의 적용은 전체적인 캠페인 디자인의 방향과 개념적 기초를 제공하고 메시지 전략에 포함되는 주요 변수를 선정하는데 이론적 근거가 되어준다(박동진과 이진우, 2010). 선행자료 고찰을 통해 지금까지 건강 캠페인에 자주 활용되어온 이론들과 주요 적용점들을 검토하고 고려한다.

(3) 청중 세분화를 활용한 캠페인 기획

청중 세분화는 캠페인의 대상을 어떤 특성을 기준으로 동질성이 높은 세부 집단으로 나누는 과정이다. 나누어진 세부 집단 중에서 의미있는 세부 집단을 캠페인의 목표청중으로 정하여 구체화된 동질성에 초점을 맞추어 프로그램을 개발하거나, 나누어진 세부 집단별로 각 집단에 맞는 맞춤형 전략과 메시지를 개발하는데 활용될 수 있다. 청중 특성을 중심으로 맞춤형 전략을 개발하고 적용하는 것은 캠페인 효과를 높이는데 유효하다.

(4) 맞춤형 메시지 디자인(Tailored message design)

세분화된 목표청중에 맞는 전략적 메시지 디자인은 전체 캠페인 효과에 결정적인 영향을 미친다. 맞춤형 메시지 개발에 영향을 미치는 목표청중과 환경 속성을 파악하여 디자인 전략에 적용하는 과정에서 목표 달성에 도움이 되는 목표청중의 문화적 특성을 찾아 반영하는 것은 창의적이고 도전적인 과정이다.

(5) 전략적인 채널 선정(Strategic channel selection): 대중, 디지털, 상호작용

캠페인의 목적, 목표청중, 내외적 상황 등에 따라 적용이 용이한 채널의 유형과 특성이 다르다. 주어진 상황에서 목표청중이 메시지에 가능한 잘 노출되고 설득될 수 있는 채널을 결정하고 세부적인 채널 조건을 조성하여 메시지를 송출해야 한다. 공중 캠페인에 주로 활용되는 채널은 캠페인의 대상이 다수의 공중이기 때문에 주로 대중매체 채널과 디지털 매체와 소셜미디어를 포함하는 상호작용 채널이 많이 활용된다.

(6) 과정 평가(Process evaluation)

개발된 캠페인이 실행되면 캠페인이 계획대로 진행되어 원만히 종료되도록 과정 평가를 실시해야 한다. 캠페인 메시지에 노출된 목표청중의 크기(percentage)와 빈도(frequency)를 중심으로 드러난 미흡한 점들을 수행과정 중에 가능한 수정하고 보완하여 메시지 도달도(reach)를 높이도록 노력한다. 또한 과정 중에 수정 못한 문제점들은 결과 평가 자료들과 함께 전체적인 캠페인 보완에 활용할 수 있도록 한다.

(7) 효과를 민감하게 파악할 수 있는 평가 계획(Sensitive outcome evaluation)

결과평가의 내적 타당도를 저해할 가능성을 최소화하고 캠페인 효과의 인과관계를 명확하게 규명할 수 있도록 충분한 민감도를 가진 결과평가를 계획해야 한다. 목표의 내용에 따라 결과평가의 방법과 내용은 달라지며 도출된 결과평가 내용은 실시한 캠페인의 중요성을 부각시키고 향후 지속적인 수행과 예산 지원을 결정하는 중요한 근거가 된다.

2) 건강 캠페인의 ACME 체계

Noar(2012)는 종합적인 문헌고찰을 통해 도출한 효과적인 건강캠페인 기획 원리들과 함께 건강 캠페인 기획, 수행, 평가의 체계적 과정을 제시하였는데 이것이 건강 캠페인의 ACME 체계(Audience-Channel-Message-Evaluation framework)이다. ACME 체계는 청중, 채널, 메시지, 평가로 구성된 4개 영역을 중심으로 영역별 주제 과정을 구성하고 기획과정 중에 점검해야 할 영역별 고려사항들을 3개 평가 단계(형성, 과정, 결과 평가)에 따라 나누어 정리한 종합적인 캠페인 기획 틀이다. ACME 체계의 전체적인 구조는 청중, 채널, 메시지의 3개 구조와 나머지 구조인 평가를 캠페인의 진행 단계에 따라 형성, 과정, 결과 평가로 나누어 점검하도록 구성되었다(그림 10-1). 이 체계의 4개 영역별 주제와

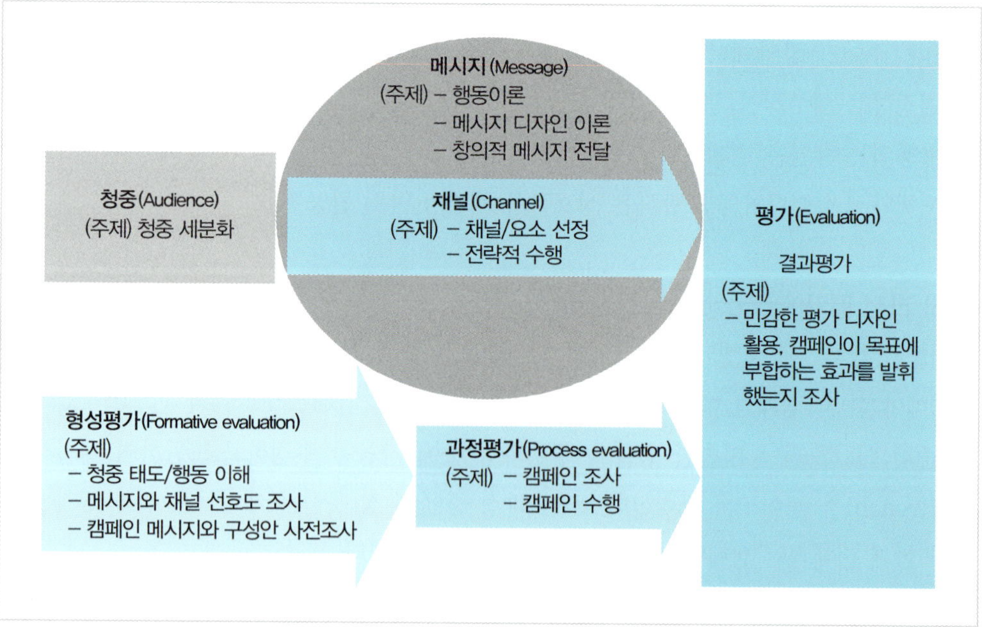

그림 10-1 건강 캠페인을 위한 ACME 체계

출처: Noar SM. An Audience-Channel-Message-Evaluation (ACME) framework for health communication campaigns. Health Promotion Practice. 2012, 13(4), p.484.

세부적인 고려사항 그리고 고려사항들을 점검할 각 평가 단계를 조합하여 [표 10-1]과 같이 정리할 수 있다.

표 10-1 ACME의 주요 영역별 주제와 세부적인 고려사항

영역	주요개념	고려사항	평가단계
청중 (누가?)	청중 세분화	• 캠페인이 주목해야 할 특정 청중은 누구인가? • 이 청중은 동질적인가 또는 이질적인가? • 어떻게 이 청중을 세분화해야 하는가? (고려1) 인구학적, 지리적, 심리적, 태도적, 문화적, 행동적 요인 (고려2) 태도, 행동, 메시지, 채널 선호도, 이론 등 • 세부 청중의 태도와 행동에 대해 알려진 것은 무엇인가?	형성평가
채널 (어떻게?)	채널/구성요소 선정	• 세부청중의 채널 선호도에 대해 알려진 것은 무엇인가? • 청중에 도달하기 위해 사용해야 할 채널은? • 바람직한 커뮤니케이션 특성을 포함한 채널은? • 이는 대중매체 단독적 활동인가 아니면 복합적 캠페인이어야 하는가?	형성평가
	전략적 수행	• 청중에 도달하여 메시지가 효과적으로 노출되기 위해서 캠페인 메시지가 선정된 채널에 어떻게 전략적으로 장착되어야 하는가? • 어떻게 캠페인 활동이 잘 편성될 수 있을까? • 캠페인이 정확하고 효과적으로 수행되고 있는가? • 캠페인 수행 중에 수정보완이 필요한가?	형성평가 형성평가 수행평가 수행평가
메시지 (무엇을?)	메시지 디자인	• 캠페인 목적을 기준으로 무엇이 명확한 메시지인가? 청중에게 무엇을 행하도록 하고 있는가? • 메시지에 초점을 두고 있는 행동적 결정요인은 무엇인가? (행동 이론) • 목표청중에 설득적인 메시지는 어떻게 디자인해야 하는가? (메시지 디자인 이론) • 청중의 주목을 끄는 메시지의 유형과 전달방법은 무엇인가? • 목표청중에게 신뢰도 높은 메시지 정보원은 무엇인가? • 캠페인 슬로건은 무엇인가? • 목표청중의 일반적인 메시지 선호특성은 무엇인가? • 청중구성원들은 초기 캠페인 자료에 대해 어떻게 반응하는가?(예를 들어 사전조사에서)	형성평가
평가 (효과적인가?)	결과평가	민감도 높은 평가 디자인으로 평가한 결과, 캠페인은 의도대로 태도와 행동에 영향을 미쳤는가?	결과평가

출처: Noar SM. An Audience-Channel-Message-Evaluation (ACME) framework for health communication campaigns. Health Promotion Practice. 2012, 13(4), p.483.

(1) 청중(Audience)

청중 영역의 주요 논제는 청중 세분화이다. 캠페인 목표와 관련된 효과적인 특성을 선정하고 이를 기준으로 청중집단을 보다 작은 단위로 나누는 세분화 과정을 통해 보다 동질성이 높은 목표청중을 도출하며 이 목표청중의 특성은 캠페인 기획의 결정적인 기준이 된다.

① 청중 세분화에 자주 활용되는 특성

인구학적 특성, 심리적 특성(성향, 인성 등), 태도와 행동 특성, 사회적 환경, 문화적 특성 등이 자주 활용되는데, 많은 건강 캠페인에서 캠페인이 목표하는 행동의 변화단계 또는 준비도를 청중 세분화에 활용한다.

② 청중 세분화를 통해 얻을 수 있는 이점

청중 세분화는 메시지의 효율(efficiency)과 캠페인 효과(effectiveness)를 높이는데 이점이 있다. 작은 단위로 세분화된 청중들 중 최우선 순위로 선정된 목표청중에 초점을 맞추어 개발된 메시지는 메시지의 효율을 높여서 청중에 대한 메시지 수용도와 캠페인 목표 달성에 중요한 역할을 한다. 또한 목표청중의 특성과 역량에 맞춤형으로 개발된 메시지 내용, 형식, 채널은 직간접적으로 캠페인의 효과를 높인다(Atkin & Rice, 2013).

③ 청중 유형의 전략적 활용과 캠페인 효과

㉠ 직접 영향(Direct effect): 캠페인의 목표 달성과 관련하여 캠페인이 목표청중의 행동에 영향을 미치는 방법에 따라 직접 영향과 간접 영향으로 나눌 수 있다. 직접 영향은 목표청중을 대상으로 그들의 행동에 직접 영향을 주는 것을 말한다. 행동변화 준비도를 기준으로 할 때, 행동변화를 고려하고 있거나 준비 단계에 있는 세부청중을 캠페인 대상으로 선정하면 목표청중의 행동변화가 용이해서 캠페인 효과를 극대화하는데 유리하다. 또한 흡연과 같이 위험행동 시작 전인 연령층을 대상으로 하여 흡연 예방을 목표로 할 때는 설득적(persuasive) 메시지에 중점을 두어야 하고, 목표청중의 성향을 기준으로 한다면 청중의 감각추구 성향이 캠페인 효과에 유의미한 것으로 알려져 있어서 이 성향에 초점을 맞추어 캠페인 활동을 속도감 있고 인상적으로 기획하면 청중의 캠페인 수용도가 높아져서 캠페인 효과에 큰 도움이 될 수 있다.

㉡ 간접 영향(Indirect effect): 목표청중의 행동변화를 유도하기 위해 캠페인의 청중을 목표청중의 의사결정에 영향을 끼치는 가까운 주변인물로 선정하고 주변 인물들에게 영향을 주어 이들이 목표청중에 영향을 주도록 하는 것을 간접 영향이라고 한다. 주로 가족, 친구, 지도자, 소속된 단체의 행정가 등이 간접 영향을 형성하는 대상이 되는데, 캠페인의 목적에 따라서는 간접 영향이 직접 영향보다 캠페인 효과에 기여도가 더 큰 경우가 있다. 예를 들어 유치원 어린이의 칫솔질 행동은 유치원 어린이를 대상으로 캠페인 하는 것 보다 유치원 교사나 부모를 대상으로 캠페인을 실시할 때 어린이의 칫솔질 행동에 영향을 미치는 효과가 더 큰 경우가 많다. 또한 청소년의 신체활동 강화를 목표로 할 때, 지역 캠페인이나 관련 단체와 대중매체 옹호활동을 통해 중고등학교 학교장이나 지역 교육행정가의 인식을 강화하고 협조를 유도하면 지역내 학교들의 교내 체육시간 활성화나 체육활동 지원 강화 등의 행정 조치에 영향을 주어 캠페인의 단기 효과 뿐만 아니라 장기적인 효과도 기대할 수 있다.

개인간 및 지역수준의 옹호활동을 통해 건강 캠페인 간접효과를 얻기 위해서는 지역 수준의 캠페인 활동과 개인간 커뮤니케이션 간의 연결이 활발히 이루어지는 것이 중요하다. 지역 캠페인은 캠페인 목표와 관련된 이해관계집단의 관심을 끌어서 이들 간의 커뮤니케이션을 활성화할 때 지역 이슈로 발전하여 옹호효과를 얻는데 효과적이다(Atkin & Rice, 2013).

(2) 채널(Channel)

캠페인 채널 선정에 목표청중의 매체 사용 패턴, 주제와 메시지 속성이 주요 기준이 된다. 건강 캠페인에서 대중매체 채널은 뉴스 방송이나 교육용 오락프로그램을 통해서 메시지를 전달하는 방법이 효과적으로 사용되어져 왔다. 라디오 프로그램은 청취자층의 특성이 비교적 뚜렷하기 때문에 목표청중 특성과 부합될 경우 활용하면 메시지 도달도와 빈도를 크게 높일 수 있고, TV의 건강관련 오락프로그램에 맞게 고안된 메시지는 중장년층 청중에 대한 도달도를 높이는데 효과적이다(Singhal & Rogers, 2003). 또한 청소년과 성인 초기 연령층에게는 영화나 상호작용 게임같이 속도감이 있고 극적인 감각추구형 메시지가 자주 활용되어져 왔고(Palmgreen et al., 2001), 청소년 금연캠페인 truth®는 담배광고 마케팅에 청소년들이 비판적 시각을 형성할 수 있도록 상업광고의 최신 유행과 광고트랜드를 활용한 반대 메시지 전략이 효과를 거둔 바 있다(Farrelly et al., 2002).

최근 사용이 급증한 신매체(new media)는 상호작용성(interactivity), 맞춤형(tailoring), 특정대상 도달도(narrowcasting) 측면에 장점을 높인 대표적인 채널에 속한다. 다수의 공중을 대상으로 하는 캠페인에 전달자와 청중 간의 상호작용성을 높여서 실시간으로 개인적 상호작용이 가능하도록 하였으며 대중매체에 비해 세부 매체 유형이 다양해서 여러 유형으로 메시지를 전달할 수 있으므로 목표청중에 알맞는 메시지 개발이 용이하다. 또한 신매체는 개인간 온라인 관계망을 활용하기 때문에 관계망별 주요 속성을 잘 활용하면 이전에는 어려웠던 보다 창의적이고 구체적인 청중 세분화가 가능하고 특수한 특성을 가진 청중들에게만 메시지를 전달할 수 있는 도달성도 크게 향상시킬 수 있다. 특히 문자 기반 상호작용 채널은 관심분야의 온라인 관계망을 통해 문자 정보제공, 토의, 상담을 신속하고 깊이있게 다루고 참여적으로 운영할 수 있으며 주제에 따라서 주요 정보제공자들을 전문분야의 사람들로 구성하여 정보의 신뢰도를 제고하면서 잠재적 영향력을 넓히고 있다(Atkin & Rice, 2013).

메시지가 간단할 경우는 온라인 홍보, 간단한 광고 배너, 관련 링크를 우선 활용할 수 있으며 전달할 내용이 많아지면 목표청중이 자주 사용하는 사회관계망 매체 공간을 통해 유료 광고를 활용하는 것이 지속적이고 안정적인 효과 측면에서 유리하다. 블로그는 관심분야, 관점, 경험이 비슷한 사람들 간의 정보 교류에 강점이 있으며 상호 간의 정보 교류와 협력을 통해 창의적인 정보활동을 한다. 트위터는 특정 관계망을 따라 신뢰하는 개인 간의 정보 해석과 의견의 업데이트 및 확인에 용이하고, 팟케스트는 오디오나 비디오 유형으로 특화하여 위험 또는 관계 대상자에게 관련 사례를 나레이션이나 이야기 형식으로 전달하여 공감적이고 설득적 메시지 전달에 용이하다. 최근 스마트폰이나 컴퓨터의 상호작용적 온라인 게임이 젊은이들에게 접근도가 높다. 상호작용을 증가시키고, 안전하게 특정 경험과 기술을 습득할 수 있어서 온라인 상호작용 역할극과 시범실습이 행동실천 의사결정에 대한 자기효능감을 높이는데 효과적이다(Rice & Atkin, 2013).

(3) 메시지(Message)

① 메시지 전략: 예방과 증진

캠페인 목표가 위험행동의 예방인지 바람직한 행동의 증진인지에 따라 메시지 접근 방향이 달라진다.

㉠ 위험행동 예방을 위한 메시지 전략: 공포소구

보건의료 영역에서 예방 캠페인은 대체할 바람직한 행동 증진을 강조하는 것보다 위험행동이 초래하는 부정적 결과를 강조하여 공포소구(fear appeals)를 많이 활용해 왔다.

㉡ 바람직한 행동 증진을 위한 메시지 전략: 보상이익

보건커뮤니케이션 개발의 기본 구성을 제공하는 사회마케팅 접근은 바람직한 행동 또는 장려하고자 하는 행동을 증진할 때 사용하는 접근으로서, 바람직한 행동을 통해 얻을 수 있는 보상이익을 매력적인 상품 또는 가치로 제안하여 활용한다(Atkin & Rice, 2013). 예를 들어 6개월 금연을 하면 그동안 절약되는 담배값으로 최신 유행의 게임이나 운동화를 살 수 있다는 것은 청소년에게 금연을 유지하는 매력적인 가치가 될 수 있다.

② 메시지 내용: 정보와 설득

메시지 내용은 크게 정보전달을 위한 정보제공형과 행동변화를 위한 설득형 메시지로 나눌 수 있다.

㉠ 정보제공형(Informational) 메시지: 각성(awareness)과 교육(instruction)의 의도가 있을 때 활용된다. 자각 메시지는 무엇을 해야 하는지, 누가 해야 하는지, 어디서 어떤 상황에서 해야 하는지와 같은 내용으로 상대적으로 간략하게 구성된다. 이 간략한 메시지에 노출된 청중이 관심과 자각을 높여서 청중 스스로 구체적이고 상세한 정보를 찾도록 하는데 목적이 있다. 교육 메시지는 보다 복합적인 형태로 지식이나 기술 습득이 필요한 캠페인에서 구체적인 사용방법 유형의 정보를 제공할 때 쓰인다.

㉡ 설득형(Persuasive) 메시지: 건강 캠페인에서 주로 활용되는 중심 내용 유형은 설득적 메시지로서 왜 청중이 그 행동을 해야 하는지 또는 피해야 하는지의 이유를 부각한다. 캠페인은 목표한 방향으로 청중의 의견이 쉽게 기울도록 긍정적인 태도나 경험 같은 소인(predisposition) 특성을 활용하거나 목표행동을 실천했을 때 얻게 되는 결과를 연결하여 제시한다(Atkin & Rice, 2013).

③ 메시지 소구: 설득적 포상(Persuasive incentives)

공중 캠페인에서 설득적 메시지는 설득하는 행동을 실천했을 때 오는 다양한 결과에 대한 주관적 신념에 영향을 주는 방향으로 개발되며, 사람의 의사결정은 기대되는 결과가 개인적으로 얼마나 가치있게 인식되느냐에 따라 좌우된다는 value-expectancy의 이론적 기반을 활용한다. 위험행동을 예방하기 위해 사용하는 인식 요소는 민감성(susceptibility)과 심각성(severity)으로 위험행동을 유지하므로써 고통스런 결과를 겪을 가능성에 대한 청중 인식을 자극하기 위해 손실 프레임을 활용한다. 이때 사용되는 포상 소구는 현재 목표청중이 누리고 있는 가치들에 바탕을 두어 현재의 가치를 계속 누리는 것과 관련된 인식이나 신념을 강화하는 방향으로 메시지가 개발된다.

건강 캠페인에 활용되는 우선적 포상 범위는 신체적 건강, 시간과 노력을 포함하여 주로 경제적, 법적, 윤리적, 사회적 측면으로 고려된다. 캠페인 개발사는 부정적 소구를 포함하는 손실 프레임의 포상 전략을 다양하게 활용하면서 동시에 긍정적 소구를 포함하는 이익 프레임의 포상 전략도 강조한다(Atkin & Rice, 2013).

④ 효과적인 캠페인 메시지의 5가지 특성(Atkin & Rice, 2013)

㉠ 신뢰도(Credibility): 명확한 근거의 제공, 자료원(information source)의 역량과 신용도에 의해 형성된다.

㉡ 연결방식(Engaging manner): 흥미롭고 호기심을 자극하는 실제적 문제와 매력적으로 흥미를 유발하는 표현방법을 알맞게 결합하는 것을 말한다.

㉢ 개인적 관여도(Involvement, relevance): 메시지 수용자가 권고받은 행동이 자신에게 해당되거나 자신의 문제를 해결하는데 필요한 것으로 인식하도록 하는 특성으로 자료와 매체를 선정하고 활용하므로써 얻어진다.

㉣ 이해가능성(Understandability): 내용이 간략하고 명료하며 구체적으로 제시되어 수용자에게 충분히 이해가 되고 이해가능하다고 느끼는 정도를 말한다.

㉤ 설득적 포상(Persuasive incentives): 목표 행동으로 얻을 수 있는 다양한 결과들 중 일부를 바람직한 방향으로 행동을 변화했을 때 얻을 수 있는 포상 가치로 설정하여 행동실천을 촉진하는 메시지 소구 디자인으로 긍정 소구를 활용한 이익 프레임과 부정 소구를 활용한 손실 프레임 메시지 디자인이 많이 활용된다.

⑤ 메시지 자료원(Sources)

전달자(messenger)는 메시지를 통해 정보를 제공하고 행동을 구체적으로 보여주며 시도하도록 권장하는 역할을 한다. 대변인이라고도 하며 전달자를 통해 메시지의 질적 특성 중 관여도, 신뢰도, 행동연계를 높일 수 있다. 공중 캠페인 전달자의 주요 범주는 유명인, 공직자, 전문가, 기술자, 그리고 때에 따라 특정 경험이나 독특한 캐릭터를 가진 일반인이 포함된다(Atkin & Rice, 2013).

(4) 평가(Evaluation)

형성평가에는 주로 이차자료 분석과 설문조사가 많이 사용된다. 이차자료 분석을 통해 핵심 세부 청중과 개인 간의 의견지도자를 파악할 수 있고 설문조사를 통해 청중의 주요 특성이나 인식, 채널 사용 패턴, 자료원이나 호소방법에 대한 정보를 얻는다. 또한 이를 토대로 일차적으로 개발된 메시지가 대상 청중집단에 적절하고 효과적인지에 대한 사전조사도 형성평가의 중요한 부분인데, 이를 통해 캠페인 기획의 완성도를 높일 수 있다(Atkin & Rice, 2013).

캠페인 수행 중에 실시하는 과정 평가는 주로 캠페인 경과의 모니터링을 통한 자료의 수집으로 이루어진다. 캠페인 메시지에 노출된 목표청중의 크기(percentage)와 빈도(frequency)를 중심으로 드러난 미흡한 점들을 수행과정 중에 수정하여 종료 전에 반영이 가능한지 확인하고 최대한 수정보완하여 수행 중에 메시지 도달도(reach)를 높여서 반영한다. 또한 과정 중에 수정 못한 나머지 문제점들은 결과 평가 자료들과 함께 전체적인 캠페인 보완에 활용된다.

결과평가의 내적 타당도를 저해할 가능성을 최소화하고 캠페인 효과의 인과관계를 명확하게 규명할 수 있도록 민감도를 갖춘 결과평가를 계획해야 한다. 목표의 내용에 따라 결과평가의 방법과 내용은 달라지며 도출된 결과평가 내용은 수행한 캠페인의 중요성을 부각시키고 향후 지속적인 수행과 예산 지원을 결정하는 기준이 된다.

4. 건강 캠페인과 매체의 활용

1) 건강 캠페인에 활용되는 매체의 유형과 특성

캠페인에는 대중매체와 디지털 매체가 주로 활용되어 왔다(NCI, 2004; 박동진과 이진우, 2010). 또한 최근 소셜미디어를 포함한 신매체(new media)가 대중매체와 디지털 매체의 주요 단점을 보완하면서 사용이 급격하게 확대되고 있다(CDC, 2011).

건강 캠페인에 활용되는 대표적인 대중매체는 신문, 텔레비전, 잡지, 라디오 등이며 디지털 매체는 컴퓨터와 인터넷 기능을 중심으로 정보의 활용과 확산 면에서 강점을 가지고 있다. 또한 신매체는 디지털 채널의 강점에 청중 특성에 따라 다양한 형태로 활용이 가능하고 개인 사용자의 요구나 반응을 반영하는 참여와 소통활동이 주요 강점으로서 온라인 광고, 이메일, 유튜브나 트위터 같은 소셜미디어와 스마트 폰, 스마트 시계 등의 이른바 스마트 기기가 포함된다. 스마트 기기는 기존의 전자기기에 온라인 사회관계망쪽으로 기능이 강화된 형태로서 최근 다양한 면으로 활용이 확대되고 있다(박동진과 이진우, 2010).

대중매체는 전 세계적으로 공중을 대상으로 한 캠페인에 가장 널리 활용되어온 매체이다. 대부분의 건강 캠페인 기획 과정에 대중매체를 통한 언론활동을 고려할 정도로 대중매체는 캠페인 활동의 주요 채널로 인식되어 왔으며 메시지 전달에 주로 TV, 신문, 라디오 등이 많이 활용되었다. 캠페인의 청중 특성이 불특정 또는 특정 다수이고 메시지를 짧고 인상적으로 반복 노출하여 청중의 인식을 높이려는 의도가 많아서 주요 대중매체의 활용 특성과 서로 부합하는 면이 많다. TV와 라디오를 비롯한 신문의 머릿제목(headline)이 모두 명료하고 인상적인 메시지를 짧은 시간에 많은 사람들에게 전달가능하다는 점에서 대중매체는 캠페인 수단으로 여러 가지 장점을 가지고 있다(박동진과 이진우, 2010). 보건커뮤니케이션 목적 중에서 특히 인식과 자각(awareness) 증대, 태도(attitude) 변화, 정보탐색(information seeking) 의지 강화에 효과적인 것으로 알려져 있다(NCI, 2004).

또한 통신기술의 발전과 함께 캠페인 목표청중의 특성에 따라 디지털이나 소셜 미디어와 같이 다양한 유형의 신매체 활용이 급격히 확대되고 있다. 특히 소셜미디어를 비롯한 신매체가 맞춤형 메시지 구성, 청중 도달도, 참여자간 상호작용성 면에서 대중매체보다 강점을 가지고 있어서 기술 환경, 사용 능력, 사용 비용 등이 용이한 청중을 중심으로 캠페인에 활용되는 경우가 크게 증가하였다(Silk, Atkin, Salmon, 2011).

2) 건강 캠페인의 매체 선정 기준

건강 캠페인 메시지 전달을 위한 매체 선택시에 우선적으로 고려해야 할 기준은 목표청중에의 도달도, 메시지 형태, 캠페인 기간, 예산 등이며, 이중 우선적인 기준은 메시지 형태라고 볼 수 있다. 캠페인 메시지 형태에는 캠페인의 목적과 대상 특성이 반영되어 있기 때문에 이를 기준으로 활용가능한 커뮤니케이션 매체 속성들을 검토해야 한다.

커뮤니케이션 매체의 속성은 도달도, 특수화, 관입성, 안정성, 참여도, 의미표현 양식, 개인화, 이해용이성, 심도, 신뢰도, 의제설정력, 접근도, 경제성 등을 중심으로 살펴볼 수 있으며 이 속성들을 기준으로 매체의 장단점을 검토할 수 있다. 이 속성들에 대한 구체적인 내용은 6장 보건커뮤니케이션 개발 부분에 다루어져 있다. 커뮤니케이션 매체 속성들 중에서 캠페인 매체를 활용할 때 고려하는 주요 속성은 접근도, 도달도, 특수화, 심도, 신뢰도, 의제설정력을 들 수 있다(Silk, Atkin, Salmon, 2011).

(1) 접근도(Accessibility)

메시지 전달을 위해 매체 이용을 용이하게 할 수 있는 정도로서, TV와 신문 등의 전통적 대중매체는 상업영역이 주로 활용하고 공격적으로 접근하는 경우가 많아서 비용 면에서 접근성이 높지 않다.

(2) 도달도(Reach)

메시지에 노출되는 목표청중의 비율로서, TV는 어린이나 노인들에게도 친숙하고 대부분의 저소득층도 이용하는 매체여서 일반적으로 도달도가 높다.

(3) 특수화(Specialization)

특정 세부 집단을 대상으로 하는 도달도로서, 지역 또는 주제별 TV와 신문, 라디오는 특수화가 용이할 수 있다. 저연령과 고령층 등 디지털 매체와 신매체 활용이 어려운 대상을 제외한다면 일반적으로 디지털 매체와 신 매체는 특수화에서 대중매체보다 뛰어나다.

(4) 심도(Depth)

자세하고 복잡한 내용을 깊이있게 다룰 수 있는 채널의 수용도로서, 심도있는 메시지를 실어야 할 경우 신문이나 전문잡지, 인터넷 사이트가 용이하며 TV나 라디오 등의 대중매체와 신매체는 유형에 따라 심도가 제한적이다.

(5) 신뢰도(Credibility)

전달된 자료들이 청중이 믿을만하다고 인지하는 정도이다. TV나 신문 등의 전통매체 유형이 신뢰도가 높은데 비해 디지털 매체와 신매체는 아직 신뢰도가 약하다.

(6) 의제설정력(Agenda-setting)

전달한 논제를 수용자가 중요하게 인식하도록 이끄는 채널의 영향력으로서, TV 뉴스나 신문을 통해 전달되는 정치, 사회적 논제들이 청중들에게 자주 노출되면서 공중에게 이슈화되기 쉽다. 인터넷과 신매체 사용이 가능한 대상을 기반으로 할 때 최근 인터넷과 신매체의 의제설정력은 빠르고 강한 경향을 보인다.

종합해서, 캠페인 매체로서 대중매체는 도달도, 심도, 신뢰도, 의제설정력에서 장점을 가지고, 접근성은 비용이나 절차면에서 제한적이며 특수화는 중간 정도이다. 이에 비해 디지털 매체는 접근성, 특수화, 심도에서 대중매체보다 우수하고 신뢰도에서는 대중매체보다 약하며 도달도와 의제설정력은 목표청중의 상황에 따라 제한적이다. 또한 신매체는 접근성, 특수화, 의제설정력이 주요 장점으로 부각되고 신뢰도는 디지털 매체와 같이 대중매체보다 취약한 편이다. 도달도와 의제설정력은 목표청중에 따라, 심도는 신매체의 세부 유형에 따라서 제한적일 수 있다.

5. 건강 캠페인과 브랜딩(Branding)

1) 브랜딩(Branding)의 개념

브랜딩이란 본래 상업마케팅에서 목표 대상에게 상품이나 서비스 매력의 호소도를 높이기 위해 기획된 상품의 긍정적 속성과 특징에 가치를 부여하는 과정이다. 상업마케팅의 전략을 도입한 사회마케팅을 커뮤니케이션 활동에 주로 활용하는 건강 캠페인에 널리 사용되어 왔다. 선정된 캠페인 대상에 맞추어 전략과 방법을 구상할 때 개발자의 의도, 구체화된 목표청중의 속성 및 마케팅 방향을 기초로 무엇을 브랜딩할 것인가를 결정하며 의도한 대로 공중의 브랜드 인지도 창출을 위해서 캠페인 활동과 함께 광고나 퍼블리시티에 전체적으로 활용된다(박동진과 이진우, 2010).

브랜딩은 커뮤니케이션 매체 개발과 변화가 매우 활발한 현대사회에서 다양한 신매체와 협력하므로써 일부 개인의 행동변화 뿐만 아니라 사회적 인식이나 국가적 정책에 영향을 미칠 수 있다. 잘 개발된 브랜딩은 목표 대상 뿐만 아니라 일반공중에 캠페인의 가치를 의미있게 인식하게 하고 쉽고 긍정적으로 기억하는데 영향을 미쳐서 프로그램 참여와 확산을 촉진하는 역할을 한다.

2) 건강 캠페인에 활용된 브랜딩 사례

국내외 많은 공공 건강 캠페인들이 프로그램 개발에서부터 브랜딩을 활용하여 캠페인 홍보와 목표 달성에 긍정적인 효과를 얻어 왔다. 브랜딩을 효과적으로 활용한 국내외 주요 건강 캠페인 사례들을 살펴보는 것은 캠페인 뿐만 아니라 보건 커뮤니케이션 프로그램 개발과 수행에 중요한 참고가 된다.

(1) 금연 캠페인 truth®

'truth'는 1998년에 미국 플로리다주의 청소년 금연프로그램으로 시작되어 1999년 American Legacy Foundation의 지원을 얻어 이 재단의 산하 조직 truth initiative에 의해 미국 전역으로 확대된 대표적인 청소년 금연 캠페인이다. 'truth'는 일차적으로 1998년에서 2003년까지 수행되고 종료되었는데, 2014년에 새롭게 갱신된(renewed) 형태로 다시 진행되고 있다(Farrelly, Healton, Davis, et al., 2002).

일차 'truth' 캠페인은 사회마케팅 전략을 기반으로 담배회사 광고에 대한 반대마케팅(counter-marketing)을 주요한 캠페인 방향으로 잡았다. 캠페인의 핵심 전략은 당시 미국 청소년들에게 인기있는 브랜드인 Nike의 'just do it'과 같이 생애주기상 흡연 개시 위험에 놓인 청소년들을 대상으로 한 브랜드로서 'truth'의 메시지를 호소하는 것이었다. 'truth'의 브랜딩은 담배산업에 대항하는 청소년을 묘사한 직설적인 반대광고를 통해 담배로부터 자유로운 긍정적인 정체성으로 설정하였다. 즉 담배광고의 이면에 숨겨진 '진실'을 밝히며 청소년 흡연의 폐해를 강조하여 담배산업의 흡연 위협에 적극적으로 대항하는 청소년의 진취적인 이미지를 부각한 것인데, 캠페인에서 설정한 12-17세 목표청중의 상은 '유행의 첨단에 선 청소년'으로서 대중적 유행에 민감하게 반응하는 청중 특성을 캠페인 전략의 핵심 속성으로 삼았다. 따라서 유행을 가장 잘 드러내는 대중매체를 캠페인의 주요 채널로 하였는데 TV 광고를 중심으로 전단광고, 촉진행사 상품(티셔츠, 스티커), 거리 행사, 웹사이트 등을 사용하였다.

일차 'truth'는 착수 다음해인 1999년부터 청소년 흡연율 감소에 효과를 보이기 시작하여 미국 청소년 흡연율 감소에 괄목할 만한 성과를 거두었으며 특히, 청소년 흡연 시작 연령을 늦추는데 유의미한 효과를 보였다(Farrelly, Davis, Haviland, et al., 2005). 또한 공중보건학적 성과 뿐만 아니라 경제적으로도 효율적이었던 것으로 평가된다(Farrelly, Nonnemaker, Davis, Hussin, 2009).

누 번째 'truth'는 첫번째 캠페인을 수성보완하여 2014년부터 다시 착수되었나. 두 번쌔 'truth'는 'Finish it'을 주제어구로 미국의 다음 세대인 15세에서 21세 사이의 청소년을 목표청중으로 하여 '흡연을 종료하는 세대가 되자'라는 강력하고 진취적인 주제를 담아 사회변화의 매개가 되고자 하는 청중 속성을 강조하여 브랜딩 되었다. 일차보다 대중적 문화 속성을 더욱 많이 활용하였고 유튜브나 트위터 등의 사회관계망 매체를 캠페인 채널로 적

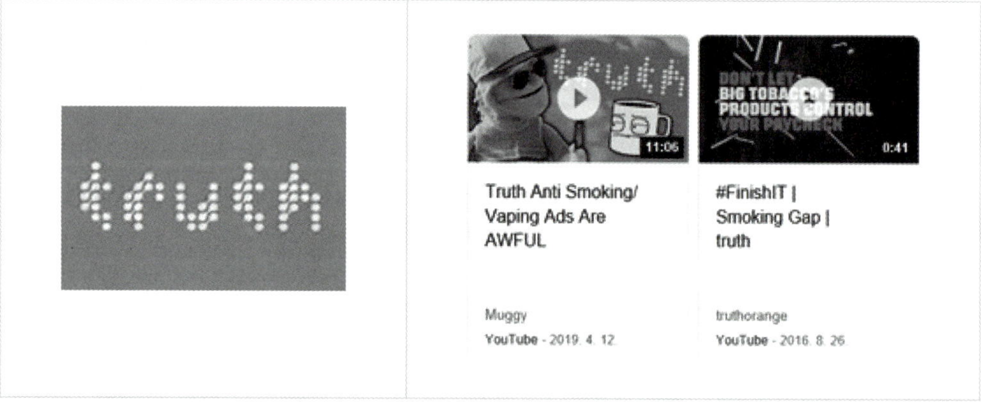

그림 10-2 갱신된 'truth' 캠페인의 공식 로고와 유튜브 홍보 동영상

출처: https://en.wikipedia.org/wiki/Truth_(anti-tobacco_campaign)

출처: https://www.google.com/search?source=hp&ei=67UAXeGbD_KzmAXS8bboCA&q=truth+anti+smoking&oq=truth+anti&gs_l=psy-ab.1.0.0i19l10.1189.5588..7856...2.0..0.148.1470.3j10......0....1..gws-wiz.....0..0j0i131j0i30j0i10i30.2SB5AXTOl08

극 사용하였으며 일차 보다 목표청중의 연령이 높아지면서 흡연자를 주요 대상으로 하여 유명인의 흡연에 초점을 맞추어서 메시지의 도달도(reach)와 유도성(engage)을 높이는데 주력하였다. 2015년에 'Finish It' 캠페인 주제가인 'Left swipe dat'과 그 뮤직비디오가 미국의 저명한 대중음악상인 그래미상의 후보에 오르고 2016년에 MTV 비디오 뮤직상을 수상하였다. 두 번째 'truth'는 사회적 확산이론에 근거하여 대중적 이벤트를 통해 노출된 메시지가 목표청중에 도달도를 극대화하기 위해서는 캠페인 주제의 대중적 노출과 함께 개인간 커뮤니케이션으로 활발히 연결되어야 효과적이라고 하였다(Hair, Pitzer, Bennett, et al., 2017).

(2) 간접흡연 예방 캠페인 '흡연갑질'

'흡연갑질' 캠페인은 우리나라 보건복지부가 국민건강증진사업으로 2018년도에 수행한 간접흡연 예방 캠페인이다. 최근 사회적 유행어인 '갑질'을 간접흡연에 접목하여 브랜딩하였다. '흡연갑질'은 공동체의 구성원으로서 버려야 할 부정적인 가치로서 '갑질'의 의미 즉, 상대적으로 우월한 신분, 지위, 재산, 연령 등을 이용하여 상대방에 무례하게 또는 해를 끼치는 행동에 흡연을 대입하여 흡연 자체가 사회적 갑질이라는 부정적 이미지를 강조하였다. 흔히 발생하는 금연 장소에서의 흡연과 흡연자의 자기중심적 합리화를 주요 사례별

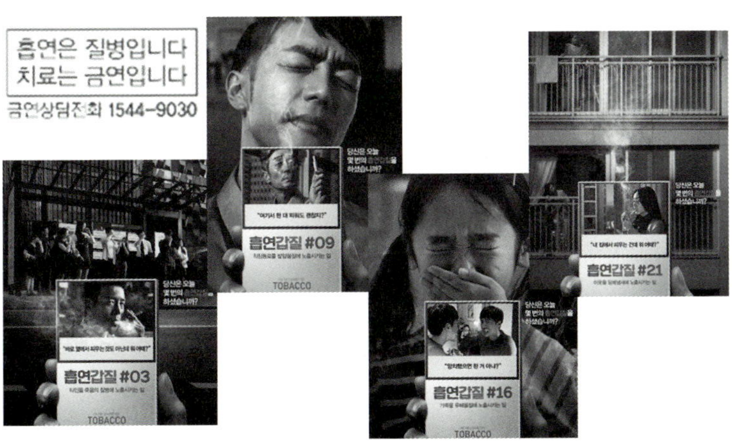

그림 10-3 보건복지부의 간접흡연 예방 캠페인 '흡연갑질' 포스터

출처: 보건복지부. 금연길라잡이. http://www.nosmokeguide.go.kr/lay2/bbs/S1T371C372/B/144/view.do?article_seq=778505&cpage=1&rows=10&condition=ALL&keyword=%ED%9D%A1%EC%97%B0%EA%B0%91%EC%A7%88&cat=&rn=1

로 접목하여 시리즈로 개발한 캠페인으로 누구나 한번쯤 경험하는 간접흡연 상황들을 적절히 선정하여 청중의 관여도(relevance) 인식을 높이고 부적절한 합리화가 피해자들에게 어떤 불편감을 끼치는지를 잘 드러내어 흡연자들의 죄의식을 자극하였다.

(3) 신체활동 캠페인 'VERB'

VERB는 2002년부터 2007년까지 미국의 질병통제센터에서 다문화기반으로 수행한 청소년 신체활동증진 캠페인이다. 미국 전역의 9-13세 사이의 어린이와 청소년들의 신체활동을 증진하기 위해 캠페인의 직접효과와 간접효과를 모두 고려하여 어린이와 그들의 행동에 영향을 미치는 부모, 교사, 운동코치, 학교행정가 등을 대상으로 다방면의 복합적으로 수행된 캠페인이다(Wong, Huhman, Heitzler, et al., 2004).

'VERB'라는 명칭과 개념을 결정하기 위해 다양한 지역, 문화, 인종적 특성을 고루 고려하여 광범위한 사전조사를 실시하였으며 10대 초반 어린이의 자발적인 행동에 의해 가치화되는 특성을 브랜딩에 내포하여 자발성을 강조하고 있다. VERB는 약자가 아니라 영어에서 문장을 구성하는 한 부분으로서 '동사'를 뜻하며 스포츠 공 모양과 함께 역동적인 '움직임'의 의미를 브랜딩한 것으로서 'VERB'에 따라다니는 태그 'It's what you do'와 함께 캠페인의 중심주제인 신체활동을 연상하기에 용이하다.

특히 다양한 인종적 특성을 가진 친구들이 함께 어울려서 농구나 배구 등 단체운동을 '즐겁게' 하는 장면을 반복적으로 노출시키면서 밝고 활동적인 소구에 다양한 배경과 다양한 방법을 자유롭게 조합하는 디자인을 많이 사용하였다.

'VERB'는 사회마케팅의 '4Ps'를 전략 개발의 기반으로 삼은 대표적인 캠페인 프로그램이다. 'VERB'의 상품(product)은 개인적 선택과 내적 동기화에 의한 자발적인 신체활동으로서, 반복적으로 실행할 수 있는 것을 목표로 하였다. 가격(price)은 상품이 소비자에게 주는 이익과 비용의 균형으로서 운동을 하는데 들어가는 시간적, 심리적, 경제적 비용에도 불구하고 어린이와 그 부모가 이익이 더 크다고 확신할 수 있도록 'VERB' 캠페인 메시지 개발에 주력하였다. 장소(place)는 어린이들이 운동을 하거나 운동을 결정할 수 있는 바람직한 장소로서 어린이들이 사는 지역의 공원, 지역 조직, 교회, 레크레이션 센터, 학교 등을 포함하였다. 'VERB'는 일반적인 공공 캠페인에 포함되는 사실 중심의 메시지, 예를 들어 '매일 60분 이상 중등도 이상의 신체활동에 참여하세요'와 같은 권고보다 하고 싶었던 새로운 활동을 찾아 자발적으로 즐겁게 하는데 중점을 두었다.

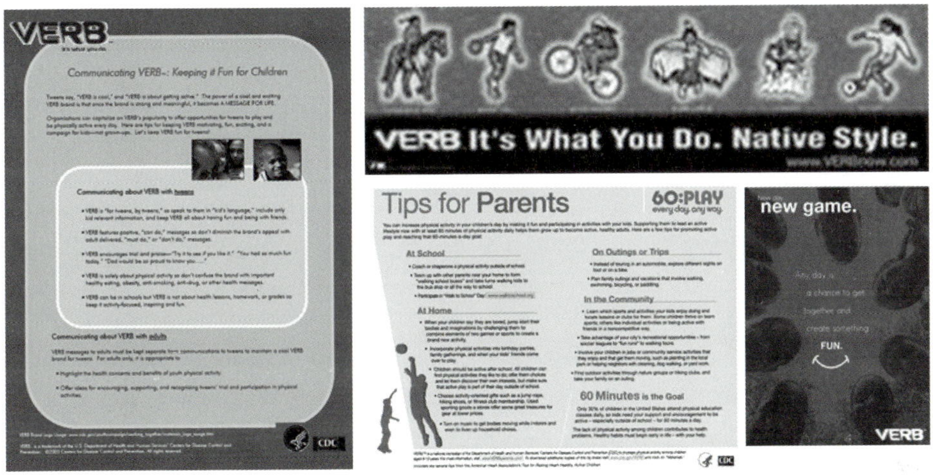

그림 10-4 VERB 캠페인의 로고와 다양한 자료 사례

출처: Wong F, Huhman M, Heitzler C, Asbury L, et al. VERB – A social marketing campaign to increase physical activity among youth. Preventing Chronic Disease: Public health research, practice, and policy. 2004, 1(3): https://www.ncbi.nlm.nih.gov/pmc/articles/PMC1253475/

(4) 절주 캠페인 '리스타트 : 알코올, 멈추면 시작됩니다'

우리나라 보건복지부의 건강증진개발원에서 수행해온 절주 캠페인으로 '리스타트: 알코올, 멈추면 시작됩니다'가 있다. 개인수준으로 건전한 음주행동과 우리나라의 음주문화를 바람직한 방향으로 유도하고자 하는 사회적 옹호 목적이 함께 의도되었다.

문화 변화 접근을 캠페인의 큰 방향으로 하여 '리스타트'로 표현하였으며 직장인을 중심으로 새롭게 조정된 음주문화를 통해 얻을 수 있는 새로운 문화 영역을 프로그램으로 열어 합리적이고 건전한 가치 인식과 확산을 브랜딩에 활용하였다. 개인적 차원에서 절주행동으로 얻을 수 있는 가치를 '동행', '가족', '당신의 봄날'로 연결하여 긍정적이고 개인적인 따뜻한 가치를 브랜딩하였다.

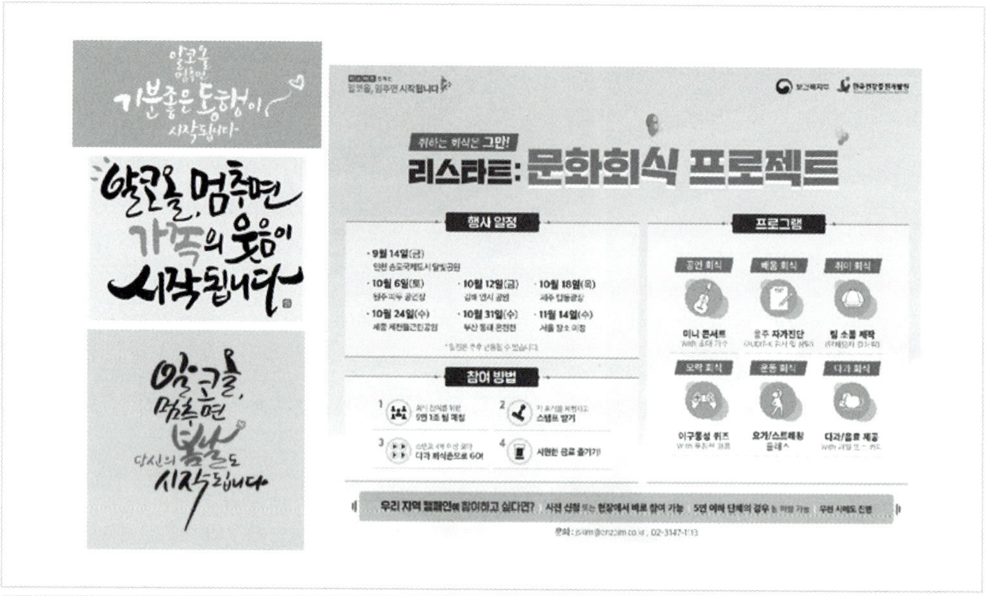

그림 10-5 절주 캠페인: 알코올, 멈추면 시작됩니다

출처: 한국건강증진개발원. 절주온(ON): https://www.khealth.or.kr/alcoholstop, https://www.khealth.or.kr/board?menuId=MENU01043&siteId=null

(5) 식생활 향상 캠페인 '5 A Day'

영국 보건복지부 국가보건서비스에서 운영하는 온라인 식생활 캠페인으로 '5 A Day'가 있다. 이는 미국 국립암연구원에서 암예방을 위한 식생활 가이드라인으로 널리 활용하기도 하였다. 구미 유럽에 유병률이 높은 심장병 위험을 줄이기 위해 세계보건기구가 권장하는 채소와 과일의 일일 최소 섭취권장량 400g 섭취에 중점을 둔 공공 캠페인으로 시작하여 점차 채소와 과일 섭취 권장과 관련된 비만 및 대장암 예방 차원으로 확대되어 현재는 채소와 과일을 포함하여 충분한 비타민과 미네랄 섭취를 통해 지방섭취를 줄이고 체중을 조절하여 심장병, 뇌출혈, 대장암 위험을 낮추는데까지 그 목적을 확대하였다.

초기에는 어린이와 청소년의 채소와 과일 섭취를 권장하는데 초점을 맞추다가 점차로 가족 기반으로 직장인을 포함한 가족구성원의 채소와 과일 섭취에 초점을 둔 균형잡힌 식생활을 권장하고 있다. '5 A Day'는 주요 채소와 과일별로 큰 부담없이 한번에 먹을 수 있는 한 단위의 양을 정하고 어떤 조합으로라도 채소와 과일을 하루에 다섯 단위 이상 섭취하자는 의미를 담고 있다. 예를 들어 작은 크기의 사과 하나, 큰 바나나 반개, 방울토마토 한줌, 무가당 오렌지쥬스 한잔이 한 단위로 설정되어 있어서 조금만 신경쓰면 쉽게 달성할 수 있다는 인식을 촉진하여 자기효능감과 성취동기에 긍정적인 영향을 미치도록 하였다. 채소와 과일을 좋아하지 않는 사람들에게는 막연히 부담이 되는 것을 크게 부담되지 않는 양씩 나누어 가시적으로 설정하고 목표량을 작은 숫자로 간소화하므로써 누구나 간단하고 쉽게 달성할 수 있다는 가치를 브랜딩하였다.

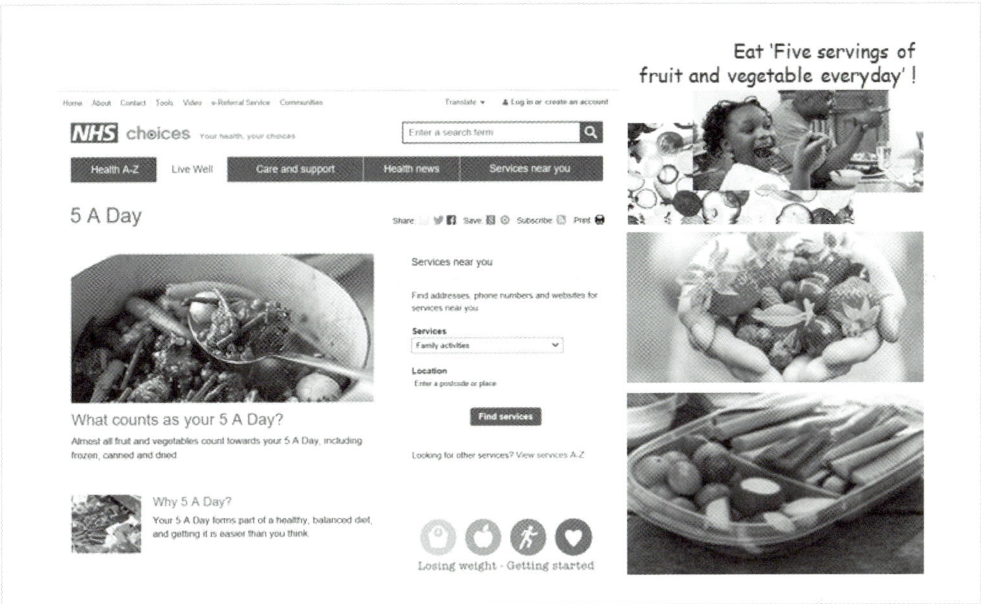

그림 10-6 영국 국가보건서비스의 '5 A Day' 온라인 캠페인

출처: NHS choices: https://www.nhs.uk/live-well/eat-well/5-a-day-what-counts/

(6) 손씻기 캠페인 '올바른 손씻기 6단계'

우리나라 질병관리본부에서는 지난 5년 이상 감염병 예방을 위한 우선적인 개인위생 행동으로 손씻기 캠페인을 수행해오고 있다. 지난 10년간 신종 바이러스나 메르스와 같은 해외유래 신종감염병 사건을 겪으면서 일상적인 감염병인 감기와 독감을 포함하여 새롭게 유입될 수 있는 잠재적 감염병 위험을 줄이기 위한 목적으로 올바른 손씻기 방법과 단계를 정하여 '올바른 손씻기 6단계' 캠페인을 개발하였다. 현재는 모든 감염병 예방의 기본적인 개인위생 행동으로 그 중요성을 강조하여 결핵 예방행동에도 접목하고 있으며 계절에 따라 기침예절과 함께 병행하고 있다.

'5 A Day' 와 비슷하게 손씻기의 방법과 단계를 간단한 숫자와 동작으로 가시적으로 표현하여 누구나 쉽게 이해하고 기억하도록 하였다. 흐르는 물에, 비누로, 30초를 강조하여 그 방법을 그래픽과 함께 간단한 어구 '손바닥–손등–손가락사이–두손모아–엄지손가락–손톱밑'로 표현하여 쉽게 기억하도록 하였다. 간단하고 쉽게 실천할 수 있으며 그에 비해 효과는 크다는 가치를 강조하여 브랜딩되었다고 볼 수 있다.

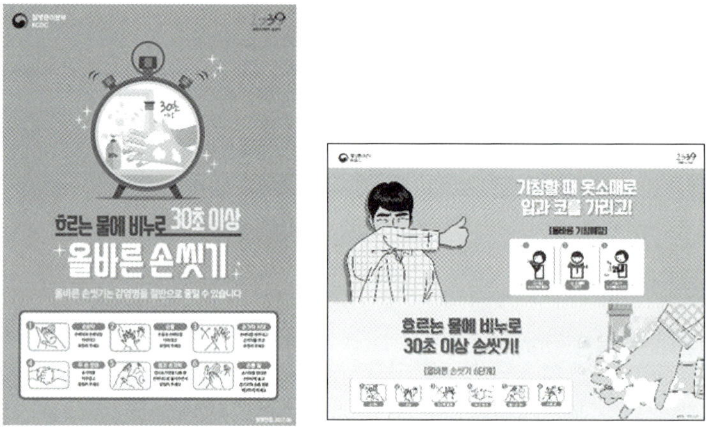
흐르는 물에 비누로 30초 이상
올바른 손씻기
기침할 때 옷소매로 입과 코를 가리고!
흐르는 물에 비누로 30초 이상 손씻기!

그림 10–7 질병관리본부의 올바른 손씻기 캠페인 포스터

출처: http://www.cdc.go.kr/CDC/intro/CdcKrIntro0504.jsp?menuIds=HOME006-MNU2804-MNU2942-MNU2944&fid=10888&q_type=title&q_value=%EC%86%90%EC%94%BB%EA%B8%B0&cid=136717&pageNum=

출처: http://www.cdc.go.kr/CDC/intro/CdcKrIntro0504.jsp?menuIds=HOME006-MNU2804-MNU2942-MNU2944&fid=10888&q_type=title&q_value=%EC%86%90%EC%94%BB%EA%B8%B0&cid=136650&pageNum=

(7) 유방암 의식향상 캠페인 '핑크리본 캠페인'

'핑크리본 캠페인'은 1991년 미국 뉴욕에서 유방암 생존자 달리기대회에서 참가자들에게 핑크색 리본을 나눠주면서 시작되었다. 이 달리기대회를 미국의 한 여성잡지와 한 화장품 회사가 후원하기 시작한 이후 전세계적인 캠페인으로 발전하여 유방암관련 단체와 함께 병원, 언론사, 화장품회사, 호텔 등 많은 민간기업들과 스포츠 유명인들이 참여하고 있다. 여성성을 대표하는 여성의 아름다운 가슴, 유방암에 대한 두려움, 그리고 미래에 대한 희망을 내포하는 의미를 핑크리본으로 상징화하였다. 많은 질병관련 캠페인에서 상징으로 사용된 리본과 여성의 아름다움의 상징으로 핑크가 결합되어 여성, 건강, 아름다움, 소중함의 가치가 복합적으로 브랜딩 되었다.

우리나라에도 유방암 관련단체와 화장품회사들이 매년 10월 핑크리본 캠페인 주간에

행사를 진행하고 있다. 핑크리본 캠페인은 유방암 환우와 일반 여성 공중을 대상으로 유방암에 대한 의식향상을 목적으로 실시하고 있는데 공감과 경각심 고취를 목적으로 건강 마라톤, 합창제, 환우들에게 격려메시지 보내기, 핑크리본 점등식 등 다양한 캠페인 활동을 진행해왔다.

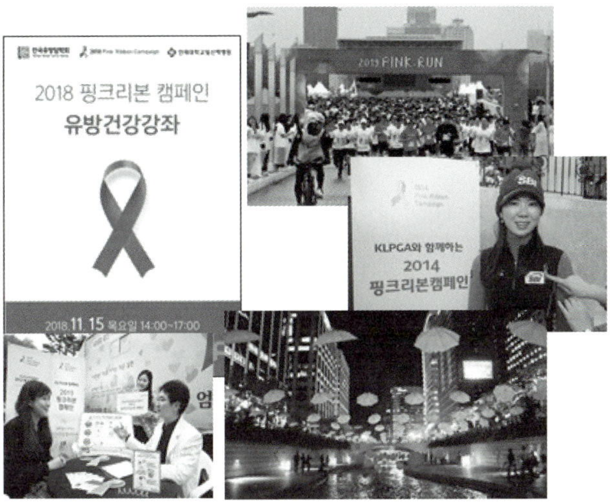

그림 10-8 핑크리본 캠페인의 다양한 행사 사례

출처: 네이버캐스트 – '유방암과 핑크리본 캠페인'. Available from: https://terms.naver.com/entry.nhn?docId=3578754&cid=58946&categoryId=58975https://search.naver.com/search.naver?where=image&query=%ED%95%91%ED%81%AC%EB%A6%AC%EB%B3%B8%20%EC%BA%A0%ED%8E%98%EC%9D%B8&nso=so%3Ar%2Ca%3Aall%2Cp%3Aall&sm=tab_nmr#imgId=news0220002940233_551104791&vType=rollout

확인 학습 문제

1. 사람의 인식과 행동이 주변의 환경요인에 의해 변화, 조정되므로 목표청중의 가까운 친구나 지인 또는 유명인의 권고와 모델행동을 캠페인 중재 전략에 활용하는 것은 어떤 이론의 적용에 가장 가까운가?

① 의제설정이론
② 혁신의 확산이론
③ 범이론적 모델
④ 사회인지이론
⑤ 사회마케팅 이론

2. Noar(2006)가 제시한 효과적인 건강 캠페인 기획 원리로 거리가 먼 것은?

① 경제성 평가
② 청중 세분화 활용
③ 맞춤형 메시지 개발
④ 전략적 채널 선정
⑤ 과정 평가

3. 건강 캠페인 매체 결정의 기준으로 가장 우선적인 속성은?

① 관입성(intrusiveness)
② 참여도(participation)
③ 효율성(efficiency)
④ 개인화(personalization)
⑤ 도달도(reach)

심화 토의 문제

건전음주를 위한 '리스타트(한국건강증진개발원)' 캠페인의 매체 선정 기준으로 어떤 속성을 우선적으로 고려해야 하겠는가? 일반적인 커뮤니케이션 매체 선정 기준 중에서 5가지를 뽑아보고 그 이유를 토의해 봅시다.

정답 1. ④ 2. ① 3. ⑤

참고문헌

네이버캐스트 – 유방암과 핑크리본 캠페인. Available from: https://terms.naver.com/entry.nhn?docId=3578754&cid=58946&categoryId=58975https://search.naver.com/search.naver?where=image&query=%ED%95%91%ED%81%AC%EB%A6%AC%EB%B3%B8%20%EC%BA%A0%ED%8E%98%EC%9D%B8&nso=so%3Ar%2Ca%3Aall%2Cp%3Aall&sm=tab_nmr#imgId=news0220002940233_551104791&vType=rollout

박동진, 이진우. 헬스커뮤니케이션 캠페인 이론과 실제. 서울: 소화. 2010.

보건복지부. 금연길라잡이. Available from: http://www.nosmokeguide.go.kr/lay2/bbs/S1T371C372/B/144/view.do?article_seq=778505&cpage=1&rows=10&condition=ALL&keyword=%ED%9D%A1%EC%97%B0%EA%B0%91%EC%A7%88&cat=&rn=1

전국대학보건관리학교육협의회. 보건의사소통(3판). 서울: 한미의학. 2014, 149–185.

질병관리본부. 올바른 손씻기 포스터. Available from: http://www.cdc.go.kr/CDC/intro/CdcKrIntro0504.jsp?menuIds=HOME006-MNU2804-MNU2942-MNU2944&fid=10888&q_type=title&q_value=%EC%86%90%EC%94%BB%EA%B8%B0&cid=136717&pageNum= http://www.cdc.go.kr/CDC/intro/CdcKrIntro0504.jsp?menuIds=HOME006-MNU2804-MNU2942-MNU2944&fid=10888&q_type=title&q_value=%EC%86%90%EC%94%BB%EA%B8%B0&cid=136650&pageNum=

한국건강증진개발원. 절주온(ON). Available from: https://www.khealth.or.kr/alcoholstop, https://www.khealth.or.kr/board?menuId=MENU01043&siteId=null

Atkin CK, Rice RE. Chapter 1 Theory and principles of public communication campaigns. In CK Atkin, RE Rice (Eds.). Public communication campaigns (4th ed.). Thousand Oaks, CA: Sage Publications. 2013, 3–19.

Bandura A. Self-efficacy: the exercise of control. New York, NY: W.H. Freeman, 1997.

Centers for Disease Control and Prevention. The health communicator's social media toolkit. Atlanta, GA: CDC. 2011.

Farrelly MC, Healton CG, Davis KC, Messeri P, Hersey JC, Haviland ML. Getting to the truth®: Evaluating national tobacco countermarketing campaigns. American Journal of Public Health. 2002, 92(6), 901–907.

Farrelly MC, Davis KC, Haviland ML, Meseri P, Healton CG. Evidence of a dose-response relationship between 'truth' antismoking Ads and youth smoking prevalence. American Journal of Public Health. 2005, 95(3), 425-431.

Farrelly MC, Nonnemaker J, Davis KC, Hussin A. The influence of the national truth® campaign on smoking initiation. American Journal of Preventive Medicine. 2009, 36(5), 379-384.

Farrelly MC, Wunderink KA, Vallone DM, Healton CG. Cost-utility analysis of the national truth® campaign to prevent youth smoking. American Journal of Preventive Medicine. 2009, 36(5), 385-388.

Hair E, Pitzer L, Bennett M, Halenar M, Rath J, Cantrell J, Dorrler N, Asche E, Vallone D. Harnessing youth and young adult culture: Improving the reach and engagement of the truth® campaign. Journal of Health Communication. 2017, 22, 568-575.

Kotler P, Lee N. Social marketing: Influencing behaviors for good. Thousand Oaks, CA: Sage, 2008.

McCombs M. Setting the agenda: The mass media and public opinion. Malden, MA: Blackwell. 2004.

McGuire WJ. Chapter 9 McGuire's classic input-output framework for constructing persuasive messages. In CK Atkin, RE Rice (Eds.). Public communication campaigns (4th ed.). Thousand Oaks, CA: Sage Publications. 2013, 133-145.

National Cancer Institute. Making Health Communication Programs Work-A Planner's Guide. Washington, DC: U.S. Department of Health and Human Services. 2002.

NHS choices. Available from: https://www.nhs.uk/live-well/eat-well/5-a-day-what-counts/

Noar SM. A 10-year retrospective of research in health mass media campaigns: Where do you go from here?" Journal of Health Communication. 2006. 11, 21-42.

Noar SM. An Audience-Channel-Message-Evaluation (ACME) framework for health communication campaigns. Health Promotion Practice. 2012, 13(4), 481-488.

Palmgreen P, Donohew, L, Lorch EP, Hoyle RH, Stephenson MT. Television campaigns and adolescent marijuana use: Tests of sensation seeking targeting. American Journal of Public Health. 2001, 91, 292-296.

Prochaska J, Velicer W. The transtheoretical model of health behavior change. American Journal of Health Promotion. 1997, 12, 38–48.

Rice RE, Atkin CK. Public communication campaigns (4th ed.). Thousand Oaks, CA: SAGE. 2013, 3.

Rogers EM. Diffusion of innovations (5th ed.). New York, NY: Free press. 2003.

Rogers EM, Storey JD. Communication campaigns. In C Berger, S Chaffee (Eds.), Handbook of communication science. Newbury Park, CA: SAGE. 1987, 817–846.

Silk KJ, Atkin CK, Salmon CT. Developing effective media campaigns for health promotion. In TL Thompson, R Parrott, JF Nussbaum. The Routledge handbook of health communication (2nd ed.). New York, NY: Routledge. 2011, 203–219.

Singhal A, Rogers EM. Combating AIDS: Communication strategies in action. Thousand Oaks, CA: Sage. 2003.

Snyder LB, LaCroix JM. How effective are mediated health campaigns?: A synthesis of meta-analyses. In RE Rice, CK Atkin. Public communication campaigns (4th ed.). Thousand Oaks, CA: SAGE Publications. 2013, 113–129.

Stephenson M, Witte K. Creating fear in a risky world: Generating effective health risk messages. In RE Rice, CK Atkin (Eds.). Public communication campaigns (3rd ed.). Thousand Oaks, CA: Sage. 2001, 88–102.

Truth initiative. 'truth' campaign YouTube video clips. Available from: https://www.google.com/search?source=hp&ei=67UAXeGbD_KzmAXS8bboCA&q=truth+anti+smoking&oq=truth+anti&gs_l=psy-ab.1.0.0i19l10.1189.5588..7856...2.0..0.148.1470.3j10......0....1..gws-wiz.....0..0j0i131j0i30j0i10i30.2SB5AXTOl08

Wikipedia. Truth campaign. Available from: https://en.wikipedia.org/wiki/Truth_(anti-tobacco_campaign)

Wong F, Huhman M, Heitzler C, Asbury L, et al. VERB – A social marketing campaign to increase physical activity among youth. Preventing Chronic Disease: Public health research, practice, and policy. 2004, 1(3). Available from: https://www.ncbi.nlm.nih.gov/pmc/articles/PMC1253475/

제11장

보건의료 PR

보건커뮤니케이션

제11장 보건의료 PR

학습목표

- PR의 개념과 특성을 유사 개념들과 구분하여 이해할 수 있다.
- PR 체계의 구성요소를 말할 수 있다.
- 보건의료 PR의 주요 대상을 제시할 수 있다.
- PR활동에서 언론관계와 보도자료 작성 방법을 설명할 수 있다.
- PR의 주요 전략을 예를 들어 설명할 수 있다.
- 정책커뮤니케이션과 정책보고서의 활용을 설명할 수 있다.
- 공중 옹호의 목적과 신매체의 영향을 연결하여 설명할 수 있다.

PR(Public Relations)은 번역하자면 공중관계라고 말할 수 있는데 쉽게 말하자면 다수의 사람, 즉 공중과의 인간관계라 볼 수 있다. 따라서 PR은 앞서 다룬 공중 커뮤니케이션이나 캠페인과 같은 커뮤니케이션의 어떤 유형이라기 보다는 커뮤니케이션 활동을 통해 추구하고자 하는 관계 경영에 가깝다. 특히 다양한 이해관계자와의 관계 관리가 중요하다. 대부분 번역하지 않고 PR 그대로 사용하며 흔히 '홍보'와 비슷한 의미로 쓰여져 왔으나 같지 않다. 이 장에서는 PR의 개념과 보건의료 PR의 중요성, PR 이론을 다루고, PR 대상, 수단, 관리내용을 포함하는 PR 구성체계를 이해하며, 보건의료 PR과 관련된 정책 및 공중 옹호에 대한 이해를 다루었다.

1. 개요

1) PR의 개념

PR의 개념은 관련 단체나 학자에 따라 다양하게 제시되어져 왔는데 그중 미국 PR 협회(Public Relations Society of America, 이하 PRSA)가 2012년에 새롭게 업데이트한 PR의 개념에 의하면 'PR이란 조직과 그 공중들 사이에서 상호 호혜적 관계를 형성하는 전략적 커뮤니케이션 과정'이라고 하였다(PRSA https://www.prsa.org/all-about-pr/). 또한 미국의 대표적인 PR 커뮤니케이션 학자인 Broom과 Sha(2013)는 PR을 조직과 조직의 성패에 영향을 미치는 공중들 간에 상호 호혜적인 관계를 구축하고 유지하는 관리 기능이라고 하였다. 이 두 개념의 주요 특성을 종합하면 'PR은 조직과 공중들 사이의 상호 유익한 관계를 형성하고 유지하기 위한 관리 활동'이라고 하겠다.

PR의 개념을 기초로 보건의료 PR의 개념을 정리해 보면 보건의료 PR은 '다양한 보건의료 영역, 즉 질병이나 상해의 진단, 치료, 예방에 관련된 보건의료관련 조직과 공중 간의 상호 유익한 관계를 형성하고 유지, 향상시키려는 관리기능으로서의 활동'이다(최정화와 김동석, 2012).

2) PR의 특성

미국 PR협회에서 주요 PR 개념들에 포함되어 있는 공통된 내용들을 기초로 PR의 주요 특성을 다음과 같이 제시하였다(PRSA https://www.prsa.org/all-about-pr/; 최정화와 김동석, 2012).

① 경영 또는 관리기능으로서 진행되는 일련의 과정이다(Process as management function).

PR은 우연히 혹은 필요에 따라 이루어지는 것이 아니라 계획하여 진행되는 조직이나 단체의 관리 기능으로서 계속적인 과정이다.

② 계획적이고 지속적인 프로그램을 통해 실현된다(Planned program).

조직 내의 전담부서 또는 담당자에 의해 사전에 면밀히 계획되고 준비되어 진행한다.

③ 근거기반의 사회과학이다(Evidence-based social sciences).

관련 주제나 비슷한 업종의 사례, 관련 연구, 또는 자체적으로 진행한 과거 경험 등 실제와 과학적 연구 등의 근거를 기반으로 하는 사회과학의 한 분야이다.

④ 사회적 책임이 있다(Social responsibilities).

PR은 사회의 정보 흐름을 저해하지 않으며 사회 전체적으로 유익을 끼치는 방향으로 활동한다는 윤리적 책임을 지닌다.

⑤ 조직과 이해관계 공중 간의 관계에 초점을 둔다(Relationship).

㉠ 조직 내외의 인식, 의견, 태도, 행위를 모니터링한다(Monitoring).

㉡ 조직과 공중 간의 상호 호혜적인 관계를 수립한다(Mutually beneficial).

㉢ 조직과 공중 사이의 쌍방향 커뮤니케이션을 지향한다(Two-way communication).

㉣ 조직과 공중 간의 새롭고 지속적인 관계를 지향한다(New and continuous).

조직과 조직의 활동에 이해가 맞물리는 다양한 이해관계자들과의 관계에 초점을 맞춘 경영이자 관리 과정이다. 따라서 이해관계자로서 공중을 포함한 다양한 그룹들의 인식, 의견, 태도 등을 지속적으로 모니터링하여 필요한 쟁점이나 위기에 대해 적절히 대처하는데 활용한다. 또한 관계공중과 근본적으로 서로 유익을 끼치는 호혜적 관계를 원칙으로 하고 쌍방향 커뮤니케이션을 지향하여 이러한 지속적인 노력을 통해서 관계공중과 계속 새롭게 보완되는 지속적인 관계를 지향한다.

3) 보건의료 PR의 필요성

현대사회에서 보건의료 영역의 PR을 일반 PR과 독립적으로 다루고 사회적으로도 그 중요성이 부각되는 이유는 보건의료가 가지는 특수성과 연결된 고유한 보건의료 PR의 중요성이 강조되기 때문이다(최정화와 김동석, 2012).

(1) 건강과 삶의 질에 대한 공중의 관심 증대

사회경제적 발전에 따라 삶의 질과 건강한 삶에 대한 공중의 관심과 지향은 높아지고 있다. 개인적인 삶의 영역에서 보건의료에 관해 선택하고 누릴 수 있는 여지가 확대되고 있으며 대표적인 웰빙의 연장선에서 보다 나은 서비스를 영위하고자 하는 공중의 관심이 높아지고 있다. 이에 따라 보건의료 관련조직들은 공중과의 긍정적인 관계를 형성, 발전시키는 PR의 필요성을 더욱 느끼고 있다.

(2) 전문성과 정보의 비대칭성

보건의료는 인간의 생명과 건강을 다루기 때문에 엄격한 기준을 중심으로 전문성이 분명하게 구분되고 이에 따라 허용되는 정보의 내용도 제한되어 전문가와 일반인 간에 전문성과 정보에 있어서 비대칭석이다. 또한 이 비내칭적 관세는 전문가와 비전문가인 환자 간에 지식과 전문성 차이에 의한 오해나 부정적 관계를 형성하기도 쉽기 때문에 불필요한 오해를 없애고 이해를 도모하기 위한 지속적인 관계 관리가 필요하다.

(3) 정보의 불확실성

게다가 고도로 전문화되고 제한적인 보건의료 정보는 보다 나은 의료서비스 창출을 위해 경쟁적으로 발전을 거듭하고 있다. 따라서 새로운 지식과 기술이 계속적으로 개발되고 적용됨에 따라 이에 대해 환자와 그 가족들을 대상으로 정보를 제공하고 이해를 얻는 일이 많아지게 되었으며 불필요한 오해를 줄이고 원만한 이해를 이어가기 위해 보건의료 영역에서의 PR은 더욱 중요하게 되었다.

(4) 다분야에 걸친 제약의 복잡성(정책, 법, 윤리 등)

보건의료는 사람의 생명과 건강을 다루는 영역이기 때문에 다양한 정치적, 법적, 윤리적 규제의 대상이 된다. 우리나라의 경우 국민은 국가에 대해 건강권을 가지고 있기 때문에 국가는 모든 국민이 필요한 의료서비스를 받을 수 있도록 해야 한다는 정치적 근거를 따라 보다 나은 보건의료서비스를 위해 의료의 비용과 질과 관련된 다양한 정책을 시행하고 있으며 이와 관련된 법적 기준들이 매우 다양하고 복잡하게 편성되어 일련의 감시체계를 구성하고 있다. 사람의 건강에 유의미한 영향을 미치는 경우 광고나 정보 제공에도 법적 규제가 엄격하게 적용되는데 이는 다시 윤리적 측면의 사회적 제제와도 연결된다. 따라서 관련된 다양한 제한사항과 그에 대한 영향을 고려한 전문적인 PR의 필요성이 증가하고 있다.

(5) 다양한 이해관계자 집단들

다른 영역과 달리 다양한 법적, 윤리적 제제가 복잡하게 얽혀 있는 보건의료 영역에는 그 만큼 관련된 이해관계자 집단이 다양하게 존재한다. 먼저는 보건의료서비스와 관련하여 보건의료분야의 종사자, 관련 공공기관, 보험회사, 제약회사, 민간단체, 환자와 가족들, 언론 등의 대표적인 이해관계자 집단을 포함하여 보건의료분야의 법적, 정책적 변동에 따라 영향을 받을 수 있는 의료기기, 대체치료, 그 외의 관련 산업분야까지 관계를 파악하고 조정해야 할 영역이 방대하여 PR 관리의 중요성이 더욱 증가하고 있다.

3) PR과 유사한 개념들

PR과 비슷한 의미로 사용되는 여러 가지 개념들이 있는데 이 장에서는 그 중 마케팅, 광고, 홍보, 선전의 개념을 PR과 대비하여 살펴본다(김주환, 2010; 최정화와 김동석, 2012).

(1) 마케팅

마케팅이란 마케팅을 목표시장을 선택하고 우월한 고객 가치를 창출하여 전달하며 커뮤니케이션을 통해 고객을 획득하고 유지하며 확대하는 기술과 과학이다(Kotler & Keller, 2006). 고객과의 상호 원만한 관계가 유지, 발전되어야 긍정적인 고객 가치와 상품에 대한 고객층을 확대할 수 있다고 할 때 마케팅과 PR은 일부 비슷하거나 공통적인 부분을 가지고 있다. PR과 주요한 차이로서 마케팅은 어떤 재화에 대한 고객을 대상으로 판매가 궁극적인 목적이어서 시장지향성이 강조되는 반면 PR은 상황에 따라 목적이 같을 수도 있지만 보편적 의미에서 공중과의 관계에 초점이 맞추어져서 공중지향성이 강조된다(김주환, 2010).

(2) 광고

광고는 여러 가지 인상적인 방법을 사용하여 조직의 특정 측면을 고객에게 인지시키고 기억하도록 하는 것으로 PR과 같이 신문, 잡지, TV, 인터넷 등의 대중매체를 활용한다. PR은 광고보다 근본적인 관계를 지향하므로 PR을 통해 공중과의 관계가 잘 형성되었다면 광고의 효과를 더욱 얻을 수 있겠지만 공중과의 관계가 좋지 않다면 긍정적인 광고효과를 기대하기는 어렵다. PR은 공중과의 호의적인 관계를 우선적인 가치로 두지만 광고는 특정 재화나 서비스에 대한 소비자의 구매 자극이 보다 우선시된다. PR은 상호 긍정적 관계 형성을 위해 쌍방향 커뮤니케이션을 지향하지만 광고는 주로 일방향으로 이루어지며 PR은 사회적으로 윤리적, 도의적 책임을 고려하지만 광고는 상대적으로 윤리적 책임에 대해 자유롭다.

(3) 홍보

PR은 자주 홍보나 퍼블리시티(publicity)와 혼용하여 사용되는데 엄밀히 말하면 홍보나 퍼블리시티는 PR의 주요 수단 중 일부라고 볼 수 있다. PR을 공중과의 호의적 커뮤니케이션 활동이라고 할 때, 퍼블리시티는 주로 뉴스미디어에 기사를 게재, 보도하는 언론활동이며, 홍보는 공중에게 퍼블리시티를 포함하여 브로셔, 전단, 포스터, 전시물과 같은 다양한 수단을 통해 널리 알리는 제반활동을 말한다. 따라서 PR은 쌍방향 커뮤니케이션을 지향하는데 역점을 두지만 홍보는 인지와 설득이 우선적이어서 주로 일방향으로 이루어진다. 또한 PR은 긍정적인 관계 형성과 확대가 목적이므로 상호 조정, 적응, 합의를 통한 상호이해를 추구하는 지속적인 과정인데 비해 홍보는 의도한 방향으로 공중을 설득하고 유도하는데 주안점이 있다.

(4) 선전(Propaganda)

조직이나 개인의 목적 달성을 위해 사상, 정보, 주장 등을 널리 유포하는 활동으로 목적 달성을 위해서는 정보가 꼭 중립적일 필요가 없고 비방적이어도 가능하다. 비이성적, 감정적 반응을 일으키기 위해 선택적이고 편파적인 방식으로 하는 커뮤니케이션을 주로 일컫는다. 경쟁자의 약점을 강조하거나 허위로 드러내어 자신의 의도를 설득하는 것을 흑색 선전이라고 한다.

2. 이론

1) PR4 모델

PR4 모델은 언론의 주목을 유도하고 의도한 방향으로 여론을 유도하는 전략으로서의 PR을 이론화하면서 시작되었다. 초기 모델을 계속적으로 보완하고 발전시키는 과정에서 발전단계에 따라 4개의 모델로 구상되었고 이 4개 모델을 함께 PR4 모델이라고 한다(Grunig & Hunt, 1984; 김영욱, 2003).

언론대행/퍼블리시티 모델이 제일 먼저 개발되었고 그 다음으로 공중정보 모델, 그리고 쌍방향 모델이 개발되었으며 PR의 주요 기능이 선전에서 정보의 확산으로, 그리고 과학적 설득과 상호 이해 중심으로 변화, 성숙하며 발전해왔다(그림 11-1 참조).

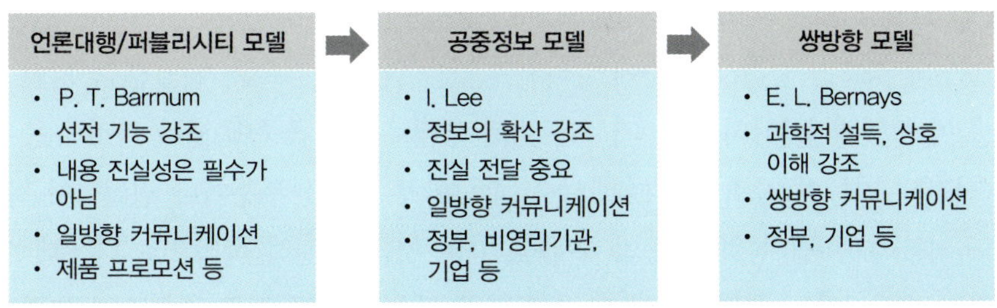

그림 11-1 PR4 모델의 발전 방향과 주요 특성

출처: 이명천, 김요한, 송병원. PR 입문(2018년 개정판). 서울: 커뮤니케이션북스. 2018, p. 50.

이 4개의 PR 모델을 PR의 목적과 방향성에 따라 분류하면 4개 모델의 발전 방향과 모델 간의 주요 차이점 및 특성을 알 수 있다(그림 11-2). 언론대행/퍼블리시티 모델은 일방향 커뮤니케이션과 목적의 균형성에서 불균형적인 특성에 있으며, 공중정보 모델은 커뮤니케이션은 여전히 일방향이지만 목적은 중립적 균형을 이루는 쪽으로 발전되었다. 쌍방향 모델은 이전 모델들과 커뮤니케이션 방향성이 일방향에서 양방향으로 바뀌어 있으며

구분		목적의 균형성	
		불균형	균형
커뮤니케이션의 방향성	일방향	언론대행/퍼블리시티 모델	공중정보 모델
	양방향	쌍방향 불균형 모델	쌍방향 균형 모델

그림 11-2 커뮤니케이션 방향성과 목적의 균형성에 따른 PR4 모델

출처: 김영욱. PR커뮤니케이션. 서울: 이화여자대학교출판부. 2003.

다시 목적의 균형성에 따라 불균형과 균형 모델로 나뉜다. 즉 PR 모델은 목적이 균형적인 방향으로, 커뮤니케이션 방향성이 양방향으로 보완, 성숙해왔음을 알 수 있다.

(1) 언론대행/퍼블리시티 모델

PR의 선전적 기능을 강조하여 언론의 주목을 더 받는 것을 PR 활동의 주 목적으로 보는 이론이다. 여기서 언론대행(press agentry)은 언론매체의 관심과 공중의 이목을 끌기 위해 뉴스 가치가 있는 이야기나 이벤트를 만들어 내는 것이고 퍼블리시티는 언론매체에 외부 정보원의 정보가 실려서 공중에 알려지는 것을 말한다(김요한, 이명천, 송병원, 2018).

따라서 이 모델에서 PR의 주요 기능은 어떤 형태로든지 공중에 널리 알려지는 것이 중요해서 '선전'의 기능이 강조되었다. 메시지 내용에 부정확한 부분이나 진실성이 확실하지 않더라도 퍼블리시티를 통해 공중의 주목을 끄는 것을 우선적 목적으로 하는데 이는 대중매체의 의제설정기능에 의존하여 많이 알려진 이슈를 공중은 주로 중요한 혹은 안건이 되는 주제로 받아들인다고 보는 입장이다.

예를 들어, 노이즈 마케팅(noise marketing)으로서 알 수 없는 소문이나 스캔들을 유포하여 잘 알려지지 않은 유명인이 언론에 보도되면서 공중 인지도가 높아지는 효과를 얻는 경우나 언론에 노출된 유명인의 소품이 광고효과를 가져오는 경우는 내용의 진실성이 확실치 않고 본래의 용도가 아니라도 언론대행/퍼블리시티 모델에서는 공중의 인지도를 높일 수 있다면 가능하다. 여기서 공중과의 커뮤니케이션의 흐름은 일방향이며 내용의 진실성보다는 공중의 이목을 끄는데 강조점을 두므로 목적은 불균형적이다(그림 11-2 참조).

(2) 공중정보 모델

신문기자 Lee에 의해 개발된 공중정보 모델은 공중에게 완전하고 정확한 정보가 제공되면 공중은 올바른 결정을 내릴 수 있는 합리성을 가지고 있다고 보는데서, 정확한 정보가 공중에게 널리 확산되어야 함을 강조하였다. 미국의 산업화가 진행되는 과정에 산업과 이윤에 관련된 많은 정보가 기업쪽으로 집중된 반면, 대부분의 근로자들은 이러한 상황이나 정보에 접근이 제한되어 충분한 댓가를 받지 못하던 시대적 상황을 배경으로 Lee는 공중에게 정확하고 진실된 정보를 전달하고 공유하는 것을 PR의 기능으로 강조하였다. 이는 약자의 권리를 보장하는 측면 뿐만 아니라 기업 내에서 발생한 갈등이나 불미스러운 사건에 대해 근거없는 부정적인 소문이 공중 사이에 만연해져서 기업의 이미지와 이윤에 타격을 주는 문제를 해결하는 데도 영향을 주었다. 따라서 일정 규모 이상의 공중에 알려지거나 연루된 문제에 대해서는 공식적이고 정확한 정보 전달이 공중과 조직 상호 간에 필요함을 주장하였다.

(3) 쌍방향 모델

언론대행 모델이나 공중정보 모델은 모두 조직이나 기업으로부터의 일방적인 소통을 설명하고 있어서 현대적 의미의 PR 커뮤니케이션이 지향하는 방향으로는 부족한 점이 지적되었다. 쌍방향 모델은 조직과 공중 간의 상호 커뮤니케이션으로 범위를 확장하였다. Bernays에 의해 시작된 쌍방향 모델은 먼저 쌍방향 불균형 모델에서 균형 모델로 성숙해 가는 과정을 거쳤다.

쌍방향 불균형 모델은 조직이 특정 의도를 가지고 공중을 설득하기 위한 수단으로 과학적 조사를 실시하고 그 결과를 의도한 방향으로 공중의 반응을 유도하는데 활용한다. 정보를 공중에게 보내고 의도한 방향으로 반응을 보이는지를 확인하기 위해 피드백을 받거나 여론조사를 실시하므로 양방향으로 커뮤니케이션이 이루어진다고 보는데, 서로에게 미치는 영향이 균형을 이룬다고 볼 수는 없다. 즉 조직에서 공중으로 전달되는 정보는 설득적이며 영향을 미치지만 이에 공중에서 조직으로 전달된 공중의 반응이나 피드백에 의해 조직의 계획을 조정, 변화시키는 영향은 거의 고려되지 못했다.

반면 쌍방향 균형 모델은 PR 활동의 목적을 과학적 근거기반의 설득 뿐만 아니라 조직과 공중 상호 간의 이해와 균형에 두고 있다. PR 담당자는 조직과 공중 간 상호 이익을 위해 조사를 수행하고 그 결과를 바탕으로 조정과 합의를 통해 상호이익을 높이는 방향을 지향한다(김영욱, 2003).

2) 우수 이론(Excellence theory)

우수 이론은 구체성과 현실성 부족이라는 PR4 모델에 대한 지적을 발전적으로 논의하고 수용하는 과정에서 보다 광범위한 차원으로 조직 효율성에 기여하는 PR 활동의 조건을 제시한 이론으로 Grunig(1992)에 의해 개발되었다. 우수 이론은 조직의 효율에 기여하는 활동으로 관계경영에 초점을 맞추어 조직의 유익은 직접적인 경제활동을 통해서도 유도할 수 있지만 공중과의 우호적 관계 형성을 통해 조직의 가치를 향상시켜 결국은 조직의 경제적 이익에 기여할 수 있다고 주장하였으며 조직에 유익을 끼치는 관계경영의 조건을 제시하였다.

관계경영의 조건은 곧 우수 이론이 주장하는 조직 효율성에 기여하는 PR 활동의 조건이 되는데, 다음의 다섯 가지로 구성되어 있다.

(1) **경영자의 역할**: 경영자는 중요한 조직의사결정에 성실하고 적극적으로 참여해야 하며 이것이 공중과의 긍정적 관계경영에 기여한다.
(2) **전략적 사고**: 긍정적인 관계의 형성과 관리를 돕기 위한 PR은 즉흥적인 활동이 아니며 미리 목표를 설정하고 장기적으로 계획하는 전략적 사고에 기반을 둔다.
(3) **균형과 상호이해**: 균형적 세계관에 기초를 두어 공중과의 관계에서 상호이해와 공동체적 가치를 지향해야 한다. 여기서 균형적 세계관이란 자신에게만 치우치지 않고 상호의존적 인식, 개방, 갈등해결, 평등의 관점을 말한다.
(4) **다양성 존중**: 구성원들의 서로 다른 의견을 존중하는 참여형 조직문화 조성은 조직의 원만한 관계경영에 필요하다.
(5) **윤리적 활동**: 사회 전체 이익에 기여하는 것을 모든 조직과 공중 간의 PR 활동에 고려하고 노력하는 윤리적 PR 활동을 전개해야 한다.

3) 상황(우연성) 이론(Contingency theory)

PR4 모델과 우수 이론이 모두 진실성이나 윤리적 활동 등 규범적 윤리적 기준을 견지했던 반면 상황 이론은 이분법적 관점보다는 일련의 상대적 연속선상에서 외부 환경 변화에 따라 조직에 유익한 방향의 의사결정을 위해 최선을 다하는 점을 강조한다. 즉, 외부 공중이나 환경의 요구에 대한 완강한 대처인 '절대적 옹호'부터 전적인 수용인 '절대적 수용'까지 일련의 연속적인 선상에서 상황에 맞추어 가장 유익하다고 판단되는 의사결정을 하는 것을 최선으로 보는 것이다.

절대적 옹호 (Pure advocacy) ●————● 절대적 수용 (Pure accommodation)

상황 이론에서는 미리 정해진 절대적 규범이나 윤리적 기준보다는 상황별로 최선의 결정을 위해 노력한 조직의 결정 과정에 윤리적 비중을 둔다. PR 활동의 결과보다 목표 달성을 위해 노력하는 과정에서 어떤 반응과 태도를 보이느냐의 상황 윤리에 기반하는 것이다. 상황변수로는 긴급성, 외부공중의 특성과 요구, 잠재적 위협요인, 비용이나 해택 등이 있다.

3. 체계와 효과

1) PR 체계

PR의 구성은 크게 PR 대상, PR 수단, PR 관리내용으로 설명할 수 있다(그림 11-3). PR 대상은 언론매체, 정부, 지역사회, 투자자, 직원, 공중(소비자)으로 나누어 대상 특성에 맞는 수단을 계획하고 수행하게 된다. 대상 특성에 알맞은 PR의 수단은 크게 교육홍보 측면에서 포럼·세미나, 로비, 광고, 언론·출판, 협찬, 이벤트(특별행사, 캠페인 등), 공

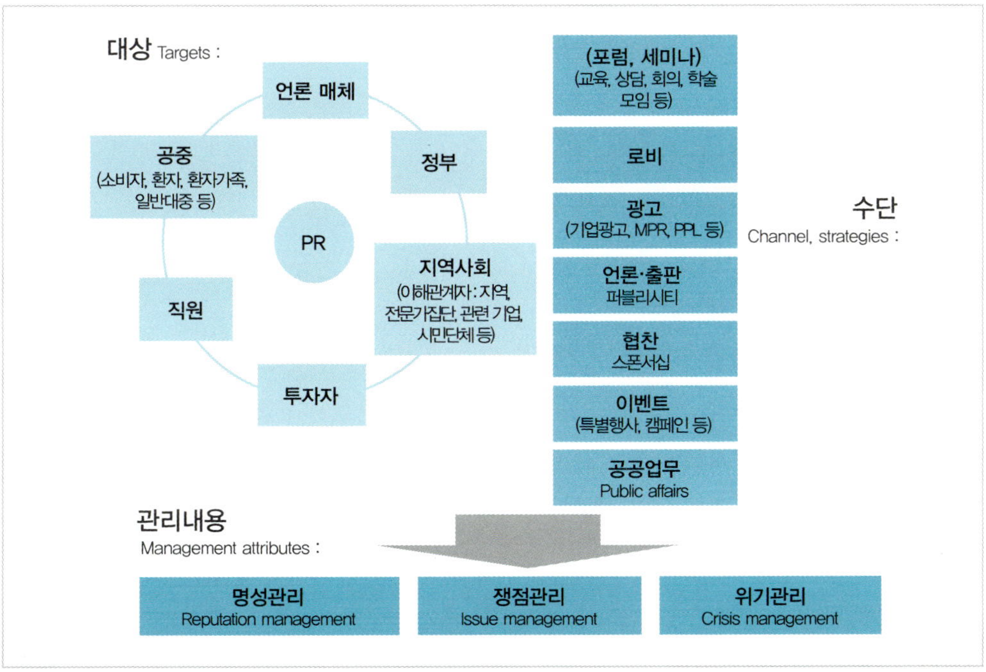

그림 11-3 PR의 구성 체계

출처: 김주환. PR의 이론과 실제(제2판). 파주: 학현사. 2010.

공업무 등으로 살펴볼 수 있다(김주환, 2010).

PR의 관리 내용은 PR 활동을 통해 무엇을 관리하는가에 대한 것으로 조직 내외의 상황에 따라 명성관리, 쟁점관리, 위기관리로 나뉜다. PR의 주요 기능이 지속적인 관계관리에 있다고 할 때, 조직에 별 문제가 없고 공중과의 관계가 원만할 때는 그 관계를 유지, 발전하는 명성관리를 주로 하게 되지만 조직에 부정적인 영향을 미칠 수 있는 잠재적인 문제가 있을 경우 실제적인 사건이나 피해로 발전되지 않도록 예방적 차원의 쟁점관리를 한다. 또한 조직에 유해한 어떤 사건이 이미 발생한 경우 문제의 부정적 영향을 최소화하고 회복하는데 초점을 두는 위기관리가 PR 활동의 주요 내용이 된다. 정리하면 PR의 주요 대상에 대해 그에 알맞은 PR 수단을 구성하고 주어진 상황에 필요한 적절한 내용의 관리를 통해 긍정적인 결과를 유도하면서 보다 나은 관계를 이어간다.

2) PR 효과

PR 체계의 대상, 수단, 관리내용을 효과적으로 활용하여 얻을 수 있는 PR의 결과, 즉 효과는 일반적으로 다음과 같다(김요한, 이명천, 송병원, 2018).

(1) 조직의 경제적 수익 증대
(2) 지원과 투자 유치 용이
(3) 생산성, 사기, 직무만족도 증가
(4) 공중과 이해관계자들의 지지 강화
(5) 유리한 입법과 정책 결정
(6) 정책과 사업의 원활한 협조, 수행
(7) 이미지와 명성 향상
(8) 우호적인 언론 보도와 근거없는 소문 방지
(9) 공중의 신용도 증가로 위기 대처능력 강화

4. 대상

PR의 대상은 일반적으로 언론매체, 정부, 지역사회, 투자자, 직원, 공중(소비자) 등으로 나뉘는데 각 특성과 접근방법에 대한 이해가 필요하다.

1) 언론매체

언론은 PR의 핵심적 활동으로 PR의 중요한 대상인 동시에 다른 대상을 관리하기 위한 중요한 수단이 되기도 한다. 특히 현대사회에서 대중매체는 가장 보편적이고 주된 공중 커뮤니케이션 수단이기 때문에 언론의 역할은 더욱 부각된다. 즉 대상으로서 언론과의 관계를 잘 구축하는 것이 다른 대상과의 소통에 중요한 역할을 한다(김주환, 2010).

언론과의 좋은 관계 구축을 위해서는 상호이해와 신뢰가 기본인데 이를 위해 기자를 비롯한 언론인들과의 개인적, 우호적 관계형성이 필요하다. 공중의 관심을 집중시킬 이슈를 찾고 있는 언론의 입장에서 보건의료관련 논제는 대부분 사람의 생명과 건강, 안전 등 공중 민감도가 높다. 또한 보건의료조직의 입장에서도 전달과 표현에 유의해야 하기 때문에 매체와의 관계가 매우 중요하다. 따라서 언론의 가치 인식에 대한 이해를 바탕으로 상호만족할 만한 보도가 이루어지도록 노력하면서 언론과 상호협력적 관계를 개발, 유지하는 것이 필요하다.

다음은 보건의료 문제에 관한 언론매체와의 상호작용 지침이다. 이는 조직 문제나 위기를 효과적으로 해결하는데 필요한 언론과의 관계관리에 참고할 수 있겠다(Lundgren & McMakin, 2004; 김요한, 이명천, 송병원, 2018).

(1) 언론매체 종사자들과 긍정적인 관계를 발전시킨다.

(2) 언론매체 종사자 또는 기자들과의 접촉 시기를 알아두어야 한다. 대표적인 언론매체인 신문이나 TV에는 주요 사건이 아니라면 일반적으로 보건의료 기사가 실리는 요일, 지면, 보도시간이나 순서 등이 언론사별로 어느 정도 정해져 있다. 일상적인 정보형 기사라면 보건의료 주제는 주중보다는 주말에 배정되는 경우가 많고 뉴스 보도에 있어서도 앞쪽보다는 뒤쪽에 배치되는 경우가 일반적이다. 원하는 시기와

시간에 기사를 내기 위해서는 적절한 시기에 담당기자를 접촉하는 것이 중요하다.

(3) 메시지와 자료를 신중하게 준비한다. 기자는 언론인이며 보건의료 전문기자라고 할지라도 모든 보건의료 주제를 잘 알고 이해하기는 어렵다. 이해하기 쉽고 명확하게 기술하여 오해의 소지가 없도록 하며 핵심 요약 내용과 함께 가능한 충분한 자료를 제공하여 기사화하기 용이하도록 기자를 돕는다.

(4) 기자들의 질문에 잘 대응한다. 기사화할 정보가 기자에게 건내지면 어떻게 기사화 되느냐는 기자에게 달려있다. 성실하고 성의있는 답변과 보조자료 제공은 기자에게 기사를 의뢰한 담당자 뿐만 아니라 소속 기관과 기사 내용에 대해서도 긍정적인 인상을 가지도록 하기에 용이하다.

(5) 수용자가 이해할 수 있는 용어로 메시지를 전달해야 한다. 기자가 기사를 쓰는 과정에서 내용 이해에 어려움이나 착오가 생기지 않도록 가능한 쉬운 표현과 용어를 사용한다.

(6) 위험을 균형있게 표현한다. 사람들은 보통 위험이나 위기의 정도를 알맞게 인지하고 반응하기 어렵다. 같은 크기의 위험이어도 이미 문제를 경험하고 해결 중에 있는 종사자가 느끼는 것과 처음 보는 외부 공중이 느끼는 정도는 다르다. 이미 익숙한 상황이어서 별 의미 없이 위험을 그대로 표현하지만 일반인들에게는 심각하게 느껴질 수도 있다. 기자나 공중이 어떻게 느낄 수 있는지를 가늠하면서 또 다른 위험 인식이나 문제가 파생되지 않도록 적절하게 표현하는 것이 필요하다.

(7) 기자의 마감시한을 존중한다. 모든 기사는 마감시한이 있고 기자들은 대부분 시간에 쫓기며 기사를 준비하는 경우가 많다. 이를 감안하여 가능한 기자가 원하는 날짜와 시간을 존중하고 배려하는 것이 기사화에 유리하다.

(8) 자료의 오도나 부당한 언론보도에 즉각 대처하며 당당히 대응한다. 오보에는 편집과정의 사실 오류, 제공한 정보 중 부적절한 정보 선택, 부분적 진실, 확대 재생산, 의도적 관점 부각, 의도적 왜곡 등 여러 가지 유형이 있다(김요한, 이명천, 송

병원, 2018). 어떤 형태로의 오보 게재이든 정정을 위해 대처해야 하는데 이 과정의 주요 요령으로 먼저, 담당 기자에게 구체적 사실을 제시하며 수정을 요구한다. 기자를 통한 시정이 어렵다고 판단되면 편집국, PR 부서, 혹은 CEO를 직접 만나 설득한다. 가능한 감정을 배제하고 논리적 대응을 하며 시정이 어려울 경우 반론의 게재를 고려할 수 있다. 또한 오보 시정이 안 될 경우, 오보로 인한 파급효과를 최소화하기 위해서 타 언론사에 연락하여 설명과 해명자료를 제공한다(조계현, 2005).

(9) 뉴스 개발 및 정보 제공을 통해 정보원으로서 지속적 관계를 유지한다. 한번 관계를 맺게된 언론인들에게는 긍정적인 인상을 주며 보건의료 관련분야의 주요 활동이나 변화 등의 기사거리를 제공하는 등 보건의료분야의 정보원으로서 역할을 수행한다. 이러한 긍정적인 지지는 다음번 언론보도 활동에 유익한 영향을 준다.

(10) 정확하고 간결한 대답으로 추측 기사 가능성을 없앤다. 인터뷰를 통해 기사를 게재할 경우에는 가능한 기사화를 목적으로 하는 내용을 중심으로 정확하고 간결하게 정보를 제공하고 필요한 답변을 한다. 앞으로 있을 일이라고 해서 애매한 표현을 쓸 경우에 오해나 다른 방향으로 이해할 소지가 있으므로 현재까지 확실한 내용을 중심으로 말하고 확실해지는 대로 알려주겠다고 하며 마무리하는 것이 좋다.

2) 공중(소비자)

보건의료기관의 PR 대상으로 공중은 기본적으로 일반 대중이 모두 포함된다. 좁게는 의료조직의 대상으로 우선 환자와 환자가족들이 되고 의료관련 상품과 연결하면 구매력을 가지는 소비자가 되며, 건강관리와 증진을 주로 다루는 기관의 경우는 넓은 의미로 모든 사람들이 PR 대상이 된다. 앞서 보건의료PR의 정의 부분에서 설명한 바와 같이 전문가와 환자 사이의 전문지식에 대한 차이가 커서 오해가능성이 있고 보건의료는 사람의 생명과 질병에 대한 것이어서 공중 인식의 민감도가 높다는 면에서 유의해야 하기 때문에 평소 지속적인 PR 관리가 신뢰를 바탕으로 한 커뮤니케이션에 도움이 많이 된다.

3) 정부

정부는 PR의 주요 대상이며 사안에 따라 영향력이 크다. 정부 당국 및 관련조직과의 신뢰관계 형성과 유지는 주로 정책 및 입법과 관련된 일에 영향을 준다. PR 수단과 연결하면 로비는 정책 결정에 영향을 줄 수 있는데 국민건강증진 차원에서 행정당국이 흡연자에 대한 규제를 강화하고자 하는 움직임에 대응하여 담배회사들이 정부와 국회를 대상으로 규제 완화를 위한 활동을 시도할 수 있다. 반면 장애인 취업을 강화하고자 하는 공공정책에 대해 관련 공공기관과 지역의 기업체가 협약을 맺어 기업체가 지역의 장애인 취업을 돕는다면 정책 수행을 원활하게 하는데 기여하는 공공업무에 해당한다.

4) 지역사회

PR의 대상으로 지역사회는 지리적 측면 뿐만 아니라 다양한 속성을 공유하는 모임으로 해석하는 것이 바람직하다. 주로 이해관계 특성을 공유하는 이해관계자 집단을 포함하며 보건의료영역에서는 행정구역상의 지역사회, 여러 보건의료 전문가집단, 지역의 자생적 모임들, 관련 비영리단체들이 그 예가 된다. 보건소가 지역주민들을 대상으로 영유아예방접종사업을 할 때 해당 지역 소아청소년과의사회의 협력을 얻으면 관련사업의 홍보와 안내 및 사업수행을 원활하게 할 수 있다. 이와 같이 정부 공공조직이 지역사회 이해관계자들과 협력하여 공공정책이나 행정 활동을 수행하면 공공 업무 또는 공공 서비스가 활성화된다.

5) 투자자

투자자는 투자의 목적이 영리 추구인지 사회 공헌인지에 따라 PR 특성이 다르다. 영리 추구의 경우는 주로 상업적 커뮤니티에서 투자한 자본의 시장 가치를 극대화하기 위한 활동을 원활하게 하는데 PR이 기여하는 바가 있다. 이익 공유자들과 타인들 간에 상호호혜적 관계를 형성하고 유지한다.

사회 공헌의 경우는 주로 비영리조직에서 경제적, 용역적 지원을 하는 모든 사람을 투자자로 볼 수 있으며 기금 모금이나 자원봉사 확보를 위해 기부자, 자원봉사자, 회원들과 좋은 관계를 형성하고 유지하는데 PR이 기여한다. 보건의료관련 시민단체나 비정부조직들에서 기부자 확보를 위한 바자회나 행사, 자원봉사자들을 위한 모임이나 야유회 활동이 그 예가 된다.

6) 내부 직원

직원을 대상으로 하는 관계 형성 및 발전을 위한 활동에는 사내 뉴스레터나 공지, 게시판을 통한 조직의 주요 소식이나 직원 동정을 전하는 것이 있으며 조직 차원의 등산이나 야유회, 체육대회 등의 사원 행사도 그 예가 된다. 직원 대상의 PR 활동을 통해 조직에 대한 직원들의 신뢰도를 높이면 업무만족도가 향상되고 이직률이 낮아진다. 또한 소속 직원을 통해 듣는 회사에 대한 긍정적인 평가는 외부인들의 신뢰에도 영향을 줄 수 있으며 평상시 뿐만 아니라 조직 차원의 문제로 쟁점관리나 위기관리를 할 때도 직원들을 대상으로 일관된 커뮤니케이션을 하는데 효과적이다.

5. 수단

PR의 수단 또는 전략에는 지금까지 다룬 다양한 커뮤니케이션 방법들이 거의 모두 포함될 수 있는데 일반적으로 포럼·세미나, 로비, 광고, 홍보·출판, 협찬, 이벤트, 공공업무를 들 수 있다(김주환, 2010).

1) 포럼 · 세미나(Forum · seminar)

포럼은 로마시대 도시광장을 일컫던 용어에서 유래되어 현대사회에서는 주로 잘 알려지지 않은 사회적 문제를 공중에게 알리고 공중의 관심을 불러일으켜 사회적 이슈화하는데 많이 사용된다. 해당 논제와 관련된 이해관계자, 전문가, 공중 등 관심있는 사람들에게 몇 명의 관계자들이 미리 준비한 발제를 발표하고 질의응답을 통해 함께 토론하는 형식으로 이루어진다(김주환, 2010). 비슷한 토론 유형으로 심포지엄이 있는데 개념상 심포지엄은 발제자와 청중 모두 논제와 관련된 전문가나 종사자로 구성되어 주제에 대한 최신 기술이나 학설 등 학문적 동향을 심도 있게 다룬다. 그에 반해 포럼은 보다 사회적인 문제해결과 관련된 실제적이고 시사적인 논제를 다루어 관심있는 청중들 간에 의견을 나눈다는 점에서 차이가 있다. 그러나 실제 이루어지는 포럼과 심포지엄은 논제나 상황에 따라 서로의 특성을 절충하여 구분이 명확하지 않은 경우가 많이 있다.

세미나는 원탁토론이라고도 하는데 서로 마주볼 수 있는 원탁형태로 둘러앉아 발제자가 논제에 대해 발표하고 사회자의 진행에 따라 서로 자유롭게 토론하는 형태로 이루어진다. 주로 관련분야 종사자와 전문가들로 구성되며, 학문영역별 또는 논제별 전문가 세미나가 사례가 된다.

PR의 수단으로서 포럼이나 세미나는 전문가나 관련종사자들을 모임과 학술행사를 통해 주요 논제나 이슈에 대해 토론하게 하므로써 사회적 관계 형성 및 활성화를 촉진하며 상황에 따라 특정 쟁점에 대해 전문가들의 이해와 협조를 구하는데 유효하게 활용될 수 있다. 정부가 보건의료와 관련된 공공정책을 변경 또는 새롭게 시행할 때 먼저 이해관계 그룹이나 단체의 관계자들을 대상으로 설명회나 토론회를 실시하는 것이나 특정 논제를 중심으로 전문가 학술행사를 지원하는 것이 예가 된다.

2) 로비(Lobbying)

로비는 주로 입법이나 공공 정책(규제, 규정 등)에 영향을 미칠 목적으로 정부와 관련 조직 간에 관계를 형성하고 유지하는 전문적인 PR 수단이다(Broom & Sha, 2013). 주로 특정 목적을 가지고 활동이 이루어지는 경우가 많으며 그 영향력도 크다. 특히 보건의료는 국가에 따라 다소간에 차이는 있지만 일정부분 정부주도적인 공공성을 가지기 때문에 정부는 국민보건과 관련된 문제해결 및 향상을 위해 다양한 정책과 규제 보완에 힘쓴다. 규제와 공공정책은 정책결정과정에 다양한 이해관계집단들의 이해를 반영하고 절충하게 되는데 이 과정에 이익집단 또는 관련 기업들은 정부의 결정에 각 조직의 이익을 반영하는 방향으로 영향을 끼치기 위해 다양한 대응전략을 강구한다. 이때 문제중심 PR 전략인 로비활동이 적극적인 역할을 하게 된다. 보건의료 분야의 국가자격을 구축, 강화하기 위한 목적으로 관련 학회나 협회 등 단체들이 보건복지부 담당부서와 국회위원들 만나 설득하고 자료를 제공하는 등의 다양한 방법으로 필요성을 개진하는 커뮤니케이션 활동이 로비활동의 예라 볼 수 있다.

로비는 또한 그 범위에 따라 국내 이해관계집단들의 이익을 대변하여 규제, 입법과정, 공공정책의 결정과정에 영향을 주는 것을 목적으로 하는 국내 로비와 어떤 국가의 이익을 대변하여 다른 국가의 정책, 규제 및 입법과정에 관여하는 국제 로비가 있다(김주환, 2010).

3) 광고(Advertisement)

(1) 브랜드 광고와 이미지 광고

광고에는 특정 제품이나 서비스에 대한 소비자의 인식을 높이고 판매를 촉진하는 것에 초점을 맞추는 브랜드 광고와 특정 조직의 이미지를 향상시키거나 긍정적인 인식을 확산시키는데 목적을 둔 이미지 광고가 있다(김요한, 이명천, 송병원, 2018). 그런데 현대에 오면서 기업광고도 일반적인 선의나 긍정적인 이미지를 부각하기 위한 목적으로 사회적 변화나 관심사를 기초로 특정 논제나 이슈에 대한 옹호를 포함하는 경우가 많아졌다. 교통안전 관련 조직이나 시민단체들의 활동을 주요 자동차회사들이 지원하는 경우가 많은데, 이를 통해 교통사고와 관계된 자동차나 자동차회사에 대한 공중 이미지 관리에 긍정적인 효과를 기대할 수 있다. 언론출판 활동과 비교할 때 광고는 비용이 많이 들기는 하지만 기관이 광고 내용이나 구성에 대한 통제가 가능해서 원하는 구성과 내용으로 대상에게 다가갈 수 있는 장점이 있다. 즉 광고는 그 내용이나 구성이 해당기관의 소관이지만 신문이나 뉴스 기사에 실릴 경우에는 정보원 측이 구체적인 내용이나 구성에는 개입이 어렵다.

(2) PPL(Product placement)

광고에는 TV, 라디오, 신문, 잡지 등 주요 대중매체를 통한 직접 광고, 대중매체 특정 프로그램 협찬을 통한 자막 광고, 전단 광고, 옥외 전광판 광고, 그리고 간접 광고의 형태로서 드라마나 영화 등의 프로그램 내에 특정 상품이나 서비스를 삽입하는 PPL이 주로 사용된다.

PPL이란 영화나 TV 프로그램 제작사에 제품이나 제작비 일부를 지원해주고 그 대가로 기관 혹은 기관의 브랜드를 삽입하여 노출시키는 것을 말한다(김요한, 이명천, 송병원, 2018). PPL의 유형에는 크게 온셋 배치(on-set placement)와 크리에이티브 배치(creative placement)가 있는데 온셋 배치는 의도적인 연출을 통해 어떤 단서를 제공하는 소품으로 비교적 짧은 시간 특정 상품을 노출시키는 것으로 제작비 지원이나 협찬의 규모가 비교적 적다. 크리에이티브 배치는 특정 장소나 상황 차원에서 특정 브랜드를 보다 두드러지게 노출시키는 것으로 이에 따라 제작비 지원도 크다. 온셋 배치에는 드라마나 영화에서 등장인물이 보건소의 금연클리닉이나 분만지원서비스 리플렛을 보며 새로운 정책이나 시행사업을 친구에게 알려주는 장면이 예가 될 수 있으며 의료드라마에서 촬영 장소가 특정 병원이거나 관련 공공기관이 되면 크리에이티브 배치에 가깝다.

우리나라 보건의료 분야에서는 특정 사업이나 정책에 대한 인식을 높이기 위한 공익광고가 많이 활용되어 왔다. 전반적으로 공익캠페인과 함께 이루어지는 경우가 많은데 대표적인 예로 지난 수년간 금연인식 강화를 위해 주요 대중매체와 옥외 전광판, 대중교통수단의 광고판을 활용하여 금연광고가 지속적으로 이루어져 왔다.

4) 언론 · 출판

(1) 언론 · 출판의 개념과 유형

언론과 출판 활동은 흔히 퍼블리시티(publicity)로 불리우는 PR 수단이다. 개인 또는 조직이 의도하는 정보를 뉴스가치로 대중매체에 실어 관련 공중의 이해와 협력을 얻는 활동이다(Broom & Sha, 2013). 따라서 광고와는 달리 퍼블리시티는 '제품이나 서비스에 관한 내용을 매체에 비용을 지불하지 않고 영상매체나 인쇄매체 등에 게재하는 커뮤니케이션 활동'이다. 퍼블리시티는 대중매체가 추구하는 뉴스성을 가지고 있으며 공식적인 매체의 기사나 뉴스를 통하기 때문에 공신력을 높여서 홍보와 마케팅을 촉진하는 역할을 한다. 학회나 포럼에서의 발표, 사내 소식지 발간, 도서나 학술지 발간, 홈페이지를 통한 소식 게재 등도 모두 언론, 출판 활동에 속한다.

대표적인 퍼블리시티 방법으로 언론매체의 전문기자들을 상대로 하는 보도자료, 기자회견, 인터뷰가 있다(김주환, 2010). 보도자료(news release)는 TV, 라디오, 신문, 잡지, 인터넷, 소셜미디어 등에 기사용 자료를 제공하는 것으로서, 공공 보건의료 캠페인에 있어서도 이와 같은 대중매체에 얼마나 기사화 되느냐가 PR과 홍보의 중요한 기준이 된다. 또 다른 방법에 기자회견(press conference)이 있는데 일정한 장소에 기자를 불러 어떤 주제에 관한 입장을 밝히고 대화를 나누는 활동이다. 조직의 PR 실무자에 의해 주선되어 주요 활동, 성과, 사건 등에 대한 중대 뉴스 정보를 유출하는 것으로서 기자회견은 지도층을 중심으로 이루어지기 때문에 PR 효과가 높다. 또한 인터뷰(interview)는 기자와 직간접적으로 접촉하여 대화형식으로 진행하는 커뮤니케이션 활동인데 인터뷰를 통해 수집된 정보를 토대로 기자에 의해 기사화된다. 정도의 차이는 있지만 퍼블리시티는 비용 부담이 적은 반면 매체를 통해 송출되는 정보의 구체적인 내용 구성이나 배치 등에 대한 통제 가능성이 거의 없다.

(2) 보도자료의 구성 양식

언론화를 위해 기사들에게 제공하는 보도자료는 자료 배포일 및 배포자 정보, 제목, 리드, 본문, 기타 요소로 구성된다(이명천, 김요한, 송병원, 2018; 최정화와 김동석, 2012). 보도자료 각 구성요소의 기능과 작성 요령은 구성요소별로 이해하고 기억하는 것이 좋다(표 11-1). 또한 실제 보도자료 내에서 각 구성요소의 주요 내용과 배치 방법을 알고 있으면 보도자료를 적절히 이해하고 활용하는데 용이하다. [그림 11-4]는 통계청 사망원인통계 보도자료의 구성요소별 배치와 내용의 사례로서 실제적 이해에 참고가 된다.

표 11-1 언론매체 보도자료 구성요소와 작성 요령

구성요소	작성요령 및 유의점
보도자료 배포일 및 배포자 정보	• 첫 장 상단에 배포일과 로고, 자료 출처, 홈페이지, 담당자 연락처 등의 기본정보 제시
제목(headline)	• 주어와 동사 중심의 간결하고 함축적으로 가능한 15자 이내로 구성 • 구어체로 작성하고 공중의 호기심과 주의집중을 높일 수 있는 표현, 또는 공중이 잘 사용하는 적절한 키워드 활용 • 1-3개 부제목으로 부연설명을 제공하여 기사 전체를 읽지 않고도 핵심 내용 파악이 가능하도록 함
리드(lead)	• 본문의 첫 문장으로 전체 기사를 대표할 수 있는 한 문장 • 기사를 소개하는 역할, 호기심을 일으켜 본문을 읽도록 유도해야 함 • 6하 원칙에 기반, 구어체의 한 문장으로 짧고 명확하게 작성
본문	• 리드를 보충하는 부가적 사실 기술 • 여러 개의 단락으로 나누어 구성하고 각 단락은 한 주제만 담으며 단락의 첫 문장에 가장 중요한 사실 배치 • 각 단락은 약 3-5개의 문장으로 구성, 단락 간의 자연스런 연결 유의 • 문장당 평균 60자 정도의 단문 위주로 작성하고 두 가지 내용이 한 문장을 이루는 복문은 자제 • 어려운 전문용어는 가급적 피하고 부득이한 경우 주석을 붙임 • 영문 표기는 국문 표기를 먼저하고 괄호 안에 영문 명기
기타 요소(보충자료)	조직소개, 본문 내용에 대한 해설, 배경정보, 참고자료, 용어 설명, 담당자 연락처 등

출처: 최정화와 김동석. 헬스케어 PR의 이해. 서울: 소화. 2012, p. 113.

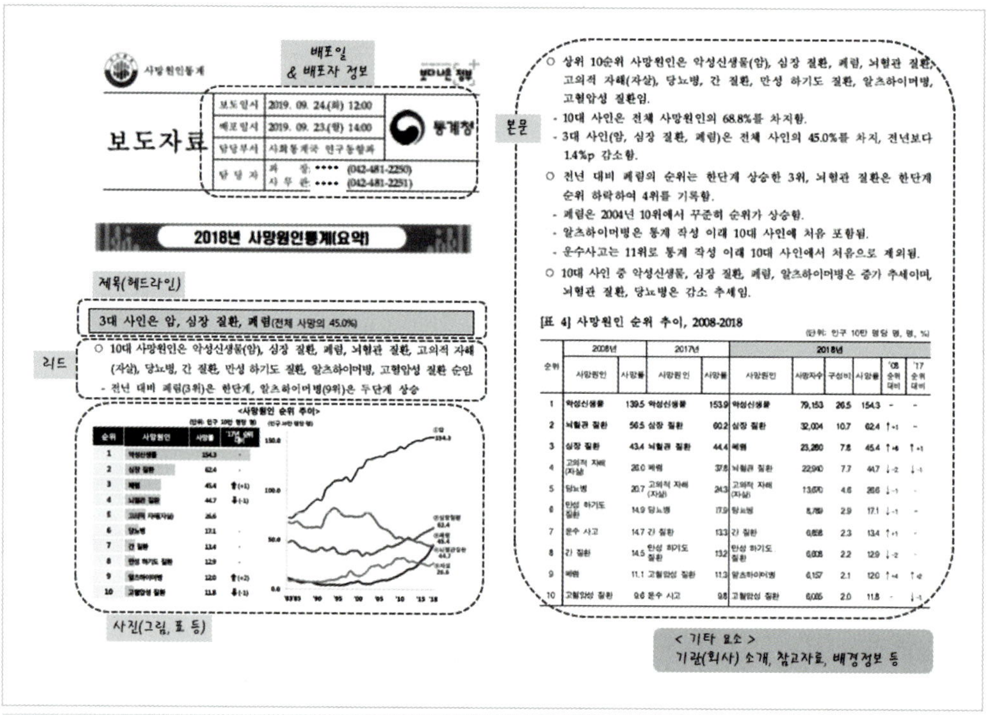

그림 11-4 보도자료 구성과 작성 사례

출처: 통계청. 2018년 사망원인통계. 보도자료: 2019. 9. 23 배포.

(3) 보도자료 작성의 원리

일반적인 보도자료 작성의 주요 원리는 다음과 같다(이경희, 2007 ; 이명천, 김요한, 송병원, 2018 ; 최정화와 김동석, 2012).

① 보도자료는 가능한 1페이지로 구성하고 2페이지를 넘지 않게 간결하게 작성한다. 1페이지가 넘어가는 경우 배포일, 배포기관, 담당자, 연락처 등의 기본내용과 기사의 핵심내용은 첫 장에 배치하며 다음 페이지로 넘어갈 때 문장이나 문단이 페이지를 넘어가 잘리지 않도록 한다.

② 간결한 문장을 활용한다. 중요 사실부터 가능한 단문으로 간략하게 기술하며 한 문장이 3줄을 넘어가지 않도록 한다.

③ 전문용어나 너무 전문적 내용은 피한다. 복잡하고 상세한 자료나 전문용어의 사용은 기자의 관심을 저하시키고 뉴스의 초점을 흐리게 한다. 전문적 내용보다는 그 내용의 효과나 사회적 영향에 대한 내용에 중심을 두는 것이 적절하다.

④ 정확하고 객관적으로 표현한다. 형용사, 부사 등의 미사여구나 과장된 표현은 피하고 주요점이 명확히 드러나도록 한다. 또한 감정을 담지 말고 객관적 사실에 입각하여 기술한다.

⑤ 맞춤법 및 문법에 맞게 기술한다. 문법과 맞춤법 등이 잘 정돈된 글은 먼저 보도자료에 대한 신뢰감을 주며 문법적 구조에 맞는 문장은 이해하기도 쉽다.

⑥ 쉬운 말을 사용한다. 일반적으로 기사는 중학교 수준에서 이해할 수 있도록 쓴다는 점을 감안하여 쉬운 표현으로 구성한다.

⑦ 보도자료는 공중과 언론에게 알리는 사건중심의 내용이지만 동시에 왜 이 사건에 관심을 가져야 하는지에 대해 설명을 붙이면 효과적이다.

⑧ 역피라미드형으로 내용을 구성한다. 중요한 내용을 앞에 먼저 제시하고 그 내용에 대한 부연설명 내용을 후속적으로 쓴다.

⑨ 뉴스의 신뢰도를 높이는 좋은 방법으로 관련 인물의 코멘트를 같이 보도하는 것이 있는데, 실명을 밝히고 기사내용 분야의 전문가나 관련자의 코멘트를 넣으면 공중의 신뢰감이 향상된다. 흔히 뉴스 보도에서 특정 문제점이나 해결방안에 대해 전문가 인터뷰나 코멘트를 삽입한다.

⑩ 보충자료를 활용한다. 보도자료는 간결하게 작성하지만 대신 본문 뒤에 기타요소의 형태로 기사와 관련된 보충자료를 제공하면 기사내용의 이해에 도움이 된다.

⑪ 보건의료 기사의 경우는 시의성 있는 건강문제나 임상사례 환자를 활용하면 기사화에 용이하다. 계절이나 시기적 변화에 따른 질병 및 건강문제는 사람들이 관

심을 가지는 분야이다. 또는 질병의 증상, 치료법, 약에 대한 기사에 대해서는 환자의 동의를 얻어 개인적 사례나 인터뷰 내용을 인용하면 실제적이고 생생한 정보를 제공할 수 있다. 의료정보는 과학적 사실에 입각하는 경우가 많아서 이용가능한 정보가 비슷한데 이에 대한 환자의 느낌과 반응은 주제에 대한 다른 관점을 제공한다.

⑫ 시각자료를 활용한다. 보건의료관련 기사에 가능한 공중이 관심을 가지고 주의집중에 도움이 되는 그림, 사진, 그래픽의 활용을 적극 검토한다. 사진은 가능한 전문가가 촬영한 것 혹은 선명도가 높은 것을 쓰며 기자들이 선택하여 편집하기 쉽도록 여러 장 여유있게 보낸다.

5) 협찬(Sponsorship)

협찬은 스폰서십이라고도 부르는 일종의 후원활동으로서, 조직이 이미지 향상이나 마케팅을 지원할 목적으로 관련 이벤트에 투자하는 행위를 의미한다. 순수예술활동에 대한 협찬활동을 '메세나(mecenat)'라고 하며 이외에 기업체를 중심으로 스포츠나 공익캠페인 후원이 많이 이루어진다(김요한, 이명천, 송병원, 2018). 미국에서는 담배나 주류에 대한 광고 제한이 강화되면서 많은 광고비가 스포츠 스폰서십으로 이동하였다고 한다. 보건의료영역에서는 관련 시민단체의 캠페인 활동에 기업체나 공공기관이 다양한 방법으로 협찬하는 경우가 많다. 주로 기관 이미지 향상과 기업체의 경우 상품과 관련된 부정적 이슈 관리에 활용된다.

6) 이벤트(Events)

조직이 뚜렷한 목적을 가지고 주어진 시간과 공간을 활용하여 현장에서 다양한 체험과 교류활동을 수행하는 의도된 쌍방향 커뮤니케이션이며 일반적으로 비일상적이며 특별한 행사이다. 흔히 판촉활동이나 광고대행, 거리 캠페인이나 공연, 콘서트, 쇼, 박람회, 회의, 퍼레이드, 시사회, 축제, 파티, 시상, 경연 등으로 이루어진다(김주환, 2010).

이벤트와 함께 PR에 자주 활용되는 개념으로 홍보대사(PR ambassador)가 있다. 홍보대사는 특정조직의 대외 커뮤니케이션 과정에서 PR 효과를 증가시키기 위한 목적으로 사용하는 PR 기제로서 커뮤니케이션 주체를 대신하는 정보원(source)이다(이명천, 1999). 홍보대사는 지명되는 인사가 가진 주요 특성이나 장점과 PR 이슈가 서로 부합해야 하며 서로 다른 이슈나 영역에 동일한 인물이 중복 임명될 경우 영역 간의 PR 의도나 방향이 상충되어 PR 효과를 저해할 수 있으므로 유의해야 한다(김요한, 이명천, 송병원, 2018). 보건의료 영역에서도 헌혈, 국가검진, 금연, 절주, 신체활동 등과 관련된 공공 PR 활동에 유명인들을 홍보대사로 임명하여 활동해온 바 있다.

7) 공공업무(Public affairs)

공공업무는 주로 공공정책의 수행에 긍정적인 영향을 미칠 목적으로 공공기관과 지역사회 이해관계집단 간에 조직적 관계를 형성하고 유지하는 PR의 전문분야이다(Broom & Sha, 2013). 공공서비스(public service)라고도 일컫는 공공업무는 지역사회 관계 맥락에서 외부 조직이나 단체가 지역의 공공업무나 사업 수행을 지원하므로써 조직과 지역사회의 상호이익을 창출하는 것이다. 기업체나 관련 조직을 통해 교육, 강좌, 기술지원, 전시, 기관방문행사, 친목회 활동, 복지시설 후원, 무료검진 실시, 종교서비스 후원, 오픈하우스 등의 다양한 방법을 활용할 수 있다(김요한, 이명천, 송병원, 2018). 지역기반 프로스포츠 팀에서 지역 난치병어린이지원사업에 후원하므로써 지역의 공공사업을 돕는 것이나 행정자치부 담당기관을 통해 일 기업체에서 지역의 장애인 취업지원 교육과 일자리 제공에 협력하는 활동이 그 예가 된다.

6. 관리내용

PR 관리는 그 활동의 목적이 무엇인지에 따라 크게 명성관리, 쟁점관리, 위기관리로 살펴볼 수 있다. 관리 내용과 목적에 따라 명성관리는 주로 특별히 부정적인 사안이 없는 상황에서 긍정적인 관계를 창출, 유지, 발전하는데 관련된 PR 활동 내용이고 그에 비해 쟁점관리와 위기관리는 조직에 부정적인 영향을 주는데 잠재적인 이슈가 있을 경우나 그 이슈가 이미 어떤 사건이나 사고로 이어졌을 때 그 파급효과를 최소화하고 문제를 해결하는 것과 관련된 관리활동을 포함한다.

1) 명성관리(Reputation management)

대부분의 PR 수단은 주로 장기적으로 조직의 명성이나 이미지를 긍정적인 방향으로 활성화하거나 생성하는데 활용되는데 그 관리 내용을 명성관리라고 한다. 긍정적으로 정립된 조직의 명성을 통해 해당 조직을 통해 생산되는 상품이나 서비스에 대해 높은 인지도와 가격을 형성하여 공중의 선호도를 기초로 수요의 안정성을 높일 수 있다. 또한 조직 내부적으로도 직원의 신뢰를 기반으로 조직 및 업무만족도를 높여 이직률을 낮추므로써 조직 효율을 높일 수 있다.

2) 쟁점관리(Issue management)

쟁점관리는 한 조직과 공중들과의 관계에 잠재적으로 영향을 주는 쟁점과 추세를 조직이 예측, 규명, 평가하여 효과적으로 대처하는데 활용되는 PR 활동을 말한다(Broom & Sha, 2013). 효과적인 쟁점 예측과 대처방안의 수립 및 수행을 통해 위기단계로의 진행을 막는 것은 실제적으로 명성관리와 동시에 이루어지는 경우가 많은데, 예를 들어, 시기적으로 환절기가 시작되기 직전부터 감기나 독감과 같은 바이러스성 질환예방을 위해 질병관리본부가 어린이와 노약자를 중심으로 손씻기 캠페인을 실시하는 것은 쟁점관리의 일환이라고 볼 수 있다.

3) 위기관리(Crisis management)

PR 관리의 목적으로서 위기관리는 실제적으로 발현된 위기의 결과에 의해 영향을 받는 이해관계자들과 소통하고 부정적 상황에 대해 전략적으로 대처할 수 있도록 조직을 돕는 PR 활동을 의미한다(Broom & Sha, 2013). 주로 위기상황의 진전을 막아 종료시키고 위기로 인한 파급효과를 최소화하는데 필요한 커뮤니케이션과 실제적인 대처활동으로 구성된다. 이에 대해서는 위험커뮤니케이션과 위기관리에 대한 장에서 구체적으로 다루어져 있다.

7. 정책 커뮤니케이션과 공중 옹호

PR은 이해관계자 및 공중과의 지속적인 관계 관리를 통해 조직에 유리한 방향으로 사업, 정책, 규제 등을 유도한다. 따라서 정책 결정에 관여하는 결정자와의 정책 커뮤니케이션(policy communication)과 정책결정자의 의사결정에 중대한 영향을 미치는 유권자인 공중의 지지를 유도하는 공중 옹호(public advocacy)가 보건의료 PR의 주요 관심 영역으로 사회적 관심이 증대되어 왔다.

1) 정책 커뮤니케이션(Policy communication)

(1) 개념

정책 커뮤니케이션은 정책의 변화와 변화된 정책의 집행을 위해 정책결정에 관여하는 의사결정자와 적절한 근거를 기반으로 소통하는 것을 말한다. 보건의료에 대해서 말하자면, 공중과 지역사회에 유익을 돌리는 것을 목적으로 보건의료와 관련된 정책 변화 지지, 새로운 정책 수립, 개선된 정책의 원활한 수행과 평가를 위해 보건의료나 과학적 데이터를 기반으로 정책결정자와 소통하는 것을 의미한다(Schiavo, 2014).

(2) 정책 커뮤니케이션의 주요 요령

보건의료 정책이나 규제 결정의 공식적인 정책결정자 또는 의사결정자의 특성과 관심을 이해하고 이를 적절히 활용하는 것은 효과적인 정책 커뮤니케이션의 바탕이 된다. 의도한 방향으로 정책과 규제를 유도하기 위한 정책결정자와의 커뮤니케이션 방법으로 다음의 정책 커뮤니케이션 주요 요령을 참고할 수 있다(Schiavo, 2014).

① 먼저 정책결정자의 관심을 끌 수 있도록 커뮤니케이션 인사를 구성한다. 선거를 통해 당선된 정책결정자의 경우 면담을 요청하는 기관의 대표 또는 대변인이 정책결정자 직위 유지에 중요한 조직의 종사자라면 소통 자체가 정책결정자에게도 의미있는 부담으로 작용할 수 있다.

② 논의하고자 하는 보건의료 정책이 유권자 개인의 일상생활과 경험에 미치는 실

제적인 영향을 기초로 보다 관심을 가져야 하는 이유를 설명한다. 거시적, 정책적 차원의 이유보다 공중 옹호를 위한 이유가 설득력이 높고 타당성이 뛰어나다.

③ 개선하고자 하는 문제의 심각성과 실태를 설명하고 그 근거로서 과학적, 의료적, 공중보건학적 데이터를 연결하여 제시한다. 관련 내용을 정책보고서로 준비하여 제시하면 효과적이다.

④ 면담 요청자가 제기된 문제와 관련하여 정책결정자에게 중요한 자료원(resources)이 될 수 있다는 것을 피력한다. 정책결정자가 제안한 문제에 대해 관심을 가지고 심층적인 검토와 소통이 필요하다고 판단할 때, 계속적으로 검토해야 할 세부적인 문제들이 생기며 이를 위해 국가나 지역수준의 공식적 데이터도 필요하지만 관련 전문가, 종사자 조직, 또는 일부 공중의 의견도 확인해야 한다. 관련 전문가나 종사자들 그리고 지역 공중의 의견을 수렴할 수 있는 네트워크를 가지고 있다면 중요한 자료원으로 인식될 수 있다.

⑤ 각 만남에서 논의하는 논제의 수는 2–5개 이내로 간략하게 제한한다. 많은 내용을 언급하는 것이 심도 있고 진전된 만남을 의미하지 않는다. 각 만남의 주요 목표를 정하고 목표 논제를 집중적으로 충분히 논의할 수 있도록 한다.

⑥ 해당 논제에 대한 정책결정자의 이해 수준과 관심 영역을 잘 헤아려서 이를 바탕으로 나올 수 있는 질문을 예상하고 대답을 준비한다. 정책결정자가 해당 논제에 대해 언제나 풍부한 지식을 가지고 있지는 않으며 자신의 현직위의 역할과 관련하여 여론이나 관련 조직과의 이해관계를 고려해야 한다. 이러한 정책결정자의 지식과 이해관계 등을 고려하여 질문할 만한 내용을 파악하고 가능한 의도에 부합하는 대답을 할 수 있으면 효과적이다.

⑦ 논의 시에 정책결정자의 의사결정에 많은 영향을 미치는 주된 관심이 무엇인지 유심히 듣고 파악하려고 노력해야 한다. 이러한 노력을 통해 파악된 정책결정자에 대한 이해는 논제와 관련된 해결책 도출 방향이나 향후 논제와 관련된 심층적 논의 기회를 얻는데 중요한 자료가 될 수 있다.

⑧ 공식적으로 요청하고 감사를 표현한다. 논의 전후로 서로의 입장과 관심분야 등에 대해 직간접적으로 의견을 교환한다. 그러나 중요한 의견이나 요청은 반드시 공식적으로 분명하게 전달할 필요가 있다. 비공식적, 간접적 의사표현은 종종 다른 의미로 쓰이거나 재논의가 곤란한 경우가 많다. 또한 논의 기회와 시간을 할애한 점 등에 대해 공식적으로 감사를 표현한다.

(3) 정책보고서(Policy briefs)의 준비와 활용

정책 커뮤니케이션을 위해 정책결정자나 이해관계자가 관심을 가질만한 내용을 포함한 정책보고서를 준비하면 효과적이다. 정책보고서는 제한된 시간과 구성원 간에 이루어지는 정책 커뮤니케이션과 불특정 다수의 공중의 지지를 얻어내는 활동에 요긴한 커뮤니케이션 수단이 된다. 정책보고서란, 어떤 논제에 대한 공중 관심, 잠재적 정책 해결책, 관련된 권고 사항 등을 포함하는 간략한 정보 요약문이다(Schiavo, 2014). 국회에서 각 해당분야 전문가, 행정가, 관심 공중에게 이메일로 보내거나 온라인으로 공유하는 정책브리핑이 가까운 예가 될 수 있다.

정책보고서는 일반적으로 다음의 요소를 중심으로 내용을 구성하는데, 관심 공중이나 이해관계자, 정치사회적 상황 등에 따라 다소간의 변동이 있을 수 있다.

정책보고서의 핵심 구성 요소

- 서론(개요서)
- 문제의 본질, 중요성
- 영향을 받는 집단, 인구, 지역사회
- 위험요인
- 그 건강문제의 경제사회적 결과
- 잠재적 정책 해결안
- 권장되는 실천방안
- 참고자료

2) 공중 옹호(Public advocacy)

(1) 개념

공중 옹호란 인구집단, 조직, 지역사회 등 유익하게 행동, 사회 규범, 정책, 자원이 할당

되도록 정책결정자나 의사결정자에게 영향을 미칠 목적으로 공중의 태도와 여론을 유도하기 위해 전략적으로 커뮤니케이션을 활용하는 것을 말한다(Schiavo, 2014). 즉, 사회적 유익을 위해 정책결정자들의 의사결정에 영향을 미치도록 공중의 지지를 형성하는 전략적 커뮤니케이션 과정이다.

정책 커뮤니케이션은 소수의 정책결정자나 의사결정자들과의 소통이기 때문에 주로 면대면 회의나 면담이 기본적으로 고려되지만 공중 옹호는 다수의 공중을 대상으로 하는 커뮤니케이션 활동으로서 불특정 다수를 대상으로 하기 때문에 주로 대중매체와 신매체가 활용된다(Brownson, Jones, Parvanta, 2011). 따라서 공중 옹호가 효과적으로 이루어지기 위해서는 먼저 언론의 지지를 얻어야 하는데, 언론을 통해 해당 문제가 의도한 방향으로 보도되고 확산되는 것을 미디어 옹호(media advocacy)라고 한다. 현대사회에서 옹호 활동의 주요 채널은 대중매체와 신매체이므로 매체의 전략적 사용이 중요하다.

(2) 공중 옹호의 목적

공중 옹호의 개념에 포함되어 있는 바와 같이 공중 옹호의 목적은 공중과 사회적 유익을 위해 정책결정자의 의사결정에 영향을 미치는 공중의 지지활동을 활성화하는 것인데, 구체적으로 공중 옹호의 목적을 정리하면 다음과 같다.

① 정책과 사회적 목적달성의 기초로서 공중과 정책결정자의 지지를 얻기 위해서
② 논제를 공공 의제화하고 관련된 논쟁을 활성화하는데 필요한 정치적 수락과 지원을 얻어내기 위해서
③ 영향력있는 핵심 유권자들에게 공중의 소리를 제공하기 위해서
④ 사회 규범과 조직 행동의 변화에 기여하기 위해서
⑤ 정책과 사회적 변화를 지지하는 비판적 공중을 형성하기 위해서
⑥ 옹호 과정에 지역사회의 역량과 참여를 유도하기 위해서

(3) 공중 옹호와 신매체의 활용

공중 옹호를 통해 어떤 논제에 대해 공중의 관심과 지지를 얻으면 다음 단계로 해당 논제가 온라인 사회관계망 중심의 신매체를 통해 공유되어 서로 다른 의견을 가진 공중 간의 논쟁과 쟁론을 일으키면서 더 많은 사람들에게 알려지는 효과를 얻는다. 이처럼 공중 옹호와 신매체는 상호간에 사회적 활성화에 크게 기여하였다.

공중 옹호와 공중 정책화에 많이 활용되는 대표적인 신매체 유형에는 블로그, 온라인 뉴스, 트위터가 있다. 트위터는 주로 메시지 전달에 텍스트가 많이 활용되며 온라인 상에서 여론지도력과 영향력을 가진 개인의 관계망을 중심으로 의견교환과 정보전달에 활용도가 높다. 사회적 신뢰를 기반으로 하는 관계망을 따라 신속한 정보교환과 옹호 기반 활성화에 강점을 가지고 실제적인 정책 형성에 영향을 미친다(Schiavo, 2014). 특히 트위터는 기자나 정치인들이 어떤 사회적 문제나 기사에 대해 개인적 견해를 공유하고 공론화하는 데 많이 활용되고 있다. 그에 비해 블로그와 온라인 뉴스는 반대의견을 가진 공중 간의 논쟁의 장을 제공하고 토론을 활성화하는 온라인 매체로서 활용되어 왔다.

대중매체에 비해 신매체는 그 유형이 다양하고 빠르게 변화, 발전하는 특성을 가지고 있다. 아직 신매체는 선진국 내에서도 연령과 교육수준에 따라 도달도에 차이가 있고 대부분의 개발도상국에서는 소수 지식인들 사이에서만 소통이 가능하다는 제한점이 제기되지만 그 사용이 빠르게 확산되고 있는 것이 사실이다.

다음의 신매체를 활용한 공중 옹호 메시지 디자인 지침은 신매체의 활용 효과를 높이는 데 참고가 된다.

① 실천의 필요성을 강하게 전달하는 이야기 전개와 함께 관련된 동영상이나 사진 등의 영상 효과를 적극적으로 구성에 활용한다.

② 다양한 유형의 사회관계망 매체 특성에 알맞게 다양한 메시지를 구성하여 다면적으로 메시지를 송출하면 주로 사용하는 공중의 특성별로 공중 도달도와 노출도를 높일 수 있다. 공중 도달도를 높이는 것은 정책결정자들에게 부담을 느끼게 하는데 유리하게 작용한다.

③ 여론에 영향력을 가진 여론지도자나 핵심 인물에 인상적인 메시지를 전달하기 위해서 온라인 뿐만 아니라 오프라인의 다양한 채널을 활용하여 종합적인 메시지 전달 전략을 개발한다.

④ 메시지의 간결성과 일관성을 유지하는 방향으로 소통한다.

⑤ 사회관계망 매체를 통해 메시지를 효과적으로 확산하기 위해서는 핵심 유권자

그룹의 참여와 관계망을 활용하는 것이 유리하다. 시각 중심 매체의 경우는 사람들에게 잘 알려져 있는 대변인을 활용하거나 메시지 내용상 최신 또는 특집 내용의 메시지를 우선적으로 제공하면 공중의 이목을 끄는데 효과적이다.

중요한 점은, 온라인상의 활동으로 머무르지 말고 공중의 실생활의 실천으로 옮겨질 수 있도록 하며 다른 커뮤니케이션 매체들과 전략적으로 함께 활용하는 것이 신매체를 통한 공중 옹호 활성화에 효과적이다.

Q 확인 학습 문제

1. PR의 특성으로 가장 알맞은 것은?

① 현장 중심의 사회과학이다.
② 고객의 유익을 중심으로 하여 책임의식이 형성된다.
③ 조직과 공중 간의 상호호혜적 관계를 수립한다.
④ 조직 사이의 쌍방향 커뮤니케이션을 지향한다.
⑤ 커뮤니케이션 기능으로서 진행되는 일련의 과정이다.

2. 보건의료 PR의 필요성으로 거리가 먼 것은?

① 건강에 대한 공중의 관심 증대
② 정보의 불확실성
③ 다분야에 걸친 제약의 복잡성
④ 보건의료 정보의 정확성
⑤ 보건의료 정보의 비대칭성

3. PR의 기능으로 정보의 확산을 강조하며 특히, 진실한 정보 전달의 중요성을 제시한 PR4 이론은?

① 언론대행/퍼블리시티 모델
② 공중정보 모델
③ 쌍방향 균형 모델
④ 쌍방향 불균형 모델
⑤ 우연성 모델

4. 입법이나 정책의 결정을 유리한 방향으로 유도할 목적으로 정부와 관련 조직 간에 관계를 형성하고 유지하는 PR 수단은?

① 로비
② 광고
③ 퍼블리시티
④ 협찬
⑤ 공공업무(public affairs)

5. 정책의 변화 또는 변화된 정책의 집행을 위해서 정책의사결정자와 적절한 근거와 목적성을 가지고 소통하는 것은?

① 퍼블리시티
② 공중 옹호
③ 기자 회견
④ 쟁점 관리
⑤ 정책 커뮤니케이션

정답 1. ③ 2. ④ 3. ② 4. ① 5. ⑤

Q 심화 토의 문제

지역 보건소에서 기침예절 실천사업에 대한 주민 참여를 높이기 위해서 PR 활동을 하려고 한다면 어떤 PR 전략들이 활용될 수 있겠는가? PR 대상을 예상해보고 그에 적합한 PR 전략을 연결해 봅시다. 그리고 서로의 의견을 나누어봅시다.

참고문헌

김영욱. PR커뮤니케이션. 서울: 이화여자대학교출판부. 2003.

김주환. PR의 이론과 실제(제2판). 파주: 학현사. 2010.

이경희. 기사되는 보도자료 만들기. 루비박스. 2007.

이명천, 김요한, 송병원. PR 입문(2018년 개정판). 서울: 커뮤니케이션북스. 2018.

이명천. PR 기제로서 홍보대사에 관한 개념적 고찰. 한국광고홍보학보. 2009. 11(1). 7-36.

조계현. PR 실전론. 서울: 커뮤니케이션북스. 2005, 157-158.

최정화, 김동석. 헬스케어 PR의 이해. 서울: 소화. 2012.

통계청. 2018년 사망원인통계. 보도자료: 2019. 9. 23 배포.

Broom GM, Sha BL. Cutlip & Center's effective public relations (11th ed.). New Jersey: Pearson, 2013, 28-29.

Brownson RC, Jones E, Parvanta C. Chapter 6. Communicating for policy and advocacy. In C Parvanta, DE Nelson, SA Parvanta, RN Harner (Eds.). Essentials of public health communication. Sudbury, MA: Jones & Bartlett Learning. 2011, 91-117.

Grunig JE. Communication, public relations, and effective organizations: An overview of the book. In JE Grunig (Ed.). Excellence in public relations and communication management. Hillsdale, NJ: Lawrence Erlbaum Associates. 1992, 1-28.

Grunig JE, Grunig LA, Dozier DM. The excellence theory. In C Botan, V Hazleton. (Eds.). Public relations theory II. Mahwah, NJ: Lawrence Erlbaum Associates.

2006, 19–54.

Grunig JE, Hunt T. Managing public relations. 박기순, 박정순, 최윤희(역). 현대 PR의 이론과 실제. 서울: 커뮤니케이션북스. 2004.

Public relations society of America. About public relations. Retrieved on February 22, 2019: https://www.prsa.org/all-about-pr/

Schiavo R. Health communication: From theory to practice (2nd ed.). San Francisco, CA: Jossey-Bass. 2014, 264–278.

제12장

위험커뮤니케이션과 위기관리

1. 개요
2. 이론
3. 실제와 대처

보 건 커 뮤 니 케 이 션

제12장 위험커뮤니케이션과 위기관리

학습목표

- 위기와 위험커뮤니케이션의 개념을 설명할 수 있다.
- 위험커뮤니케이션의 기능을 제시할 수 있다.
- 위험커뮤니케이션 전략을 위기 책임수준과 연결하여 결정할 수 있다.
- 위기단계별로 위험커뮤니케이션의 주요 활동을 제시할 수 있다.
- 위험커뮤니케이션의 핵심 원리와 요령을 설명할 수 있다.

1. 개요

1) 개념

과학의 눈부신 발전과 함께 혁신의 개념이 부각되는 것과 더불어 불확실성에 대한 인식도 높아지고 있는 것이 현대사회의 특성 중 하나이다. 이와 함께 현대인의 일상 중에 실제적으로 연결되는 것이 위험(risk)이며 이에 관한 커뮤니케이션의 중요성이 증가하고 있다. 특히 현대사회에서 건강, 안전, 식품, 환경 등 보건의료관련 부정적인 사건이 자주 사회적으로 공중의 관심을 집중시키고 있어서 그 개념상의 이해에 의미가 있다.

위험과 비슷한 용어로 위기(crisis)와 응급위험(emergency risk)이 사용되고 있는데 실무영역에서는 혼용되거나 엄밀히 구분하지 않지만 이론적으로 개념상 차이가 있다. 위험은 부정적 사건이 발생할 확률로서 사건 자체보다는 사건 발생의 원인 요인이나 대상에 초점이 있다. 반면 위기는 우려되는 요인으로 인한 사건의 발생으로서, 사건에 초점이 맞추어진다. 미국 질병통제센터에서는 '응급위험(emergency risk)'이라는 용어를 사용하는데 이는 위기와 재난(disasters)을 아우르는 개념으로서(CDC, 2018), 일반적인 위기와 함께 그 유형, 범위, 정도 등이 매우 크고 다양한 수준까지를 포함하는 포괄적인 위기 개념을 일컫는다고 볼 수 있다.

요약하면 위험은 우려되는 부정적 요인이고 위기는 위험으로 인한 사건의 발생이므로 위기관리는 결국 위험을 어떻게 예방, 통제, 관리하는가에 관련된 활동이다. 보는 관점에 따라서는 위기관리를 위한 커뮤니케이션이므로 위기커뮤니케이션이라 할 수도 있으나 위기관리의 핵심이 위험 또는 위험요인인 바 위기관리를 위한 위험에 관한 커뮤니케이션이라는 견지에서 본 서에서는 위험커뮤니케이션으로 통일하여 표기하였다.

(1) 위험과 위기

위험(risk)은 특정 환경 아래서 발생할 수 있는 사건의 가능성으로서 주로 어떤 부정적인 사건이 발생할 양적 확률이라 이해할 수 있다(US Environmental Protection Agency, 이하 US EPA, 1989). 잠재적인 사건 요소가 실제적으로 부정적인 사건으로 표면화될 정량적 가능성이다. 그에 비해 위기커뮤니케이션의 대표 학자인 Firn-banks(2011)는 위기(crisis)를 조직, 기업, 산업 및 이들과 관련된 공중(public), 상품(product)이나 서비스(service), 또는 명성(good name)에 부정적인 결과를 동반하는 주요 사건의 발생(outbreak)으로 정의하였다. 즉 위험이 부정적인 사건의 발생 가능성 또는 위험요인에 초점이 있다면 위기는 그 사건의 실제적인 발생으로 시간적 차이가 고려된다는 점에서 관점상의 차이가 있으며 둘 다 부정적인 결과를 초래하는 특정 요인에 공통적으로 관심이 있다.

(2) 위험커뮤니케이션과 위기커뮤니케이션

위험과 위기의 개념을 기초로 위험커뮤니케이션과 위기커뮤니케이션의 개념을 이해하면 수월하다. 위험요인에 초점을 둔, 위험커뮤니케이션(risk communication)이란 '위험의 진단, 규명, 관리(해결)에 관련된 개인, 집단, 조직 이해당사자 간의 지속적인 정보 교환'이다(McComas, 2006; 전보협, 2014). 반면 사건의 단계를 기준으로 위기커뮤니케이션(crisis communication)은 '부정적인 사건 발생의 사전, 중, 후에 이루어지는 조직과 관련 공중

간의 의사소통'이라 정의된다(Fearn-Banks, 2011).

우리나라 식품의약품안전처(2015)에서 정의한 위기커뮤니케이션은 '사회적으로 위험이 발생했을 때 이 문제에 효과적으로 대처하는데 활용되는 관련된 정보교환 과정'이다. 사건의 발생을 기준으로 한 커뮤니케이션을 말하고 있어서 전체적으로 Fearn-Banks(2011)의 위기커뮤니케이션의 개념과 맥락을 같이 한다. 실제로 식품의약품안전처의 식의약 관련 위기커뮤니케이션 매뉴얼은 사건의 전, 중, 후 단계를 따르고 있다(표 12-4 참조).

2) 위험인식과 위험커뮤니케이션의 기능

(1) 위험인식 차이(Risk information gap)

대중매체 시대의 위험커뮤니케이션에서 이해관계자들의 위험에 대한 인식은 매우 중요하다. 궁극적으로 위험커뮤니케이션은 이해관계자 집단 간의 관심사나 시각 차이에 따른 불필요한 위험인식의 차이를 최소화하여 가능한 조속히 위험상황 종료를 돕는 협조적 의사소통을 해야 한다. 특히 사회적 위험문제에 있어서는 효율적인 위험인식 통제가 전체적인 위기관리에 기여하는 바가 크기 때문에 위험커뮤니케이션의 중요성이 증대된다(전보협, 2012).

이해관계자의 크기가 일정 규모 이상의 사회적 위험에 있어서 관심사가 무엇이냐에 따라 위험의 정도가 다양하게 인식될 수 있는데 이와 같이 노출되는 위험정보에 대해 주요 그룹의 위험정보 이해의 차이를 위험인식 차이(risk information gap)라고 한다(US EPA, 1989). 관련기관의 전문가를 주축으로 보도채널을 통해 다수의 공중에게 위험정보를 제공하는 현대 대중매체 기반의 위험커뮤니케이션에서는 특히 일반 공중의 인식 특성을 고려하여 인식 차이를 줄이는 방향으로 커뮤니케이션하는 것이 중요하다.

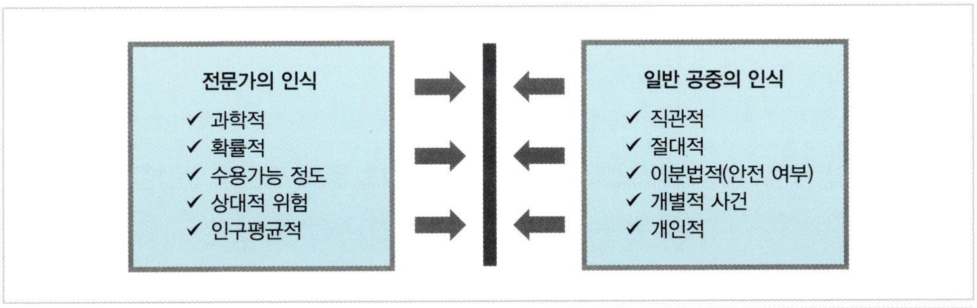

그림 12-1 전문가와 일반공중의 위험인식 차이

위험요인 또는 관련 사건을 보는 전문가의 분석은 관련 공중에 대입하여 보편적으로 해석 가능하도록 정리된다. 즉 전문가는 과학적인 지식에 기반을 두고 위험을 확률적으로 산출하며, 위험요소가 완전히 '0'인 상태는 사실상 없기 때문에 사람에게 질병이나 상해를 입히지 않고 일상생활을 영위할 수 있는 허용 범위 또는 인구평균적 노출 가능 정도를 찾고자 한다. 반면 일반 공중은 위험을 직관적으로 인식하여 위험요소가 완전히 사라진 상태를 기대하며 위험한지 아닌지와 같은 이분법적 관점으로 확인하려는 경향이 있다. 또한 우려되는 위험 요소가 자신의 일상생활에서 개별적인 사건으로 발생할 가능성이 얼마나 되는지와 개인적으로 입게 되는 피해가 어느 정도인지에 따라 심각성을 인식하고 반응한다.

전문가적 관점의 중립적, 평균적 표현이 일반 공중에게는 확실하지 않고 모호하게 느껴질 수 있어서 이해공중과의 오해나 불신으로 이어져 불필요하게 위험인식을 가중시키거나 다른 위험상황을 야기시킬 수도 있으므로 특히 송신자 역할을 주로 하는 전문가 측면에서 공중의 인식 특성을 이해하고 의사소통 장애요인(noise)을 예측하여 이를 최소화하기 위한 체계적인 소통 계획이 필요한 것이다(Morgan, et al., 1992).

(2) 위험커뮤니케이션의 기능

위험커뮤니케이션은 특정 위험문제와 관련된 위기관리의 한 방법으로 위험요인을 규명하고 그에 맞는 실제적인 대처를 하는 과정에서, 이해관계자 간의 위험관련 정보인식의 차이를 최소화하고 정확한 정보를 의미있게 전달하여 목표공중과의 신뢰관계를 구축하며 빠른 시일 내에 위험상황을 종료하고 위험으로 인한 부정적인 결과를 최소화하는데 기여한다(OECD, 2002; 송해룡, 2017). 따라서 위험커뮤니케이션의 주요 기능을 다음 네 가지로 정리할 수 있다.

① 이해: 위험상황과 요인에 대한 공중의 올바른 이해를 돕는다

허용가능한(acceptable) 위험에 대한 정확한 이해를 도와 해당 물질이나 상황을 안전하게 활용할 수 있도록 한다.

② 경고와 행동요령: 위험요소에 대한 적절한 경고를 통해 공중의 안전한 행동실천을 돕는다

위험 요소나 상황에 대해 공중에게 알맞은 경고 메시지와 행동요령을 알려주므로써 안전하게 행동할 수 있도록 한다.

③ 신뢰: 위기관리와 의사결정에 관한 공중의 신뢰를 구축한다
위험에 대한 올바른 정보 제공을 통해 적절한 행동실천과 의사결정을 할 수 있도록 하므로써 이에 관련하여 송신자(조직)에 대한 일반 공중의 신뢰를 확립한다.

④ 의사결정: 공정하며 정확하고 적절한 정보를 제공하므로써 공중이 각 상황에 맞는 최선의 의사결정을 할 수 있도록 돕는다
모든 면을 고려한 공정하고 명확하며 상황에 알맞은 적절한 정보를 제공하여 개별 공중이 각자 처한 상황에 맞게 최선의 의사결정을 할 수 있도록 한다.

3) 위기관리의 구성요소

위험커뮤니케이션은 특정 위험요인이 구체적으로 발현된 사건을 해결하는 위기관리의 한 부분이다. 앞서 다룬 PR의 기능과 연결해보면 위험커뮤니케이션은 PR의 기능 중 위기관리 기능을 수행하는데 관여하는 특수한 PR 방법이다. Coombs(2015)는 위기상황에서도 커뮤니케이션을 통해 위기관리 뿐만 아니라 쟁점관리와 명성관리를 하게 되며 이 세 개의 관리는 서로 밀접하게 연결되어 있어서 두 가지 이상 중첩되거나 동시에 이루어지는 경우가 많다고 하였다.

위기관리는 위기상황에 체계적으로 대응하려는 조직의 움직임으로 불확실성을 줄여서 이해관계자와 우호적인 관계를 통해 위기로 인한 피해를 최소화 한다(김영욱, 2008). 즉, 위해 요인을 규명하고 대처하는 관리 뿐만 아니라 커뮤니케이션에 기반을 둔 통합적인 조직의 예방행동과 대응행동을 의미한다. 위기관리의 구성요소는 크게 위험평가, 위험대처, 위험커뮤니케이션의 세 개 영역으로 나뉜다.

위험평가는 사고발생 후의 위기상황에서 신속하게 사고의 직접 원인이 되는 위험요인을 파악하고 위험정도를 분석하는 평가를 포함한다. 사고가 없는 상시에는 사고위험이 높은 위험요인에 대한 점검도 위험도의 변화나 위기상황을 가능한 빨리 감지할 수 있는 위험평가의 방법에 속한다. 상시 감시관리나 정기적 모니터링 체계가 예가 될 수 있다. 우리나라는 최근 미세먼지 문제가 심화됨에 따라 공기 중 미세먼지 상시 감시체계를 운영하고 있다.

위험대처는 위험평가 결과를 토대로 위기 상황에 알맞은 대처 전략을 수립하고 실행하는 것을 포함한다. 효과적인 위험대처에 따라 신속하게 위기상황이 종료되고 사고로 인한 부정적인 결과의 크기를 최소화할 수 있다. 우리나라 정부는 미세먼지 문제의 원인과 해

결방안을 국내외적으로 강구하는 한편, 일반 공중들이 개인적으로 실천할 수 있도록 대처 행동요령을 마련하였다.

위험커뮤니케이션은 위험평가와 위험대처 과정에서 관계자들 간에 문제해결을 위해 이루어지는 모든 커뮤니케이션과 이해관계자 및 일반 공중의 신뢰와 협조를 얻기 위한 커뮤니케이션을 포함하며 이로 인해 사회적 동요없이 위기관리를 성공적으로 종료될 수 있도록 돕는다. 우리나라는 미세먼지 대응에 관련하여 지역별 미세먼지 수준을 스마트폰 날씨 앱을 통해 국민들과 실시간 공유하고 지자체와 기상청의 문자안내를 통해 구체적인 행동요령을 보내는 위험커뮤니케이션 활동을 하고 있다.

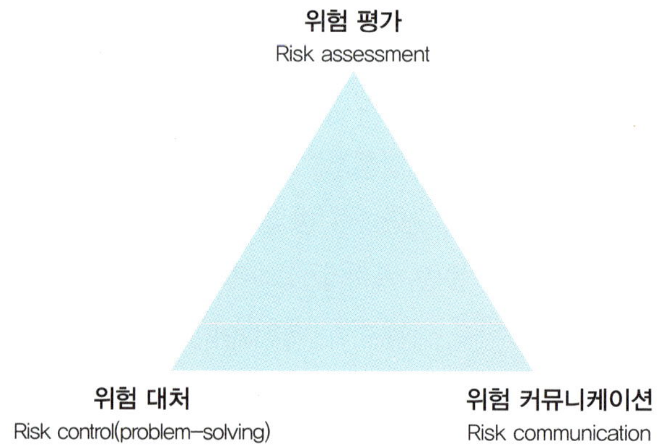

그림 12-2 위기관리의 구성요소

2. 이론

위험커뮤니케이션 이론은 크게 시스템 중심 이론, 과정 중심 이론, 그리고 시스템과 과정 및 외부요인을 포함한 통합 이론의 세 유형으로 나눌 수 있다(전보협, 2014). 이중 최근 전 학문영역에 걸쳐 고려되고 있는 불확실성 요소와 함께 위험커뮤니케이션을 통합적 접근으로 이해하는 관점에 관심이 모아지고 있다.

1) 시스템 중심 이론

위기에 대응하는 조직의 시스템과 위기관리 실행방법에 초점을 맞춘 이론들이다. 조직의 시스템을 기본 구조로 파악하고 이를 중심으로 위기 예방과 대응 활동의 실행방법을 모색하고 있다. Pauchant와 Mitroff(1992), Burnett(1998), Littlejohn(1983) 등이 시스템 중심 이론에 대해 연구해 왔다.

위기관리 양파모델(Onion model of crisis management)은 Pauchant와 Mitroff(1992)에 의해 제시되었는데 위기관리 정도에 따라 조직을 위기에 대비하는 조직, 위기에 취약한 조직, 그리고 중간 수준의 조직으로 나누었다. Mitroff는 위기관리의 4가지 요소로 조직원의 성격, 조직 문화, 조직 구조, 조직 전략을 들면서 이 요소들이 양파처럼 서로 겹을 이루며 조직의 위기관리 시스템을 구성하고 있다고 하였다(유재웅, 2016).

Burnett(1998)은 위기 특성과 관리자의 시스템 과업을 연결하여 종합적인 위기관리 모델을 제시하였다. 이 모델에서 관리자의 시스템 과업은 목표설정, 환경분석, 전략설정, 전략평가, 전략실행, 전략통제로 구성되며 위기 특성은 시간 압박, 사안에 대한 통제력, 위협 수준, 선택가능한 대안의 제한에 따라 결정된다. 여기서 위기관리자는 위기 특성에 따라 주어진 시스템 과업을 적절히 조정하여 최선의 역할을 수행해야 하는 것이다.

위기관리팀 모델을 제안한 Littlejohn(1983)은 위기관리를 조직의 장기적 수행과제로 보았다. 이를 위해 조직구조의 주요소로서 위기관리팀을 구성하고 다른 부서와의 협조체제를 유지하여 변화가 큰 위기 상황에서 이 체제를 활용해야 한다고 하였다.

2) 과정 중심 이론

과정 중심 이론은 위기의 발전단계에 따라 조직의 행동요인을 결합하고 있다. 위기의 발전 단계를 최초로 구분한 Fink(1986)는 위기 생존주기를 질병에 비유하여 4단계 모델을 제시하였는데 위기 경고(prodromal crisis stage), 위기 발생(crisis breakout stage), 만성 위기(chronic crisis stage), 위기 해결 단계(crisis resolution stage)가 그것이다(유재웅, 2016). 위기 경고는 잠재적 위기 발생이 임박했음을 알리는 단서나 기미가 있는 상황이며 위기 발생은 위기 촉발 사건이 진행 중인 상황, 만성 위기는 위기 해결을 위한 노력이 수행되는 아직 위기가 지속되고 있는 상황, 위기 해결은 위기의 종결을 말한다. Fink는 위기의 영향과 위기 발생가능성의 두 속성을 조합하여 4개 위기지역을 구분하여 자원과 예산 배분의 우선순위를 제안하였다(Fink, 1986).

Mitroff와 Pearson(1993)은 위기를 5단계로 구분하였는데 신호 감지(signal detection), 탐색과 예방(probing and preventing), 피해 억제(damage containment), 회복(recovery), 학습(learning)으로 이어진다. Mitroff의 모델이 Fink의 모델보다 발전된 형태인데 위기의 다섯 번째 단계인 학습에서 다시 신호 탐색 단계로 이어지는 순환적 형태로 위기관리 단계를 정리한 점이 주요하다.

Gonzalez-Herrero와 Pratt(1995)은 위기순환 모델을 통해 위기를 4단계로 나누었다. 이슈관리(issue management), 계획과 예방(planning & prevention), 위기(crisis), 위기후(post-crisis) 단계인데, 이슈관리는 위기 전 평상시에 위험요소를 확인하고 위기 발생가능성을 낮추는 프로그램을 실행하는 단계로서 환경감시와 이슈 평가를 주로 한다. 두 번째 계획과 예방 단계는 사전 노력에도 불구하고 위기발생 가능성이 높을 때 이에 대비하는 계획을 수립하고 위기 대응 능력을 유지하는 과정이다. 위기 단계는 위기 직전, 도중, 사후에 피해를 최소화하기 위해 활동하는 단계이며, 위기관리 전 과정 중에서 가장 중요하다. 위기후 단계는 위기 종료 후에 회복과정을 단기적 복구와 장기적 복구로 나누어 재발 방지의 중요성을 강조하였다.

Coombs(1999)는 위기과정을 3단계로 제시하였다. 위기 전(pre-crisis), 위기(crisis), 위기 후(post-crisis) 단계로서, 위기 전 단계는 구성원들이 위기 발생 전에 수행해야 할 활동을 포함한다. 신호 탐지, 예방, 대비 등이 이에 속한다. 위기 단계는 위기 촉발 사건부터 위기가 해결된 것으로 간주될 때까지로서 위기 인지와 위기 봉쇄 및 회복이 이에 해당한다. 위기 후 단계는 위기 평가와 학습을 통해 위기 대비 능력을 기르고 이해관계자들에게 신뢰를 얻으며 위기의 확실한 종결을 확인하는 활동을 포함한다. Coombs(2015)는 자

표 12-1 위기관리에 대한 단계중심 접근의 주요 학자간 비교

Fink	Mitroff	Coombs
위기 경고	신호 감지 탐색과 예방	위기 전
위기 발생	피해 억제	위기
만성 위기	복구	
위기 해결	학습	위기 후

출처: Coombs WT. Ongoing crisis communication (4th ed). Thousand Oaks, CA: Sage. 2015, p. 9.

신의 위기단계를 위험커뮤니케이션의 대표적인 학자인 Fink와 Mitroff가 제시한 단계들과 함께 이론적으로 분석하여 [표 12-1]과 같이 비교하였다.

3) 통합 모델

Mitroff와 Anagnos(2001)는 네 개의 주요소로 구성된 위기관리 시스템 모델을 제시하였다. 이 네 요소는 위기유형, 위기발전단계, 조직시스템, 위기관련 공중이다. 위기유형을 크게 7가지로 분류하고 각 유형별로 가능한 대비책을 마련하므로써 조직의 위기대응 역량을 높일 것을 제안하였다(Mitroff & Anagnos, 2001). 이 모델의 위기발전단계는 신호감지, 탐색과 예방, 피해 억제, 복구, 학습의 5단계로 구성되며 조직시스템을 위기관리 양파 모델과 유사하게 기술적 측면, 조직구조, 인적자원, 조직문화, 최고경영진 철학으로 나누

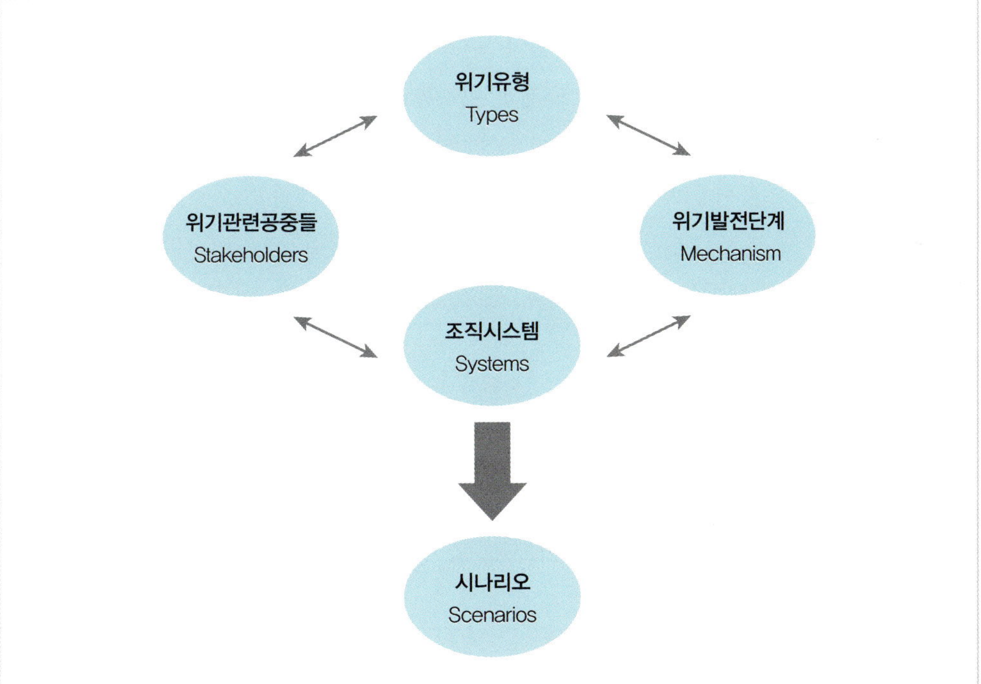

그림 12-3 Mitroff의 위기관리 시스템 모델

출처: Mitroff II, Anagnos G. Managing crisis before theoy happen: What every executive and manager needs to know about crisis management. New York, NY: AMACOM. 2001.
재인용: 전국대학보건관리학교육협의회. 보건의사소통(3판). 서울: 한미의학. 2014, p.211.

었다. 여기서 위기관련공중은 조직의 위기와 이해가 연결되는 다양한 이해관계자들을 의미하며 이들과 평소 우호적 관계를 유지하는 것이 위기관리에 유용하다. 이 네 가지 요소를 잘 조합하여 조직의 효율적인 위기대응 시나리오를 도출하는데 여기에는 위기관리 매뉴얼과 조직 차원의 교육훈련 프로그램에 대한 기획이 포함된다(전보협, 2014).

Pearson과 Clair(1998)는 다학문적 접근을 통합한 위기관리 모델을 제시하였다. 위기의 원인(cause), 결과(consequence), 예방(caution), 대처(coping)의 4C 프레임을 심리, 사회, 정치, 공학적 관점에서 다양하게 분석하고 이에 따라 위기관리 과정을 정립한다(Pearson & Clair, 1998). 위기는 준비상황과 환경적 특성에 영향을 받지만 조직이 어떤 대처방법을 선택하느냐에 따라 다른 결과를 도출할 수 있다고 보고 위기관리에 긍정적인 영향을 미치는 요인으로 조직의 전반적 반응, 외부공중과의 정보공유와 협조체제, 신속하고 정확한 정보 제공, 조직 대응의 투명성 등을 들었다(전보협, 2014).

공중관계접근 위기관리 모델은 3가지의 위기관리 단계, 6가지 위기관리활동, 그리고 두 가지 경로로 구성되어 있다(김영욱, 2002). 탐색준비, 집행, 평가로 구성된 위기관리 단계에 징후탐지, 위기인식, 위기예방, 위기준비, 위기봉쇄와 회복, 위기평가와 학습의 위기관리활동을 포함한다. 이러한 위기관리 단계와 위기관리 활동 요소들은 평소 모니터링을 통

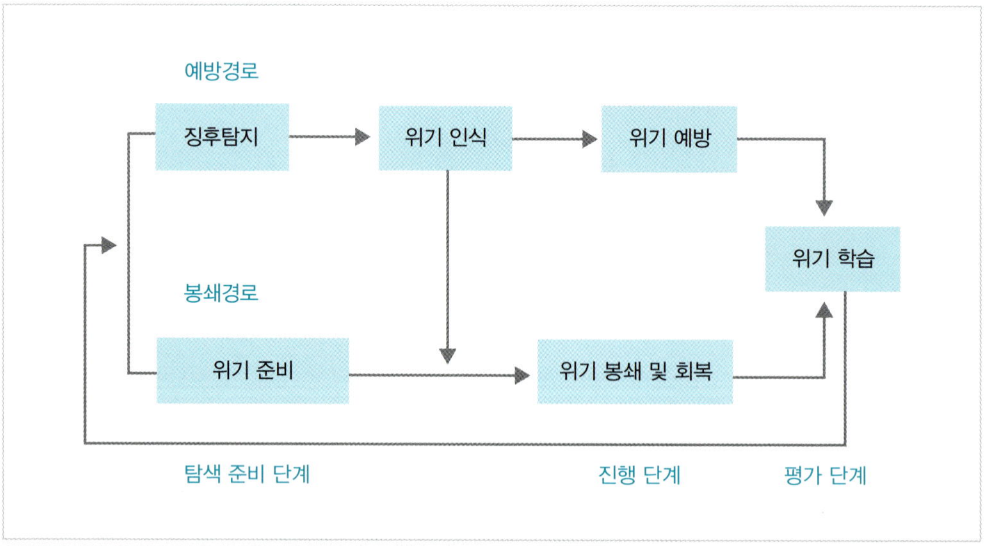

그림 12-4 공중관계접근 위기관리 모델(김영욱, 2002)

출처: 김영욱. 위기관리의 이해: 공중관계와 위기관리 커뮤니케이션. 서울: 책과길. 2002.
재인용: 전국대학보건관리학교육협의회. 보건의사소통(3판). 서울: 한미의학. 2014, p.212.

해 사전에 징후를 파악하고 예방하는 과정과 위기가 발생한 경우 문제를 해결하는 봉쇄의 두 가지 경로를 따라 구조화되며, 조직의 위기관리 활동은 이 두가지 활동을 균형있게 실행하는데 초점을 맞추어야 한다. 여기에 조직 커뮤니케이션 문화나 관련공중과의 관계와 같은 이외 변수가 위기관리에 유의미하게 영향을 미친다고 하였다.

4) 상황별 위기커뮤니케이션 이론(Situational Crisis Communication Theory, SCCT)

상황별 위기커뮤니케이션 이론은 위기대처 전략에 초점을 맞춘 이론으로서(Coombs, 2007), 위기관리의 통합 모델에 속하는데 최근 위기관리 커뮤니케이션 전략 측면에서 이론적, 실제적으로 널리 활용되어온 이론이다. SCCT는 귀인이론(attribution theory)에 근거를 두고 위기에 대한 책임성 인식 수준에 따라 위기를 유형화하고 유형에 맞는 커뮤니케이션 대응 전략을 활용하는데 주안점을 두고 있으며(Coombs, 2007), 위기대응 방법으로서 커뮤니케이션 전략수립에 이미지 회복이론과 PR 이론 등 다양한 이론이 활용되었다(Coombs, 2015). SCCT는 특히 위기대응의 과정과 방법에 대해 실제적인 지침을 제공하고 있어서 실제 상황의 해석과 예측에 용이하다.

(1) 책임 수준과 위기유형

귀인(attribution)은 어떤 행동의 원인에 대한 심리적 추론을 의미하며 행동의 원인을 찾아 그 원인을 어떤 것에 귀속시킨다는 뜻을 포함한다(유재웅, 2016). 귀인이론의 맥락에서 SCCT에 포함된 '책임성 인식 수준'은 위기상황에 대한 조직이 평가하는 조직의 책임 정도가 아니라 이해관계자를 포함한 공중이 위기상황에 대해 조직이 책임이 있다고 느끼는 정도이다(Bradford & Garrett, 1995; Coombs, 2015 ; 전보협, 2014). 따라서 SCCT에 의하면 위기대응에 앞서 조직은 이해관계자와 공중이 인식하는 조직의 책임 수준을 잘 파악하는 것이 중요하며 이를 기반으로 대처전략을 모색하는 것이다(Coombs, 2015; Fearn-Banks, 2011).

귀인이론에 근거할 때 책임성 인식에 영향을 미치는 요인은 책임소재, 통제력, 의도성, 반복성이다(Coombs & Holladay, 2004). 공중은 책임소재가 내부에 있고, 통제력을 가지고 의도적으로 일어났으며 같은 상황이 반복될 경우 조직에게 더 많은 책임이 있다고 규정할 수 있다. SCCT는 공중이 인식하는 책임 수준에 따라 위기 유형을 세 군집으로 나누었는데 이는 희생자, 사고, 예방가능 군집이다. 희생자 군집은 세 군집 중 공중이 인식하는 조직의 책임수준이 매우 낮은 유형으로 자연재해, 악의적 소문, 작업장 폭력, 내부적 오류와 무관한 제품 훼손 등이 포함된다. 사고 군집은 조직행위에 대한 문제 및 개선방향 제시, 기술관련 오류로 인한 사고, 기술관련 오류로 인한 제품 결함이 포함된다. 예방가능 군집에는 사람의 실수에 의한 사고, 사람의 실수에 의한 제품 결함, 조직적 부정행위가 해당된다. 희생자 군집에서 예방가능 군집으로 갈수록 공중이 인식하는 조직의 책임성이 높아지고 조직 평판에 부정적인 영향을 미친다(Coombs, 2015 ; 전보협, 2014).

표 12-2 SCCT의 책임수준에 따른 위기유형

희생자 군집 : 매우 낮은 책임 수준	사고 군집 : 낮은 책임 수준	예방가능 군집 : 높은 책임 수준
• 자연재해 • 악의적 소문 • 작업장 폭력 • 제품 훼손	• 문제 제기 • 기술적 오류로 인한 사고 • 기술적 오류로 인한 제품 결함	• 사람의 실수로 인한 사고 • 사람의 실수로 인한 제품 결함 • 조직적 부정행위

출처: Coombs WT. Ongoing crisis communication (4th ed). Thousand Oaks, CA: Sage. 2015, p. 150.

(2) 위기대응 커뮤니케이션 전략의 결정

위기관리를 위한 커뮤니케이션 대응 전략에는 말과 행동이 함께 동원된다. SCCT의 전략구성의 이론적 근거로서 사과 이론(Apologia theory), 이미지회복 이론(Image restoration theory), 드라마 이론(Drama theory)이 부분적으로 활용되었다. 사과 이론은 조직이 연루된 오류나 실수에 대한 대중을 향한 반응 방법으로 '사과' 속성에 중점을 두고 있으며 조직의 명성을 보호하기 위한 자기방어 전략으로 활용된다(Ware & Linkugel, 1973). 사과 이론을 통해 활용된 대응 전략은 주로 명성과 이미지 보호에 초점을 맞추고 있는데, 부인, 입지 강화, 초월화 등이 이에 속한다. 부정은 사과와 함께 의도적이지 않았음을 강조하는 전략이며 입지 강화는 사과와 함께 다양한 실제적인 호의를 제공하므로써 조직의 오류에 대한 인식을 감소시키는 역할을 한다. 초월화는 사과와 함께 위기로 인해 입게 되는 조직의 피해는 얼마든지 받아들일 것이며 오직 조직의 관심은 피해자들이 입게 되는 피해를 최소화하고 보상하는데 있다는 입장이다.

이미지회복 이론은 사과 이론에 기반을 두고 있으나 위기 사건과 관련하여 조직이 행한 행동 중에서 조직의 명성과 이미지 위협에 연관된 요인을 찾아 조직에 유리한 방향으로 설명하고 설득하는 부분에 중점을 두었다(Benoit, 1995). 이미지회복 이론에서 제시하는 회복 전략들이 SCCT의 위기대응 전략의 폭을 넓히는데 활용되었는데 '변명'이나 '정당화' 전략이 이에 해당한다(Coombs, 2015). 드라마 이론은 드라마에서처럼 특정 사람이나 조직에 의도적으로 많은 책임을 돌려 위기에 대응하는 방법을 제시하였는데 다른 사람이나 조직에 책임을 돌릴 경우는 '책임전가'나 '희생양만들기'에 해당하고 위기 당사자 조직이 전적으로 책임을 감당할 경우는 '희생양되기', '약자되기'가 해당된다(Burke, 1973).

이와 같이 이들 이론들이 제시하는 전략들을 활용하여 Coombs(2015)는 SCCT의 위기대응 전략을 '사과와 설명' 속성을 기반으로 8개의 주 전략과 3개의 부수적 전략이 대응입장(posture)에 따라 4개의 그룹으로 분류되어 구성하였다(표 12-3). 부인(denial) 입장은 위기에 대한 조직의 책임성을 부인하거나 다른 사람에게 책임을 전가하는 전략으로 공격, 부인, 책임전가 등이 이에 속한다. 축소(diminishment) 입장은 위기에 대한 조직 책임성 인식을 축소하려는 성향으로서 정당화와 변명 전략이 이에 속한다. 재건(rebuliding) 입장은 위기에 대한 조직의 책임성을 인정하고 평판 회복을 목적으로 하는데 보상과 사과가 이에 속한다. 마지막으로 평판 강화(bolstering) 입장은 주요 전략에 보충적으로 사용하는 전략으로 조직이 평소 공중과 우호적인 관계를 유지해왔을 때 일부 긍정적으로 활용가능한데 과거선행 환기, 환심사기, 희생양되기 등이 이에 속한다(전보협, 2014). 부인, 축소, 재건 입장을 나란히 둘 때 부인쪽일수록 방어적 특성이 강하고 사과쪽으로 갈수록 수용 특성이 강하다.

SCCT는 위기유형에 대한 위기대응 전략의 결정은 희생자-부인, 사고-축소, 예방가능-재건 전략으로 연결하는 것이 일반적인 조합이라고 하였으며 공중의 조직 평판에 의해 조정될 수 있다(Coombs, 2007). Coombs(2015)는 근거없는 소문에 의한 위기에는 공격, 해명, 부인 등의 전략을 우선 고려하며 책임전가나 희생양만들기와 같은 전략은 위기의 책임 소재를 반드시 피해야 하는 상황에서 고려한다고 하였다. 비교적 낮은 책임 수준으로

표 12-3 SCCT의 대응 입장별 위기대응 전략

부인 입장	축소 입장	재건 입장	평판 강화 입장
• 공격, 해명 • 부인 • 책임전가	• 변명 • 정당화	• 보상 • 사과	• 과거선행 환기 • 환심사기 • 희생양되기

출처: Coombs WT. Ongoing crisis communication (4th ed). Thousand Oaks, CA: Sage. 2015, pp. 145-146.

파악될 때 주로 변명이나 정당화 전략을 활용하며 피해가 가시적으로 드러난 사건의 경우는 보상 전략을 사용하며, 조직이 책임져야 할 우선적인 당사자라는 증거가 있으면 사과 전략을 선택해야 한다고 권고하였다(그림 12-5).

공중이 인식하는 조직 평판에 영향을 주는 요소는 지금까지 언급되었던 위기유형에 따른 책임성이 우선적이지만, 그 외에 위기 전력(history)의 반복성과 평소 공중관계가 보완적으로 고려되며, 조직 평판 관련 요소가 불리할 경우 보다 수용적, 보충적 방향으로 위기 대응전략을 결정한다는 것이다. 또한 국가나 인종에 걸친 국제적 활용에 있어서는 체제 특성과 문화 특성을 함께 검토할 필요가 있을 것이다.

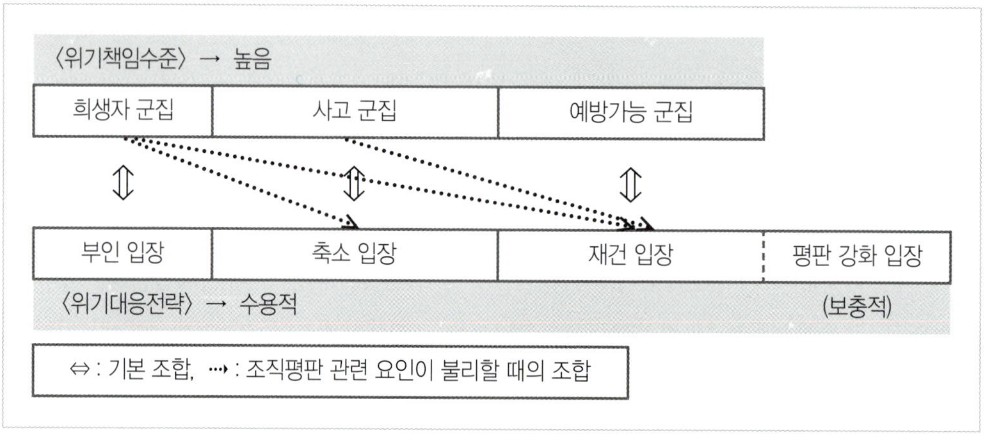

그림 12-5 SCCT의 위기책임수준과 대응전략의 조합

(3) 위기대응의 필수 과정

SCCT는 위기상황에 대한 커뮤니케이션 대처에 반드시 포함해야 할 필수과정으로 다음 네 가지를 제안하였다(Coombs, 2015).

① 초기 대응

위기상황이나 사고 발생 직후 가능한 신속하게 상황을 감지하고 직접 피해자와 잠재적으로 확산될 피해자 그룹을 선정하여 빠르게 공감적 성의를 전달하는 것이 중요하다. 동시에 이러한 종합적인 조직의 대처 경위와 입장을 공식 채널을 통해 이해관계자와 공중에 표명하는 것이 필수적이다.

② 명성관리

위기관리자를 비롯한 동료들은 위기상황과 경과에 대해 평소 우호적인 이해관계자들과 공중에 대한 명성의 훼손을 최소화할 수 있는 대응 전략을 구상하고 시행하는데 최선을 다해야 한다.

③ 이해관계자에게 통보

명성관리 전략을 비롯한 위기대응을 위한 조직의 전략이 어느 정도 구상되면 주요 이해관계자 집단들에게 위기대처와 복구에 대한 조직의 구상 방향과 향후 수행계획을 전달해야 한다. 필요에 따라 협조와 지지를 함께 호소할 수 있다.

④ 후속 정보 제공

위기 종료가 공식화될 때까지 이해관계자들과 공중에게 조직의 위기대처 경위와 결과에 대해 계속적으로 보고하고 필요한 정보를 제공해야 한다. 이러한 과정은 관련된 다른 위기가능성을 없애고 피해를 최소화하는데 효과적이다. 위기의 성격과 결과에 따라서는 위기 회복 과정까지 후속 정보 제공이 지속되어야 조직의 명성회복에 도움이 된다.

(4) 사후관리 방법

SCCT를 통해 Coombs(2015)는 위기 종료 후의 사후관리가 조직의 위기관리 역량에 중요하다고 하였다. 위기대응 기준, 정책을 포함한 조직의 위기대응의 체계화, 양방향 위기 커뮤니케이션, 위기 추적의 상시화 등의 다면적인 조직의 위기대응 역량을 제고하는데 사후관리는 중요한 역할을 한다. 위기 대처는 평상시 대비 수준에 따라서도 결정되지만 위기 경험 정도에 따라서도 영향을 받는다. 위기의 경험을 토대로 조직의 위기대처 역량을 강화할 수 있는 사후관리 방법에는 크게 재발 방지를 위한 문서화, 사후 커뮤니케이션, 인적자원 훈련, 물리적 대응수준의 향상이 있다.

① 재발 방지를 위한 문서화

위기 발생부터 종료 및 사후커뮤니케이션 과정까지 위기의 원인, 경과, 결과, 대응전략 등 위기관리의 전체 내용을 종합 정리하여 문서화한다. 이는 조직 임원 및 이해관계자들에게 보고나 발표 형태로 공유하며 위기상황을 경험하고 대응전략을 수행하면서 얻은 요령과 교훈을 포함하는데 조직의 위기대응 전략을 향상시키고 수립하는데 활용된다.

② 사후 커뮤니케이션

위기 후에도 피해자 및 관계자들을 대상으로 사후 커뮤니케이션 활동을 수행하여 다른 피해가 없는지 재확인하고 책임에 충실하고자 하는 조직의 태도를 전달하는 것이다. 또한 이러한 내용을 이해관계자와 공중에게 알리므로써 명성회복에 활용한다.

③ 인적자원 훈련

위기를 통해 얻은 교훈을 토대로 수립한 조직의 위기대응 방법은 크게 인적 측면과 물리적 측면으로 나뉘는데 인적 측면은 주로 조직내부 구성원들의 위기대응 능력 향상을 위한 교육훈련에 집중된다. 위기에 대한 의식과 태도, 관련 기술과 행동 교육 및 훈련은 사람의 실수를 줄이는데 기여한다.

④ 물리적 대응수준의 향상

위기의 원인과 관련된 설비나 기기 등의 관리 방법을 포함하여 상시 점검 체계와 질을 높이는 방법들이 이에 속한다.

3. 실제와 대처

위험커뮤니케이션의 대처방법은 크게 위기단계와 커뮤니케이션 구성요소에 따라 살펴볼 수 있다. 위기단계는 Coombs(2015)의 위기단계인 위기 전, 위기 발생, 위기 후 단계로 나누어 살펴볼 수 있으며, 커뮤니케이션의 기본 구성요소인 송신자(communicator), 메시지(message), 수신자(receiver, audience)로 나누어 위험커뮤니케이션 대처방법을 정리해 보도록 한다.

1) 위기단계별 위험커뮤니케이션 대처

Coombs(2015)는 위기단계를 위기 전, 위기 발생, 위기 후 단계로 나누어 위험커뮤니케이션 대처방법과 지침을 제시하였다.

(1) 위기 전 단계(Pre-event phase)

위기 발생 전에 위기의 징후를 탐색하거나 예상되는 위기에 대해 준비활동을 하는 단계이다.

① 위기징후 탐색

위기징후를 탐색하는 실제적 활동은 주로 검색(scanning)과 모니터링 활동으로 이루어진다. 검색은 위기의 징후를 찾아내는 조직의 위기감지체계(crisis sensing network) 수준에 의해 좌우되며 이에 따른 관리도 이 감지체계에 포함된다. 이상적인 위기감지는 조직내 감지체계를 통해 가능한 모든 징후들을 위기관리자가 인지할 수 있는 것이다. 또한 검색을 통해 인지된 위기 징후는 모니터링을 통해 체계적으로 감시되며, 주기적이고 지속적으로 이루어진 모니터링 정보는 조직구성원들에게 공유되어 분석 및 해석을 통해 예방책 개발 및 위기 준비에 활용된다.

② 위기 준비

도출된 위기징후 정보를 가지고 위기관리자는 본격적인 위기 준비를 하게 된다. 이 시기는 위기발생 전이기는 하지만 사실상 위기 발생이 거의 확실시되는 단계로서 가능한 위기 발생의 규모와 결과를 줄이는 방향으로 준비한다. 일반적으로 6가지 요소로 준비과정을 구성하는데, 조직의 위기취약성 진단, 일어날 수 있는 위기유형 평가, 위기관리팀 구성과 훈련, 대변인 선정과 훈련, 위기관리 계획 개발, 위험커뮤니케이션 체계 점검으로 이루어진다.

조직의 위기취약성 진단은 발생가능한 위기상황과 요소를 기술하고 이들을 일정한 기준을 따라 유목화하여 정리하는 것이며 이어서 위기의 실제 발생가능성과 결과의 크기를 분석하는 평가로 이어진다. 위기관리팀 구성과 함께 대변인 선정과 훈련은 주로 위기관리를 위한 인적자원의 구성과 훈련에 해당한다. 위기관리는 팀으로 함께 활동하여 그룹 의사결정을 하며 이를 토대로 위기관리를 계획하고 실행하도록 해야 한다. 위기가 발생한 위급한 상황을 미리 준비하는 것이므로 인적자원의 확보와 함께 이들이 무슨 일을 수행해야 하는지를 미리 목록화하면 좋다. 이것이 위기관리 계획 매뉴얼인데 이는 위급한 상황에서 참고용으로 사용하도록 하며 위기 특성과 상황에 따라 탄력적으로 활용하는 것이 좋다. 위기 준비를 통해 작성한 매뉴얼은 계속적으로 조정, 보완될 수 있으며 이 매뉴얼 내용을 기초로 위기 발생 단계에서 수행할 커뮤니케이션 활동 내용을 확인하고 진행한다. 위기관리 매뉴얼에는 위기대응 훈련 내용, 초기대응 요령, 비상연락망, 사건일지, 이해관계자 연락처 목록, 위기통제센터, 위기팀 커뮤니케이션 일반전략, 위기보고서 등이 포함되어 위기 준비활동에 참고가 된다.

(2) 위기 발생 단계(Event phase)

위기 직전에 위기탐색을 통해 감지된 위기를 조직차원에서 인식하고 위기 발생을 예방하는 단계와 위기를 해결하고 회복하는 활동 단계로 나누어진다.

① 위기 인식과 예방

위기 발생 전후로 감지된 위기를 신속하게 조직차원에서 인식하고 위기 발생의 규모와 파급을 최대한 줄이면서 조기진화하기 위한 예방활동으로 구성된다. 주로 감지된 위험요소에 대한 가능한 선제적 대응 실행과 위기상황에 대한 이해관계자, 언론, 공중과의 신속한 커뮤니케이션으로 불안감 확산을 최대한 차단하는 것이 중요하다. 위기 전 단계에 마련해둔 위기관리 계획 매뉴얼을 토대로 위기 발생 초기 단계에 활용할 커뮤니케이션 준비를 신속하게 할 수 있는데 상황에 따라 다르기는 하지만 대체로 위기 발생 초기 단계의 커뮤니케이션 준비 목록으로 다음을 참고할 수 있다. 위기통제센터 계획과 내부직원 훈련은 위기발생 초기에는 위기관리자가 얼마간 염두에 두다가 위기관리가 어느 정도 시간이 소요될 것으로 판단되면 바로 구체화하여 수행해야 한다.

② 위기 해결과 회복

미리 준비해 둔 위기관리 매뉴얼과 목록이 있으면 위기 발생 초기 대응을 실행하는데 도움이 된다. 그리고 초기 대응 이후 위기 종료까지는 준비된 조직의 대응 역량을 활용하여 위기의 충격을 최소화하고 이미지 및 재정적 회복을 위해 노력해야 한다(김영욱, 2002 ; 전보협, 2014).

위기에 대한 CEO 메시지와 대중매체 공식 보도 등이 수행되면 준비 목록과 매뉴얼을 참고하여 본격적으로 위기 해결을 위한 커뮤니케이션 활동을 착수한다. 먼저 위기관리팀 구성, 대변인 선정, 위기통제센터 운영, 매체와 이해관계자 접촉 등을 시작하여 위기의 주요인을 찾고 해결방안을 실행하는 동안 위기상황에 대한 피해자, 이해관계자, 공중의 인식이 위기관리팀을 신뢰하도록 통제할 수 있으면 성공적이다.

위기 단계의 위험커뮤니케이션 준비 목록

- CEO 메시지
- 위기관리팀 구성 – 업무 구성, 연락망 파악
- 위기관리팀 접촉대상(이해관계자) 목록
- 보고 체계와 정보수집 요령
- 위기통제센터 계획*
- 대변인 선정
- 사건 일지 작성
- 내부 직원 훈련과 유출가능 정보 선정*
- 위기 커뮤니케이션 전략
- 미디어 정보제공 자료 준비

* 위기상황이 조기진화 단계를 경과하면 위기통제센터와 내부 직원 훈련 계획을 세부적으로 구체화하여 실행해야 한다.

출처: Athonissen PF. Crisis communication checklists. In Athonissen PF (Eds.). Crisis communication: Practical PR strategies for reputation management and company survival. PA: Kogan Page. 2008, 199-200.

③ 위기통제센터(Crisis control center) 마련

위기관리팀의 구성원들이 조직적으로 다양한 위기대응활동을 할 수 있는 환경이 필요한데 이것이 위기통제센터이다. 위기통제센터는 센터 안에서 위험 자료수집, 분석, 토의, 언론접견 등을 모두 할 수 있도록 시설과 설비를 완비해야 하기 때문에 기본적인 사무기기와 위기관리팀들이 사용할 방과 회의실, 통신 및 디지털 기기, 다양한 정보 교환이 가능한 설비와 기술 지원을 포함하여 전체적인 보안 시스템이 지원되어야 한다. 많은 경우 위기관리팀의 숙식을 해결할 수 있는 시설과 서비스도 필요하다.

위기통제센터와 함께 조직이 신속하게 준비해야 하는 것으로 언론실(press room)이 있다. 조직과 위기의 규모가 클수록 언론실의 역할이 상대적으로 커진다. 언론실은 위기관리팀이 사용하는 공간이 아니라 위기상황을 신속하게 보도하기 위해 모이는 기자 등 언론인들이 인터뷰, 자료수집, 대기, 기사 작성 등의 언론준비 활동을 할 수 있도록 사건 주위 가까운 장소에 마련된 공동공간이다. 공중의 관심이 높은 사건일수록 많은 언론사들이 관심을 가지게 되고 사건장소 주변에서 많은 시간을 보내게 되는데 이들이 각자의 언론활동을 하는데 최소한의 도움을 줄 수 있는 책걸상, 전자기기 사용, 간단한 식음료를 당사자 조직이 제공하는 것은 기자들과 좋은 관계를 형성하는데 긍정적이며 이

에 따라 위기 종료까지 이와 관련된 언론 활동에 긍정적인 영향을 미친다.

위기통제센터와 언론실의 구성

- 위기(관리)실과 위기 커뮤니케이션실
- 유사시를 대비한 위기(관리)실과 위기 커뮤니케이션실
- 사무 및 디지털 작업 인력
- 접근 보안 시스템
- 통신기기와 디지털 보조기기
- 실황, 이미지, 인터뷰 전달 및 화상회의가 가능한 설비와 기술 지원
- 언론 배포, 텔레비전 모니터링, 녹취 및 스크립트 작성과 배포 지원
- 사무용품
- 음료와 커피, 차, 다과 등
- 기관내 숙식장소
- 언론 접견을 위한 독립된 공간

※ 언론실: 위기상황 중 언론인(기자 등)들이 인터뷰, 대기, 기사 작성 등을 용이하게 할 수 있도록 사건 주위 가까운 위치에 마련된 공간

출처: Athonissen PF. Crisis communication checklists. In Athonissen PF (Eds.). Crisis communication: Practical PR strategies for reputation management and company survival. PA: Kogan Page. 2008, 199-200.

④ 내부 구성원 훈련과 관리

주요 매체를 통해 대변인의 공식 보도가 이루어지지만 많은 기자들과 공중은 이외의 보조적 정보에 관심이 높아서 내부 구성원들과의 접촉을 시도하는 경우가 많다. 이에 대비하여 매체를 통한 공식 보도와 다르거나 오해가 될만한 내용이 유출되지 않도록 조직 내부적으로 일관된 정보 공유가 이루어져야 하며 외부인들을 대할 때의 행동에 대해 훈련과 관리가 필요하다. 먼저 기자들은 인터뷰를 통해 정보를 수집하는데 상황에 따라 사적인 인터뷰 내용을 필요 이상으로 의미있게 해석할 수 있는 자세한 이야기는 가능한 자제하고 내부적으로 공유된 정보 중심으로 일관된 메시지를 제공해야 하며 정중하고 인내하는 태도를 견지해야 한다. 또한 이야기를 나눈 사람의 명함을 받거나 적어도 소속과 이름 등의 정보를 받아 조직 내 관리자에게 보고해야 한다.

이 과정 중에 SCCT에서 다룬 조직의 위기책임수준을 분석하고 이에 맞는 대응 전략을 수행하면서 위기해결과 종료를 이끌어야 한다. 위기대응 전략 개발의 이론적 기초는

이미지 회복 전략이 우세하며 이를 활용한 SCCT가 실제적인 참고로 많이 적용되어 왔다(Benoit, 1995; 전보협, 2014). 특히 통신기술 발전과 함께 대중매체 및 사회관계망매체를 통해 위기상황과 반응이 수많은 공중에게 빠르게 공유되는 현대사회에서 조직의 이미지 변화는 사회적, 경제적 파급효과가 크다.

(3) 위기 후 단계(Post-event phase)

위기 종료 후 위기를 평가하고 평가결과를 기초로 필요한 부분을 보강하고 학습하는 단계이다. 평가의 결과와 이를 토대로 마련된 보완책은 조직의 상시위기대응 역량을 향상하는데 활용된다. 따라서 위기 후 단계의 위기관리 활동은 평가와 개선으로 나뉜다(전보협, 2014).

① 평가

위기발생 이후 종료까지 위기관리를 위해 조직이 수행한 행위를 전반적으로 평가하는 것이다. Mitroff의 위기관리 시스템 모델에서는 위기 유형, 위기 단계, 위기 시스템, 이해관계자를 주요 요인으로 하여 분석하고 위기관리 시나리오를 도출하였다.

표 12-4 식품의약품안전처의 의약품 위험커뮤니케이션 매뉴얼 개요

위기 전(前) 단계 (평상시)	예방활동	지도 · 점검 선행조사	• 정보 사실 확인	상시대응 강화	대비 (Preparedness)
	정보분석	사전감지 기능강화	• 국내외 안전성 정보, 부작용 모니터링 등	선제적 대응	
위기 단계 (위기 상황시)	선제적 신속대응	조기진화	• 수입 · 유통 · 판매금지 • 수거 · 검사, 회수 폐기	신속 대응	선제 대응 (Proactive Response)
	정보활동	확산차단	• 신속 정확한 정보 제공 • 불안감 확산 차단	소통	
위기 해제 단계 (위기상황 종결이후)	문제점 평가	대응전략 수정	• 비상연락망 업데이트 • 취약분야 개선	대응평가	교육 · 훈련 (Practice)
	대응체계 개선	대응체계 수정	• 모의훈련, 교육	지속개선	

출처: 식품의약품안전처. 의약품 사고의 위기관리 매뉴얼. 오송, 충청북도. 2015, 8-9.

② 개선 및 보강

분석된 사건의 원인이나 관련 요인들을 기준으로 조직의 약점을 보완하고 상시 모니터링 체제를 강화하여 조기 감지와 대처능력을 높이는데 이와 관련된 내부 구성원들의 실행력 향상을 위해 교육과 훈련이 병행된다.

관련 사례로 우리나라 식품의약품안전처(2015)에서 수립한 위기관리 커뮤니케이션 매뉴얼도 위기단계를 기준으로 개발되어 위기 전, 위기, 위기 후로 나누어 각 단계별 주요 기능과 활동을 계획하고 수행하도록 하고 있다(표 12-4).

2) 커뮤니케이션 구성요소별 대처

커뮤니케이션의 기본 구성요소인 송신자, 수신자, 메시지를 중심으로 실제 위기관리를 위한 위험커뮤니케이션을 수행할 때 고려할 대처방법과 요령을 살펴보았다.

(1) 송신자(Communicator)

위기에 직면하여 위기상황 종료를 위해 노력하는 조직이 피해자, 이해관계자, 공중과의 커뮤니케이션에서 공통적으로 염두에 두어야 할 점은 위기상황에 대한 공중의 인식이다. 조직은 일반적으로 문제해결을 위해 전문가 및 관리자와 협력하며 과학적, 경제적, 정치적 입장을 고려하여 조직에 가장 이득이 되는 방향으로 입장을 정하고자 한다. 그러나 이에 앞서 늘 염두에 두어야 하는 것이 위기의 경과와 이에 대처하는 조직에 대한 공중의 인식이다. 위험커뮤니케이션에서 송신자가 수신자 즉, 공중의 신뢰를 얻는 것은 성공적인 위기관리에 결정적인 역할을 한다. 이러한 관점에서 일반적으로 활용할 수 있는 송신자 측면의 위험커뮤니케이션 지침을 정리하면 다음과 같다. 아래 내용은 송신자 측면의 위험커뮤니케이션 지침으로서 일반적인 위험커뮤니케이션 체크리스트로도 사용할 수 있다.

① 단일 채널을 이용한다

위기에 대한 조직의 입장을 표명하는 공식 채널은 위기 종료까지 같은 채널을 이용한다. 공식 채널을 동일하게 유지하면서 이차적으로 다양한 수신자들을 위해 다양한 채널을 통해 내용을 전달해야 한다. 같은 내용도 채널과 매체마다 유용한 표현방식이 다르므로 공식 채널을 중심으로 하되, 청중에 따라 다양한 하위채널을 통해 그에 필요한 정보를 부가적으로 전달하는 것이 효과적이다.

② 커뮤니케이션 방법과 내용의 일관성을 유지한다

위기상황에 대한 커뮤니케이션은 일반적인 정보 전달과는 다르다. 위기정보에 대해 공중은 부정적으로 인식하여 의구심을 가지거나 예민하게 반응하기 쉽다. 따라서 위험커뮤니케이션은 수신자 인식을 염두에 두고 내용을 구성하고 신속하고 명확하게 전달해야 한다. 따라서 위기경과에 대한 정보 전달은 공식채널을 통해 같은 방법으로 전달해야 하며 공식 채널 외의 다른 채널을 활용할 때도 전달 내용은 동일해야 한다. 국민 다수에게 영향을 미치는 중대사건이나 사안에 대한 커뮤니케이션은 일반적인 뉴스 프로그램을 활용하기보다 속보나 단독프로그램을 활용하여 사안에 맞게 커뮤니케이션하며 일반 프로그램을 활용할 경우 첫머리에 실어서 나머지 내용보다 인상적이고 독립적으로 보도하는 경우가 많다.

③ 일반 대중의 관점에서 커뮤니케이션을 개발한다

커뮤니케이션 메시지와 수행전략을 개발하는데 일반인의 관점에 중점을 두어야 한다. 받아들이는 공중의 인식 및 문화적 특성, 교육 수준, 언어, 주로 이용하는 커뮤니케이션 채널 등에 대한 이해를 충분히 반영한다.

④ 신속하고 정직하게 입장을 표명한다

위기상황에서 공중은 조급하고 민감한 반응을 보이기 쉽기 때문에 사건에 대한 공식적인 발표가 이루어지기 전의 불확실한 시간을 가능한 줄여야 한다. 사건에 대해 공중에게 친숙한 채널을 통해 신속하게 경위를 보도하고 정직한 태도로 조직의 입장을 표명해야 한다. 이는 공중의 위기에 대한 불확실성 인식을 낮추어 불필요한 과민반응을 통제하는데 효과적이다.

⑤ 단순하고 명료한 언어를 사용한다

공중의 정보이해능력은 편차가 크므로 중요한 소식일수록 가능한 단순하고 쉬운 표현을 사용하고 명료하게 표현해야 한다.

⑥ 전문가를 활용한다

위기정보의 수집과 해석, 메시지 작성과 커뮤니케이션 수행 전반에 각 영역 전문가의 도움을 적극적으로 활용한다. 근거기반의 신뢰할 수 있는 메시지 개발과 설득력 있는 커뮤니케이션을 수행할 수 있다. 특히 긍정적인 인상과 공신력을 가진 대변인을 잘 활용하면 위기상황에서 공중을 안심시키고 신뢰를 얻는데 효과적이다.

⑦ 신뢰도 확보에 주력한다

위기상황에서 이해관계자와 공중의 신뢰를 확보하는 것은 위기 당시 조직에게 우선적으로 중요하다. 이를 위해서는 평소 지속적인 PR 활동을 통해 공중관계를 원만하게 해두는 것이 중요하다. 위기 전에 좋은 관계를 맺고 있던 우호공중을 중심으로 위기시에 공중의 신뢰를 확대해가는 방법을 많이 사용한다. 정직하고 성의있는 커뮤니케이션을 하고 있다는 공중의 확신을 얻게 되면 위기해결을 위해 공중의 협조를 구하는 것도 가능하다.

⑧ 조직 구성원 커뮤니케이션을 강화한다

위기상황에 대한 조직내부 구성원들의 말은 언론과 일반공중의 관심대상이 되기 쉽다. 게다가 매체를 통해 발표된 공식 내용과 차이가 있거나 진행된 내용이 있으면 소문이나 의혹을 유발하기도 한다. 따라서 위기 초기에 조직내부 구성원들을 대상으로 외부인과의 커뮤니케이션 요령과 보고방법 등에 대한 교육을 실시하고 위기종료까지 유의하도록 해야 한다.

(2) 수신자(Receiver, audience)

수신자는 송신자 집단보다 지적 수준과 문화적 특성에 차이가 크므로 특히 위험커뮤니케이션의 준비와 수행에 신중해야 한다. 올바른 위험커뮤니케이션을 위해서는 객관적 위해성과 공중의 위해성 인식 간의 차이를 파악하고 조절하려는 노력이 송신자와 수신자 모두에게 필요하다. 특히 많은 정보에 노출되는 수신자의 입장에서 제공된 정보에 대해 오해하기 쉬운 직관적 인식 상황을 알고 염두에 두어야 한다.

① 위험커뮤니케이션에 대해 자주 발생하는 오해

다음은 송신자와 수신자 모두에게 일반적으로 위험커뮤니케이션 과정에서 흔히 발생할 수 있는 대표적인 오해이며 위기 인식의 중요성을 일깨워준다.

㉠ **모든 물질은 유해한 것과 안전한 것으로 명확히 구분된다**: 대부분의 물질은 그 구성에 따라 유해와 안전한 면을 모두 가지고 있으며 특정한 성분을 기준으로 유해성을 구분할 때에도 일정상황에서의 노출허용 최대치를 정하고 이를 기준으로 유해정도와 안전지침을 권고한다. 따라서 유해정도가 낮다고 해서 완전히 안전한 상태가 아니며 이것으로 건강상 문제가 발생할 가능성이 낮다고 보는 것이 적절하다.

㉡ **물질의 유해성은 완전히 무해한 방향으로 전환시킬 수 있다**: 실험실이 아닌 자연적인 환경 조건에서는 일반적으로 완전히 무해하게 하는 것은 어려우며 실제 상황에 따라 최선의 방법은 달라진다. 예를 들어 황사나 미세먼지가 심한 날에 보건용 마스크를 착용하도록 권고하는데 KF99 마스크의 미세먼지 차단율은 실험실 상황에서 99%이지만 실제 실외활동에서는 바르게 착용하는지, 언제나 착용하는지 등에 따라 차단율이 감소할 수 있다. 더욱이 99% 차단 마스크는 막이 촘촘하여 사용자의 심폐기능에 따라 불편을 느낄 수 있으므로 많은 경우 보건용 또는 KF80 이상의 수준에서 개인적으로 조절하여 사용하는 것이 좋다.

㉢ **대중매체의 정보는 신뢰할 수 있다**: 대중매체를 통해서도 부정확하거나 유해한 정보가 노출될 수 있다. TV 프로그램에서 잘못된 정보나 부적절한 내용을 방송하여 정정과 사과 보도를 하는 것을 가끔 본다.

㉣ **유해물질의 유해성은 과학적으로 상당히 정확히 규명되어 있다**: 과학의 발달로 과거보다 많은 유해성이 검증되었으며 계속해서 규명되고 있는 중이므로 아직도 밝혀지지 않은 유해성분의 가능성은 얼마든지 있다. 의학 발전에 큰 공헌을 한 X선과 방사선 물질은 발견 초기 그 유해성에 대해 알려진 바가 거의 없었지만 이후 혈액과 골수에 미치는 유해성이 밝혀졌다.

㉤ **전문가들은 언제나 객관적으로 유해성을 평가한다**: 전문가들은 객관적인 근거를 기초로 유해성을 검토하지만 사회문화적 영향이나 처한 상황을 고려하여 상대적으로 결론을 도출할 수도 있다. 음주는 인체에 미치는 유해성이 객관적으로 명확하지만 소량의 음주는 사회적 교류에 긍정적이며 문화권에 따라 매우 허용적이

어서 금주보다는 적정 음주를 권장하는 전문가들이 우세하다.

ⓑ **일반공중은 과학적인 유해성을 이해할 수 없다:** 교육수준에 따라 일반공중도 얼마든지 유해성을 정확하게 이해한다. 특정 용어나 원리가 이해의 장애요인이 되는 경우가 많으며 이러한 일반인의 정보이해능력을 고려하여 명확한 이해가 필요한 내용은 사례나 시각자료를 활용하여 쉽게 풀어주면 얼마든지 이해할 수 있다.

ⓢ **정보를 공개하면 불필요한 불안감을 초래한다:** 위기관리에서 정보공개의 적정수준을 찾는 것은 실제로 매우 어려운 일이지만 반드시 필요하다. 그러나 현대와 같은 초고속 정보화사회에서는 사회적 요구가 표면화된 경우 정보공개가 미뤄지면 공중의 의혹과 불안이 가중되는 경우도 많았다. 빠른 시일 내에 적정 수준을 결정하여 공개하는 것이 바람직하다. 정보공개로 인해 부정적인 결과를 초래했던 과거 사례의 주요점을 분석하여 새로운 정보 메시지 구성에 반영하므로써 부정적인 영향을 최소화하려는 노력이 필요하다.

ⓞ **많은 정보를 제공하면 이해를 증진시킬 수 있다:** 수신자가 관심이 있는 경우 많은 정보를 제공하면 이해를 도울 가능성이 높다. 그러나 수신자의 정보이해능력이나 관심도가 낮으면 인지 자체가 제한되므로 수신자 특성을 잘 살펴서 제공할 정보의 양을 결정한다.

ⓩ **상세하게 설명하면 이해나 합의가 얻어진다:** 사회적 위기에는 많은 이해관계자들이 관련되어 있고 매체와 공중의 관심이 집중된다. 이해와 협조를 돕기 위해 상세하게 설명할 경우 언급된 많은 내용 중에 매체의 유도에 휘말리기 쉽고 민감해진 이해관계자와 공중으로부터 오해를 살 여지도 많아진다. 위기관리 경과의 주요 사실을 중심으로 성실한 자세로 대면하되 가능하면 명확하고 간략하게 메시지를 구성하고 일관된 커뮤니케이션을 한다.

ⓒ **일방향 정보제공이나 설명회, 의견공모 등이 위험커뮤니케이션의 주방법이다:** 위험커뮤니케이션의 공식적인 정보제공은 기본적으로 간단명료한 형태로 신속하게 이루어지지만 위험에 대한 추가 설명이나 질의를 요청하는 공중과 이해관

계자를 위해서 수신자부담 전화, 상담이나 회견, 홈페이지, 스마트폰 어플리케이션 등을 통해 다양한 쌍방향 커뮤니케이션을 병행한다.

② 수신자가 민감해지기 쉬운 위험의 특성

매체를 통해 발표되는 위기상황이나 사건에 대한 내용 중 다음과 같은 위험 특성에 대해 공중들은 직관적으로 민감하게 인식하는 경향이 있다(US EPA, 2007). 이러한 직관적 인식은 언론보도 등과 함께 공중이 실제의 위험정도보다 더 심각하게 느끼고 반응하는 위험인식의 사회적 증폭(social amplification)을 종종 일으킨다(Kasperson et al., 1988). 따라서 수신자로서 이러한 특성을 알고 있는 것은 매체를 통해 위험 요소나 사건에 대한 소식을 접할 때 불필요한 반응을 자제하는데 참고가 되며, 송신자는 메시지를 작성 또는 보도할 때 유의할 수 있다.

㉠ **생소(알려지지 않음)**: 부정적인 사건의 주요인이 지금까지 알려진 바가 거의 없는 생소한 것이라면 막연한 불안감이 커지기 쉽다. 감염병 중에 종종 신종이나 파악되지 않은 감염병이 발생할 경우 위험인식의 사회적 증폭이 일어나기 쉽다.

㉡ **치명**: 무서운 사건이나 끔찍한 결과가 언론을 통해 보도될 때 즉각적으로 공중에게 공포감을 일으킨다.

㉢ **재난**: 대규모의 재난 발생이나 재앙적 결과가 야기될 경우 피해 규모와 비례하게 수신자의 위험 인식의 정도는 커진다. 피해의 규모는 자주 사람의 노력으로는 통제가 어렵다는 인식과 연결되어 두려움을 증폭시키기 쉽다. 큰 지진이나 폭풍에 의한 재난 보도는 고도의 과학기술의 발전 앞에서도 여전히 압도적인 자연의 힘을 느끼게 한다.

㉣ **불확실**: 위험 특성으로는 통제불가능 특성과 자주 연결되는데 위험의 원인이나 경과, 파급효과 등이 명확하게 밝혀지지 않았거나 특히 대책이나 예방책의 효과가 불확실할 때 공중은 밝혀지지 않은 특성에 대한 막연한 두려움이 가중되어 얼마나 피해가 클지, 어떻게 피할 수 있을지 등의 불안감과 함께 위험 인식이 훨씬 더 크다.

ⓜ **통제불가능**: 어떤 위험에 대해 확실한 통제방법이 알려져 있으면 불안감이 조성되지 않는다. 홍역은 감염성이나 치명률이 높은 편이지만 효과가 확실한 백신이 개발되어 잘 보급되고 있어서 불안감을 느끼는 경우는 거의 없다. 그러나 에이즈의 경우는 아직 확실한 치료법이나 예방법이 개발되지 않아 통제가능성이 낮아서 이에 대한 사회적 두려움이 크다.

ⓑ **선택불가능**: 위험요소에 노출이나 노출로 인한 결과에 비자발성이 커지면 위험에 대한 불안감이 심각해진다. 임신한 산모의 건강상태와 섭생이 태아에게 일방적이고 무방비한 상태로 영향을 미친다는 점에서 산모의 흡연이나 음주에 대한 사회적 심각성 인식이 높다.

ⓢ **어린이 취약성**: 사회적으로 어린이에게 치명적이거나 위험요소로 인해 어린이 희생이 가시화되는 위기상황이 발생하면 공중의 직관적 공포감 형성이 매우 쉽다. 이는 언론에도 사회적 이목을 집중시킬 수 있는 용이한 소재이기 때문에 관심의 대상이다.

ⓞ **감지불가능**: 위험요소가 특별한 조건이 아닌 일상적인 수준에서 구별이나 감지가 어렵다면 수신자가 느끼는 두려움은 커진다. 과거 미국에서 발생한 타이레놀 독극물 삽입 사건은 시중에 판매되는 타이레놀에 개별적으로는 감지나 구별이 불가능한 독극물 청산가리가 삽입되어 소비자가 사망하였다. 여기서 소비자 심지어는 전문가 수준에서도 감지나 격리가 불가능하며 삽입 경위가 밝혀지지 않은 상황이 공중의 위험인식을 급속도로 증폭시켰다.

ⓙ **개인적 노출, 피해**: 일반 공중 개인이 위험에 노출되는 직접적인 대상이 된다면 위험요소에 대한 공중의 반응은 심각해진다. 미세먼지는 공동의 문제인 동시에 공중 개개인이 대처해야 할 실제적인 문제이기 때문에 이에 대한 불안감은 가중되고 있다. 사회적 개선방안 마련에 대한 요구도 크지만 개인적인 수준에서 차단하고자 하는 욕구가 반영되어 관련 기능을 강화한 가전제품이나 제품들의 판매가 급증하였다.

㉧ **위험–이익 교환**: 위험의 정도가 충분히 높더라도 이에 대응할만큼 가치있는 보상이 제시되면 위험에 대한 인식이 누그러지는 경향이 있다. 이때 개인이 제안받은 보상을 수락하는 방향으로 생각이 기울면 위험을 감수하는 반응을 한다. 분진이나 소음 등 환경위해요소가 일정 수준 이상으로 노출되거나 근무조건이 열악한 작업의 경우 일반적인 경우보다 보수가 높거나 별도의 수당이 지급되는데 경제적 보상이 더 시급한 근로자는 높은 위험을 감수하고 일을 한다.

(3) 메시지(Message)

메시지는 전달자가 기대하는 결과를 도출하기 위하여 목표청중을 대상으로 설득하기 위해 준비한 핵심내용이다. 전달된 메시지의 내면화 과정은 보통 네 단계인 인식(awareness), 이해(understanding), 결정(decision), 이행(implementation)으로 구성된다. 전달된 메시지가 개인이나 집단의 청중에게 의미있는 정보로 지각되는 인식 단계를 거쳐 인식된 정보를 통해 자신의 상태나 상황을 비추어보는 이해단계에 이른다. 여기서 자신의 상황을 판단하여 초기에 들어온 정보를 따라 자신의 생각이나 행동을 변화시킬 것인가를 결정하게 되고 이에 따라 이행하게 되는 것이다(US EPA, 2007).

위험커뮤니케이션의 메시지는 기본적으로 일반적인 커뮤니케이션 메시지 전략을 바탕으로 민감해져 있는 공중에게 신속하고 명확하게 현재 상황을 중심으로 위기에 대한 내용을 전달하는데 주안점을 둔다. 위험커뮤니케이션은 실제로 대중매체를 통해 공식적으로 진행되는 경우가 많기 때문에 여기에서는 미디어를 통한 위험커뮤니케이션의 메시지 전략을 구성과 전달 전략으로 나누어 정리해 보았다(WHO, 2007).

① 구성 전략

메시지는 목표의 방향과 내용을 포함하는 핵심적인 요소이며 이 메시지가 청중에게 어떻게 전달되고 인식되느냐가 중요한 관건이므로 커뮤니케이션 목표를 기준으로 청중 특성에 맞게 메시지를 구성해야 한다.

㉠ **공중에 친숙하게 인식되도록 구성한다**: 전달내용이 공중에 가까이 느껴지도록 메시지를 가능한 쉽고 친숙한 표현으로 조정한다. 따라서 전문용어나 은어 등의 사용은 피한다. 또한 위기상황에 대해 사람들의 염려와 심각성 인식을 충분히 드러내도록 표현한다.

㉡ **단순하고 명료하게 표현한다**: 효과적인 메시지 전달을 통해 목표 달성도를 높이기 위해서 메시지는 간결하고, 흥미로우며, 기억하기 쉬운 형태로 제공되어야 한다(Kasperson, et al., 1988). 단문 위주로 적절히 작은 단위로 메시지를 나누어 쉬운 것부터 점차 복잡한 방향으로 메시지를 배치한다. 또한 어법과 문법을 확인하여 표현상 오류를 점검한다. 메시지의 주요 내용을 표나 그래프와 같이 시각적으로 전환하여 전달하는 것은 메시지를 쉽고 명료하게 제시하는데 도움이 된다. 이때 숫자를 표현할 때 유의하여야 하는데, 공중이 내용에 대한 이해가 낮으면 숫자는 잘못 해석되기 쉽다.

㉢ **메시지 수를 제한하고 핵심 메시지를 우선적으로 제시한다**: 한번에 발표하는 메시지 수는 가능한 3가지 정도로 제한한다. '3의 법칙'이라고도 하는데 보통 3가지 정도의 메시지가 일반 공중의 집중을 유지하는데 적당하다. 또한 각 핵심 메시지별로 간략한 부연설명과 자료를 제공하도록 한다(최정화와 김동석, 2012).

㉣ **위기의 통제상황을 중심으로 메시지의 주요 내용을 구성한다**: 위기의 원인, 진행, 영향 등 전반적인 경위를 포함하여 통제정도를 중심으로 메시지를 구성한다. 이때 사고지역의 피해가 모두 사람들에게 영향을 미칠 경우 대처를 위해 공중이 실천할 행동을 알려준다. 또한 위기관리를 위해 동원가능한 영역의 협력활동과 추가적인 지원과 협조가능성을 제시하여 공중이 신속하게 위기상황이 종료될 것을 믿고 기대할 수 있도록 한다.

㉤ **주요 내용은 반복하고 요약한다**: 위기 통제 경과를 중심으로 주요 내용을 반복해서 구성하므로써 현재의 상황과 내용에 대해 대부분의 공중이 이해를 명확히 할 수 있도록 한다. 그리고 다음 진행상황이 보도될 때까지 이전의 메시지를 반복해서 전달한다. 한번에 전달할 메시지를 크게 세 부분으로 나누어 이번에 전달할 주요 내용은 무엇인지에 대한 개괄 부분, 주요 내용 부분, 그리고 주요 내용의 요약 부분으로 구성한다. 즉, 이번 보도에서 무엇을 말할지, 그 주요 내용이 구체적으로 무엇인지, 그리고 지금까지 전달한 내용의 요점이 무엇인지로 핵심내용의 반복 구성 형태를 취한다(최정화와 김동석, 2012).

사건발생 초기부터 어느 정도 통제가 될 때까지 공중은 불안과 관심이 높기 때문에 위기 경과에 대한 후속보도가 지연되면 오래 기다리지 못한다. 그러나 일정 시간이 지나도 새롭게 보도할 내용이 생성되지 않는 때가 생기는데 이런 때는 현재의 상황을 포함하여 지금까지의 주요 내용을 반복해서 알린다. 이는 위기관리 당사자와 언론 및 당국이 위기관리를 위해 계속적으로 노력하고 있으며 위기에 관련된 중요 정보를 공중과 계속 공유하고 있다는 것을 확인하는 것이어서 신뢰를 얻는데도 효과적이다.

ⓑ **추가정보와 질의응답할 수 있는 관련 출처를 제공한다:** 관련된 정보를 더 알고 소통을 원하는 공중을 위해 추가정보를 얻을 수 있는 관련 출처를 제공한다(홈페이지, 수신자부담전화 등). 이는 위기와 관련한 근거없는 소문이나 불필요한 의구심을 해소하는데 유익하다.

ⓢ **정서적으로 민감한 용어나 표현은 자제한다:** 메시지가 포함하고 있는 용어나 표현에 따라서 공중에게 특별히 민감하게 인식되어 사회적 쟁점화를 일으킬 소지가 없는지 메시지 표현과 용어의 사용을 점검한다. 따라서 대중매체를 통해 전달될 때 공중이 민감하게 인식할 만한 용어나 표현 특성을 알아둘 필요가 있다. 청중의 위험인지에 영향을 미치는 주요 키워드는 문화적 특성에 따라 차이가 있지만 대체로 건강, 안전, 생태계(환경), 형평성, 경제성, 법규범, 정직성, 투명성, 책임, 윤리성, 차세대, 통제불가능, 신용 등이 있다(WHO, 2007).

ⓞ **이해를 높이기 위해 시각적 표현을 활용한다:** 도표, 그림, 그래픽, 지도, 사진 등의 시각적 표현은 메시지를 알기 쉽고 함축적으로 구성할 수 있다. 특히 정보 함축성이 높은 도표나 그래픽을 활용할 때는 한 그래픽으로 설명하려는 주제를 2개 이하로 구성하는 것이 좋다. 또한 복잡한 내용을 다룰 때는 흐름도나 조망도를 활용하는 경우가 많다.

도표나 그래픽 등 시각자료에는 색깔을 많이 사용하게 되는데 대비가 잘 되는 색깔로 선택하며 너무 많은 색깔을 사용하면 강조나 구별의 기능이 약화된다는 점을 유의한다. 또한 색깔은 문화에 따라 다른 의미를 전달할 수 있다는 것을 염두에 둔다.

ⓩ 목표공중의 문화와 특성을 존중한다: 목표공중의 동질성 정도에 따라 차이가 있지만 대체로 공유할만한 문화적 특성을 메시지 구성과 표현에 적극 활용한다. 연령대에 따라 글자의 크기나 편집 형태에 차이를 두는 것도 예가 된다. 이는 송신자가 공중에게 친숙하고 이해가 쉽게 메시지를 구성하려 배려하였음을 보여주어 공중의 신뢰를 확보하는데도 도움이 된다.

② 전달 전략

㉠ 자발적인 커뮤니케이션을 유도한다: 공중의 위험인식을 적절한 수준으로 유도해야 한다. 이를 위해 추가 정보를 얻을 수 있고 양방향 의사소통이 가능한 채널을 중심채널과 함께 활용한다. 보통은 홈페이지, 송신자부담전화, SNS 등을 활용할 수 있는데 이는 공중의 정보추구의지를 해소하고 서로간의 소통을 원활히하여 정보의 건전성을 높인다. 정보를 충분히 제공하면서 공중의 신뢰를 확보하며 협조를 구하는 방식이다.

㉡ 위기 통제 경과를 중심으로 전달한다: 위기에 대한 공중의 우선 관심은 위기상황에 대한 통제가 어느 정도 진행되었으며 언제쯤 종료되는지에 있다. 따라서 이 부분에 진전상황을 중심으로 내용을 전달한다.

㉢ 친숙한 커뮤니케이션을 실시한다: 준비한 메시지를 전달하는데 공중에게 친숙한 비유나 사례를 사용하면 이해와 호응을 얻는데 유리하다. 때에 따라서는 현장 동영상이나 사진 등이 위기 및 통제 경과에 대해 공중을 이해시키고 설득하는데 효과적이다. 뉴스보도에서 앵커나 기자가 사고 현장에 나가 보도하는 경우가 있는데 통계나 이론적 근거보다 설득적인 경우가 많다.

㉣ 공정한 커뮤니케이션을 실시한다: 제공하는 메시지의 내용에 일관성을 유지하여 어느 한쪽으로 메시지가 많이 또는 먼저 제공되었다는 의혹이 생기지 않도록 한다. 채널 특성에 따라 담을 수 있는 메시지의 정도가 다르므로 요약본과 세부본 형태로 채널에 따라 활용하지만 전체적인 메시지 내용의 일관성을 유지해야 한다.

ⓜ **커뮤니케이션의 신뢰도를 확보하는데 노력한다**: 위험커뮤니케이션에서 공중의 신뢰도를 확보하는 것은 전체 위기관리에 결정적인 영향을 미친다. 커뮤니케이션의 신뢰도를 확보하는 방법으로 다음을 참고한다.

- 인지도 있는 제3자를 활용한다: 유명인의 참여나 대변인을 활용한다.
- 제공한 정보에 신뢰성 있는 근거를 제시한다.
- 내용에 따라 다른 관점이 있음을 인정한다.
- 책임의 소재와 책임에 대한 적극성을 표명한다.
- 전문적, 과학적, 윤리적 기준을 활용한다.
- 고찰, 검증, 보완 과정을 설명한다.
- 협력한 단체나 사람을 공개한다.

③ 메시지 작성에 자주 활용되는 시각적 표현 방법

㉠ **지수화 기법(Indexing)**: 과학적 모니터링을 통해 수집한 자료를 일반공중이 이해하기 쉽도록 숫자로 전환하여 표현하는 방법으로 1–10 또는 1–100의 범위가 자주 사용된다. 기상특보에서 비올 확률, 태풍의 세기, 지진 강도 등을 표현할 때 활용하는 예를 볼 수 있다.

㉡ **기호(Coding)와 상징(Iconing)**: 위험의 정도를 색깔이나 문자 등으로 기호를 정하여 표현하는 것을 기호화라 한다. 식품의약품안전처(2015)는 의약품사고에 대해 자체적인 위기경보 수준을 정하였는데 색깔과 문자로 4단계[파랑(관심)–노랑(주의)–주황(경계)–빨강(심각)]로 기호화하여 각 단계의 상황기준을 정하고 위기대응을 위해 구성원들과 공유하고 있다. 상징은 각종 표지판을 통해 특수한 위험상태를 상징적으로 표현하여 그에 맞는 안전행동을 유도할 때 활용된다. 지역에 따라 공사중 표지판이나 낙석위험 표지판을 종종 만날 수 있으며 종합병원 내의 병동 사이에 방사선 노출 표지나 위험물 취급 표지를 쉽게 볼 수 있다.

㉢ **지도화(Mapping)**: 지역적 분포나 변화에 대한 커뮤니케이션을 돕는 시각적 표현 방법이다. 감염병 발생률이나 이환율의 지역 분포를 표시할 때 활용할 수 있다. 또한 지리정보시스템(Geographic Information System, GIS)을 활용하여 읽기 쉽

게 지도를 가공하여 실시간 교통상황이나 대기변화 상황에 대한 이해도를 높일 수 있다.

㉣ **사진, 동영상**: 실증적인 증거, 구체적인 과정 등 제시하려는 정보의 현실성을 살려 내용을 전달하는데 용이하다. 상황이 진행되는 장면을 담은 동영상을 근거자료와 함께 적절히 활용하면 공중에 대한 설득력이 높다.

㉤ **그래픽**: 전달하는 정보 특성에 따라 선이나 도형, 모형으로 전환하여 정도, 구성, 관계, 과정, 변화 등을 강조하고자 하는 내용별로 간략하고 집약적으로 표현할 수 있다.

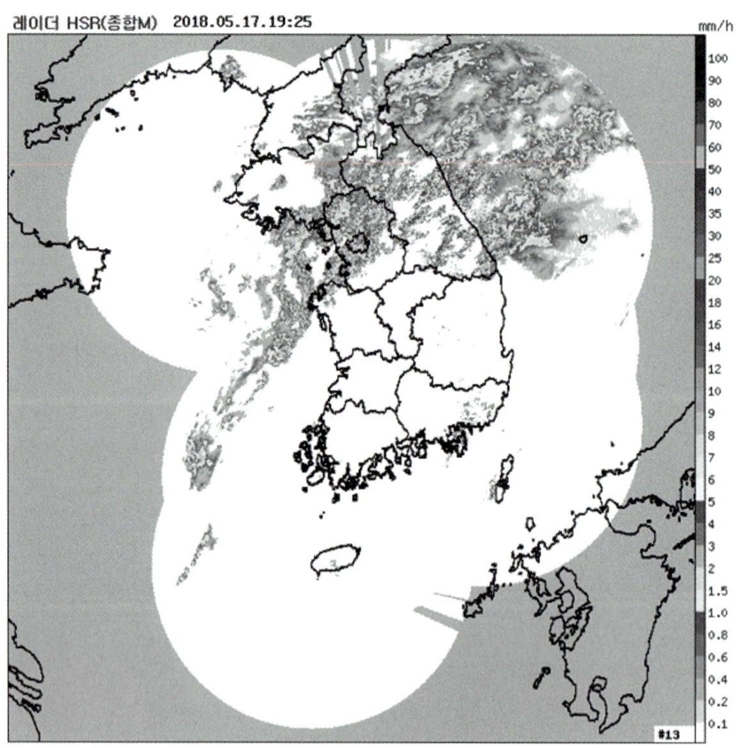

그림 12-6 날씨의 강수량 지수화와 지도화 사례

출처: 기상청: http://www.weather.go.kr/weather/main.jsp

ⓑ 시뮬레이션: 지속적으로 축적된 데이터나 빅데이터를 기반으로 특정 위험요인이나 상황을 컴퓨터 프로그램을 통해 가상으로 확인하거나 아직 경험하지 않은 미래 결과를 예측하는 용도로 활용할 수 있다. 시뮬레이션 결과는 주로 지수화나 그래픽 같이 이해하기 용이한 다른 시각화로 표현되는 경우가 많다.

3) 위험커뮤니케이션의 핵심 원리와 요령

미국 질병통제센터는 위험커뮤니케이션의 6가지 원리와 8가지 요령을 개발하고 적극적으로 활용하고 있다(CDC, 2018). 이 원리와 지침은 앞서 위기의 단계와 커뮤니케이션 구성요소별로 살펴본 위험커뮤니케이션의 지침과 요령들의 핵심 내용이라고 할 수 있다.

(1) 위험커뮤니케이션의 6가지 원리(CDC, 2018)

① 첫째가 되라(Be first)

위기는 시간을 다투는 일이므로 위기 발생과 함께 최대한 신속하게 이해관계자와 공중에게 알리는 것이 관건이다. 보통의 일반 공중에게는 먼저 소식을 전해준 정보원이 선호하는 정보원이 되는 경우가 많다. 소문이나 개별적인 소통이 일어나기 전에 공식적인 경위와 입장을 신속하게 전달하는 것이 위험커뮤니케이션에서는 필수적이다(유재웅, 2016).

② 정확하라(Be right)

명확성은 신뢰를 구축한다. 전달할 내용에는 무엇이 알려졌고 무엇이 아직 알려지지 않았으며 이 사이에 곧 채워질 정보가 무엇인지가 포함되도록 간결하고 명확하게 구성한다. 전달하는 내용 측면에서 메시지 내용은 단순하게 명확하게 구성되고 전달되어야 하며 핵심 메시지는 반복적으로 제공되어 모든 공중이 공유해야 한다.

③ 믿을 수 있게 하라(Be credible)

위험커뮤니케이션에서 내용은 정확하고 사실에 근거하여 정직하게 표현하고 소통해야 한다. 위기상황 중에 정직과 진실성은 무엇과도 타협되어서는 안된다.

④ 공감을 표현하라(Express empathy)

위기는 위해를 야기하고 그에 대한 고통은 말로 표현될 수 없다. 사람들이 어떤 마음인지 그리고 현재 어떤 일이 닥쳐 있는지를 말하고 공감을 표현하며 신뢰와 친밀관계를 형성한다.

⑤ 행동지침을 주라(Promote action)

사람들에게 무엇인가 의미있는 할 일이나 행동지침을 주는 것은 불안을 진정시키고, 앞뒤 순서를 바로잡아 통제력을 회복할 수 있도록 돕는다.

⑥ 존경심을 보이라(Show respect)

존중적 커뮤니케이션은 취약하다고 느끼는 사람들에게 특별히 중요해서 협조와 친밀관계 형성이 촉진된다. 위기관리에서 존중적 태도는 특히 위기발생 초기 공식 입장을 표현할 때 중요하다. 가능한 빨리 정중하고 겸손한 태도로 최선을 다하겠다는 입장을 표명해야 한다. 또한 피해가 가시적이고 진행 중일 경우에는 곧 현장을 방문하여 피해자와 위기대응에 참여하는 사람들을 살펴보는 성의 있는 활동이 필요하다. 위기가 종료될 때까지 이해관계자들과 공중, 언론의 계속적인 질문과 요청에 성실하고 참을성 있게 대응하는 태도가 요구된다.

(2) 위험커뮤니케이션의 8가지 요령(CDC, 2018)

① 일관성 있는 메시지는 필수적이다. 공식 채널을 통해 전달한 메시지의 내용은 다음 번 보도 전까지 동일해야 한다. 다른 채널을 활용하여 다른 형태로 전달할 수는 있지만 내용은 같아야 한다. 특히 위기 조직의 경우는 내부 직원이나 구성원들에게도 같은 내용으로 소통하고 대답하도록 교육해야 한다.

② 지나치게 안심시키려 하지 않는다. 위험커뮤니케이션의 우선 목적은 사람들의 안전이며 안심시키는 것이 주가 아님을 기억한다. 과도한 안심시키기는 오히려 의구심 같은 부작용을 가져올 수 있다(최정화와 김동석, 2012).

③ 불확실성을 인정한다. 현재의 상황이 불확실한 것을 인정하고 공중이 불안함을 느

낄 수 있다는 것에 이해와 공감을 표현한다. 송신자가 공중과 불안감을 공유하는 것은 감추거나 외면하는 것보다 낫다.

④ 사람들의 두려움을 인정한다. 두려워하지 말아야 할 이유를 설명하면서도 사람들의 두려움을 인정하는 것이 효과적이다(최정화와 김동석, 2012).

⑤ 기대감을 표현한다. 현재 위기상황과 함께 앞으로 어떻게 진행되기를 바라는지를 소식의 마지막에 표현한다.

⑥ 정보의 핵심내용이 진행되고 있는 장소에서의 상황을 설명한다. 전달해야 할 핵심내용이 진행 중인 장소에서 무슨 일이 어떻게 진행되고 있는지 알려주는 것은 위기상황 중에 전달할 소식이 정체될 때 사람들을 불안과 의구심에 빠지는 것을 막고 협조와 신뢰를 얻는데 도움이 된다.

⑦ 현재 할 일을 제시하고 권고한다. 현재의 위기상황에 대처하고 관리하는데 도움이 되는 일이 무엇인지 알려주고 실천하도록 권고한다.

⑧ 더 많은 사람에게 부탁한다. 가능한 많은 사람들에게 위기를 알리고 도움을 청하므로써 위험을 공유하고 효능감을 높일 수 있다.

Q 확인 학습 문제

1. 다음 중 위험커뮤니케이션의 기능으로 거리가 먼 것은?

① 위험상황에 대한 공중의 올바른 이해를 돕는다.
② 위험요소에 대한 적절한 경고와 행동을 알려 안전한 행동을 유도한다.
③ 위기대처에 대한 올바른 의사결정을 도와 공중의 신뢰를 얻는다.
④ 공정하고 정확한 정보 전달로 최선의 결정을 할 수 있도록 돕는다.
⑤ 위험요소의 특성과 실제적 위험성을 알리는데 우선을 둔다.

2. SCCT 이론을 기초로 기술관련 실수로 인한 사고에 할 수 있는 위기대응 전략으로 가장 거리가 먼 것은?

① 변명　② 보상　③ 부인
④ 정당화　⑤ 환심사기

3. 수신자인 공중이 민감하게 인식하기 쉬운 위험의 특성으로 거리가 먼 것은?

① 감지불가능　② 반복　③ 개인적 노출, 피해
④ 생소함　⑤ 불확실

4. 미국 질병통제센터가 제시하는 위험커뮤니케이션의 핵심 원리에 속하지 않는 것은?

① 최대한 신속히 위기 소식을 전한다.
② 정직과 진실을 우선으로 한다.
③ 정확한 정보를 명료하게 전달한다.
④ 공감과 존중을 표현한다.
⑤ 가능한 심리적으로 안심시킨다.

정답　1. ⑤　2. ③　3. ②　4. ⑤

Q 심화 토의 문제

Coombs는 SCCT 모델에서 위기책임수준별로 위기대응 전략을 결정하는데 조직 평판에 영향을 주는 요소가 조정요인이 된다고 하였다. Coombs가 제시한 조정요인은 무엇인지 본문에서 확인하고 이 외에 책임수준이 높은 위기상황에서 조정요인이 될만한 특성이 무엇이 있겠는지 직간접적인 경험과 위기관련 연구논문 검색을 통해 검토해 봅시다.

참고문헌

김영욱. 위험, 위기 그리고 커뮤니케이션: 현대 사회 위험, 위기, 갈등에 대한 해석. 서울: 이화여자대학교출판부. 2008.

김영욱. 위기관리의 이해: 공중관계와 위기관리 커뮤니케이션. 서울: 책과길. 2002.

김주환. PR의 이론과 실제. 파주: 학현사. 2010.

송해룡. 위험커뮤니케이션의 쟁점과 과제. 파주: 한국학술정보. 2017.

식품의약품안전청. 식품 등의 리스크커뮤니케이션 입문서. 2006.

식품의약품안전청. 위해정보전달 표준매뉴얼. 2007.

식품의약품안전처. 의약품 사고의 위기관리 매뉴얼. 오송, 충청북도. 2015.

오미영, 정인숙. 커뮤니케이션 핵심 이론. 서울: 커뮤니케이션북스. 2008.

유재웅. 한국사회의 위기 사례와 커뮤니케이션 대응 방법(개정판). 서울: 커뮤니케이션북스. 2016.

전국대학보건관리학교육협의회. 보건의사소통(2판). 서울: 한미의학. 2012.

전국대학보건관리학교육협의회. 보건의사소통(3판). 서울: 한미의학. 2014.

최정화, 김동석. 헬스케어 PR의 이해. 서울: 소화. 2012, 171-180.

한정호, 김병희, 김장열 등. PR학 원론. 서울: 커뮤니케이션북스. 2014, 140-166.

Athonissen PF. Crisis communication checklists. In Athonissen PF (Eds.). Crisis communication: Practical PR strategies for reputation management and company survival. PA: Kogan Page. 2008, 199-200.

Benoit WL. Accounts, excuses, and apologies: A theory of image restoration strategies.

New York, NY: State University of New York Press. 1995.

Burnett JJ. Astragetic approach to managing crisis. Public Relations Review. 1998, 24(4). 475-488.

Center for Disease Control and Prevention. Crisis and emergency risk communication: Introduction. US Department of Health and Human Services. 2018. Available from: https://emergency.cdc.gov/cerc/resources/index.asp

Coombs WT. Ongoing crisis communication (4th ed). Thousand Oaks, CA: Sage. 2015.

Fearn-banks K. Crisis communications: A casebook approach (4th ed.). New York, NY: Routledge, 2011.

Harvard Business School. Crisis management: Master the skills to prevent disasters. Boston, MA: Harvard Business School Press, 2004.

Kasperson, R.E., Renn, O., Slovic, P., Brown, H.S., Emel, R., et al. The social amplification of risk: A conceptual framework. Risk Analysis. 1998, 8, 177-187.

Littlejohn RF. Crisis management: A team approach. New York, NY: AMA Publications. 1983.

McComas KA. Defining moments in risk communication research: 1996-2005. Journal of Health Communication. 2006, 11, 75-91.

Mitroff II, Anagnos G. Managing crisis before theoy happen: What every executive and manager needs to know about crisis management. New York, NY: AMACOM. 2001.

Morgan, M.G., Fischhoff, B., Bostrom, A., Lave, L., & Atman, C.J. Communicating risk to the public. Environmental Science and Technology. 1992, 26(11), 2048-2056.

National Cancer Institute. Making Health Communication Programs Work-A Planner's Guide. U.S. Department of Health and Human Services. 2002.

OECD. Risk communication: An empirical analysis of expectations, needs, and request by OECD country representatives and international stakeholders. 1999.

Pauchant TC, Mitroff II. Transforming the crisis-prone organization: Preventing individual, organizational, and environmental tragedies. San Francisco: Jossey-Bass. 1992.

Peters, R.G., Covello, V.T., McCallum, D.B. The determinants of trust and credibility in environmental risk communication: An empirical study. Risk Analysis. 1997, 17(1),

43–54.

Rechelhoff–Dangel C, Peterson D. Risk communication in action: The risk communication workbook. Cincinnati, OH: US EPA. 2007, 19–38.

US Environmental Protection Agency. U.S. environmental protection agency's risk assessment guidance for super fund (RAGS). Washington, DC, 1989.

US Environmental Protection Agency. Considerations in risk communication: A digest of risk communication as a risk management tool. Cincinnati, OH, 2003.

US Environmental Protection Agency. Risk communication in action: The risk communication workbook. Cincinnati, OH, 2007.

WHO. Effective media communication during public health emergencies: A WHO field guide(2nd ed.). Geneva, Switzerland. 2007.

찾아보기

ㄱ

ㄴ

ㄷ

ㅂ

ㅅ

ㅈ

❖ 저자 소개

박 경 옥

- 미국 University of Georgia 박사(Ph.D., 보건행동 및 건강증진 전공)
- 미국 전문보건교육사(MCHES)
- 미국 보건교육사자격심사협회(NCHEC) 정회원
- 한국 보건교육사(국가자격 2급)
- 대한보건교육사회 부회장
- 현재 이화여자대학교 융합보건학과 부교수

보건커뮤니케이션 값 24,000원

2020년 2월 15일 제1판 인쇄
2020년 2월 20일 제1판 발행

저 자 : 박 경 옥
발행인 : 주 영 일
발행처 : **계 축 문 화 사**

서울특별시 종로구 통일로12길 16-17
우편번호 : 03029
TEL : 735-2257 · 738-9746
FAX : 723-9025
E-mail : gyechuk@hanmail.net
홈페이지 : http://gyechuk.co.kr
1973. 10. 31 등록번호 제300-1973-8호
ISBN 978-89-5629-582-4 93510